甲状腺癌的临床诊疗

THYROID CANCER CLINICAL PRACTICE

杜国利 蒋 升 谭惠文 ◎ 主编

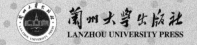
兰州大学出版社
LANZHOU UNIVERSITY PRESS

图书在版编目（ＣＩＰ）数据

甲状腺癌的临床诊疗 / 杜国利，蒋升，谭惠文主编
. -- 兰州 ：兰州大学出版社，2022.8
ISBN 978-7-311-06358-0

Ⅰ．①甲… Ⅱ．①杜… ②蒋… ③谭… Ⅲ．①甲状腺
疾病－癌－诊疗 Ⅳ．①R736.1

中国版本图书馆CIP数据核字(2022)第144852号

责任编辑　郝可伟　张　萍
封面设计　王　军

书　　名　甲状腺癌的临床诊疗
作　　者　杜国利　蒋　升　谭惠文　主编
出版发行　兰州大学出版社　（地址:兰州市天水南路222号　730000）
电　　话　0931-8912613(总编办公室)　0931-8617156(营销中心)
　　　　　0931-8914298(读者服务部)
网　　址　http://press.lzu.edu.cn
电子信箱　press@lzu.edu.cn
印　　刷　西安日报社印务中心
开　　本　880 mm×1230 mm　1/16
印　　张　19.75
字　　数　582千
版　　次　2022年8月第1版
印　　次　2022年8月第1次印刷
书　　号　ISBN 978-7-311-06358-0
定　　价　66.00元

序

20世纪以来，人类健康模式发生了历史性的改变，期望寿命明显延长。"健康中国2030"规划的提出就是要统筹解决关系人民健康的重大和长远问题，推进健康中国建设，提高人民健康水平。在我国，慢性非传染性疾病已经成为威胁人民健康的重要卫生问题。

我国数据显示，甲状腺癌已跃居恶性肿瘤发病增长率榜首。其病因学包括长期精神过度刺激、受检人群年龄、性别构成不同以及环境（碘摄入量、放射线接触）影响等。我国幅员辽阔，不同地区致甲状腺疾病因素各异。甲状腺疾病流行病学新的变化，给卫生事业带来艰巨的挑战。大多数甲状腺结节患者无明显症状，常由偶然触及或在体检时发现。一些甲状腺恶性肿瘤，如果得不到及时、正确的诊治，容易引起全身转移，危及患者健康。因此，出版甲状腺癌方面的专著弥足珍贵。

新疆医科大学第一附属医院杜国利、蒋升及四川大学华西医院谭惠文医生集合一批在临床工作多年的中青年专家以及从事甲状腺临床与科研的工作者，合力编写《甲状腺癌的临床诊疗》一书，基于病史、体征、甲状腺影像学检查、实验室检查和甲状腺穿刺及细胞病理学等有关甲状腺结节良、恶性诊断，对甲状腺癌的治疗、随访及预后判断等一系列问题进行汇总及分析，为患者得到精准诊治而恢复健康提供重要参考，也给广大的临床工作者做好甲状腺癌的诊治工作提供参考和帮助。

为此，我向广大内分泌专业的同道推荐此书，同时也非常高兴为此书作序。

郭立新

国家卫生健康委慢病咨询专家委员会委员

2022年6月

前　言

　　甲状腺癌作为内分泌系统中高发的恶性肿瘤，近年来发病率快速上升，成为近年来发病率增长最快的癌症之一。2018年全球185个国家癌症统计数据显示，新发甲状腺癌病人567,233人，占所有新发癌症患者的3.1%，甲状腺癌已升至人群癌症发病率的第9位。我国的甲状腺癌发病率也呈明显的上升趋势，2015年我国31个省(自治区、直辖市)数据显示，我国共计新发恶性肿瘤392.9万例，其中甲状腺癌20.1万例，位列第7。我国东部地区甲状腺癌发病率远高于中、西部地区甲状腺癌发病率，女性甲状腺癌发病率远高于男性甲状腺癌发病率，甲状腺癌是30岁以下女性人群的最主要癌症类型之一。我国人群甲状腺癌的年龄标化发病率（ASIR）由2005年的3.21/10万增加至2015年的9.61/10万，年龄标化发病率的年平均增长百分比（AAPC）为12.4%；甲状腺癌年龄标化死亡率（ASMR）由2005年的0.30/10万增长至2015年的0.35/10万。

　　甲状腺癌通过体检、筛查、B超及穿刺活检等手段得以确诊，预后较好，在采取有效措施时大部分可治愈。随着信息时代的到来，大数据和精准医学在当今生物医学领域的重要性不断提升，已经在多种疾病的诊疗方面体现出自己特有的优势，其在甲状腺癌的诊断与治疗中也发挥着越来越重要的作用。对现阶段甲状腺癌的诊疗手段以及前沿信息进行较为全面的总结和概括，有助于不断提升临床医疗工作者的医疗服务水平，促进甲状腺癌治疗手段不断提升。

《甲状腺癌的临床诊疗》一书是作者结合自身临床工作经验和研究成果而成的力作。全书共15章，约58万字，涵盖了甲状腺癌从病因、发病机制、诊断和治疗，以及常用药物等方面关于甲状腺癌的研究成果，适合于内分泌科和肿瘤科研究生、住院医师和主治医生，以及从事甲状腺癌发病机制和药物研发等基础研究的科研人员参考。

鉴于作者自身水平的限制，书中难免存在不足之处，望广大读者见谅，并在使用过程中提出宝贵意见。

杜国利　蒋　升　谭惠文

2022年2月于乌鲁木齐

目　录

第一章
甲状腺的解剖位置及结构

甲状腺（Thyroid gland）可生成具有生理活性的甲状腺激素，促进物质和能量代谢，促进生长和发育。甲状腺激素，包括甲状腺素四碘甲状腺原氨酸（T_4）和三碘甲状腺原氨酸（T_3），是婴儿神经系统和躯体发育以及成人代谢活动的关键因素，几乎影响每个系统器官的功能。甲状腺激素生物合成和分泌后，循环激素的浓度维持在较小的浓度范围。本章着重介绍甲状腺的解剖位置、结构以及正常甲状腺的CT与B超表现。

第一节　甲状腺的前面观

一般成年人的甲状腺质量为 $10\sim20$ g，女性的质量稍大，在月经期和妊娠期质量增加。甲状腺是人体中血管最多的器官之一（图1-1）。

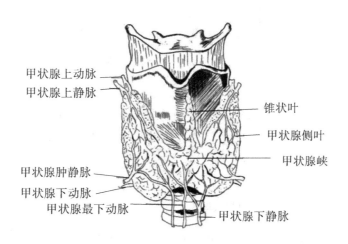

甲状腺上动脉
甲状腺上静脉
锥状叶
甲状腺侧叶
甲状腺峡
甲状腺肿静脉
甲状腺下动脉
甲状腺最下动脉
甲状腺下静脉

图1-1　甲状腺的前面观

正常甲状腺位于喉尾，呈"H"字母的形态，包绕气管的前外侧部分（图1-2和图1-3）。甲状腺在解剖构造上分为甲状腺的左侧叶、右侧叶以及连接两者的峡部。其内侧是正常的气管以及食道，其外侧为颈动脉鞘。胸锁乳突肌和三块带状肌（胸骨舌骨肌、胸骨甲状肌和肩胛舌骨肌上腹）在前，外侧与甲状腺邻接（图1-4）。甲状腺的形状、位置及组织器官毗邻有许多解剖学变化。

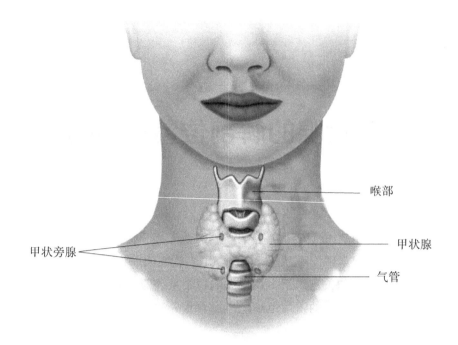

图1-2　甲状腺在人体的位置图（前外侧部分）

喉部

甲状旁腺

甲状腺

气管

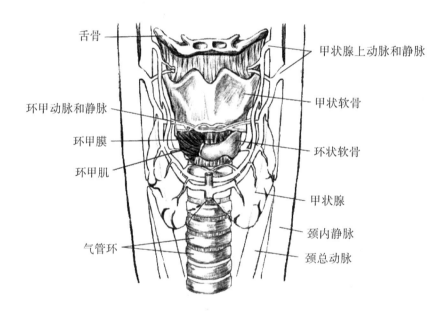

舌骨

甲状腺上动脉和静脉

环甲动脉和静脉

甲状软骨

环甲膜

环状软骨

环甲肌

甲状腺

颈内静脉

气管环

颈总动脉

图1-3　甲状腺与气管、食道及颈动脉鞘位置图

甲状腺上端（尖）向外上方，上极平甲状软骨中点，下极平第4～6气管软骨。后方平对第5～7颈椎高度。

甲状腺两个侧叶的前外侧是凸隆的状态，表面覆盖的是气管前筋膜，此外还有胸骨甲状肌以及胸骨舌骨肌、肩胛舌骨肌上腹。甲状腺两个侧叶的内侧面有凹陷，和喉、气管紧密相连。一些甲状腺叶向下延伸至胸骨柄后部，将其称为胸骨后甲状腺。甲状腺叶从峡部延伸至甲状腺软骨中部，再向侧面延伸到颈总动脉。每个叶有上极和下极。甲状腺叶可以是平坦的或是球形的，但是当它们向后弯曲时会始终保持三维形状。

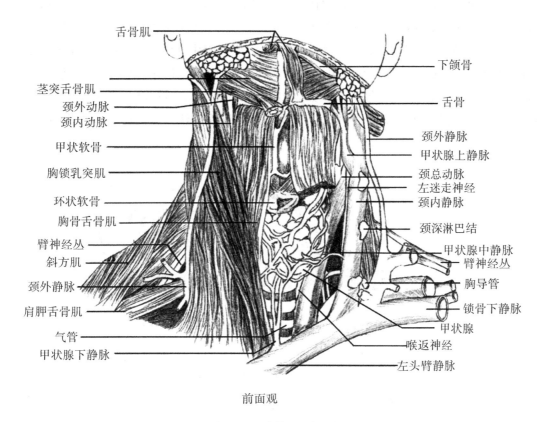

前面观

图1-4 颈部肌群三块带状肌与甲状腺位置图

一、甲状腺峡

甲状腺峡是连接两叶的部分，甲状腺峡部通常为一条狭窄的甲状腺组织带，覆盖于第二和第三气管环上，并连通甲状腺的两叶，表层上有气管前筋膜和胸骨甲状肌、胸骨舌骨肌、颈筋膜以及皮肤。甲状腺峡部可宽可长，甚至不存在，并且可能具有锥状叶。

二、锥状叶

锥状叶呈锥，约50%的甲状腺具有锥状叶，起锥状叶于甲状腺峡的上缘及峡与二侧小叶间的连接，且一般都偏向于左侧，并向上伸入舌骨。锥状叶有时因和侧叶脱离而分为两个以上的部分。有时也见于一条纤维性带或纤维肌性带，如甲状腺提肌从舌骨体延伸至峡部或锥状叶。锥状叶的识别和切除是确保完全或近全甲状腺切除术成功进行的重要步骤。因此，在全甲状腺切除术中需要仔细检查颈椎前部区域，以免残留甲状腺组织。

三、副甲状腺

甲状腺组织的两侧叶和峡部上有小块游离的甲状腺组织，叫作副甲状腺。舌骨上侧的区域和主动脉间的区域里，也可能存在副甲状腺组织，出现的概率为17%。

四、Zuckerkandl结节

Zuckerkandl结节是甲状腺锥状叶的延伸，位于甲状腺叶的后侧。喉返神经通常横穿Zuckerkandl结节的后侧，这可以帮助外科医生寻找并识别神经。医生手术时，应小心抬高Zuckerkandl结节并向内拨转，以识别于Zuckerkandl结节后方走行的神经，所以Zuckerkandl结节是手术中定位喉返神经的重要标志。有时，当Zuckerkandl结节偏大或伴有肿物结节时，Zuckerkandl结节可能会被误认为甲状腺结节，Zuckerkandl结节与喉返神经的解剖位置关系恒定，甲状腺中部的Zuckerkandl结节可以成为一个识别喉返神经或其分支的重要标志，Zuckerkandl结节的尖端往往正对着喉返神经，很容易在进入深部组织之前识别出喉返神经，喉返神经绝大多数（91.8%）位于Zuckerkandl结节的深面，仅有少数位于Zuckerkandl结节的实质中或者其外，因此在手术中要细致地辨认，方能够防止损伤喉返神经（图1-5）。

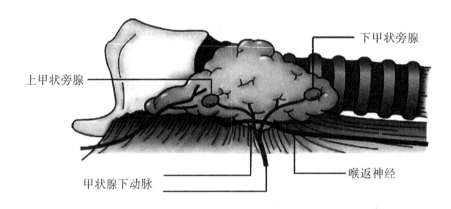

图1-5　甲状旁腺、甲状腺下动脉与甲状腺的位置图

异位的甲状腺组织可能是在胚胎的发育、发展中产生了变异。其最常见的部位是指向甲状腺舌管方向的舌状甲状腺组织。异位甲状腺组织可以为良性或恶性，其恶变概率很小，但如果在外侧颈部淋巴结中发现了甲状腺组织（甲状腺异常），则应排除是否存在恶性甲状腺肿瘤转移。

五、甲状腺真被膜

解剖学意义上的甲状腺具有两层被膜，其内层在外科中称作真被膜（又被称为纤维囊），覆盖于整个甲状腺表层，并跟随血管和神经进入腺体实质，组成常见的能够分隔甲状腺小叶的结缔组织。这些纤维囊把甲状腺周围组织细分为许多大小不一的小叶，在各个小叶中产生滤泡和间质组织。每个小叶内含有20~40个滤泡，正常甲状腺组织含300万个左右的滤泡。腺体内含有神经、血管以及淋巴管经小叶结缔组织。腺体的最外面是甲状腺囊，或者称为甲状腺鞘，也被称作假被膜（外科也称为外科囊），气管前筋膜就属于其中的一部分。纤维囊与甲状腺结节之间的疏松间隙内有比较丰富的毛细血管吻合、静脉丛和上、下侧的甲状旁腺等。临床也常利用这一解剖学特点对甲状腺做囊内切除术。甲状腺侧叶的最上端出现假被层的增厚，与甲状软骨相连接，又叫作悬韧带；甲状腺的二叶内侧增厚的纤维，与环状软骨第一气管、第二气管软骨的环相连接，叫作甲状腺结节侧韧带，又叫作甲状腺蒂，或者甲状腺脚，里面包含了喉返神经根和甲状腺下血管。甲状腺峡部深面的纤维囊逐渐增厚，在气管上端面与甲状腺峡部的纤维囊相接，是甲状腺峡部的稳定带，又因为上述韧带将甲状腺连接在咽与气管中间的软骨上，故在吞咽时甲状腺可随喉部活动而移动。一部分人在舌骨和甲状腺峡部或锥状叶间出现一小肌，称为甲状腺提肌。

六、喉返神经（RLN）

甲状腺前方，由浅至深依次为皮肤、浅筋膜、封套筋膜、舌骨下肌群和气管前筋膜等。甲状腺左、右侧叶的内面毗邻气管、咽、食管、喉返神经等（图1-6）。喉返神经包括左、右喉返神经，是迷走神经的分支，它的主要功能就是支配喉部肌肉（包括声带的内收肌和外展肌）的运动，同时也可以支配声门裂以下的喉黏膜的感觉。喉返神经的功能包括声带外展和内收运动功能。喉返神经与甲状腺下动脉大致在甲状腺下 1/3 和中 1/3 的交界处相交。左侧喉返神经自迷走神经发出后，多位于气管食管沟内，且位于甲状腺下动脉后方，位置深；右侧喉返神经自迷走神经发出的位置较高，绕过锁骨上动脉斜向上至气管旁，多位于甲状腺下动脉前方，位置浅。尽管神经常穿过甲状腺下动脉深处，但已记录的变异包括穿过动脉前部和通过甲状腺下动脉的分支之间。喉返神经也有可能在进入环甲肌之前分成两支或三支。内收和外展的运动功能由喉返神经的前分支介导。触诊气管食管沟和气管食管与甲状软骨下缘的交接处可识别喉返神经进入气管的大概位置，也可在气管食管沟触及喉返神经本身。

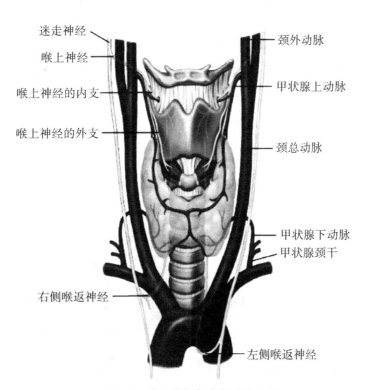

图 1-6 喉返神经与甲状腺的位置

（一）右喉返神经

右喉返神经来源于锁骨下动脉水平的右迷走神经，在右锁骨下动脉前方，由右侧的迷走神经分出，向下绕过锁骨下动脉，然后沿气管食管沟上行至环甲关节后方入喉。左侧较右侧喉返神经长，且左侧的喉返神经容易受累。正常的喉返神经接近气管时，通常可看到多个分支。右喉返神经的最前分支是关键的运动分支，但手术中所有分支都应保留。

（二）左喉返神经

左喉返神经起始于主动脉弓的前方，由迷走神经分出，绕主动脉弓下方，沿气管食管沟上行，在环甲关节后方进入喉部。前支分布于喉内的内收肌，后支分布于喉内的外展肌。并且以比右喉返神经更低的水平进入气管食管沟。

第二节　背面观（甲状旁腺）

一、甲状腺被膜

甲状腺的表层有两层被膜。其一为甲状腺的外膜，也被称作真被膜，其通常包绕于甲状腺附近，又称之为纤维囊。甲状腺鞘，又称假被膜，通常包绕在真被膜的外侧。

真、假被膜间为囊鞘间隙，毛细血管行经其间并吻合成网；上、下两对甲状旁腺均位于该囊内，于腺体后方上、中1/3交界处和下1/3处。假被膜在甲状腺侧叶内侧和甲状腺峡部的后方，与甲状软骨、环状软骨和气管软骨环的软骨膜紧贴，形成了甲状腺蒂，又称甲状腺悬韧带，其主要功能是将甲状腺固定于喉的表面。

二、甲状腺的血管、神经

甲状腺的血管神经（图1-7）是甲状腺的周围关系里最重要的组织结构，位于甲状腺上极，主要包含甲状腺上动脉、甲状腺上静脉，以及与血管相伴行的喉上神经。神经通常位于后内侧，在近腺体处逐渐分离。

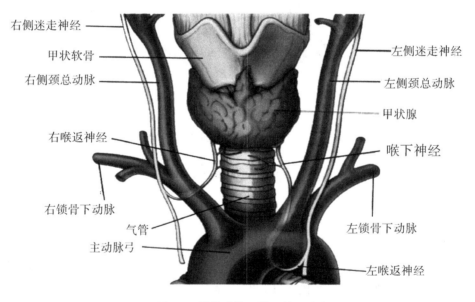

右侧迷走神经
甲状软骨
右侧颈总动脉
右喉返神经
右锁骨下动脉
气管
主动脉弓
左侧迷走神经
左侧颈总动脉
甲状腺
喉下神经
左锁骨下动脉
左喉返神经

图1-7　甲状腺的血管、神经分布图

在甲状腺下极，则有甲状腺下动脉、甲状腺下静脉及与其相交的喉返神经。血管水平由外向内进入腺体，而神经垂直自下向上行向腺体，于腺体下极相交叉。右侧血管与神经间近似平行关系，左侧血管与神经间则呈相互垂直的关系。

甲状腺外侧缘中份是甲状腺中静脉。甲状腺中静脉管壁薄且短粗，横过颈总动脉前侧，汇入颈内静脉，是临床中最易被忽视，同时也是较危险的血管。

在甲状腺的腺体下侧有两根血管：一个是来自主动脉弓的甲状腺最下动脉，另一个则是注入左无名静脉的甲状腺奇静脉丛。这也是另一个比较危险但却往往被人忽略的血管。

三、甲状腺的毗邻（图1-8）

甲状腺的前方，由外至内，依次为皮肤、浅筋膜、深筋膜浅层、深筋膜中层以及舌骨下肌群，其正中线称为颈白线。舌骨下肌群分浅、深两层，共由四块肌肉构成。与舌骨下肌的浅层垂直走行平行的是位于内侧的胸骨舌骨肌，而处于其外侧的是肩胛舌骨肌。舌骨下肌的深层又包括上、下两块肌肉，上侧是甲状舌骨肌，下侧为胸骨甲状肌。甲状腺的外侧为颈鞘，在其后侧是颈交感神经干以及相邻的四个颈部内脏管道，分别为喉、气管、咽、食管。这四条管道可用于判断甲状腺两侧叶分别向上方、下方和后方扩展与否，以及将颈鞘向外推出的范围和程度。

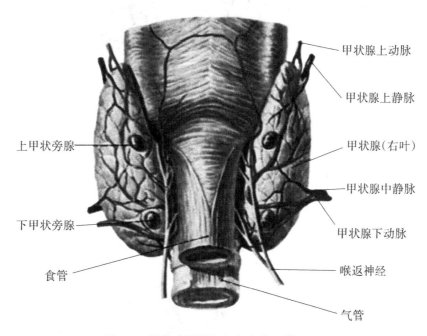

甲状腺上动脉

甲状腺上静脉

甲状腺（右叶）

甲状腺中静脉

甲状腺下动脉

喉返神经

气管

上甲状旁腺

下甲状旁腺

食管

图1-8　甲状腺及甲状旁腺（后面观）

四、甲状旁腺

（一）概述

甲状旁腺通常与甲状腺非常接近（图1-9），但其功能独立于甲状腺。甲状旁腺产生甲状旁腺激素（PTH），PTH是调控钙和磷酸盐稳态的主要激素之一（另一个是骨化三醇）。PTH也可以刺激肾小管细胞中骨化二醇向骨化三醇转换，从而进一步影响肠道对钙的吸收。甲状旁腺通常有四个：一个位于甲状腺侧叶后方；一个位于甲状腺中1/3交界处；另外两个在其下1/3的后面（图1-10）。

正常的甲状旁腺较小，一般为米粒大小，或类似小扁豆。正常的甲状旁腺腺体约为5 mm×4 mm×2 mm，其质量为35～50 mg。但若出现甲状旁腺肿大，甲状旁腺的质量会明显增加，甚至会增至50～80 g，甲状旁腺肿大最典型时质量约为1 g，直径约为1 cm。

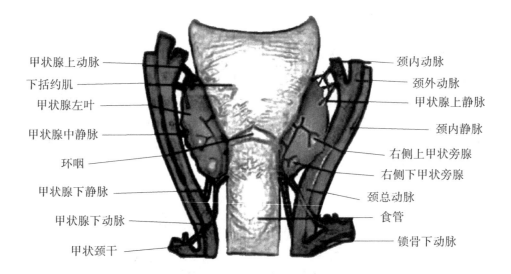

甲状腺上动脉
下括约肌
甲状腺左叶
甲状腺中静脉
环咽
甲状腺下静脉
甲状腺下动脉
甲状颈干

颈内动脉
颈外动脉
甲状腺上静脉
颈内静脉
右侧上甲状旁腺
右侧下甲状旁腺
颈总动脉
食管
锁骨下动脉

图1-9 甲状腺血液供应

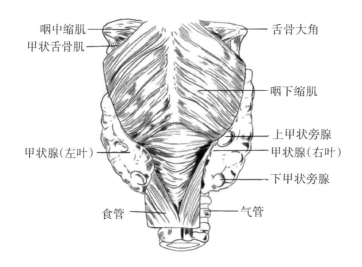

咽中缩肌
甲状舌骨肌

舌骨大角

咽下缩肌

上甲状旁腺

甲状腺(左叶)

甲状腺(右叶)

下甲状旁腺

食管

气管

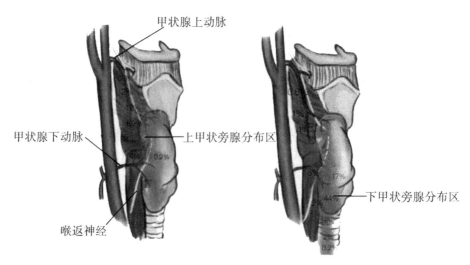

甲状腺上动脉

甲状腺下动脉

上甲状旁腺分布区

喉返神经

下甲状旁腺分布区

图1-10 甲状腺肌群

甲状旁腺的外观差异往往相对较大，大多数（83%）甲状旁腺是椭圆状的，也有可能是豆状或球状，但也可以拉长（11%）。其他变化，如泪珠状、煎饼状、棒状、香肠状和叶状甲状旁腺也已有描述。有时腺体也呈现为双叶的（5%）或多叶的（1%）。约84%的患者有四个甲状旁腺，双侧上、下各有一个。在13%的患者中发现了其他腺体，而在极少数（≤3%）患者中发现了3个腺体。术语"上"和"下"是指腺的胚胎学起源，而不是腺在颈部的位置。在甲状旁腺探查过程中，基于已识别的甲状旁腺的胚胎学起源进行演绎推理，有助于外科医生识别缺失的腺体（图1-11）。

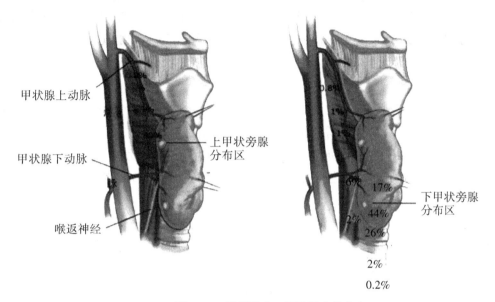

图1-11　甲状腺上、下动脉血供分布

甲状旁腺由于独特的解剖位置，往往和甲状腺的关系极为紧密。虽然甲状旁腺的位置因人而异，但仍以对称居多。在甲状旁腺上腺的解剖结构中，80%是对称出现的，而甲状旁腺下腺也有70%的概率是呈对称出现的。

甲状旁腺上腺在解剖位置中多处于甲状腺上叶，甲状腺中部的后外方可以观察到甲状旁腺上腺组织。正常的腺体大都位于喉返神经后方的甲状腺浅筋膜下方，需要仔细观察该区域的甲状腺包膜。这些甲状旁腺可能存在于甲状腺囊内部，也有可能在甲状腺叶Zuckerkandl结节后的上方和内侧。

喉返神经始终位于甲状旁腺上腺的前方。甲状旁腺上腺通常在喉返神经与甲状腺下动脉交界处颅骨1～2 cm处，并且在喉返神经进入Berry韧带和环状软骨的入口点1 cm内。

甲状旁腺上腺在纵隔中部的咽旁、咽后或气管后都有可能被发现。如果出现甲状旁腺的异常增大，它则会沿气管食管沟或咽后间隙向下而进入胸部。

两个甲状旁腺下腺位于前纵隔室，位于喉返神经前方，一般在甲状腺后外侧的表面，即颈部胸腺残余的上方、齐平或其内或仅在甲状腺叶下部的甲状腺囊内。

（二）异位甲状旁腺

异位甲状旁腺的发生是由于甲状旁腺组织可能与类似胚胎发育的组织共存。正常发育过程中不能完全移行的异位甲状旁腺称作"未下降甲状旁腺"。异位的甲状旁腺可能是正常的四个甲状旁腺中的一个，但也不排除可能出现的多余的甲状旁腺。有研究表明，在需要再次手术的持续性或复发性的102例甲状旁腺功能亢进患者中，曾于食管旁位置（28%）、纵隔（26%）、胸腺内（24%）、甲状腺内（11%）发现了异位甲状旁腺。此外，甲状旁腺位于颈动脉鞘的占9%、处于高颈位的占2%。

1. 异位甲状旁腺上腺

缺失的甲状旁腺通常起源于正常位置，但很难找到，因为尾部生长已将腺瘤移至食管旁或食管后间隙。异位甲状旁腺可不下行，位于梨状窦。上异位甲状旁腺上腺也可在甲状腺内，但没有异位甲状旁腺下腺常见。

2. 异位甲状旁腺下腺

甲状旁腺在颈动脉鞘上可出现肿大，更典型的是，异位的甲状旁腺下腺往往见于邻近的中下胸腺束的甲状腺外叶和下叶。它们可位于被膜下或完全位于甲状腺内，也可存在于宫颈或前纵隔胸腺内或附近。异位甲状旁腺最常见于胸腺或纵隔（9%）。未下降的甲状旁腺可出现在颈动脉鞘的任何部位（2%），也可出现于甲状腺内部（1%）。

3. 甲状旁腺增多

甲状旁腺增多指的是甲状旁腺大于4个，占个体的2.5%～15%。多余的腺体基本是体积小，且分开出现的。而当其腺体增大时，这些多余的腺体组织可能引起甲状旁腺探查失败后的长期甲状旁腺功能亢进，尤其见于在继发性甲状旁腺功能亢进或伴随家族综合征的甲状旁腺功能亢进的患者中。在一个对137例甲状旁腺切除术后出现持久性甲状旁腺功能亢进的病例系列的研究中，有15%的病例发现甲状旁腺腺体增多。

多余的腺体可位于甲状腺后方至胸腺间（包括胸腺），代表胚胎生长发育过程中胸腺组织的下降线。最常出现的部位是胸腺或胸腺韧带。其余的腺体常在两个腺体间的甲状腺中叶周围出现。

（1）甲状旁腺的主要血液供应

在大多数情况中，甲状腺下动脉分支供应甲状旁腺上腺、下腺。每个甲状旁腺通常都有自己的外周动脉。大多数甲状旁腺仅有一条动脉供血（80%），有的存在两条动脉供血（15%），少数有多条动脉供血（5%）。甲状旁腺的静脉引流包括甲状腺上静脉、中静脉、下静脉，将血液引流至颈内静脉或无名静脉。

在甲状腺手术过程中，外科医生应尽量将所有甲状旁腺保留在原位，并提供足够的血液。但甲状腺切除术后血供可能出现不足的情况，甲状旁腺并不总是清晰。因手术中难以确定单个甲状旁腺的功能，虽然有时4个甲状旁腺全部保留，但患者仍可能出现一过性甲状旁腺功能低下。

（2）甲状旁腺上腺

大多数甲状旁腺是由甲状腺下动脉进行血液供应的，但也有15%～20%的可能是由甲状腺上动脉的分支提供血液。甲状腺上动脉供血的甲状旁腺一般在甲状腺上极附近被发现。在解剖后囊下部位时可识别甲状旁腺。

（3）甲状旁腺下腺

甲状旁腺接受来自甲状腺下动脉的外周动脉血供。为有效保留甲状旁腺的血供，应紧贴甲状腺固有被膜，正确处理甲状腺上、下动脉，游离和保留外侧小动脉到甲状旁腺，对于维持甲状旁腺下腺的功能具有重要意义。结扎甲状腺下动脉近甲状腺实质的分支，使其位于喉返神经内部，有助于保留完整的甲状旁腺血管。

4. 甲状旁腺缺失

甲状旁腺腺瘤漏诊是最初甲状旁腺手术失败和导致持续性甲状旁腺功能亢进的最常见原因。在探索原发性甲状旁腺功能亢进症期间，了解甲状旁腺的胚胎学和解剖结构有助于确定四个甲状旁腺中哪一个有所缺失或是否存在多余的腺体。

第三节　侧面观（气管食管）

甲状腺的后面是颈交感神经干以及四个颈内脏管道（喉、气管、咽、食管）。喉部和气管属于呼吸道，由软骨组成支架，部分可触及，可以作为检查或手术的定位标志（图1-12），如甲状软骨的喉结、环状软骨的前弓、气管的软骨环等。气管软骨环呈"C"字形，后部缺口处有软组织封闭。甲状腺位于喉和气管的前面及两侧。甲状腺内侧与气管以及气管后的喉返神经及食管相毗邻。

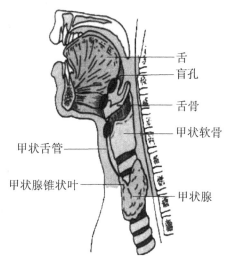

图1-12　甲状腺解剖位置

一、咽部

咽部是消化管上端膨大的部分，也是消化道和呼吸道的共用通道（图1-13）。咽部为漏斗状肌管，顶部宽，底部窄，前后略平，长约12 cm。其内腔称为咽腔。咽部位于第1~6颈椎前方，上端从颅底开始，下端约至第6颈椎下缘或环状软骨高度，延续至食管。咽前壁不完整，开口自上而下通向鼻腔、口腔和喉腔。咽后壁平坦，由疏松结缔组织与上6颈椎前方的椎前筋膜相连。双侧咽壁与颈部大血管和甲状腺侧叶相邻。

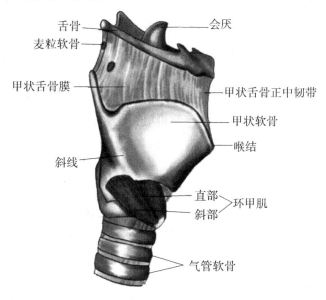

图1-13　咽部解剖结构

二、喉

喉是将咽部连接到气管的结构，主要功能包括呼吸、发声和吞咽。其由软骨骨骼、肌肉、黏膜、韧带和膜组成（图1-14）。

甲状舌骨膜是构成喉的外在膜之一（图1-14）。甲状舌骨膜是位于舌骨以及甲状软骨上缘间的结缔组织膜。其中部增厚的部分是甲状舌骨正中韧带。甲状舌骨外侧韧带连接甲状软骨上角和舌骨大角，其内往往含有麦粒软骨，介于舌骨大角和甲状软骨上角之间的甲状舌骨膜外侧，将上甲状腺切迹、喉切迹附着在舌骨上。甲状舌骨膜的侧面有一个孔，走行喉上神经、喉上动脉和淋巴管的内部分支。

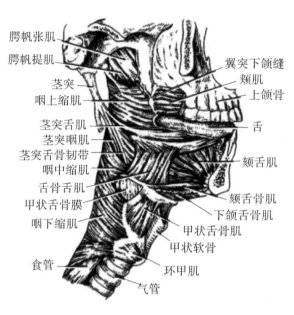

图1-14 咽部肌群

甲状腺峡部通常位于第2~4气管软骨环前方，但部分人群缺失。甲状腺侧叶上极一般平甲状软骨中点；甲状腺侧叶下极平第5~6气管软骨环。有时甲状腺侧叶下极可达胸骨上窝或深入胸骨柄后，后者称胸骨后甲状腺，此甲状腺肿大时常压迫气管，造成呼吸困难。

三、气管

气管是由软骨、肌肉、纤维和结缔组织组成的管腔（图1-15、图1-16）。从喉环状软骨下缘开始，成人气管相较于第6颈椎水平，下端于第4~5胸椎处分为左、右两支，包括6~8个气管软骨。气管壁内含有16~20个开口向后的马蹄形环状骨环，其缺口部分是由平滑肌和纤维结缔组织构成的气管后壁。气管的左右径约为2~2.5 cm，前后径约为1.5~2 cm。由于其后壁为膜性组织，因此管径可随呼吸运动扩张或收缩。气管下端有一垂直嵴，称隆突，是左、右支气管之间的界限，是支气管检查的重要位置。气管颈上部较浅，下部较深。当头转向一侧时，气管也随之转向同侧，而食管则向对侧移动。在常规气管切开时，常在肩、咽喉部放置软枕，使头部严格保持在中间位置，尽量向后倾斜，使气管接近体表，从而便于操作。

气管颈部毗邻，由浅至深，前方依次为皮肤、浅筋膜、颈筋膜浅层、胸骨上间隙及颈静脉弓、舌骨下肌群及气管前筋膜。第2~4气管软骨环前方为甲状腺峡部，甲状腺峡部下部为甲状腺下静脉、甲状腺奇静脉丛及最低甲状腺动脉。气管后方为食管，两侧有甲状腺侧叶。两者之间的食管旁沟内有喉返神经，外侧为颈动脉鞘和颈交感神经干。甲状腺侧叶可向下延伸至第5或第6气管软骨环。气管切开时应熟悉上述结构。体表为环状软骨，侧胸锁乳突肌前缘及三角指向颈静脉切迹，是气管切开的安全三角。气管颈有甲状腺下动脉分支分布，静脉进入甲状腺下静脉，神经为喉返神经分支，淋巴流入气管旁淋巴结。在儿童中，头臂神经干斜过气管前方或胸骨柄上方，且左侧头臂静脉也可行经于该平面上方。

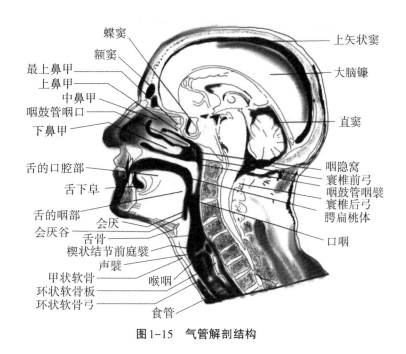

图 1-15 气管解剖结构

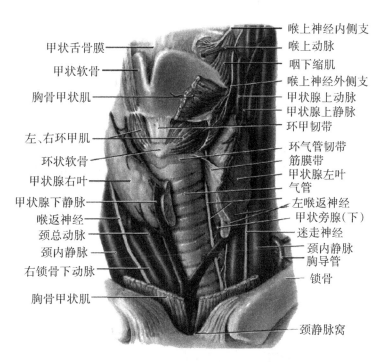

图 1-16 气管解剖结构

四、食管

食管是一个肌性管道，长约 25 cm；食管的行程基本垂直，但有三个轻微的弯曲。其起始端位于正中平面，稍向左偏于颈根部，然后在第 5 胸椎附近逐渐向右移动，于正中平面复位。食管部分位于气管后方，二者通过结缔组织相连。食管上端前方为扁平环软骨，背部扁平，于第 6 颈椎下缘与咽部相连；食管下端为扁平颈静脉切迹和第 1 胸椎上缘。食管颈前部毗邻气管，稍偏向于左侧，故食管颈手术常采用左侧入路。食管后部与颈长肌和脊柱相邻；食管后外侧隔前筋膜与颈交感神经干相邻；食管两侧为甲状腺外侧叶、颈动脉鞘及其内容物（图 1-17）。食管颈部的动脉来自甲状腺下动脉的分支、静脉流入甲状腺下静脉。食管神经丛由迷走神经和交感神经干的食管支组成，分布于食管，其淋巴液流入气管旁淋巴结。

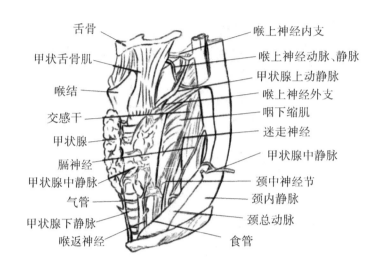

图1-17　食管解剖结构

第四节　颈部淋巴结

根据淋巴引流的方式可将颈部淋巴结为多个区（图1-18）。中央区（Ⅵ区）是甲状腺的主要淋巴引流区。中央腔室的上方是舌骨、侧面是颈总动脉、下方是胸骨上切迹尾端的无名动脉。

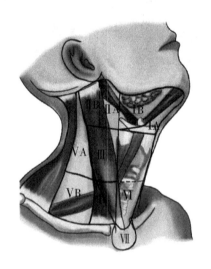

图1-18　颈部淋巴结分区

侧颈包括Ⅱ区至Ⅴ区。Ⅱ区位于下颌和颅底与舌骨之间的夹角。Ⅲ区是从舌骨到环状软骨。Ⅳ区是从舌骨肌到锁骨。Ⅴ区是枕后三角，以胸锁乳突肌、斜方肌和锁骨为界。纵隔上级结是Ⅶ区。

颈部淋巴结包含颈前淋巴结及颈外侧淋巴结（图1-19）。

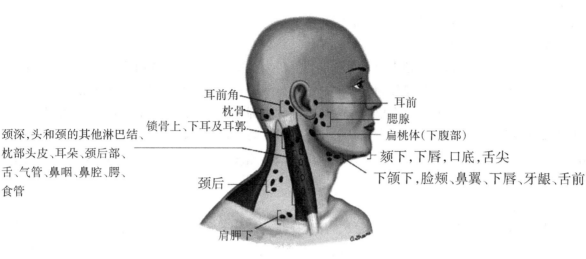

图 1-19　颈部淋巴结

一、颈前淋巴结

颈前淋巴结包括颈前浅淋巴结和颈前深淋巴结。

颈前浅淋巴结多数沿颈前静脉走行，引流至颈前部浅层结构的淋巴，最终注入颈外侧下深淋巴结。

颈前深淋巴结分为四组，多在颈部器官周围。

（一）喉前淋巴结

喉前淋巴结位于喉前，包含喉的淋巴，其中声门裂以上的淋巴注入上颈深淋巴结，声门裂以下的淋巴注入气管旁淋巴结，后再注入下颈深淋巴结。

（二）甲状腺淋巴结

甲状腺淋巴结位于甲状腺峡部前方，接收甲状腺的淋巴。其先注入气管前淋巴结和气管旁淋巴结，再注入颈外侧上深淋巴结，或直接注入颈外侧上深淋巴结。

（三）气管前淋巴结

气管前淋巴结位于气管颈前外侧，接收甲状腺和气管颈的淋巴，注入气管旁淋巴结和下颈外侧深部淋巴结。

（四）气管旁淋巴结

气管旁淋巴结位于气管颈前，沿喉返神经排列，接收咽喉、甲状腺、气管和食管的淋巴，注入颈外深部淋巴结。感染或肿瘤转移引起的气管旁淋巴结肿大可压迫喉返神经而产生声嘶。

二、颈外侧淋巴结

（一）颈外侧浅淋巴结

颈外侧浅淋巴结沿颈外静脉排列，引流颈外浅结构的淋巴，接收枕淋巴结、乳突淋巴结、腮腺淋巴结的传出淋巴管，其输出淋巴管注入颈外侧深淋巴结。

（二）颈外侧深淋巴结

颈外侧深淋巴结沿颈内静脉分布，部分淋巴结沿副神经和颈横血管分布。其以舌骨肌为界，分为两组：颈外侧上深淋巴结、颈外侧下深淋巴结。

1.颈外侧上深淋巴结

颈外侧上深淋巴结通常沿颈内静脉上段排列。较为重要的淋巴结是颈内静脉二腹肌淋巴结和颈外静脉淋巴结，引流鼻咽、腭扁桃体和舌根的淋巴。鼻咽癌和舌根癌首先转移至该淋巴结。位于颈内静脉与肩胛舌骨肌中间腱交点处的淋巴结称为颈内静脉肩胛舌骨肌淋巴结，引流舌尖部的淋巴。舌尖癌首先转移至该淋巴结。颈外侧上深淋巴结引流鼻、舌、咽、喉、甲状腺、气管、食管、枕、项和肩部的淋巴，并储存于枕后、耳、腮腺、下颌、颏下和颈外侧浅淋巴结等淋巴管，再将输出的淋巴管注入颈外侧下深淋巴结或颈干。

2.颈外侧下深淋巴结

颈外侧下深淋巴结位于颈内静脉下段、臂丛神经及锁骨下血管周围，接受颈外侧上深淋巴结引流的淋巴、颈上部各淋巴结群引流的淋巴，以及耳、鼻、咽、喉、口腔、甲状腺等器官引流的淋巴。其输出导管合成颈干，左侧注入胸导管，右侧注入淋巴管。较重要的淋巴结包含颈内静脉肩胛舌骨肌淋巴结、锁骨上淋巴结和咽后淋巴结。咽后淋巴结多位于咽后壁和椎前筋膜之间，从鼻腔后部、鼻咽和下咽引流淋巴，后注入颈外侧上淋巴结和颈深淋巴结。

当有甲状腺癌淋巴结转移的证据时，颈淋巴结清扫术或颈部清扫术是首选治疗方法。在某些情况下，也需要在行甲状腺切除术时"预防性地"进行颈淋巴清扫术，以避免因复发而进行的第二次手术。

根据其节点内容（图1-18和图1-19），颈部淋巴结可分为六个区（Ⅰ到Ⅵ）及六个子区（A或B）：

（1）Ⅰ级

颏下（ⅠA）淋巴结和下颌下淋巴结（ⅠB）。

（2）Ⅱ区

从舌骨到颅底的颈淋巴结的上三分之一，包括位于脊髓副神经前（ⅡA）淋巴结和脊髓副神经后（ⅡB）的淋巴结。

（3）Ⅲ区

颈淋巴结的中三分之一，位于环状软骨和舌骨之间。

（4）Ⅳ区

颈下淋巴结的下三分之一，从锁骨到环状软骨。

（5）Ⅴ区

枕后三角淋巴结，位于胸锁乳突肌后方，包括脊椎副淋巴结与环状软骨淋巴结（ⅤA）、锁骨上和颈椎横突上方淋巴结、环状软骨（ⅤB）下方淋巴结。

（6）Ⅵ区

从无名动脉到舌骨的颈动脉之间的中央颈部淋巴结，包括气管前淋巴结、喉前淋巴结和气管旁淋巴结。

甲状腺颈部清扫术涉及从Ⅰ区到Ⅴ区除去所有节点和纤维脂肪组织，其中包括牺牲胸锁乳突肌、副神经和颈内静脉。

改良的根治性颈部清扫术包括从Ⅰ区到Ⅴ区切除所有的淋巴结和纤维脂肪组织，但保留一个或多个胸锁乳突肌、脊副神经和颈内静脉。

对于大多数甲状腺癌患者，去除受影响的淋巴结不需要牺牲任何关键结构。此外，甲状腺癌患者需要切除Ⅰ区淋巴结的情况并不常见。因此，大多数患者都会接受针对隔室的选择性颈淋巴清扫术，即从颈部内的给定隔室（即中央或外侧）去除整块纤维组织和淋巴组织，同时保留关键结构。

甲状腺中央区颈清扫需要清除Ⅳ区淋巴结，包括喉前淋巴结和气管前淋巴结以及至少一侧气管旁淋巴结。中央区颈清扫可为单侧或双侧。

非解剖性颈部淋巴结切除术只摘除累及的淋巴结，不建议进行，因为其与间隔性颈部摘除术相比，局部复发率更高。

甲状腺乳头状癌患者常见局部淋巴结转移。在甲状腺乳头状癌患者中，有5%~10%存在可触及的淋巴结病，而手术前颈部超声检查可以检测到多达30%的患者患有淋巴结疾病。

相反，滤泡性甲状腺癌通过血源性而非淋巴途径转移。仅有小于5%的滤泡性甲状腺癌患者会发生淋巴转移。

扩散方式：中央颈部或Ⅵ区淋巴结通常是甲状腺乳头状癌区域扩散的第一个部位。甲状腺乳头状癌从甲状腺到中央颈部，再向颈静脉淋巴结呈阶梯状扩散。Ⅲ区、Ⅳ区是颈部外侧隔室中最常见的淋巴结转移性疾病的转移部位，而在Ⅰ区淋巴结中则很少发现该疾病。

如果在外侧颈中发现有淋巴结受累，则推测在中央颈部也存在疾病。因此，如果在外侧颈中发现淋巴结疾病，则应同时进行中央和外侧颈清扫术。高达22%的患者可发生"跳跃"转移，即不存在中央颈部淋巴结转移的情况下发生侧颈受累，该情况最常见于上极甲状腺癌。

第五节　甲状腺的CT解读

颈部的CT检查，常见的是轴位的横断扫描，层厚5~10 mm，多为连续扫描。微小的病变可使用CT的薄层扫描，为了显示颈部正常血管及颈部肿瘤的供血情况及血管病变，可用动态增强扫描技术。

颈部范围上起口底，标志是下颌舌骨肌，下至胸廓入口，即胸骨切迹至第一胸椎。大致可分为三个区（图1-20）：

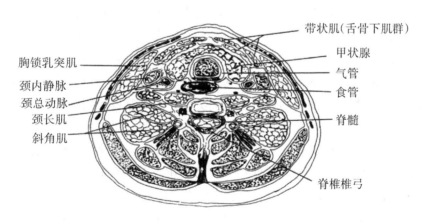

图1-20　颈部横断面解剖

（1）脏器区：脏器区位于颈前，主要结构包括下咽部、喉部、气管、食管、甲状腺和甲状旁腺。舌骨下带状肌起自喉软骨，止于前上胸壁，是脏器区的前缘。

（2）两个外侧区：两个外侧区的主要结构有胸锁乳突肌和颈鞘血管，在CT轴位上，胸锁乳突肌十分醒目，多数层面上都位于外侧，其下方是颈鞘。

（3）后区：后区包括颈椎和肌肉，颈椎周围有两个肌群，其一为颈椎横突后方的伸肌群，其二是颈椎前屈肌群，位于环状软骨下缘，两侧甲状腺呈八字形，密度高，位于下颈部气管两侧。甲状腺上部常沿环状软骨后外缘出现，靠近甲状软骨下角及环状软骨相关切面。静脉注射对比剂后甲状腺较平扫明显强化。

正常的甲状旁腺因体积微小，CT一般不能显示。但如能显示甲状腺动脉和静脉，则可指示甲状旁腺下腺的解剖位置，下甲状腺动脉和静脉口径通常在5 mm以下，位于甲状腺下极后方与颈长肌前方之间的脂肪间隙内。

正常甲状腺位于喉与气管的前外侧，因甲状腺滤泡上皮有储碘功能，故CT可显示出明显高于颈部血管、肌肉等软组织结构的密度（图1-21）。在甲状腺病变的局部，正常滤泡上皮被破坏，则会形成CT影像上的各种异常表现。常见的甲状腺良性病变包括结节性甲状腺肿、桥本甲状腺炎、甲状腺腺瘤、甲状腺恶性肿瘤，如甲状腺乳头状癌、滤泡状癌、未分化癌及髓样癌等。

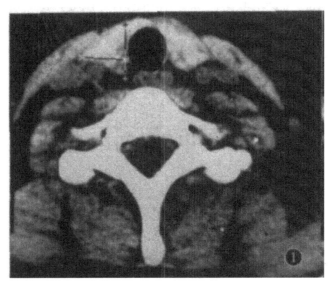

图1-21　正常甲状腺颈部CT示例

正常而言，人体甲状腺内的血流量较大，甲状腺表面被完整的双层膜覆盖，同时，合成甲状腺素的需求使得甲状腺细胞富含碘。因为碘原子的质量相对较大，所以甲状腺边缘聚集呈现完整清晰的状态，且密度高于邻近组织，与周围组织明显不同，易于区分。甲状腺如果发生病变，腺体内的大量碘细胞会受损，进而组织的碘含量降低，导致甲状腺的检查征象发生一定的改变，即密度不均或低密度区。如果腺体发生癌变、增生，表面的双层膜便会受损，癌细胞侵入周围组织，表现出一定的病理特征。因此，临床上我们主要通过观察甲状腺的密度和大小来判断甲状腺疾病患者的病情。随着我国影像学检查技术的成熟和发展，CT已具有扫描速度快、密度高、空间分辨率高等特点。CT通过快速扫描可获得大范围的容积图像，该图像通过后处理（曲面重建、多平面重建等）后，可为临床医护人员进行患者病情诊断提供依据，使得该类疾病的诊断途径大大拓宽。不过，虽然甲状腺疾病在CT中可以通过不同的病灶密度进行初步判断，但甲状腺良恶性疾病的CT征象仍有部分相似，还需进行仔细筛查。

各种甲状腺病变的CT表现：

（1）甲状舌管囊肿：甲状腺的原基发育得比较早。在胚胎第3周，第1、2腮腺弓之间咽底中线上的内胚层内陷形成甲状腺。连接胚胎甲状腺和咽底的蒂部逐渐变窄，形成甲状舌管。其头在舌根部被称作盲孔。甲状舌管残留部分可形成囊肿，也可发生于盲孔至甲状腺峡部间的任何位置。临床表现为颈前部中央或颈旁中央肿块。CT表现为边界清楚的圆形囊肿，中央表现为液体密度。囊肿的经线在舌骨水平最大，可向下延伸到喉软骨的位置。如无感染，囊壁一般无强化。

（2）结节性甲状腺肿：甲状腺不同程度地增大，多为一侧或双侧甲状腺的单发或者多发的结节，多数形态上表现为圆形、卵圆形，均有低密度影，边缘整齐，大小约为1～3.5 cm，或可伴有单侧或双侧甲状腺弥漫性增大，多数病变边缘清晰，常见斑点状或粗大钙化，不伴有颈部淋巴结肿大（图1-22）。

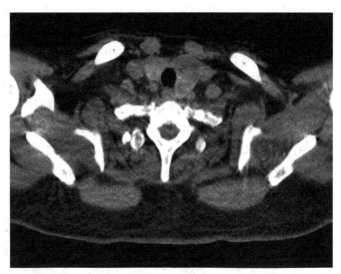

图1-22　结节性甲状腺肿颈部CT示例

（3）桥本甲状腺炎：甲状腺对称、弥漫性肿大、浸润周围和呈分叶状态。其CT平扫见接近肌肉密度，增强扫描后强化不均匀，可见相对高密度灶，两侧甲状腺密度相似，边缘清晰规则，多不伴有钙化及颈部淋巴结肿大（图1-23）。

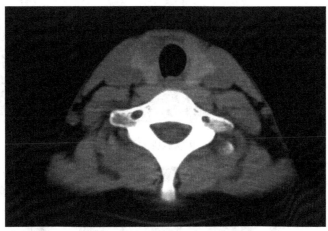

图1-23　桥本甲状腺炎颈部CT示例

（4）甲状腺腺瘤：甲状腺腺瘤是最常见的甲状腺病变之一，多无明显症状。部分病变延及胸骨后部、气管及咽旁间隙，压迫邻近组织器官、神经及血管，产生相应的压迫症状。部分甲状腺腺瘤并发出血、坏死，可使甲状腺迅速增大，短时间内疼痛。这些症状常常会被人们误认为是恶性肿瘤，从而导致患者的恐慌。目前大部分学者认为仅有少数甲状腺腺瘤会出现癌变，因此需正确认识其影像学表现，以方便诊治和了解其预后。甲状腺腺瘤的CT表现及特征：由于甲状腺腺瘤主要为滤泡性腺癌，CT上多数甲状腺表现为稍高密度或不低的密度影。继发性改变如增生、出血、囊性变和纤维化等也发生在甲状腺腺瘤内，每种改变的CT表现也不同。一般不伴有颈部淋巴结肿大（如图1-24：增强CT扫描提示左侧甲状腺内4 cm×4.2 cm类圆形、均匀低密度肿物，边缘清楚、锐利，边界规则。）

（5）Graves病：CT表现为两侧叶包括峡部对称性增大，密度均匀减低。部分会出现气管受压或轻度受压（图 1-25）。

（6）化脓性甲状腺炎：一般 CT 提示范围较广，边界模糊，向甲状腺周围间隙浸润，增强部分病灶可见典型的环形强化。

（7）甲状腺癌：多为边界模糊的结节或肿物，密度不均，少数伴有一侧或双侧甲状腺不对称的弥漫性增大，常见的有斑片状、斑点状、颗粒状或者不规则粗大钙化，甲状腺癌一般会侵犯邻近的组织结构，如气管、食管、颈动脉等，并常伴有颈部淋巴结肿大。因甲状腺癌通常情况下没有完整的包膜，而表现为侵袭性生长，影像学多表现为边缘模糊。甲状腺癌颈部转移淋巴结血供丰富，转移的特征性表现通常为明显强化、淋巴结囊性变、囊壁明显强化的乳头状结节和颗粒状钙化。如图 1-26：甲状腺乳头状癌的增强 CT 提示甲状腺峡部及左叶后部低密度结节，其边缘多为模糊，为不规则强化区，其内通常混杂不规则的小斑片状的低密度灶，右侧气管食管沟及左下颈深组淋巴结转移。图 1-27：甲状腺髓样癌，增强 CT 扫描提示甲状腺右叶及峡部结节及肿物，边缘不规则，病灶内密度不均匀，不规则强化区内混杂不规则小斑片状、裂隙状低密度灶，双侧颈下深组多发淋巴结转移。

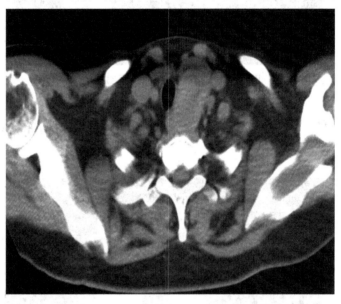

图 1-24　甲状腺腺瘤颈部 CT 示例

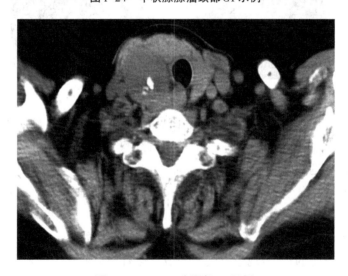

图 1-25　Graves 病颈部 CT 示例

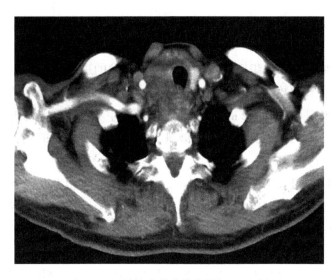

图1-26 甲状腺乳头状癌颈部CT示例

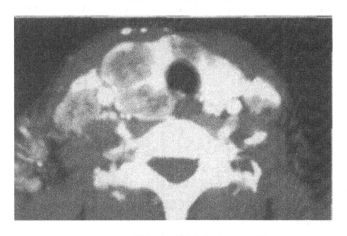

图1-27 甲状腺髓样癌颈部CT示例

结合查阅相关文献和资料，甲状腺的影像学中CT的临床应用价值较高，当CT平扫提示有甲状腺病变时，可根据其边缘轮廓是否清晰、光滑来帮助鉴别良性及恶性病变。同时，如显示颈部淋巴结肿大、骨或者软骨的破坏，那么恶性肿瘤证据则更为显著。亦可明辨病变与周围器官的关系，为手术提供重要信息，对明确有无甲状腺向气管后、胸骨后纵隔内伸展，气管是否受压及有无淋巴结转移、骨是否破坏均有指导意义。甲状腺CT平扫加增强可鉴别囊、性病变、实性病变，明确有无颈部淋巴结肿大，对甲状腺癌手术后有无复发亦有重要价值。对一些相对罕见的甲状腺病变，如畸胎瘤和脂肪瘤具有定性价值。

第六节　甲状腺的B超解读

虽然超声检查的诊断信息有限，但它提供了许多非常有价值的临床信息，当以上信息综合起来时，便可汇集大量关于甲状腺、其疾病和邻近结构的较有用和相关的信息。在这种背景下，超声可以显著增加诊断、临床、手术、放射、消融和其他治疗的证据。超声利用的是超声波，无放射性损伤，是一种无创性的检查技术，结合细针穿刺活检亦可对发现结节及确定结节性质有很大的帮助。超声检查还提供了生理学和流行病学方面的证据。随着高分辨率超声成像技术的应用，超声在甲状腺疾病中的作用越来越受到重视。

超声可以测量甲状腺体积和组织回声。而随着科学技术的进步，我们可以发现一些临床上不易触及的小结节，并且确定结节的数量、大小和分布情况，进而识别甲状腺结节的物理性质。当前的超声检查方法允许"实时"识别直径小至 2 mm 的结构，从而使甲状腺和甲状旁腺体积非常微小的肿瘤可视化。这些方法还可以估计流向甲状腺的局部血液量。但是仍有部分报道显示甲状腺超声检查的结果与组织病理学发现并不完全符合。

目前超声是临床中评估甲状腺的首选影像学检查方式。虽然超声波检查在解决特定患者的临床问题方面的成本效益尚未得到正式确定，但使用超声检查有助于回答特定患者的重要临床问题。颈部超声检查最好使用 7～1300 MHz 的高频换能器，患者处于仰卧位，颈部过伸。因为超声波不能通过空气，换能器应用油脂或凝胶连接到皮肤上。超声可检测甲状腺叶或小至 2 mm 的病变以及发育异常。它还可以区分实性结节和简单或复杂的囊肿。同时能准确估计甲状腺大小，粗略估计组织密度（回声），显示血管流量和速度（彩色血流多普勒超声），并帮助准确放置用于诊断或治疗目的的针，超声检查还可在子宫内检查胎儿胸腺。

目前，超声检查可用于以下临床状况：

（1）发育障碍诊断；

（2）异位甲状腺组织的鉴别；

（3）宫内检查胎儿甲状腺；

（4）甲状腺大小（体积）测定；

（5）形态的测定：弥漫、单模态或多模态；

（6）回声度的测定：低回声、常回声；

（7）血流量和血管密度的测定；

（8）协助诊断活检；

（9）辅助治疗：囊肿抽吸、囊肿及结节注射（硬化剂疗法）；

（10）区域淋巴结的评价：手术前甲状腺癌的评估，手术后甲状腺癌复发的监测。

超声的主要局限性是高度的观察者依赖性以及无法识别甲状腺的气管后、锁骨后或胸内的延伸，造成该问题的可能是来自上覆空气或者骨的声学阴影，故需（但可）在横向（轴向）、纵向（矢状面）和斜面上获得图像，以显示裂片、峡部和周围结构。如果甲状腺的下极延伸到胸部，可以通过让病人吞咽来增强可视性。检查结果可以用胶片或录像带记录。甲状腺血流可以通过电磁血流计和动脉内热解法直接检测。在过去的十多年中，配备彩色多普勒功能的换能器已经能够以无创的方式显示血流的速度和方向。

甲状腺的 B 超表现：

（1）正常的甲状腺：正常甲状腺的实质表现为高强度，回声均匀，内部结构难以辨认（图 1-28），位于甲状腺前方和双侧的肌肉回声较低。在双侧，甲状腺与超声颈总动脉和颈内静脉相邻；内侧与气管相邻（图 1-29）。中间线的充气气管具有典型的曲线反射表面，并伴有混响伪影。食管常因气管空气阴影而无法在超声上显示，但偶见食管及回声黏膜，通常位于左侧，邻近甲状腺后内侧面。通过以上表现可以判断是否存在正常的甲状腺。临床上，如甲状腺中存在很小（直径<1 cm）的囊性或实性结节（比例高达50%），尤其是女性，为避免取样错误，可在超声引导下活检。

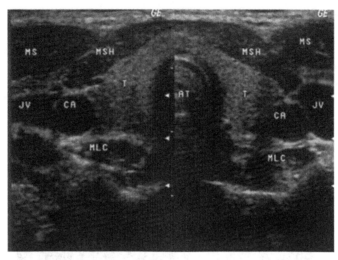

T：甲状腺；AT：气管；CA：颈总动脉；JV：颈静脉；MLC：颅长肌；MS：胸锁乳突肌；MSH：胸骨舌骨和胸骨甲状腺肌

图1-28　正常甲状腺横向声像图

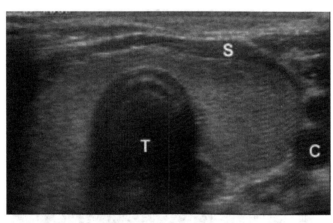

正常甲状腺横切面，回声均匀。气管（T）紧靠在正中线的后面，带状肌（S）在腺体的前面。左侧颈总动脉（C）和左侧颈内静脉在图像右侧

图1-29　甲状腺与颈总动脉、颈内静脉及气管超声图

（2）发育缺陷和异位甲状腺组织：甲状腺发育的异常包括发育不全和异位甲状腺。在这些情况下，超声检查可以提供临床表征，并可以帮助诊断评估、指导活检。如：甲状腺舌管囊肿可能位于舌根盲肠孔至前纵隔中线的任何位置，超声有助于对其进行评估，其为典型的无回声，但感染后回声会增强。

（3）甲状腺结节：高分辨率超声检查可提供甲状腺结节的详细图，并有助于表征颈部结节和邻近结构。甲状腺超声结合细针穿刺活检在评估疑似甲状腺结节的患者病情中起重要作用。结节的鉴定和表征：实性结节应参照正常甲状腺组织描述。如果它们的质地与正常甲状腺组织非常相似，则称为等回声；如果回声较多，则称为高回声；如果回声较少，则称为低回声（图1-30、1-31、1-32）。大量研究已经进行了多种尝试，以利用超声特征对甲状腺癌的风险进行分层。初步研究表明，美国放射学院提议的成像风险分层系统（报告和数据系统［TI-RADS］）可用于甲状腺病变的超声检查。该系统将结节分类为1至5级，恶性可能性逐渐增高（TI-RADS-1：正常甲状腺；TI-RADS-2：不可疑；TI-RADS-3：<5%可能性；TI-RADS-4：5%～80%可能性；TI-RADS-5：高度可疑，>80%）。大多数甲状腺结节（高达80%）是良性腺瘤（增生）结节，通常没有功能。它们可能是孤立发生的，也可能是多发的。由于不同数量的坏死、出血、纤维化和钙化，它们在超声上往往具有复杂和可变的特征，可以

是囊性的（图1-33）、实性的（图1-34）或混合的。

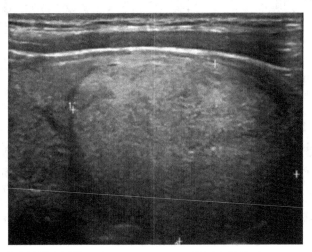

左甲状腺叶的纵向图像显示2.76 cm×1.65 cm等回声结节（+ — +＆X — X）

图1-30　等回声结节超声图

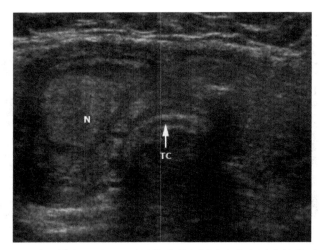

甲状腺区域的横断面图，显示甲状腺肿右侧叶中有高回声结节（N）。

图1-31　高回声结节超声图

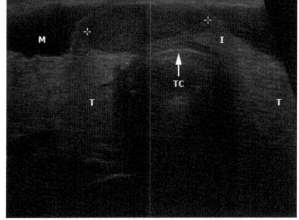

甲状腺（T）的横截面图，右叶/峡部（I）处有3.2 cm×1.2 cm的低回声气管前结节（+ — +）。气管软骨（TC）出现在气管中的空气伪影之前，这掩盖了图像及其深处的结构。可以看到肌肉（M）

图1-32　低回声结节超声图

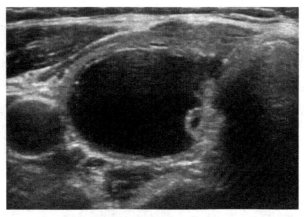

甲状腺良性病变：圆形、边界清晰、无回声的囊性结节

图1-33　良性囊性结节超声图

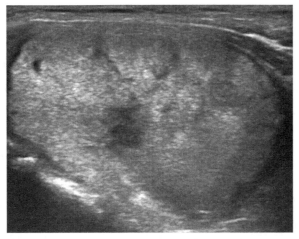

甲状腺良性实性结节：边界清晰，回声高的结节占据了大部分甲状腺右叶

图1-34　良性实性结节超声图

（4）甲状腺恶性结节（甲状腺癌）的超声特点：低回声，微小钙化（特别是乳头状癌），其内的回声多为不均匀的实性表现，并且边缘多为不规则的或者无晕，出现中央血管，生长在腺体边缘之外，区域淋巴结肿大（图1-35、1-36）。这些特征的敏感性、特异性和预测值存在差异，因此常需结合超声引导下细针穿刺细胞学检查（fine needle aspiration cytology，FNAC）排除恶性肿瘤，在美国超声共识会议上，放射科医师协会提出了应基于这些特征制定超声标准，选择最大直径＞1 cm的结节用于FNAC，如直径大于5 mm，有恶性征象，建议FNAC。

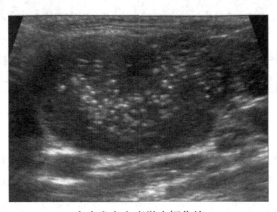

含多发高密度微小钙化灶

图1-35　甲状腺髓样癌超声图

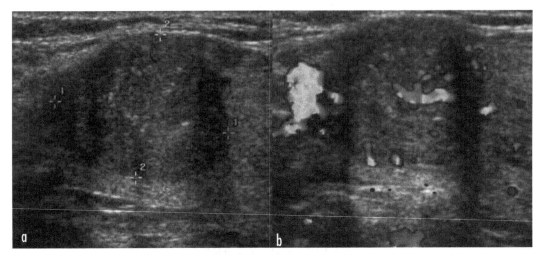

a：低回声病变包含微钙化；b：彩色血流显像显示内血管发育良好，提示恶性肿瘤

图1-36　甲状腺乳头状癌超声图

（5）甲状腺"偶发性腺瘤"：由于血管或神经系统的原因，在CT上对颈部血管进行显像时，经常会偶然发现不可触及的结节。如何对这些微小的偶然病变进行适当处理仍有争议，但显然必须在昂贵的过度检查和有可能的延迟诊断两者之间取得平衡。处理此类病变需要结合临床的评估、甲状腺超声检查、FNAC来进行综合判断，必要时应进行手术。如临床怀疑恶性可能性较小，且结节小于1 cm，超声提示没有恶性的征象，建议1～2年内随访触诊及超声检查。

（6）甲状腺功能亢进症：大多数临床表现为甲状腺功能亢进或功能减退的患者可以不用超声诊断。在生物化学确诊甲状腺功能亢进症的背景下，可以使用扫描造影来识别单独的功能亢进症结节或弥漫性功能亢进症的腺体，但Graves病通常采用临床和生化诊断，超声则有时被用来确认腺体的弥漫性病变，通常表现为甲状腺弥漫性增大，回声相对较低。在彩色血流显像上可以明显看到显著的高血管增生，此类现象被称为"火海征"（图1-37a和b）。

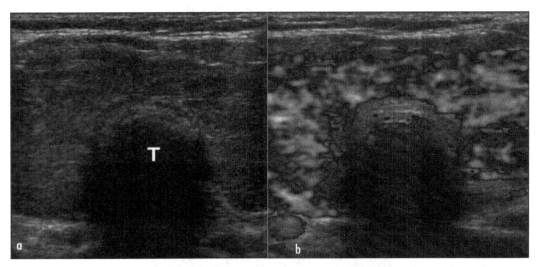

a：甲状腺在灰度横向图像上呈弥漫性增大，回声纹理呈异质性；b：功率多普勒显像显示明显血管增生

图1-37　甲状腺功能亢进症

（7）甲状腺炎：自身免疫性甲状腺炎（桥本甲状腺炎）是甲状腺炎最常见的形式。临床表现及血清甲状腺球蛋白抗体、甲状腺过氧化物酶检测结果可证实诊断，其超声表现为一个增大的、异质性的、多发低回声的腺体。淋巴细胞浸润区域相关的无血管结节最终会发生纤维化，随着病情的发展，腺体

变小，患者仍有发生淋巴瘤、白血病和乳头状癌的风险，可进行超声随访。桥本甲状腺炎是一个慢性炎症过程，通常具有自限性，其致密的炎性纤维组织可浸润腺体及周围结构，超声需与浸润性癌相鉴别，必要时应借助MRI鉴别。亚急性甲状腺炎和更罕见的急性细菌性化脓性甲状腺炎也可以用超声检查鉴别，后者通常伴有先天性梨状窦瘘。对于甲状腺结节处理建议：

（1）超声检查是可触及甲状腺异常患者的首选检查，因为其解剖分辨率高，缺乏辐射暴露。

（2）甲状腺结节的某些超声检查特征可提示恶性肿瘤，包括血流成像的低回声、微钙化和内部血管。

（3）不能单纯依靠超声检查区分良、恶性病变。在许多情况下，需要细针穿刺细胞学检查来区分。

（4）对偶发甲状腺结节进行细针抽吸细胞学检查的决定应基于超声表现和是否有恶性的临床危险因素的存在。

（5）大多数具有甲状腺功能亢进或甲状腺功能减低临床特征的患者可以在没有超声检查的情况下进行诊断及治疗。

（李蕾，肖虎，张崴，杜国利）

参考文献

［1］Yao Wang. Amy Patel and Raymond S Douglas［J］. Ther Clin Risk Manag, 2019, 15:1305-1318.

［2］Arrangoiz R , Cordera F , Caba D , et al. Comprehensive Review of Thyroid Embryology, Anatomy, Histology, and Physiology for Surgeons［J］. International Journal of Otolaryngology and Head & Neck Surgery, 2018, 7(4):160-188.

［3］Wildi-Runge S, et al. A high prevalence of dual thyroid ectopy in congenital hypothyroidism: evidence for insufficient signaling gradients during embryonic thyroid migration or for the polyclonal nature of the thyroid gland?［J］. J Clin Endocrinol Metab, 2012, 97(6):E978-981.

［4］Pettiford J, et al. Dysphagia lucoria: consideration for the endocrine surgeon［J］. Surgery, 2010, 147(6):890-892.

［5］Dozois R R , Beahrs O H. Surgical anatomy and technique of thyroid and parathyroid surgery Symposium on Head and Neck Surgery Ⅱ［J］. Surgical Clinics of North America, 1977, 57(4):647-661.

［6］Roman B R, Randolph G W, Kamani D. Conventional Thyroidectomy in the Treatment of Primary Thyroid Cancer［J］. Endocrinol Metab Clin North Am, 2019, 48(1):125-141.

［7］Bailey D, Goldenberg D. Surgical anatomy of the larynx［J］. Operative Techniques in Otolaryngology-Head and Neck Surgery, 2019, 30(4):232-236.

［8］Demiryas S, T Donmez, Cekic E. Effect of nerve monitoring on complications of thyroid surgery［J］. North Clin Istanb, 2018, 5(1):14-19.

［9］Maddalozzo J, Alderfer J, Modi V. Posterior hyoid space as related to excision of the thyroglossal duct cyst［J］. Laryngoscope, 2010, 120(9):1773-1778.

［10］Morris S, Osborne M S, Bowyer D. Head and Neck Anatomy［J］. Journal of Surgical Education, 2018, 7(1)1486-1490.

［11］Jason D S, Balentine C J. Intraoperative Decision Making in Parathyroid Surgery［J］. Surg Clin

North Am,2019,99(4):681-691.

[12]徐国成,韩秋生,舒强.局部解剖学彩色图谱[J].北京:人民军医出版社,2011:27-44.

[13]Stulak J M,et al. Value of preoperative ultrasonography in the surgical management of initial and reoperative papillary thyroid cancer[J]. Arch Surg,2006,141(5):489-496.

[14]Zaydfudim V,et al. The impact of lymph node involvement on survival in patients with papillary and follicular thyroid carcinoma[J]. Surgery,2008,144(6):1070-1078.

[15]Silverman P M,et al. Computed tomography in the evaluation of thyroid disease[J]. American Journal of RoenTgenology,1984,142(5):897-902.

[16]杨立新,等.Hashimoto甲状腺炎的CT诊断[J].临床放射学杂志,1997(3):15-17.

[17]兰宝森.中华影像学头颈部卷[M].北京:人民卫生出版社,2002.329-340.

[19]中华医学会内分泌学会《中国甲状腺疾病诊治指南》编写组.中国甲状腺疾病诊治指南——甲状腺疾病的实验室及辅助检查[J].中华内科杂志,2007,46(8):697-702.

[20]Singaporewalla R M,et al. Clinico-pathological Correlation of Thyroid Nodule Ultrasound and Cytology Using the TIRADS and Bethesda Classifications[J]. World J Surg,2017,41(7):1807-1811.

[21]Grani G,et al. Reducing the Number of Unnecessary Thyroid Biopsies While Improving Diagnostic Accuracy:Toward the "Right" TIRADS[J]. J Clin Endocrinol Metab,2019,104(1):95-102.

[22]Hart J L,C Lloyd,and C J Harvey. Ultrasound of the thyroid[J]. Br J Hosp Med (Lond),2008,69(5):M68-71.

第二章
甲状腺激素合成与释放

　　作为体内最大的、具有特异内分泌功能的腺体，甲状腺依靠合成并分泌甲状腺激素来实现其复杂的作用。甲状腺激素合成的基本单位是甲状腺滤泡，滤泡中甲状腺球蛋白上的酪氨酸残基经碘化作用后，生成甲状腺激素。甲状腺激素的合成与释放则通过下丘脑-垂体-甲状腺轴调节，由于甲状腺激素及其代谢物是体积较小的带电荷的疏水分子，易于进入脂质双层，因此需要结合蛋白转运后才能在体内均匀分布。甲状腺激素转运到细胞中后，与甲状腺激素受体结合，从而在人体的正常发育、神经分化和代谢调节等方面发挥作用。

第一节　甲状腺激素结构

　　甲状腺激素由甲状腺滤泡合成和分泌，在血液循环中有生物活性的甲状腺激素包括：甲状腺素或称四碘甲状腺原氨酸（thyroxin，$3,5,3',5'$-tetraiodothyronine，T_4）和三碘甲状腺原氨酸（$3,5,3'$-triiodothyronine，T_3）。除此以外，还有极少量无生物活性的化合物，如反三碘甲状腺原氨酸（$3,3',5'$-triiodothyronine，rT_3）。甲状腺激素的主要构成单位为酪氨酸，酪氨酸分子苯环上的3位或3位和5位上的氢可被活化碘替代，从而生成一碘酪氨酸（monoiodotyronine，MIT）残基和二碘酪氨酸（diiodotyronine，DIT）残基。由两个DIT缩合产生T_4，MIT和DIT缩合生成T_3和极少量的rT_3。酪氨酸、MIT、DIT及甲状腺激素的化学结构见图2-1。

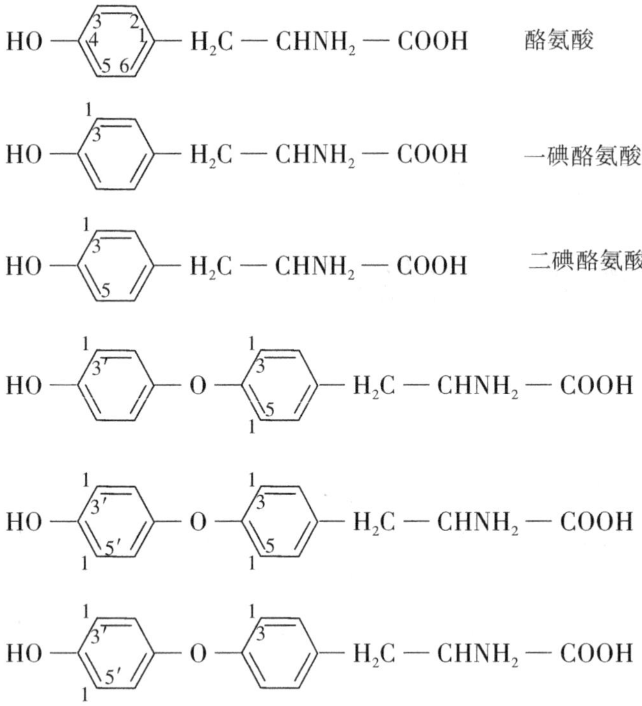

HO —⬡— H₂C — CHNH₂ — COOH   酪氨酸

HO —⬡— H₂C — CHNH₂ — COOH   一碘酪氨酸（MIT）

HO —⬡— H₂C — CHNH₂ — COOH   二碘酪氨酸（DIT）

HO —⬡— O —⬡— H₂C — CHNH₂ — COOH   3,5,3′-三碘甲状腺原氨酸（T₃）

HO —⬡— O —⬡— H₂C — CHNH₂ — COOH   3,5,3′,5′-四碘甲状腺原氨酸

HO —⬡— O —⬡— H₂C — CHNH₂ — COOH   3,3′,5′-三碘甲状腺原氨酸（rT₃）

图2-1　酪氨酸、MIT、DIT及甲状腺激素的化学结构

第二节　甲状腺滤泡结构

甲状腺位于颈部，于气管的前方，环状软骨和胸骨上切迹之间。左、右两个侧叶通过较细的峡部相连。正常成年人峡部厚约为0.5 cm，宽和高各约为2 cm；正常的侧叶呈梨形，厚度和宽度最长约为2.5 cm，长度约为4 cm。正常甲状腺质地柔软，且切面呈鲜牛肉色。腺体表层被薄层结缔组织覆盖，结缔组织有包膜伸入腺实质内做支架，并使腺体分为许多大小不等的小叶，每个小叶由20～40个甲状腺滤泡和滤泡间组织构成。

甲状腺滤泡是甲状腺组织的基本结构和功能单位，为呈圆形、椭圆形或不规则形的泡状，是由单层立方上皮细胞围成的滤泡腔（图2-2）。滤泡与上皮细胞的高度约为15 μm，每个滤泡的直径不同，平均约为200 μm。滤泡上皮细胞因功能状态不同而呈现不同的形态变化：在刺激状态下为柱状，在缺乏刺激情况下可变为扁平状。通过电镜观察，可见滤泡上皮细胞游离面有微绒毛，参与碘化、胞吐作用。胞质内有较多的线粒体和较发达的粗面内质网，同时，胞质内有溶酶体散在分布，高尔基复合体位于核上区，细胞顶部胞质内有电子密度中等、体积较小的分泌颗粒（直径为150～200 nm），以及从滤泡腔摄入的低电子密度的胶质小泡（直径约为1 μm）。滤泡上皮基底面有完整的基板，而相邻的结缔组织内含有丰富的毛细血管和毛细淋巴管。

滤泡腔内存在大量清亮的蛋白质胶质，胶质的主要成分为甲状腺球蛋白。甲状腺滤泡将分泌的甲状腺球蛋白储存在滤泡腔内。蛋白碘化和甲状腺激素合成、储存、水解和释放过程均在甲状腺球蛋白上完成。在促甲状腺激素（thyroid stimulating hormone，TSH）刺激下，滤泡上皮细胞通过胞饮滤泡腔内的胶质形成胶质滴，被溶酶体进行消化，将甲状腺激素释放入血。

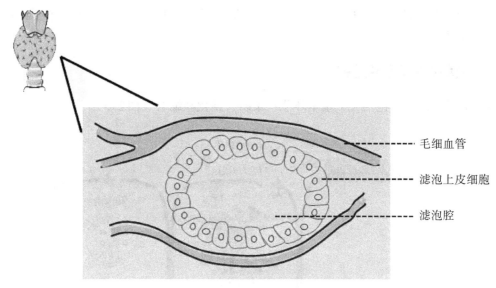

图2-2　甲状腺滤泡结构

毛细血管

滤泡上皮细胞

滤泡腔

第三节　甲状腺激素合成过程

一、甲状腺激素合成条件

碘元素：甲状腺激素在人体内的正常合成需要 $60\sim75\ \mu g/d$ 的碘，如果碘含量低于 $50\ \mu g/d$，则会影响甲状腺激素的正常合成。其中 $80\%\sim90\%$ 的碘来自食物的摄入，其他则来源于饮水和空气。进入体内的碘化物以离子形式（I^-）存在，通过肠黏膜吸收入血，并与血清蛋白结合，约1/3被甲状腺摄取。生理情况下，碘离子在甲状腺内的浓度是血清中碘离子浓度的 $30\sim40$ 倍。

由于土壤、水分、饮食中碘含量的差异，不同人群的日摄碘量差异较大。碘摄入相对缺乏可引起甲状腺肿，严重缺乏则导致甲状腺功能减退和克汀病；碘摄入过多，也会使自身免疫性甲状腺疾病的发生率上升。在中国，人所摄食的碘大部分来自碘盐。2014年，WHO对食盐加碘的有效性和安全性进行了系统综述和分析，推荐继续采用食盐加碘的方式作为降低碘缺乏相关疾病的有效防治策略。根据历次监测结果和各个区域居民的碘营养水平，国内的食盐加碘政策中食盐加碘浓度也在不断调整。根据《中国居民补碘指南》2018版，目前，中国居民膳食碘推荐摄入量为：儿童 $90\sim120\ \mu g/d$，成人 $120\ \mu g/d$，孕妇 $230\ \mu g/d$，哺乳期妇女 $240\ \mu g/d$。

甲状腺球蛋白（Thyroglobulin，Tg）是由5496个氨基酸残基构成的二聚体糖蛋白，相对分子质量为660 000。Tg在滤泡上皮细胞内合成后被封装，并在囊泡中贮存，后以出胞的方式被转移到滤泡腔内，最后形成胶质的基本原料。Tg中仅约20%的酪氨酸残基可被碘化。在正常碘化条件下，每分子甲状腺球蛋白含 $3\sim4$ 分子 T_4，约5个Tg分子才含1分子 T_3。已被碘化的酪氨酸残基和甲状腺激素在分泌前始终结合在Tg上，因此，Tg是 T_4 和 T_3 的前体。

甲状腺过氧化物酶（thyroid peroxidase，TPO）是催化甲状腺激素合成的关键酶，由甲状腺滤泡细胞合成，TPO参与了碘化和缩合过程。TPO的相对分子质量为103000，由933个氨基酸残基构成，是一种含血色素的蛋白质，约10%被糖化。TSH调控TPO的生成和活性。常用的抗甲状腺药物（如甲巯咪唑、丙硫氧嘧啶等）是TPO的强效抑制剂。这类药物可阻断甲状腺素的合成，故在临床上可用于治疗甲状腺功能亢进症。

二、甲状腺激素合成过程

甲状腺激素合成主要包括三个基本环节：聚碘、碘化和缩合（图2-3）。

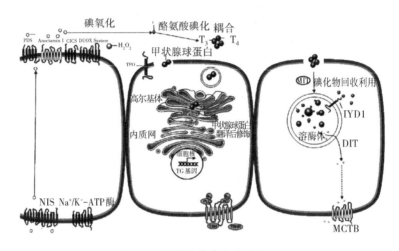

图2-3 甲状腺激素合成过程

（一）聚碘

碘捕获是甲状腺滤泡上皮细胞主动摄取和聚集碘的过程。碘进入细胞首先需要钠-碘同向转运体。以逆碘的电-化学梯度，在上皮细胞底部依赖钠-碘同向转运体，将I^-和Na^+以1:2的比例同向转运进入细胞，从而使碘在细胞内浓集，然后经细胞顶端膜转入滤泡腔中。TSH能促进甲状腺的聚碘。

（二）碘化

碘化是活化碘取代甲状腺球蛋白中酪氨酸残基苯环上氢的过程。TPO位于滤泡上皮细胞顶端膜微绒毛与滤泡腔的交界处，H_2O_2存在的条件下，催化I^-迅速氧化生成"活化碘"（I^0）。同时，在TPO催化下，活化碘快速取代酪氨酸残基苯环3位或3位和5位上的氢，生成MIT残基和DIT残基，并由此实现碘化过程。

（三）缩合

缩合（或耦联）依赖于TPO的催化，是同一Tg分子内的MIT和DIT分别双双耦联成T_4和（或）T_3的过程。MIT和DIT缩合生成了T_3和极少量的rT_3，两个DIT可缩合生成T_4。正常成年人甲状腺内有机碘化物的大致比例为：MIT约占23%，DIT约占33%；T_3约占7%；T_4约占35%；其余约1%为rT_3等成分。

由此可见，碘缺乏、Tg异常、TPO缺乏、H_2O_2生成障碍等均会影响甲状腺激素的合成。在甲状腺中90%～95%的碘都用于Tg上酪氨酸残基的碘化。T_4的浓度随着DIT的生成增多而升高；而在缺碘时，由于Tg分子上MIT的增加，T_3的浓度升高。

三、甲状腺激素的储存、释放和转运

下丘脑-垂体-甲状腺轴调节血清甲状腺激素的水平。下丘脑的室旁核生成并分泌促甲状腺激素释放激素（thyrotropin-releasing hormone，TRH）。TRH刺激垂体前叶产生并分泌TSH，TSH刺激甲状腺合成和释放甲状腺激素。而循环系统中T_3和T_4的浓度可负反馈调节下丘脑TRH和垂体TSH的产生和分泌。

甲状腺是体内激素储存量极大而转化率很低的内分泌腺，激素转换率仅为1%/d。甲状腺激素合成后以胶质的形式储存在滤泡腔中，一般情况下，T_4的储存可维持人体正常甲状腺功能状态至少50天。在TSH作用下，甲状腺滤泡细胞顶端膜微绒毛伸出伪足，将含Tg的胶质小滴以吞饮的方式转移进入滤泡细胞内，形成胶质小泡。胶质小泡与溶酶体融合后，甲状腺球蛋白的肽键被蛋白酶水解，释放出游离的T_4、T_3及MIT和DIT等。游离的T_4、T_3从滤泡细胞底部分泌进入血液循环中。MIT和DIT则在微粒体碘化酪氨酸脱碘酶的作用下快速地脱碘，大部分被释放的碘可再次利用（图2-4）。

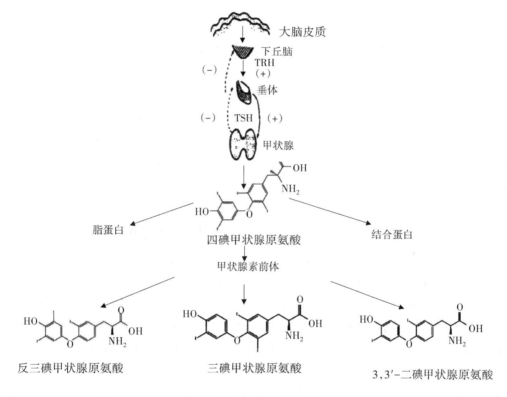

图2-4 甲状腺激素合成调节

甲状腺激素及其代谢产物均为带电荷的疏水小分子，易于进入脂质双层，在循环中约99.97%的T_4和99.7%的T_3与甲状腺素结合球蛋白（thyroxine-binding globulin，TBG）、甲状腺素转运蛋白（transthyretin，TTR）和人血白蛋白这三种血清蛋白结合后在体内均匀分布。包括低密度脂蛋白（low density lipoprotein，LDL）、极低密度脂蛋白（very low density lipoprotein，VLDL）和高密度脂蛋白（high density lipoprotein，HDL）在内的脂蛋白可与小部分甲状腺激素结合。目前的研究认为，此部分甲状腺激素无临床意义。此外，一小部分T_4可与同属TBG相同超家族的丝氨酸蛋白酶抑制剂结合，例如α1-抗胰蛋白酶，在区域电泳中与TBG共同迁移。甲状腺激素代谢物3-碘甲状腺素（3-iodothyronamine，T1AM）血清浓度高且可与载脂蛋白B-100（apolipoproteinB-100，ApoB100）牢固结合。相反，ApoB100与LDL受体结合，可以促进细胞摄取T1AM。

甲状腺激素结合蛋白提供了多层缓冲系统，以维持T_4和T_3在甲状腺外的贮存量。在缺乏甲状腺激素结合蛋白（尤其是TBG）的情况下，维持稳定的甲状腺激素水平将需要更高的甲状腺激素合成率。甲状腺激素结合蛋白还通过赋予甲状腺素大分子特性来防止尿碘过多流失。研究表明，甲状腺激素结合蛋白可促进循环内甲状腺激素的均匀分布。同时，在将甲状腺激素靶向递送至特定组织时，甲状腺激素结合蛋白可能发挥重要作用。因此，甲状腺激素结合蛋白的变化虽然会导致血清甲状腺激素浓度的改变，但是不会引起甲状腺功能障碍。甲状腺激素结合蛋白亲和力的变化以及TBG的血清浓度的微小变化都可能会干扰游离T_4和T_3水平的测定。当存在甲状腺疾病（甲状腺功能减退症或甲状腺功能亢进症）时，检测结果可能会误导临床的诊疗。此外，在发生炎症反应时，TBG在炎症部位被白细胞弹性蛋白酶切割，从而导致其对T_4的亲和力降低。

第四节　甲状腺激素在外周的转化

内源性T_4均来自甲状腺，而血浆中的T_3约80%来源于外周T_4的转化（5′-脱碘）。所以T_4被认为是T_3的前体。T_3与甲状腺激素受体（thyroid hormone receptor，TR）的亲和力约为T_4的10倍，故T_4也被认为是激素原，而T_3则是活性甲状腺激素。rT_3不能与TR结合，之前被认为是无活性的甲状腺激素代谢产物，现也有研究证实其对肌动蛋白重塑和大脑发育具有非基因组学作用。

在外周组织中，80%的T_4脱碘，其中5′-脱碘酶催化45%的T_4外环脱碘形成T_3，这一过程被称为活化脱碘；55%的T_4由5′-脱碘酶催化内环脱碘形成rT_3。共有3种不同的脱碘酶（deiodinase），1型脱碘酶（D1）主要分布于甲状腺、肝脏、肾脏、垂体的细胞质膜上，是体内含量最多的脱碘酶。D1能够同时对T_4的内环和外环进行脱碘，但其对T_4的亲和力较低，首选的底物不是T_4，而是rT_3及硫酸化的T_3和T_4。因此，D1在体内的主要作用是降解灭活的甲状腺激素。2型脱碘酶（D2）位于内质网中，在大脑多个区域表达，被认为是脑内T_3的主要来源。D2在垂体、棕色脂肪组织、胎盘、先天免疫细胞中也有表达。与D1相比，D2仅能进行外环脱碘，对T_4的亲和力较高。由于T_3能下调D2 mRNA的表达，所以D2在转录前和转录后都受甲状腺激素的调节。T_4和rT_3（D2的底物）都可通过诱导D2泛素化和随后的蛋白酶体降解而降低D2活性。由于这种泛素化过程，D2蛋白的半衰期非常短。3型脱碘酶（D3）被认为是甲状腺激素失活酶，因其只能催化T_4和T_3的内环脱碘。如同D1，D3存在于细胞质膜中。D3在胎盘中高度表达，并在胚胎发育中对调节胎儿的甲状腺激素水平发挥重要作用。D3也在脑神经元中表达，但其在健康的成人组织中表达水平非常低。三种脱碘酶的活性催化中心都含有硒代半胱氨酸，在脱碘反应中，硒是碘的接受者。

甲状腺功能亢进时D1的活性增强，丙硫氧嘧啶可抑制该酶的活性，而甲巯咪唑对其没有影响，故在降低T_3方面，丙硫氧嘧啶比甲巯咪唑更为有效。在血浆甲状腺激素水平低下时，D2激活，促进T_4向T_3转化，以维持局部组织尤其是中枢神经系统的T_3浓度。D3可将T_4转化为rT_3，也可将T_3内环脱碘后灭活为3，3′-二碘甲状腺氨酸（3，3′-diiodothyronine，3，3′-T_2）。rT_3经外环脱碘也可生成3，3′-T_2。饮食中硒的缺乏可减少D1的表达，使T_4向T_3转化减少，如果硒、碘同时缺乏，先补硒会使甲状腺功能进一步减退，可能是由于D1或D3加速了T_4的降解。

在生理情况下，T_3主要通过D1产生，胎儿期D3的活性升高，促使血清T_3水平降低，而中枢神经系统中D2的作用保证了脑组织中有足够的T_3来维持其正常发育。T_4脱碘转化的产物取决于机体状态，例如在寒冷环境中，需要更多的甲状腺激素时，T_4脱碘转化成的T_3远多于rT_3；而在应激状态、妊娠、饥饿、代谢紊乱、肝功能障碍等情况下，T_4脱碘转化为rT_3的比例增加，T_4的转运及D1、D2作用的降低，导致T_4向T_3转化减少，出现T_4水平降低、T_3水平明显降低、rT_3水平升高的现象。许多药物通过影响脱碘，抑制外周组织中T_3的产生，进而引起甲状腺功能的改变，包括丙硫氧嘧啶、抗心律失常药胺碘酮、普萘洛尔、糖皮质激素、碘复合物-造影剂碘番酸和胺碘苯丙酸。其中，碘的复合物或其代谢产物可竞争性地抑制D1和D2。

第五节　甲状腺激素的代谢过程

　　虽然生理状态下血清甲状腺激素的水平相对稳定，但其在组织和细胞水平上的生物利用度取决于局部代谢水平。机体可通过不同的代谢途径促进循环甲状腺激素的激活、失活或促进甲状腺激素及其代谢物的排泄。甲状腺激素代谢的主要途径有脱碘、硫酸化、葡萄糖醛酸化和醚键断裂。

　　甲状腺激素最主要的降解方式是脱碘，主要的降解器官是肝、肾以及骨骼肌。T_4和T_3的半衰期不同，T_4的半衰期长达6~7天，而T_3的半衰期不足1天。T_3或rT_3可进一步脱碘降解。

　　甲状腺激素代谢的第二个重要途径是硫酸化，即其酚羟基（4'-OH）与硫酸盐结合，这一过程由苯酚磺基转移酶催化。T_4和T_3的硫酸化促进了D1的脱碘作用。D1通常能够以相似的效率促进内环和外环脱碘，但是T_4的硫酸化会阻止D1对硫酸化T_4（T_4S）的外环脱碘。硫酸化增加了甲状腺激素的水溶性，促进了硫酸化甲状腺激素通过胆汁和尿液的排泄。然而，在生理条件下，血清、胆汁和尿液中硫酸化甲状腺激素的水平非常低，表明硫酸化甲状腺激素会被D1优先降解。

　　甲状腺激素的另一种代谢途径是葡萄糖醛酸化，即其酚羟基（4'-OH）与葡萄糖醛酸结合。这一偶联反应由UDP-葡萄糖醛酸转移酶催化，并以UDP-葡萄糖醛酸为辅因子。葡萄糖醛酸化是甲状腺激素代谢的主要形式，可生成葡萄糖醛酸化T_4（T_4G）。T_3的葡萄糖醛酸化在啮齿动物中不明显，在人类中最少。UDP-葡糖醛酸转移酶主要存在于肝、肾和肠道中。甲状腺激素经葡糖醛酸化后水溶性增加，有利于通过胆汁和肠道进行排泄。

　　约15%的T_4和T_3经过肝脏与肝内葡萄糖醛酸或硫酸结合后失活，并经由胆汁排出，大部分则被小肠内细胞溶解，由粪便排出。在肝、肾中，约5%的T_4和T_3脱去氨基和羧基，形成四碘甲状腺乙酸（T_4A）、三碘甲状腺乙酸（Triac）和四碘甲状腺乙胺（T_4AM）等随尿液排出。小于5%的甲状腺激素通过醚键断裂方式代谢。这一过程的主要产物是DIT，由过氧化物酶催化（图2-5）。

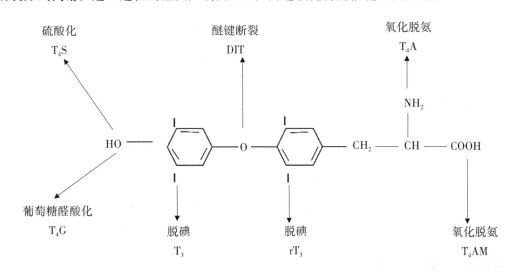

图2-5　甲状腺激素的代谢途径

第六节　甲状腺激素对组织、器官的作用

甲状腺激素在维持正常生理过程中发挥重要作用，其具体生理作用见表2-1。

表2-1　甲状腺激素的生理作用

器官系统	正常生理作用
代谢	产热效应:促进组织能量代谢,提高基础代谢率 蛋白质代谢:促进肝、肾及肌肉蛋白质合成(分泌正常:促进合成;分泌过度:促进合成<分解;分泌减少:合成减少) 糖代谢:促进糖的肠吸收、糖原分解、糖异生及外周组织利用糖、糖氧化(分泌过度时可出现餐后血糖升高,分泌减少时出现血糖降低) 脂代谢:促进脂肪分解、脂肪酸氧化,促进胆固醇降解>促进胆固醇合成
生长发育	促进胚胎生长发育尤其是脑 促进骨吸收和骨形成
心血管系统	增强心肌收缩能力,增加心率,增加收缩压 促进血管平滑肌舒张,降低舒张压
消化系统	增强肠蠕动,增强食欲
神经系统	增强神经系统的兴奋性 增强细胞对儿茶酚胺的反应(拟交感作用)
肌肉	增强肌肉活动速度(分泌过度:肌肉无力,细微肌震颤;分泌不足:肌肉无力)
内分泌系统	允许作用:促进激素的分泌和代谢(增加生长激素的分泌) 负反馈作用
生殖系统	维持正常性欲和性功能

一、产热作用

由于T_3增加耗氧和产热，甲状腺功能亢进的患者多恶热，而甲状腺功能减退的患者则畏寒。由于激素首先诱导细胞膜上Na^+-K^+泵，即Na^+-K^+-ATP酶的合成，引起线粒体的能量代谢活动增强，氧化磷酸化作用加强，进一步促进耗氧量和产热量的增加，使甲状腺激素具有产热作用。

二、蛋白质、脂肪和糖代谢

诱导新的蛋白质合成（包括特殊酶系的合成）是甲状腺激素的重要作用。但激素水平过高时，则会促进蛋白质分解，呈负氮平衡。脂肪合成和降解也受甲状腺激素的调节，但促进脂肪降解较明显，脂肪降解释放出脂肪酸和甘油。由于肝脏低密度脂蛋白受体增加，甲状腺功能亢进时胆固醇水平常降

低。此外，糖代谢也受到甲状腺激素的影响，甲状腺激素主要通过调节包括儿茶酚胺和包括胰岛素在内的其他激素来发挥作用，甲状腺功能亢进时，肝糖异生增加，肠道对葡萄糖的吸收及糖原分解均增加，从而导致血糖升高。

三、维生素和水盐代谢

甲状腺激素过多时，组织中维生素 B_1（硫胺素）、维生素 B_2（核黄素）、维生素 B_{12} 和维生素 C 的浓度均降低，维生素转化为辅酶的能力减弱；脂溶性维生素 A、维生素 D、维生素 E 在组织中的浓度也相应降低。此外，甲状腺激素还具有利尿功能，在甲状腺功能减退伴黏液性水肿时，由于细胞间液增加，自微血管内漏出的白蛋白和黏蛋白的浓度增加，但在使用甲状腺激素补充治疗后可纠正。

四、神经肌肉系统

甲状腺激素可以促进多种结构蛋白的合成，但甲状腺功能亢进时，蛋白质转换加速，易出现肌肉组织的丢失，甚至导致特异性的近端肌病；此外，肌肉收缩和舒张速度增加，神经应激性增加，出现肌肉震颤和反射亢进。甲状腺功能减退时的表现则与之相反。在中枢神经系统的发育和功能发挥的过程中，甲状腺激素是必不可少的，在胎儿期，甲状腺激素缺乏可导致严重的精神神经发育迟缓；在成人阶段，甲状腺功能亢进会导致功能过度活跃，而甲状腺功能减退时则会导致反应迟缓。

五、心血管系统和呼吸系统

T_3 通过增加肌球蛋白 α 重链转录，抑制 β 重链转录，从而增加肌浆网内 Ca_2^+-ATP 酶的转录，发挥增强心肌收缩力和舒张期张力的作用；也有改变 Na^+-K^+-ATP 酶异构体的表达、增加 β 肾上腺素能受体的数量和 G 蛋白浓度的作用；对于心脏传导系统，T_3 可通过增加窦房结的去极化和复极化的速度使心率加快，因此，对心脏有显著的正性肌力作用和变时效应。故甲状腺功能亢进患者心排血量和心率均显著增加，而甲状腺功能减退时则与之相反。甲状腺激素可调控呼吸肌功能，维持低氧和高碳酸血症对呼吸中枢的正常驱动作用，维持气体交换的动力，故重度甲状腺功能减退时可发生换气不足。

六、交感神经系统

甲状腺激素可增加骨骼肌、心肌、脂肪组织和淋巴细胞中 β 肾上腺素能受体的数量，放大儿茶酚胺的受体后作用。甲状腺功能亢进患者对儿茶酚胺的敏感性显著增强，因此，应用 β 肾上腺素能受体抑制剂对控制甲状腺功能亢进患者的心动过速和心律不齐具有明显效果。

七、胃肠道等其他系统

甲状腺激素可刺激肠蠕动甲状腺激素具有促进骨转换，即促进骨吸收和成骨的作用；此外，甲状腺激素还可以增加红细胞内 2，3-DPG 的含量，加速血红蛋白与氧解离，有利于向组织供氧。

八、生长和发育

甲状腺素对于胎儿的早期脑发育非常重要，妊娠 11 周前，胎儿主要依靠来自母体的少量游离甲状腺素。在 11 周后，胎儿则主要依靠自身的甲状腺分泌激素。甲状腺激素缺乏会显著损伤大脑的发育和骨骼的成熟，导致呆小症。此外，甲状腺激素对全身的生长和发育、组织的成熟以及多数的维生素和激素的转换均有显著影响。

第七节　外源性甲状腺激素

甲状腺是人体最大的内分泌腺，也是唯一能将合成的激素储存在细胞外的腺体。甲状腺激素是体内促进生长发育并维持机体正常代谢所必需的。当甲状腺功能紊乱时，需要通过外源性途径补充甲状腺激素，外源性甲状腺激素主要用于纠正甲状腺功能减退或是抑制促甲状腺激素分泌。

一、甲状腺激素

临床常用的外源性甲状腺激素有甲状腺片、左甲状腺素（L-T_4）、三碘甲状腺原氨酸（T_3）及合成的四碘甲状腺原氨酸（T_4）和T_3混合剂。甲状腺素片保存时应注意遮光、密封并置于干燥处。

甲状腺素片来自食用动物（如猪、牛、羊等）的甲状腺体，在去除结缔组织和脂肪后加工制成，主要成分为T_4和T_3，规格一般为40 mg，经肠道吸收，缺点是效价不稳定，通常维持剂量为40～120 mg，少数患者为160 mg。甲状腺素片适用于各种原因引起的甲状腺功能减退。

左甲状腺素经肠道吸收，效价稳定，有多种片剂剂量（25～100 μg），价格较甲状腺素片稍贵。左甲状腺素适用于甲状腺抑制实验、甲状腺功能减退的替代治疗、甲状腺功能正常的非毒性甲状腺肿的治疗、甲状腺肿切除术后预防复发、抗甲状腺药物治疗甲状腺功能亢进症的辅助治疗等。大部分左甲状腺素口服后均在小肠上段被吸收，吸收率可高达80%，于用药后3～5天发挥作用，平均半衰期为7天。

T_3（碘塞罗宁）由人工合成，效价稳定，对心血管作用较强，适用于需要迅速起效的甲状腺功能减退，临床上少用，仅偶尔在甲状腺功能亢进危象和T_3抑制实验时使用。按一定比例可制备T_4和T_3的混合制剂，其优点是具有近似内生甲状腺激素的作用。T_3在血中半衰期短，约为1天，不宜作为长期治疗方案，服药6小时即见效，但维持时间短，需1天2次服药，停药后数天症状即再次出现。

在年龄较大的患者中，由于甲状腺功能减退患者一般病史较长，且合并高脂血症、冠心病等，因此，替代治疗通常从小剂量开始。在甲状腺功能减退的患者中，其机体代谢率减低，耗氧量少，患者表现不明显的心绞痛症状易被忽略，在补充甲状腺激素后，基础代谢率增加，耗氧量也增加，心脏负担加重，而高脂血症和冠状动脉的病变却无法及时改善，由此可诱发心律失常、心绞痛甚至心肌梗死或心力衰竭。甲状腺功能减退者病情越重，病程越长，开始剂量应当越小。在服用甲状腺制剂的同时，如患者甲状腺功能正常状态下心率增快，可加用β受体阻断剂，如普萘洛尔，抑制甲状腺激素对心肌交感神经的作用，控制心率，使患者耐受较大剂量的甲状腺激素。

因正常人体内1/3的甲状腺激素由胆道排出，其中一半需经肠道吸收，当出现严重腹泻时，可适当增加甲状腺制剂的替代剂量，待腹泻好转后再减量至维持剂量。正常情况下，肾小球不能滤过与血浆蛋白结合的甲状腺激素，但当肾脏功能出现障碍时，血中的甲状腺激素会随结合蛋白同时排出，血药浓度降低，因此可适当增加剂量。甲状腺功能低下者不可随意停药，尤其在妊娠期间，孕妇对甲状腺激素的需求增加，若补充不足，则会影响胎儿的生长。

甲状腺激素补充过量可引起心律失常、心悸、心绞痛、神经质、头痛、兴奋、失眠、骨骼肌痉挛、肌无力、震颤、发热、出汗、潮红、腹泻、呕吐、体重减轻等一系列甲状腺功能亢进的症状，减量和停药后上述症状消失。

二、抗甲状腺药物

抗甲状腺药物在甲状腺激素合成的不同环节发挥作用。抗甲状腺药物包括硫脲类化合物、咪唑类化合物、碘剂、β受体阻滞剂等，临床应用较多是前两者。硫脲类化合物包括丙硫氧嘧啶（Propylthiouracil，PTU）和甲硫氧嘧啶（Methylthiouracil，MTU），咪唑类化合物包括甲巯咪唑（Methimazole，MMI）和卡比马唑（Carbimazole，CMZ）。抗甲状腺药物适应症包括各种类型的甲状腺功能亢进、手术术前准备、甲状腺手术后复发但不可用 ^{131}I 治疗者、^{131}I 放疗的辅助治疗。

硫脲类药物和咪唑类药物的作用基本相同，均可抑制TPO活性及I形成活性碘，影响酪氨酸残基的碘化，抑制MIT碘化为DIT及碘酪氨酸偶联形成各种甲状腺原氨酸，但不影响甲状腺激素的分泌。硫脲类化合物还可抑制外周组织的5′-脱碘酶，从而抑制 T_4 转化为 T_3，能迅速控制生物活性较强的 T_3 水平，因此将其作为治疗重症甲状腺功能亢进和甲状腺危象的首选药物。此外，硫脲类化合物还能降低血液循环中甲状腺刺激免疫球蛋白，使甲状腺中淋巴细胞减少，血液循环中的甲状腺刺激性抗体水平下降。由于硫脲类药物的抗甲状腺作用不能阻止腺体内已合成的甲状腺激素的释放，开始用药后须经2～4周，待甲状腺内原有的激素逐渐释放及代谢后，才能显现效果，症状控制则需要4～8周或更长。MMI是CMZ的活化形式，作用较PTU强10倍，特点是奏效迅速、代谢慢、维持时间长。

目前临床最常用的治疗甲状腺功能亢进药物为PTU和MM。这两种药物在不同地方、不同医师之间，根据其习惯和经验进行选择。PTU在美国应用广泛，而应用MMI在欧洲常作为首选治疗方案，我国则两者均在使用。PTU和MMI的区别见表2-2。

表2-2　PTU和MMI药物特点

	PTU	MMI
半衰期	1～2 h	3 h
血浆蛋白	结合	不结合
胎盘	低渗透	高渗透
剂型	50 mg	5/10 mg
用法	1次/8 h	每1～2次/24 h
不良反应	过敏、粒细胞缺乏、消化道不适、红斑狼疮样综合征、脉管炎、肝炎等	过敏、粒细胞减少、消化道不适、红斑狼疮样综合征、脉管炎、肝炎等

PTU起效快、作用强，是治疗危重型甲状腺功能亢进和甲状腺危象的首选药物。MMI作用缓慢而持久，在甲状腺功能亢进治疗的维持期具有显著的优势。当给予常规剂量的PTU或MMI时，两者作用大致相同。甲状腺功能亢进药物治疗过程中，不恰当的停药可诱发甲状腺危象。治疗过程中，患者应保持随诊，遵医嘱调整剂量。若剂量过大，可引起甲状腺功能减退，反而使甲状腺肿大，并不利于突眼症状缓解；若剂量过小，则甲状腺功能亢进症状不能控制。甲状腺功能亢进药物治疗，一般症状多于用药后1个月左右缓解，而完全治愈则至少需要18个月。

甲状腺功能亢进药物治疗常见的不良反应包括皮疹、过敏反应、粒细胞减少等。皮疹大多反应轻微，部分患者仅感皮肤瘙痒，偶可进展为严重的剥脱性皮炎。发生过敏反应时，可根据具体情况停药或减量，还可加用抗过敏药物，待症状消失后再由小剂量开始给药或者换药。血液系统异常是最严重的毒性反应，轻度的白细胞减少常见，严重的粒细胞缺乏症少见。粒细胞减少多发生在用药后1～8周，可伴有发热、咽痛，偶有腹痛，部分患者无症状，故在开始服用治疗甲状腺功能亢进药物后，应检查白细胞计数1～2次/周。当白细胞计数低于$3.0×10^9$/L或粒细胞低于$1.5×10^9$/L时，应考虑停药。MMI引起的皮疹和白细胞减少的不良反应较PTU引起的皮疹和白细胞减少的不良反应更为常见。抗甲状腺药物还具有肝损伤作用，原有肝功能不全的患者需谨慎使用抗甲状腺药物，由PTU引起的药物性肝炎发生率为0.1%～0.2%，其中，有30%的患者转氨酶升高，部分患者转氨酶可达正常上限值的3倍，妊娠期和哺乳期女性应慎用，如必须选择，则需要应用最小剂量，硫脲类药物透过胎盘的能力低于咪唑类药物，母乳中药物浓度最多只有母体内血清浓度的1/10。如肝酶高于上限5倍以上，抗甲状腺药物绝禁忌；如肝酶高于正常低于5倍上限可用保肝药物对症治疗；如肝酶进行性升高，停用抗甲状腺药物。但PTU引起的爆发性肝坏死较罕见。MMI引起的肝脏毒性主要表现为胆汁淤积。硫脲类药物对胎儿和哺乳期儿童的甲状腺功能可产生不良影响。

β受体阻滞剂可以阻断甲状腺激素对心脏的刺激作用并抑制外周组织T_4向T_3转换，常用作甲状腺功能亢进治疗的联合用药。

碘剂可抑制甲状腺激素释放，主要用于地方性甲状腺肿的预防和治疗以及甲状腺功能亢进患者的手术前准备，促使甲状腺变小变硬、血流减少，同时也适用于甲状腺危象的治疗。

第八节　外源性甲状腺激素在体内的代谢

外源性甲状腺激素口服后，在胃肠道被吸收入血，通过血液到达全身各个组织，发挥生理作用，同时，对下丘脑-垂体起反馈调节作用。机体不能区分甲状腺激素的来源，所以外源性甲状腺激素代谢途径和内源性甲状腺激素相同。甲状腺激素主要在肝脏、肾脏、脑和肌肉中进行代谢，代谢产物经尿液和粪便排泄。

在血液中，甲状腺激素以两种形式存在，99%以上与血浆蛋白结合，少部分则呈游离状态，T_3与蛋白质亲和力小，因此游离型T_3（约0.3%）为游离T_4（约0.03%）的10倍。T_3作用快而强，T_4作用慢而弱。T_4的生物利用度为50%～75%，T_3的生物利用度为90%～95%。在肝脏、肾脏和周围组织线粒体中，约40%的T_4经脱碘酶的作用转变为T_3。T_3脱碘即失去生物活性，脱下的碘除再次用于合成甲状腺激素外，其余均由肾脏排出。此外，少量T_4还可以转变为rT_3，在一些严重慢性病患者、老年人、胎儿及营养不良、手术等情况下，rT_3生成量增加。约有1/3的甲状腺激素在脱碘后与葡萄糖醛酸或硫酸盐结合，随胆汁排入小肠，其中1/3～1/2再吸收入血，形成甲状腺激素的肝肠循环。未被吸收的甲状腺激素由粪便排出，另外一部分葡萄糖醛酸甲状腺激素由肾脏排出。在肝脏、肾脏和周围组织中，甲状腺激素经脱氨基、脱羧基形成四碘甲酰乙酸及三碘甲酰乙酸，这些物质的生物活性只有其前体的1/4。以优甲乐为例，服药后，胃肠道吸收率可高达80%，血中达峰时间约为5～6 h，血清T_4水平保持高于基础水平6 h。正常情况下，约99.97%的口服左甲状腺激素与血中转运蛋白结合，其中约1/2分布于血浆和细胞外间隙内，约1/4位于肝脏和肾脏，剩下的则分布于肌肉、皮肤、脂肪组织和中枢神经系统，见图2-6。

抗甲状腺药物硫脲类药物经口服后迅速被吸收，20～30 min后浓集于甲状腺，2 h达高峰，半衰期为1～2 h，生物利用度为80%，血浆蛋白结合率为75%，除甲状腺外，可在体内广泛分布，并可通过胎盘及进入乳汁，约60%可在肝脏进行分解代谢，部分与葡萄糖醛酸结合后排出。

咪唑类药物包括甲巯咪唑和卡比马唑，甲巯咪唑口服后由胃肠道迅速吸收，吸收率为70%～80%，除甲状腺外，在体内广泛分布，在甲状腺组织中药物浓度可维持16～24 h，半衰期为3h，在血液中不与蛋白质结合，代谢较丙硫氧嘧啶慢，药物浓度维持时间更长。甲巯咪唑及其代谢产物约75%～80%经尿液排泄，并可通过胎盘及进入乳汁。卡比马唑为甲巯咪唑的衍生物，在体内通过水解游离出甲巯咪唑而发挥作用，因此其发挥作用慢，维持时间长，疗效优于硫脲类药，但不适用于甲状腺危象患者。

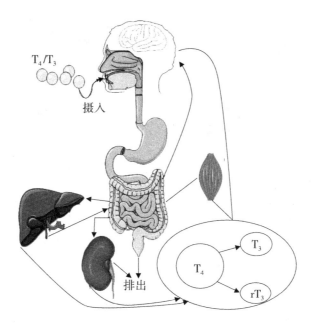

图2-6 甲状腺激素在体内代谢过程

第九节　甲状腺激素的检测

目前甲状腺激素的检测主要通过血液浓度进行，对于是否需要空腹采血，尚无统一标准。目前国内外研究发现进餐对多种激素（皮质醇、甲状旁腺激素、促甲状腺激素）的水平有显著的影响。此外，由于内分泌激素分泌有昼夜节律，因此建议患者每次检测甲状腺激素时在相同条件（饮食、时间）下进行。采血时患者无须停药，在安静状态下进行。血液中甲状腺激素水平的测定是判断甲状腺功能的重要标准。目前开展的与甲状腺功能有关的检查内容包括TSH、T_3、T_4、FT_3、FT_4、rT_3、Tg、甲状腺球蛋白抗体（Thyroglobulin antibody，TgAb）、甲状腺过氧化酶抗体（Thyroid peroxidase antibody，TPOAb）、甲状腺受体抗体（Thyroid receptor antibody，TRAb）。甲状腺激素的检测方法包括非核素标记法（酶标免疫法）、化学发光免疫法、荧光免疫法、放射免疫法等（图2-7）。各实验室使用的试剂和检测方法不同，因此参考范围有差异。

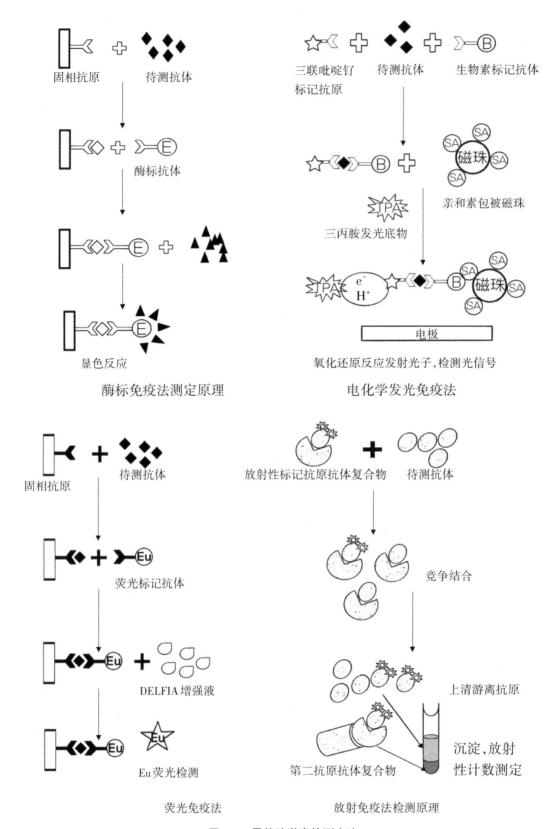

酶标免疫法测定原理

电化学发光免疫法

荧光免疫法

放射免疫法检测原理

图2-7 甲状腺激素检测方法

一、TSH测定

TSH为由α、β两个亚单位组成。相对分子质量为30000的蛋白质。β亚单位携带TSH特异的免疫学和生物学信息；α亚单位携带种族特异性信息，与LH、FSH和hCG的α链上的某些氨基酸组成的肽段有一致性。

TSH在垂体前叶的特异性嗜碱细胞内生成。垂体释放TSH是机体发挥甲状腺激素生理作用的中枢调节机制，可刺激甲状腺激素的生成和分泌，并有增生效应。TSH检测是甲状腺功能紊乱的初筛试验。游离甲状腺激素浓度的微小变化就会引起TSH浓度向反方向显著调节。因此，TSH是甲状腺功能检测中非常敏感且具有特异性的参数，特别适合于早期检测或排除下丘脑-垂体-甲状腺中枢调节环路的功能紊乱。对下丘脑-垂体正常者，TSH的测定可以代替TRH兴奋试验以评估垂体被抑制的情况。

TSH水平升高见于原发性甲状腺功能减低、甲状腺炎、甲状腺肿或甲状腺癌手术后、放射性^{131}I治疗过量、继发性（垂体）甲状腺功能减低。

TSH水平减低见于甲状腺功能亢进症、甲状腺腺瘤、桥本甲状腺炎、亚急性甲状腺炎的早期、垂体前叶功能减退。

二、T_4测定

T_4由两个分子的DIT在甲状腺内偶联生成。T_4与甲状腺球蛋白结合贮存在甲状腺滤泡腔中，在TSH的调节下分泌释放。血清中99%以上的T_4以与TBG、TTR和血清白蛋白结合的形式存在。血清中运输蛋白质的浓度易受外源性和内源性作用的影响（如妊娠期、服用雌激素或者肾病综合征等），可导致反映甲状腺代谢状况检测结果误差。因此，在检测血清T_4浓度的过程中需考虑结合蛋白质的状况。T_4测定可用于甲状腺功能亢进、原发性和继发性甲状腺功能减退的诊断以及TSH抑制治疗疗效的监测。

T_4水平升高见于甲状腺功能亢进症、甲状腺腺瘤、桥本甲状腺炎、亚急性甲状腺炎的早期；Graves病、口服避孕药、妊娠和哺乳期也可使TBG水平增高而致T_4水平升高。在甲状腺功能亢进治疗过程中，T_4反应最灵敏，当病情尚未达到临床控制标准，T_4水平已降至正常或偏低水平，而T_3和TSH水平还未降低和升高时，应及时调整药量，以免出现药物性甲状腺功能减退。

T_4水平减低见于原发性甲状腺功能减低、甲状腺炎、甲状腺肿或甲状腺癌手术后、放射性^{131}I治疗过量、继发性（垂体）甲状腺功能减低。此外，造成TBG浓度降低的因素也可使T_4水平降低，如肝硬化、肾病综合征、糖皮质激素治疗等。

三、T_3测定

T_3少数在甲状腺中合成，主要位于外周组织，尤其是在肝脏中由T_4经酶解脱去5′碘生成。因此，相较于反映甲状腺的分泌状态，血清T_3浓度则更能反映甲状腺对周边组织的功能状态。T_4向T_3的转化减少会导致T_3浓度的下降，可见于药物（如丙醇、糖皮质类固醇、胺碘酮）的影响以及严重的非甲状腺疾病（NTI），称为"低T_3综合征"。与T_4相同，99%以上的T_3与运输蛋白质结合，但T_3的亲和力较T_4低约10倍，在血清中的浓度为T_4的1/65。T_3测定可用于T_3-甲状腺功能亢进的诊断、早期甲状腺功能亢进的查明和假性甲状腺毒症的诊断。T_3水平与年龄有关，婴儿出生后T_3水平高于成人，5岁后随着年龄增长而逐渐下降，老年人T_3水平常低于中年人。T_4和T_3通常呈一致性变化，特殊情况下可呈现非一致性，诊断甲状腺功能亢进时，T_3较T_4更敏感。

T_3水平升高见于甲状腺功能亢进症/Graves病、甲状腺腺瘤、桥本甲状腺炎、亚急性甲状腺炎早期、服用含T_3激素的药物；口服避孕药、怀孕也可导致T_3水平升高。

T_3水平降低见于原发性甲状腺功能减低、甲状腺炎、甲状腺肿或甲状腺癌手术后、放射性^{131}I治疗过量、继发性（垂体）甲状腺功能减低、低T_3综合征以及非甲状腺疾病（如肝硬化、肾衰竭）。苯妥英、保泰松、水杨酸盐也可使T_3从结合蛋白质中释放从而使T_3水平降低。

四、FT_4、FT_3测定

绝大多数的T_4和T_3与其转运蛋白质（TBG、前白蛋白、白蛋白）结合，未结合部分则为FT_4和FT_3。当怀疑甲状腺功能紊乱时，FT_4、FT_3和TSH常常一起测定。FT_4、FT_3也可用作甲状腺抑制治疗的监测手段，不受TBG的影响，直接反映甲状腺的功能状态。FT_4、FT_3检测时不可稀释，因血中T_4、T_3以游离和结合两种形式存在，且处于平衡状态中。结合蛋白质浓度的变化可改变这种平衡。

FT_4的影响升高见于甲状腺功能亢进症、甲状腺腺瘤、桥本甲状腺炎、亚急性甲状腺炎的急性期、Graves病、口服避孕药等。其对甲状腺功能亢进诊断的敏感性由高到低分别为：$FT_3>FT_4>T_3>T_4$。

FT_4的影响减低见于原发性甲状腺功能减低、甲状腺炎、甲状腺肿或甲状腺癌手术后、放射性^{131}I治疗过量、继发性（垂体）甲状腺功能减低、服用药物（苯妥英钠、糖皮质激素、多巴胺等）、其他疾病（如肝硬化、肾衰竭）等。

五、rT_3测定

反T_3（3，3′，5′-三碘酪氨酸）即rT_3，是一种无生物活性的甲状腺激素，主要由T_4在外周组织中经5-脱碘酶作用后生成。rT_3在血液中含量甚微，生物活性低，但其能抑制或对抗T_3的耗氧和产热作用，当甲状腺功能减退时，rT_3含量首先降低，是诊断甲状腺功能减退早期的敏感指标。检测方法为RIA、CLIA。

rT_3水平升高见于甲状腺功能亢进、非甲状腺疾病（如急性心肌梗死、尿毒症、肝硬化等），此时T_3水平降低可区别于甲状腺功能亢进患者，甲状腺功能亢进治疗过程中，rT_3水平下降较T_4、T_3延迟。rT_3水平降低见于甲状腺功能减退，rT_3的诊断价值低于T_3、T_4。

六、TPOAb测定

甲状腺过氧化物酶（TPO）存在于甲状腺细胞的微粒体中，并表达在细胞的表面。该酶与甲状腺球蛋白（Tg）协同作用将L-酪氨酸碘化，并将一碘酪氨酸和二碘酪氨酸连接成为甲状腺激素T_4、T_3和rT_3。

TPO是一种潜在的自身抗原。自身免疫性疾病引起的数种甲状腺炎常伴有血中TPO抗体滴度升高。TPO抗体滴度升高可见于90%的慢性桥本甲状腺炎以及70%的突眼性甲状腺肿患者。TPOAb阴性不能排除自身免疫病的可能性，高滴度抗体与疾病的程度无相关性。随着病程的延长或是缓解期的出现，抗体滴度可转阴。如在疾病的缓解期再度出现抗体，即提示有恶化的可能。

TPOAb增高见于：自身免疫性甲状腺疾病，如Graves病，桥本甲状腺炎，也可见于亚急性甲状腺炎等。

七、TgAb测定

甲状腺免疫球蛋白（Tg）由甲状腺腺体生成，是甲状腺滤泡腔内的主要成分。在TPO联合作用下，Tg在L-酪氨酸碘化和T_4、T_3合成过程中起关键作用。Tg和TPO都是潜在的自身抗原。在自身免疫性甲状腺炎个体中可发现血清Tg自身抗体浓度升高。自身免疫甲状腺炎（包括桥本病）个体中甲状腺免疫球蛋白抗体出现频率是70%~80%，而甲状腺功能亢进（Graves病）个体中甲状腺免疫球蛋白抗体出现

频率约为30%。TgAb测定在桥本甲状腺炎监测和鉴别诊断中非常重要（不明原因的TPOAb测定阴性的疑似自身免疫甲状腺炎个体，非淋巴浸润性Graves病以及Tg检测中用Tg自身抗体排除干扰）。尽管同时测定其他甲状腺抗体（TPOAb，TSH-TRAb）可增加检测敏感性，但阴性结果也不能排除自身免疫疾病的存在。抗体浓度与疾病的临床疾病活动状态无关。如果疾病持续了很长时间或疾病治愈，则原先浓度升高的抗体会转阴。如果治愈后抗体又重新出现，则可能是复发。

抗甲状腺球蛋白抗体水平增高见于：自身免疫性甲状腺疾病（如Graves病）、桥本甲状腺炎，产后甲状腺炎，还可见于亚急性甲状腺炎等。

八、TRAb测定

TRAb由TSH受体的自身免疫抗体引起，TSH受体抗体具有和TSH相似的甲状腺刺激功能，可刺激滤泡细胞增生肥大、功能亢进，由于其不受负反馈系统的控制，刺激作用常导致Graves病的临床甲状腺功能亢进症状。

TRAb测定临床意义：（1）自身免疫性甲状腺功能亢进的诊断或排除以及功能自主性甲状腺多发结节的鉴别诊断。TRAb存在提示患者甲状腺功能亢进是由自身免疫引起，而不是毒性结节性甲状腺肿引起。Graves病的治疗与其他甲状腺功能亢进治疗不同，因此TRAb早期测定非常有用。（2）监测Graves病患者治疗和复发情况，对临床治疗管理具有重要的指导作用。Graves病抗甲状腺药物治疗期间TRAb浓度常下降，药物治疗后TRAb浓度降低或消失可能提示疾病缓解，Graves病一般至少用药1年，常为1.5至2年，治疗周期结束，最小ATD维持剂量甲状腺功能仍正常，TRAb正常可以考虑终止治疗。（3）怀孕最后3个月期间的TRAb测定：TRAb为IgG类抗体，可通过胎盘并引起新生儿甲状腺疾病，因此有甲状腺病史的患者怀孕期间测定TRAb对评估新生儿甲状腺疾病危险程度非常重要。

九、Tg测定

甲状腺球蛋白由甲状腺滤泡上皮细胞分泌，相对分子质量约660000，由两条蛋白链构成。甲状腺球蛋白在甲状腺细胞中合成并运输到滤泡的过程中，少量可进入血液。因此，在正常人的血液中可有低浓度的甲状腺球蛋白存在。甲状腺全切除术后就不再有甲状腺球蛋白可测出，Tg对分化型甲状腺癌的复发具有很高的敏感性和特异性，对于甲状腺全部切除的随访患者，Tg升高即提示肿瘤复发。在先天性甲状腺功能低下患者中，检测甲状腺球蛋白可鉴别甲状腺完全缺损、甲状腺发育不全或其他病理状况。甲状腺滤泡壁的损伤可导致大量的甲状腺球蛋白进入血液，因此，甲状腺球蛋白也被认为是甲状腺体形态完整性的特殊标志物。甲状腺球蛋白测定也可用于鉴别亚急性甲状腺炎所致的假性甲状腺毒症，后者因TSH的抑制，甲状腺球蛋白含量低。

甲状腺球蛋白在外周甲状腺激素T_3和T_4的合成中起决定作用。它含有约130个酪氨酸残基，在甲状腺过氧化物酶和碘的存在下，部分可碘化成单碘酪氨酸-和双-碘酪氨酸（MIT和DIT），并可进一步偶联成T_3和T_4。TSH、甲状腺体内碘缺乏和甲状腺刺激性免疫球蛋白等因素可刺激甲状腺球蛋白的产生。

1994年前欧共体基准局制订的CRM-457是国际甲状腺球蛋白测定的参考标准。但是，由于抗体使用的差异，各个实验室之间的测定结果差异较大。当样本中Tg的浓度过高时将出现钩状效应，测定值偏低。TgAb的存在可能会干扰Tg的检测，所采用的方法不同，产生的影响不同，即使使用单克隆抗体，这种干扰也不能排除。

Tg水平增高见于分化性甲状腺癌、Graves病、亚急性甲状腺炎、甲腺结节性肿大。

Tg水平降低见于甲状腺癌切除术后、先天性甲状腺功能低下或发育不全。

第十节 甲状腺激素抵抗

甲状腺激素抵抗指机体甲状腺激素不敏感或无应答。当机体发生甲状腺激素抵抗时，甲状腺激素本身的结构、转运、代谢过程均正常，可能与甲状腺激素的作用位点异常或者与受体结合后不能正常发挥生理功能有关。临床上将这种疾病称为甲状腺激素抵抗综合征（周围性甲状腺功能减退，SRTH），该类疾病少见，由 Refetoff 于 1967 年率先报道，病因主要是位于 3 号染色体的甲状腺受体基因发生突变，导致其与 T_3 结合出现障碍，并抑制正常 T_3 受体的功能，从而影响甲状腺的生物活性。该基因突变率为 1/50000，遗传方式多为常染色体显性遗传。

本病以家族性发病多见，发病年龄多为儿童及青少年期。常见共同临床表现为甲状腺肿大，常见临床表现为甲状腺功能减退症状（身材矮小、智力发育落后、骨骼畸形、怕冷少汗、皮肤干粗、记忆力减退等），而实验室检查显示血清 T_3、T_4 水平升高，TSH 水平升高或正常，易被误诊。甲状腺激素抵抗综合征分为三类：全身型、选择性垂体型、选择性外周型。

一、全身性甲状腺激素抵抗综合征（Generalized of Resistance to Thyroid Hormone，GRTH）

GRTH 发病率最高，根据病情可分为代偿型（甲状腺功能正常）和甲状腺功能减退型（甲状腺功能减低）。代偿型因垂体或周围组织对甲状腺激素抵抗程度轻，甲状腺功能可被高浓度甲状腺激素代偿而维持正常功能，本型可表现为智力正常。甲状腺功能减退型患者的甲状腺激素虽显著增加，但仍有甲状腺功能减退症状，实验室检查显示 T_3、T_4、FT_3、FT_4 水平增高，TSH 水平增高或正常，TSH 昼夜节律正常，对 TRH 有反应，但 TSH 分泌不接受高浓度 T_3 或 T_4 抑制。

二、选择性垂体对甲状腺激素抵抗综合征（Pituitary selective of Resistance to Thyroid Hormone，PRTH）

PRTH 表现为垂体 T_3 受体选择性缺陷或抵抗，外周组织不受累，临床表现为甲状腺功能亢进和 TSH 浓度升高，根据 TSH 对 TRH、T_3、T_4 的不同反应可分为自主型和部分型。自主型患者表现为 TSH 对 TRH 无明显反应，高浓度 T_3、T_4 轻度抑制 TSH。部分型患者 TSH 对 TRH、T_3 有反应，但垂体对 TRH 兴奋反应受到 T_3、T_4 抑制。PRTH 主要应与垂体 TSH 细胞瘤进行鉴别。

三、选择性外周组织对甲状腺激素抵抗综合征（Peripherial Resistance to Thyroid Hormone，PerRTH）

该型表现为外周组织受累但垂体不受累，实验室检查可表现为 TSH 水平与水平升高的 T_3、T_4 不匹配，TSH 水平可正常但仍有甲状腺功能减退表现，TRH 刺激实验和 T_3 抑制实验阳性。

本病目前尚无根治方法，早期诊断和治疗可有效改善病情，结合分子生物学技术有助于疾病诊断。本病的临床表现复杂，需要根据患者的患病类型以及病情的严重程度进行治疗：GRTH 通常不需要治疗，但甲状腺功能减退型儿童期和青少年患者应给予足够 $L-T_4$ 以纠正智力和骨骼的发育异常；而 PRTH 可用普萘洛尔控制甲状腺功能亢进，使用多巴胺、溴隐亭、三碘甲酰乙酸等药物可抑制 TSH 分泌；对于 PerRTH，应补充甲状腺激素以缓解甲状腺功能减退症状。本病因受体缺陷而造成，因此应慎用抗甲状腺治疗方案，否则可导致甲状腺功能减退症状加重，垂体分泌TSH增加，甲状腺肿大程度加重，严重者甚至可导致TSH瘤。

（杨礼丹　王霞　何詠）

参考文献

［1］Janssen S T, Janssen O E. Directional thyroid hormone distribution via the blood stream to target sites［J］.Mol Cell Endocrinol,2017,458:16-21.

［2］陶书龄. 科学补碘益健康——《中国居民补碘指南》解读［J］. 健康指南：中老年,2018,2(7)：39-40.

［3］Carvalho D P, Dupuy C. Thyroid hormone biosynthesis and release［J］. Molecular and cellular endocrinology,2017,458:6-15.

［4］van der Spek A H, Fliers E, Boelen A. The classic pathways of thyroid hormone metabolism［J］. Molecular and cellular endocrinology,2017,458:29-38.

［5］Brix K, Szumska J, Weber J, et al. Auto-Regulation of the Thyroid Gland Beyond Classical Pathways. Experimental and clinical endocrinology & diabetes : official journal［J］. German Society of Endocrinology［and］German Diabetes Association,2020,128:437-445.

［6］Santos-Silva A, Andrade M, Pereira-Rodrigues P, et al. Frontiers in endocrine disruption：Impacts of organotin on the hypothalamus-pituitary-thyroid axis［J］. Molecular and cellular endocrinology,2018,460:246-257.

［7］De Leo S,Lee S,Braverman L. Hyperthyroidism［J］. Lancet ,2016,388:906-918.

［8］Mebis L, van den Berghe G. The hypothalamus-pituitary-thyroid axis in critical illness［J］. The Netherlands journal of medicine,2009,67:332-340.

［9］Gutleb A, Cambier S, Serchi T. Impact of Endocrine Disruptors on the Thyroid Hormone System［J］. Hormone research in paediatrics,2016,86:271-278.

［10］Chiamolera M, Wondisford F. Minireview：Thyrotropin-releasing hormone and the thyroid hormone feedback mechanism［J］. Endocrinology,2009,150:1091-1096.

［11］Singh I,Hershman J. Pathogenesis of Hyperthyroidism［J］. Comprehensive Physiology,2016,7:67-79.

［12］Marinò M, McCluskey R. Role of thyroglobulin endocytic pathways in the control of thyroid hormone release［J］. American journal of physiology Cell physiology,2000,279:C1295-1306.

［13］Malm J, Färnegårdh M, Grover G, et al. Thyroid hormone antagonists：potential medical applications and structure activity relationships［J］.Current medicinal chemistry,2009,16:3258-3266.

［14］Wiersinga W M. Thyroid hormone replacement therapy［J］. Hormone research,2001:74-81.

［15］Visser T. Thyroid hormone transporters［J］. Hormone research,2007:28-30.

［16］Tsibulnikov S, Maslov L, Voronkov N, et al. Thyroid hormones and the mechanisms of adaptaton to cold［J］. Hormones (Athens,Greece),2020,19:329-339.

第三章
甲状腺结节的分类

甲状腺结节是一种甲状腺腺体内具有占位效应的局灶性病变，在放射学上其与周围的甲状腺实质不同，结节可以是孤立的或多发的、囊性的或实性的。甲状腺结节是一种常见的实体，超过一半的人在一生中的某个时刻会发展出甲状腺结节。

在临床实践中，这一疾病的诊断阳性率逐年增加。当检测甲状腺结节的唯一方法为触诊时，仅5%～10%的患者可诊断有甲状腺结节，且半数患者的甲状腺结节为单发。然而，小结节的存在并不是一个新现象：20世纪30年代的一项经典研究发现，在死于其他非甲状腺疾病的人群中，有57%在尸检中发现了甲状腺结节。目前我们已有能力在存活时发现这些结节，且发现的多数结节是良性的（＞90%），患病率取决于筛查方法和评估的人群。随着年龄、女性、缺铁和甲状腺放射病史的增加，甲状腺结节的发生风险变得更高。

造血干细胞移植的长期幸存者患继发性甲状腺癌的风险更高，相对危险度为3.26。在成年人群中，仅通过体检手段而显示的甲状腺结节的患病率为5%～7%。在同一人群中，超声显示患病率为20%～76%，此概率与上述研究的尸检结果相关。

女性甲状腺结节的发病率约为男性的4倍，并且在生活在缺碘地区的人群中更为常见。据统计，2015年我国甲状腺癌的发病率为9.61/100 000，死亡率为0.35/100 000，其中男性为20.28/100 000，女性为6.25/100 000。目前，随着成像技术的发展，结节的检出率越来越高，这可能是由于现代成像技术的广泛应用，尤其是超声波（US）和计算机断层扫描（CT）、核磁共振成像（MRI）和正电子发射断层摄影术（PET）在发现较小病变方面变得更加敏感。如今，通过高分辨率超声成像，可发现近70%的人至少有1个小结节。隐匿型甲状腺结节患者比例可高达一般人群的68%，超声检出率约为65%，其中恶性肿瘤约占10%，分化型甲状腺癌的比率大于90%。

第一节　甲状腺结节的流行病学

从良性到恶性，很多疾病都与甲状腺结节有关，它们可能有缓慢的临床过程或非常严重的临床表现。大约23%的孤立结节代表多结节性甲状腺肿中的优势结节。电离辐射是已知的甲状腺良、恶性结节的危险因素。这类人群的甲状腺结节可能以每年2%的速度发展。有甲状腺辐射史且甲状腺腺体可触及的结节中，恶性肿瘤的发生率高达20%～50%。导致甲状腺结节和甲状腺肿风险增加的其他因素包括吸烟、肥胖、代谢综合征、饮酒、胰岛素样生长因子-1水平的升高和子宫平滑肌瘤等。与降低风险相关的因素可能包括口服避孕药和他汀类药物。甲状腺结节可分为肿瘤结节和非肿瘤结节。肿瘤结节可以是良性的或恶性的。良性肿瘤结节又包括非功能性结节和功能性结节。非肿瘤结节包括增殖性结节和炎性结节。胶质结节代表腺瘤性良性肿瘤。它们是最常见的甲状腺结节，不会增加患恶性肿瘤的风险。虽然大多数滤泡性腺癌是良性的，但它们与滤泡性癌有共同的特征。甲状腺癌可分为非髓性甲状腺癌（NMTCs）（起源于上皮细胞，约占所有甲状腺恶性肿瘤的95%），和来源于分泌降钙素的甲状腺滤泡旁细胞的甲状腺髓样癌（MTC）。约20%的甲状腺髓样癌源于基因突变，可能是多发性内分泌肿瘤综合征的一部分。

甲状腺是脊椎动物非常重要的腺体，属于内分泌器官。在哺乳动物中，它位于颈部甲状腺软骨下方，气管两旁。人类的甲状腺形似蝴蝶，犹如盾甲，故以此命名。甲状腺是由分泌甲状腺激素的滤泡细胞和分泌降钙素的滤泡旁细胞（C细胞）组成。滤泡细胞排列在一个包含甲状腺激素前体蛋白的胶体核周围的小球形细胞群中（图3-1）。甲状腺还含有内皮细胞、血管、神经和淋巴管。正常甲状腺的大体外观光滑均匀。结节是指甲状腺实质内的肿块，与单纯囊肿的区别在于它至少由少量细胞物质组成，而不是简单地充满液体。甲状腺通过控制能量使用的速度来制造蛋白质，并调节身体对其他激素的敏感性。甲状腺通过产生甲状腺激素［包括三碘甲状腺原氨酸（T_3）和甲状腺素，或称四碘甲状腺原氨酸（T_4）］来调节这些反应。两者都调节新陈代谢、生长速度和其他身体系统。T_3和T_4由碘和酪氨酸合成。甲状腺还可产生降钙素，以调节身体变化的平衡。

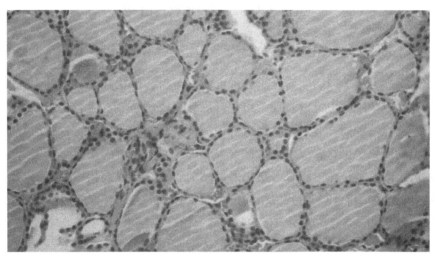

图3-1　甲状腺组织学

甲状腺位于甲状软骨下方的气管周围（图3-2）。它附着于气管的前表面，其薄纤维被膜增厚，形成韧带。腺体与包括食道在内的多个结构非常接近，通常位于颈部左侧气管、颈动脉和喉的后方。喉返神经支配喉内肌，自腺体后方通过。在甲状腺肿大，尤其是由结节引起的甲状腺肿大的病例中，因其结节比正常甲状腺密度更大或更坚固，则可引起邻近结构受到撞击的症状。虽然并不是所有的甲状腺结节都可以通过活检或手术切除，然而，外科手术结果表明，在因结节性疾病手术切除的甲状腺中，44%～77%的结节为良性胶质结节，15%～40%的结节为良性滤泡性腺癌，8%～17%为分化型甲状腺癌。9%～11%的甲状腺结节表现为更具侵略性的甲状腺肿瘤，如甲状腺淋巴瘤、甲状腺淋巴瘤及甲状腺转移癌。

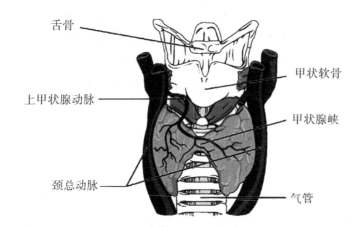

甲状腺靠近气管、颈动脉、食道（未显示，气管后部和左侧）和喉（甲状腺软骨后方）。

图3-2 甲状腺解剖

引自维基共享资源，https：//commons.wikimedia.org/wiki/File

第二节 病理生理学

甲状腺结节的病理生理学因病变而异。数种疾病均可引起甲状腺结节。最常见的类型是结节性甲状腺肿，在多结节性甲状腺肿中可以表现为单克隆腺瘤或胶质结节。后者代表以结节形式复制的相对单克隆细胞的扩张滤泡性肿瘤，滤泡性肿瘤可能为一个诊断问题，因为这些肿瘤与滤泡癌的区别仅仅在于缺乏血管或包膜侵犯。甲状腺放射史与肿瘤发生的关系是众所周知的。辐射可引起广泛的体细胞突变，增加患癌风险，尤其是在甲状腺等对辐射敏感的器官。与成人相比，儿童在放疗后患甲状腺癌的风险更高；这可能是因为年轻人甲状腺组织的增殖活性更高。RET原癌基因易位已在甲状腺恶性肿瘤中发现。在放疗后出现的滤泡性腺癌中，RET/PCT易位已被描述。

第三节 诊断

一、甲状腺结节的触诊

在诊断甲状腺结节疾病的过程中，了解患者的病史尤为重要。触诊和超声检查是诊断甲状腺结节疾病的两种重要检查方法。对于甲状腺结节而言，体格检查，即医生对颈部触诊的判断是初步发现结节的常用手段。触诊指用手检查病变的位置，也是众多疾病的重要诊断方法。

（一）正面触诊甲状腺

1.甲状腺峡部触诊

检查者站在受试者的前方，用拇指从胸骨切迹向上触摸（或站在受试者身后用食指触摸），可触及气管前方的软组织来判断是否存在增厚。此时，让受试者配合吞咽动作，感受手指下方的软组织活动度，判断是否存在肿块。

2.甲状腺侧叶触诊

一只手拇指按压甲状软骨将气管推向对侧，另一只手食指和中指在对侧胸锁乳突肌后缘将甲状腺外侧叶向前推，拇指触诊胸锁乳突肌前缘。通过受试者吞咽动作配合重复检查来触诊甲状腺。随后以同样的方式检查甲状腺的对侧叶。注意前路检查时，检查者的拇指要交叉检查对侧，即右手拇指检查左侧、左拇指检查右侧（图3-3、3-4）。

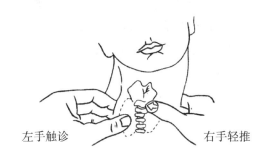

左手触诊　右手轻推　　　　右手触诊　左手轻推

图3-3　正面触诊甲状腺　　　图3-4　甲状腺触诊（患者后方）

（二）背面触诊甲状腺

受试者就座，医生站在受试者身后，用一只手的食指与中指按压一侧甲状软骨，将气管推向对侧。另一只手的拇指在对侧胸锁乳突肌后缘向前推动甲状腺，食指和中指在前缘触诊甲状腺。然后配合受试者吞咽动作进行重复检查。随后以同样的方式检查另一侧甲状腺。

甲状腺肿可以分为三度：看不见但可以触及为Ⅰ度；可触及，但在胸锁乳肌内为Ⅱ度；超过胸锁乳突肌外缘时为Ⅲ度。

触诊不仅是甲状腺结节的主要检测方法，也是最简单、方便的方法。但触诊有一定的局限性，因为触诊只能发现体积较大的或浅表的结节，而且检查者的经验也会影响结节的检出率。如果结节位置较深或结节较小，质地与腺体区别不明显，仅靠触诊很可能会漏诊。触诊的另一个缺点是难以判断甲状腺结节的性质，难以区分结节是良性还是恶性、炎症还是非炎症。因此，在体格检查中，可采用触诊法进行粗略检查。发现的甲状腺结节仍需要通过超声波进行确认。如果检测到结节但不能确定其性质，则应采用同位素扫描甚至穿刺检查等其他方法来确定结节的性质。如果患者有甲状腺疾病的症状，如疼痛、甲状腺功能亢进、甲状腺功能减退等，即使触诊没有发现结节，也需要通过其他方法来判断是否存在病变。

二、临床表现与检查

虽然甲状腺结节在全世界都很常见，但是甲状腺结节的发生也与一些危险因素相关。虽然目前已知甲状腺结节在妇女、老年人、碘摄入量减少的人和有辐射史的人中更为常见，但最近研究显示了一些更为具体的危险因素，例如吸烟、肥胖、饮酒、子宫肌瘤以及更高水平的胰岛素样生长因子-1等都与甲状腺结节的发生有关。有趣的是，口服避孕药和3-羟基-3-甲基戊二酰辅酶A还原酶（他汀类）药物的使用与甲状腺结节的存在呈负相关，但这些药物是否具有保护作用尚不清楚。甲状腺疾病、甲状腺癌和其他内分泌疾病的家族史应在甲状腺结节患者的全面病史中予以阐明。多发性内分泌肿瘤综合征，特别是2a型多发性内分泌肿瘤和2b型多发性内分泌肿瘤，与甲状腺髓样癌的高风险相关。虽然家族性非髓性甲状腺癌相当罕见且定义不明确，但仍有少数综合征值得注意，包括Cowden综合征、常见的腺瘤性息肉病、Gardner综合征、Carney complex 1型、Werner综合征和DICER1综合征，这些综合征可以增加患病风险。

三、体征和症状

甲状腺结节最常是在由于其他原因（创伤扫描、肺部疾病的胸部计算机断层扫描、中风检查的颈动脉超声检查）的单独检查或常规体检中被偶然发现。除了能够感觉到肿块外，可触及的肿块一般不会引起局部压迫症状。对于任何一个出现可触或不可触及肿块的患者，询问可能的相关症状是很重要的。当结节大小达2~3 cm时，或者当压迫其他结构组织器官时，或者患者于22~25岁即开始出现症状，针对有甲状腺结节病史的患者，要特别询问表3-1所列症状。

表3-1　与甲状腺结节相关的压迫症状

症状	发病特点
吞咽困难	吞咽困难或食物"卡"在喉咙里的感觉,更常见于左侧大结节
颈部肿胀	感觉喉咙底部有多余组织,一些病人描述为"紧绷"感
颈部压迫	与肿胀有关的是,患者感到甲状腺周围有挤压感
呼吸困难	呼吸急促,通常是仰卧时
咽痛	吞咽痛
异物感	喉咙里有肿块或异物,吞咽时不会消失
声音改变	真正的声音变化与神经的恶性侵犯有关,但一些有大的压迫性结节的病人可能会抱怨轻微的声音疲劳或虚弱

第四节　甲状腺功能与甲状腺结节

虽然大多数甲状腺结节并不影响甲状腺功能，但询问甲状腺功能减退或亢进症状是尤为重要的。少数甲状腺结节是由滤泡细胞的自主功能和甲状腺激素分泌过多造成的。此外，甲状腺结节也可存在于甲状腺功能亢进（如Graves病）或甲状腺功能减退（如桥本甲状腺炎）的情况下。对于甲状腺功能亢进伴结节的患者，进行甲状腺造影以确定结节本身是否产生过量的激素，或周围甲状腺是否过度活跃是很重要的。这些情况的检查和治疗是完全不同的。表3-2列出了常见的甲状腺功能亢进和甲状腺功能减退的症状，在记录任何有甲状腺结节的人的病史时都应该询问这些症状。

表3-2　甲状腺功能异常引起其他系统症状

甲状腺功能亢进	甲状腺功能减退
怕热	怕冷
体重减轻或者食欲增加	体重增加或食欲减退
出汗增多	疲劳/迟缓

甲状腺功能亢进	甲状腺功能减退
失眠/疲劳	嗜睡
易怒	记忆力减退
精神紧张	注意力不集中
焦虑	沮丧
心率加快	心率减缓
虚弱	反应减慢
排便次数增加	便秘
闭经	月经过多
皮肤变薄、头发变脆	黏膜水肿、干性皮肤脱发、指甲变脆

第五节　甲状腺结节体检

甲状腺体格检查应注意的特征包括大小、一致性、位置和吞咽运动。质地如鹅卵石或岩石一样坚硬异常的结节，而不是如同橡胶般可压缩的肿块，以及在患者吞咽时固定在原位的结节更容易变成恶性肿瘤。此时需仔细触诊颈静脉淋巴结，并对任何可触及的淋巴结行进一步影像学检查。不过，虽然可触及的淋巴结可能与恶性肿瘤有关，但这在炎症性甲状腺疾病，如桥本甲状腺炎中并不少见。对于任何>4 cm的结节或存在压迫症状的患者，应指导患者将手臂举过头顶，检查其是否有胸廓增大、静脉曲张或呼吸困难症状。此征象称为彭伯顿征，是胸骨后甲状腺肿引起的严重压迫症状的一个相关表现。

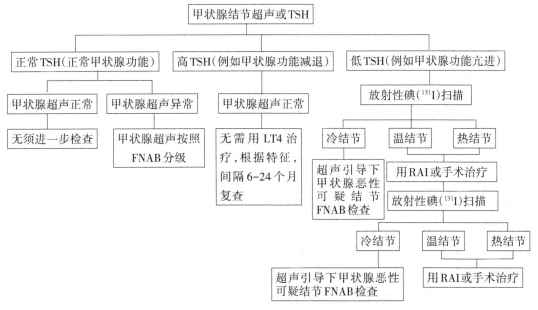

FNAB，细针穿刺活检；RAI，放射性碘消融术。

图3-5　甲状腺结节的初步评估

（一）诊断程序

不论甲状腺结节最初是如何发现的，也不管症状或检查结果如何，对每一个有甲状腺结节的病人，都应该进行甲状腺和所有可疑淋巴结病的超声检查，并通过检测血清促甲状腺激素（TSH）水平来评估其甲状腺功能。这是针对甲状腺结节而言最合适的初步检查。基于这两个初步检查的结果，方可进行下一步的治疗。甲状腺超声是评价甲状腺结节的重要影像学检查方法。它可提供有关大小、结构和实质变化的信息，并可检测到小至 2 mm 的病变。它通常用来区分良性和恶性病变，以避免进行不必要的侵入性手术。一些与恶性肿瘤相关的特征可被视为独立的危险因素，包括：微钙化、边缘不规则、低回声、纵横比＞1 及血管增多等，超声对甲状腺微小结节的检出具有较高的敏感性。然而，这些甲状腺结节可能具有不确定的临床意义。在先前诊断为原发性非甲状腺恶性肿瘤的患者中，偶发甲状腺结节的恶性率为24%。在没有其他已知原发肿瘤的患者中，甲状腺癌患病率达5%。

甲状腺细针穿刺（FNA）是甲状腺结节评估的基石，是评估甲状腺结节最具成本效益的诊断工具。与触诊引导活检相比，超声引导下的活检更加适用，后者与假阴性结果和非诊断性细胞学检查相关，应根据患者的病史、临床和超声检查结果进行个体风险分层，再做出是否进行 FNA 的决定。当有一个以上可疑的超声特征、颈部淋巴结病变或高危病史时，可对＜1 cm 的甲状腺结节进行活检。否则，对于只有一个可疑特征的实性甲状腺结节，使用 1 cm 的截止尺寸。建议对以下甲状腺结节进行 US-FNA 检查：（1）＞1 cm 的甲状腺结节；（2）可触及的＜1.5 cm 的甲状腺结节；（3）深部甲状腺结节；（4）靠近血管的甲状腺结节；（5）非诊断性常规 FNA 细胞学检查后甲状腺结节；（6）囊性或混合性甲状腺结节合并可触及淋巴结病；（7）有低风险被认为是恶性肿瘤的囊性或海绵状病变，若直径＞2 cm，可以进行监测或活检。图3-5显示了对甲状腺结节初步检查进行评估的建议。

对于 TSH 和甲状腺结节受到抑制的甲状腺功能亢进伴结节患者，放射性碘闪烁显像可以区分其结节本身是活动过度（"热"结节）、等活性（"温"结节）还是低活性（"冷"结节）。尽管有病例报告称"热"结节一般为分化型甲状腺癌，但由于恶性肿瘤发生率很低，因此无须进行细胞学评估（最新美国甲状腺协会［ATA］指南）。如果结节活动表现为中等或减少（"温"或"冷"结节），则此甲状腺结节表现与甲状腺功能正常或甲状腺功能减低的患者相似。治疗甲状腺功能亢进伴结节可选择抗甲状腺药物使其稳定，然后进行手术或放射性碘治疗，除非存在禁忌。单侧甲状腺切除术可治疗甲状腺功能亢进，成功率很高（＞99%）。出现甲状腺功能减退的情况在单一的毒性结节切除术后是较为罕见的，发生率仅为2%～3%。对于有多个毒性结节的病人，可能需要进行甲状腺全切除术。放射性碘用于单个毒性结节治疗时，甲状腺功能亢进复发的风险为6%～18%，治疗后数年内也存有亚临床或明显甲状腺功能减退的风险，高达46%的患者在10年后可能因无法避免的正常甲状腺实质的损害，而发展成甲状腺功能减退症。

（二）FNAB建议

针对甲状腺功能正常或甲状腺功能减退伴结节，应主要关注其是否为低回声结节，是否有微小的钙化灶的特征。尽管曾有人建议对最大尺寸＞1 cm 的甲状腺结节进行细针穿刺活检（FNAB），但考虑到多数甲状腺癌的缓慢生长模式，以及诊断小而无临床意义的甲状腺癌会导致过度治疗的担忧，最近有3个学会发布了关于甲状腺结节的超声特征和应考虑的大小的最新 FNAB 执行指南——ATA、美国临床内分泌学家协会（AACE）和美国放射学会（TI-RADS）。

ATA 指南描述了5类甲状腺结节（高度怀疑、中间怀疑、低怀疑、极低怀疑和良性），而 AACE 指南描述了3类（高风险、中等风险和低风险）。每一种类型都有与之相关的超声特征，并提供了 FNA 的建议大小。这两个组织都将不规则形状或具有明显侵袭性、微钙化、纵横比＞1的甲状腺结节描述为恶性肿瘤，并建议对具有这些特征的＞1 cm的甲状腺结节进行细针穿刺。AACE指南中有一条警告：如果个人或家族有甲状腺癌、高风险辐射暴露史或其他可疑发现，应考虑对其5～9mm大小的高危病变进行活检。

ATA将中度可疑甲状腺结节描述为没有相关特征的任何实性低回声甲状腺结节，仍然建议将对这些结节行FNA的最低尺寸定为1 cm，而AACE中危类别也提出了相同建议。这两个指南都建议对大多数为囊性甲状腺结节或明显海绵状病变的患者行FNA，如描述为极低恶性风险，待其生长到2 cm，ATA会进一步区分怀疑很低和中等风险的甲状腺结节。对于无明显可疑特征的等径或低回声病变，如其大小≥1.5 cm，则应使用细针穿刺活检。最后，ATA将单纯囊性甲状腺结节描述为良性，无癌症风险，因此不需要行FNA。虽然有时单纯囊肿可能体积很大，但抽吸囊肿液即可缓解症状，不建议进行细胞学检查以排除癌症。相较于ATA指南和AACE指南偏向于描述性的、为临床解释留出了更多空间的特点，TI-RADS系统旨在标准化放射学家用于将发现传达给甲状腺超声检查医生的语言。TI-RADS描述了5类超声特征，并为甲状腺结节所具有的每个特征赋值（表3-3），而不是仅描述高风险甲状腺结节的特征，再让个人来解释。该系统建立在其他类似的癌症（如乳腺癌和肺癌）的成像报告系统的成功基础之上。因为该系统的界定范围相较其他两个系统更为宽松，所以实施此系统会同时减少良性甲状腺结节和恶性甲状腺结节的活检需求。当然，临床判断、共同决策和个体风险评估在决定何时对甲状腺结节进行细针穿刺活检仍起着关键作用，此时可将指南作为一个决策工具来使用。

表3-3　甲状腺结节的TI-RADS分类系统

TI-RADS类别	超声特征
成分	囊性或几乎完全囊性,0分;海绵状,0分;囊实混合性,1分;实性或几乎完全实性,2分
回声	消声,0分;高回声或等回声,1分;低回声,2分;非常低回声,3分
形状(横向)及边缘	横径＞纵径,0分;纵径＞横径,3分;平滑,0分;模糊,0分;分叶状或不规则,2分;向甲状腺外延伸,3分
回声灶	无,0分;彗星尾伪影,0分;大钙化点,1分;周围或边缘钙化,2分;点状回声灶,3分

引自Grant EG，等.美国放射学学院学报，2015，12（12）：1272-1279.

表3-4　基于甲状腺结节大小的TI-RADS评分和FNA或随访超声建议

TI-RADS评分	处理建议
R5高度可疑(＞7分)	建议在甲状腺结节大小约为1 cm时行FNA 大小为0.5～1 cm时,每年进行超声随访检查5年
TR4中度可疑(4～6分)	甲状腺结节大小约为1.5 cm时行FNA 大小为1～1.5 cm时,随访超声检查1、3、5年
TR3轻度可疑(3分)	建议甲状腺结节大小约为2.5 cm时行FNA 大小为1.5～2.5 cm时,随访超声检查1、3、5年
TR2不可疑(1～2分)	不推荐FNA
TR1良性(0分)	不推荐FNA

备注：改编自Grant E G，等.美国放射学学院学报，2015，12（12）：1272-1279.

（三）FNA的操作与结果分类

1. FNA的操作

除了超声特征外，其他两个指标也与恶性肿瘤的风险增加有关。有趣的是，对于甲状腺功能正常的患者，TSH的实际值在正常范围内与恶性肿瘤发生率相关。与TSH接近正常下限（0.4 mU/L）的患者相比，数值接近正常上限（1.7 mU/L）的患者恶性肿瘤的调整后优势比增加了2.7倍。此外，相较其他的成像方式，比如普通的计算机断层扫描或者磁共振成像，PET计算机断层扫描偶然发现的甲状腺结节显示具有更高的恶性风险，其中近1/3的甲状腺结节使用氟脱氧葡萄糖^{18}F进行PET检查的结果是恶性的，这比甲状腺癌的5%～10%的总发病率要高得多。

对于根据病史、体格检查、影像学检查和实验室检查结果确定其甲状腺结节需要行细针穿刺活检的患者，应在超声引导下迅速完成细针穿刺活检工作。超声引导下FNA是一种小型的、床旁的检查，可以在没有全身麻醉的情况下进行。通常是将小口径（25～27口径）针头插入甲状腺结节内，将获得的液体涂在玻片上，再根据Bethesda甲状腺细胞病变报告系统对滤泡细胞和胶质的存在进行分析和报告。有关无创性滤泡变异性甲状腺乳头状癌的新信息改变了我们对某些癌症的看法，该系统于2017年更新，并介绍了对不确定甲状腺结节的各种分子检测技术。

2. 细针穿刺活检结果分类

Bethesda系统将细针穿刺活检结果分为了6类，每个类别都有一定的特征：Bethesda Ⅰ型病变无法诊断，意味着没有足够的细胞来提供诊断。这些甲状腺结节发生恶性肿瘤的风险与从未做过活检的甲状腺结节相同，介于5%～10%之间。Bethesda Ⅱ型病变是良性的，虽然没有检测方法能完全排除恶性肿瘤可能性，但这类病变的假阴性率很低，介于0%～3%之间。Bethesda Ⅲ型病变、Ⅳ型病变和Ⅳ型病变是"不确定甲状腺结节"的分类，随着分子检测的引入，近年来一般治疗方法发生了变化，但这些类型的恶性肿瘤风险在6%～75%之间。Bethesda Ⅵ型指恶性病变，几乎可以确定为癌症，假阳性率为1%～6%。

（1）Bethesda Ⅰ型：非诊断性

非诊断性细胞学样本是指不能产生至少6组清晰可见的滤泡细胞的FNA样本（每组至少包含10个滤泡细胞）。ATA建议通过现场细胞学评估重复FNA（即立即评估载玻片是否存在滤泡细胞，并重复取样，直到获得足够数量的细胞）。囊性成分大的甲状腺结节通常更难取样，因为囊液优先充满针头，而更大、更致密的滤泡细胞未能取样，在某些情况下，可能永远无法获得足够的滤泡细胞。在这些病例中，必须使用临床判断来确定甲状腺结节与癌症的关系，并在诊断性切除术和密切观察并测量其生长之间进行选择。但在大多数甲状腺结节中，重复FNA能够产生足够的细胞来诊断。大多数临床医生建议等待3个月左右后进行重复FNA，以便第一次FNA引起的炎症消退，但最近有研究质疑这3个月的等待期是否必要，在一些超声特征高度可疑的甲状腺结节中，尽早重复取样可能更为合适。

（2）Bethesda Ⅱ型：良性

甲状腺结节最常见的类型是良性胶体结节，因此绝大多数甲状腺结节FNAB标本会显示良性滤泡细胞和丰富的胶体（图3-6）。收到此类甲状腺结节细针穿刺活检报告的病人和医生可以放心，因为甲状腺结节并不是一种侵袭性癌症。然而，与任何诊断试验一样，假阴性率并非绝对为零，任何结节性甲状腺FNAB的患者都应至少在短时间内接受间隔性超声检查。虽然目前还没有被广泛接受的甲状腺良性结节监测策略，但ATA和美国放射学学会都有类似的建议，即应在1～2年内接受重复超声检查。对于超声特征高度可疑但细针穿刺活检为良性的患者，应在FNAB后12个月内进行重复超声检查，如有临床症状（体格检查、新的压迫症状、不同位置的新颈部肿块等）的，应尽早进行。对于具有超声特征的低疑度和良性FNAB结果的患者，应在FNAB手术后12～24个月内行重复超声检查。在重复的超声检查中，应测量甲状腺结节并尽可能精确地报告生长情况。真正的生长被定义为至少两个维度上增加20%或甲状腺结节总体积增加超过50%。如果甲状腺结节确有生长，或有新的超声特征，应强烈考虑重复FNA。如果在第一次重复超声检查时甲状腺结节没有生长，则可以建议下一次超声检查间隔时间更长（2年或更长时间）。如果重复的超声检查确实显示甲状腺结节有生长，但重复FNA未发现恶性细胞，那么尽管甲状腺结节仍在增长，该患者患甲状腺结节恶性肿瘤的风险仍几乎为零。良性甲状腺结节也可以生长，因此只要甲状腺结节没有压迫症状，就不再需要常规的超声检查，尽管在实践中，患者往往会随访数年，每年进行一次超声检查和多次FNAB。

除了排除恶性肿瘤的风险，手术切除甲状腺结节也有其他益处，如：有压迫或异物感的患者可以从甲状腺手术中获益，以缓解这些症状。但我们必须与患者讨论甲状腺手术的风险，包括复发性神经损伤导致暂时或永久性声音改变的风险，主观上更细微的声音改变和吞咽不适，以及手术后甲状腺激素不足的风险，我们必须让患者参与决定。患者必须自行考虑他们的症状如何，手术的直接风险是否值得。对于那些偶尔有吞咽困难，但其症状似乎没有随着时间的推移而恶化的患者和良性甲状腺结节的患者，手术可能不值得。但是对其他有持续异物感的病人来说，其症状会导致严重的焦虑和生活质量的下降，此时手术是非常值得的。与任何症状一样，个体对某些感觉有不同的耐受性，结节的大小可能与症状的严重程度没有直接关系。对于一些已随访一段时间并已形成生长模式的大结节患者，可考虑在其引起严重症状之前切除大甲状腺结节。在一个相对健康的65岁老人身上切除一个4 cm的结节，要比在同一个人身上切除一个6 cm的甲状腺结节要简单得多，而针对同一个病人，5年后可能会有其他的医学诊断。在良性甲状腺结节出现压迫症状的情况下，对单个患者来说，手术的益处是否大于风险取决于医生和患者达成的一致意见。

（3）Bethesda Ⅲ型：不典型或滤泡性病变，意义不明

也许诊断不典型或滤泡性病变引起的甲状腺结节是最困难的。这一类恶性肿瘤的真实发生率很难确定，因为除非有明显的相关特征或压迫性症状，否则这些肿瘤大多不会被手术切除，癌症的真实发病率也不清楚。这也是一个有点"包罗万象"的分类，其中，如甲状腺结节有一些微小的异常，使得细胞学专家不能明确地称甲状腺结节是良性的，但又不是异常到足以引起癌症的，就称为非典型甲状腺结节。恶性肿瘤的真实发生率可能因患者就诊的医疗机构水平而异，临床医生必须对其所在位置有一个大致的了解，了解在这一类别中癌症的发生率有多高，以便为进一步治疗提出最佳建议。因此，下一步的处理方式应根据患者的具体情况进行适当的调整，并引入分子检测技术，在分子检测的基础上，诊断性切除术的比率可能会继续下降，在分子检测出现之前，一般的建议是重复FNA，如果第二个样本也显示不典型或滤泡性病变，则建议进行诊断性切除术，这造成了大量患者最终选择进行手术，结果手术后约70%是良性甲状腺结节。如今，有多种方法可以重复FNA，并根据特定肿瘤的遗传和分子特征进行风险评估，以确定个体患者患癌症的可能性是高还是低。如果可以进行分子检测，那么对Bethesda Ⅲ型病变的患者而言，应予以充分考虑，并且如今一些地方在最初的活检时就会获取额外的FNA样本，以便在细胞学结果显示Bethesda Ⅲ型病变、Ⅳ型病变或Ⅴ型病变时进行分子检测。如果分子检测不可用或对患者来说成本过高，则可选择重复FNA或进行诊断性切除术。如果型病变结节很大，或有任何可疑的超声特征，或者对一个需要手术的病人造成轻微的压迫症状，那么进行手术可能是合适的。如果型病变结节较小，超声检查呈良性，已随访一段时间，且大小稳定，则应重复FNA。

（4）Bethesda Ⅳ型：滤泡性肿瘤

与Bethesda Ⅲ型病变一样，大多数具有滤泡细胞的细胞学模式且相对缺乏胶质的甲状腺结节最终被证明是良性滤泡腺瘤。然而，由于FNA不能保留甲状腺结节的微观结构，单凭细胞观察不可能区分浸

润性滤泡癌和良性滤泡腺瘤。这些病变的处理与 Bethesda Ⅲ 型病变非常相似，如 Bethesda Ⅲ 型所述：异型性或滤泡性病变，意义不明。

（5）Bethesda Ⅴ 型：可疑恶性肿瘤

与 Bethesda Ⅲ 型病变和Ⅳ型病变不同的是，这一类的大多数甲状腺结节确实是恶性的，而且大多数患者最终将被推荐进行手术切除。虽然分子检测可能有助于确定是否有高危特征需要全甲状腺切除术，但分子检测不太可能使大多数患者减少手术切除的概率。最新的 ATA 指南更改了其对甲状腺癌手术范围的认定建议，单侧、小于 4 cm 且无淋巴结转移或高级别病理学特征等高危特征的癌症，可以单独用甲状腺叶切除术治疗。

（6）Bethesda Ⅵ 型：确诊恶性肿瘤

细胞病理学检测可检测到恶性肿瘤的特征。这类甲状腺结节的患者需要根据预后、转移等因素，应进行评估是否需要甲状腺切除术。没有接受手术的良性甲状腺结节患者通常会陷入频繁的超声检查和重复活检的模式，因为公布的指南对重复成像和细胞学取样的频率建议相当模糊。如果患者在良性活检结果 1 年后再次进行超声检查，并且甲状腺结节明显生长，则需要进行第二次 FNA 检查。如果重复的活检结果也是良性的，那么假阴性结果的概率极低。但是这些患者通常在一年内便重新进行影像学检查，且有可能再次进行活检。在对良性甲状腺结节的成像检查和活检应以何种频率进行这个问题没有得到很好的回答之前，反复检查可能会导致患者的焦虑和产生过多的费用。最近的一项研究发现，在对同一良性甲状腺结节进行多次活检的患者中，72% 的患者最终因症状而接受了手术，而 18.5% 的患者在没有症状的情况下仍选择了切除甲状腺结节。另外，反复检查所带来的精神压力对患者最终选择手术治疗也起到促进作用。

（陈复刚，蒋升，杜国利）

参考文献

[1]Haugen B R, Alexander E K, Bible K C, et al. 2015 American Thyroid Association Management Guidelines for Adult Patients with Thyroid Nodules and Differentiated Thyroid Cancer: The American Thyroid Association Guidelines Task Force on Thyroid Nodules and Differentiated Thyroid Cancer [J]. Thyroid, 2016,26(1):1-133.

[2] Pemayun T G. Current Diagnosis and Management of Thyroid Nodules [J]. Acta Med Indones, 2016,48(3):247-257.

[3] Brander A, Viikinkoski P, Nickels J, et al. Thyroid gland: US screening in a random adult population[J]. Radiology,1991,181(3):683-687.

[4]Hegedus L. Clinical practice. The thyroid nodule[J]. N Engl J Med,2004,351(17):1764-1771.

[5] Dean D S, Gharib H. Epidemiology of thyroid nodules [J]. Best Pract Res Clin. Endocrinol. Metab. 2008. 22(6):901-911.

[6]Cohen A, Rovelli A, Merlo D F, et al. Risk for secondary thyroid carcinoma after hematopoietic stem-cell transplantation:an EBMT Late Effects Working Party Study[J].Clin Oncol, 2007,25(17):2449-2454.

[7]Vanderpump M P, Tunbridge W M, French JM, et al. The incidence of thyroid disorders in the community:a twenty-year follow-up of the Whickham Survey[J]. Clin Endocrinol (Oxf), 1995,43(1):55-68.

［8］Belfiore A, La Rosa G L, La Porta G A, et al. Cancer risk in patients with cold thyroid nodules: relevance of iodine intake,sex,age,and multinodularity［J］. Am J Med,1992,93(4):363-369.

［9］Guth S, Theune U, Aberle J, et al. Very high prevalence of thyroid nodules detected by high frequency (13MHz)ultrasound examination［J］. European Journal of Clinical Investigation,2009,39(8): 699-706.

［10］Russ G, Leboulleux S, Leenhardt L, et al. Thyroid Incidentalomas: Epidemiology, Risk Stratification with Ultrasound and Workup［J］. Eur Thyroid J,2014,3(3):154-163.

［11］Brito J P,Morris J C,Montori V M. Thyroid cancer:zealous imaging has increased detection and treatment of low risk tumours.［J］.BMJ,2013,347:f4706.

［12］Ito Y,Miyauchi A,Kudo T,et al. Trends in the implementation of active surveillance for low-risk papillary thyroid microcarcinomas at Kuma Hospital: gradual increase and heterogeneity in the acceptance of this new management option［J］. Thyroid,2018,28(4):488-495.

［13］Vrinten C, McGregor L M, Heinrich M, et al. What do people fear about cancer? A systematic review and meta-synthesis of cancer fears in the general population［J］. Psychooncology, 2017, 26(8): 1070-1079.

［14］Popoveniuc G,Jonklaas J. Thyroid nodules［J］. Med Clin North Am, 2012,96(2):329-349.

［15］Welker M J,Orlov D. Thyroid nodules［J］. Am Fam Physician, 2003,67(3):559-566.

［16］Yeung M J,Serpell J W. Management of the solitary thyroid nodule［J］. Oncologist, 2008,13(2): 105-112.

［17］Kameyama K,Ito K,Takami H. Pathology of benign thyroid tumor［J］. Nippon Rinsho, 2007,65 (11):1973-1978.

［18］Mazzaferri E L. Management of a solitary thyroid nodule［J］. N Engl J Med, 1993,328(8):553-559.

［19］Saad A G, Kumar S, Ron E, et al. Proliferative activity of human thyroid cells in various age groups and its correlation with the risk of thyroid cancer after radiation exposure［J］. J Clin Endocrinol. Metab, 2006,91(7):2672-2677.

［20］Bounacer A, Wicker R, Caillou B, et al. High prevalence of activating ret proto-oncogene rearrangements,in thyroid tumors from patients who had received externalradiation［J］. Oncogene,1997,15 (11):1263-1273.

［21］Knudsen N, Bulow I, Laurberg P, et al. Association of tobacco smoking with goiter in a low-iodine-intake area［J］. Arch Intern Med,2002,162(4):439-443.

［22］Sousa P A, Vaisman M, Carneiro J R, et al. Prevalence of goiter and thyroid nodular disease in patients with class Ⅲ obesity［J］. Arq Bras Endocrinol Metabol,2013,57(2):120-125.

［23］Valeix P,Faure P,Bertrais S,et al. Effects of light to moderate alcohol consump- tion on thyroid volume and thyroid function［J］. Clin Endocrinol,2008,68(6):988-995.

［24］Spinos N, Terzis G, Crysanthopoulou A, et al. Increased frequency of thyroid nodules and breast fibroadenomas in women with uterine fibroids［J］. Thyroid,2007,17(12):1257-1259.

［25］Volzke H, Friedrich N, Schipf S, et al. Association between serum insulin-like growth factor-I levels and thyroid disorders in a population-based study［J］. J Clin Endocrinol Metab,2007,92(10):4039-4045.

第四章
甲状腺癌的临床流行病学特征

甲状腺癌（Thyroid Cancer，TC）是内分泌腺体和头颈部肿瘤中常见的恶性肿瘤之一，已经成为严重威胁人类健康的公共卫生问题之一。近30年来，全球甲状腺癌的发病率呈逐年增长趋势，中国的甲状腺癌发病人数亦逐年上升（图4-1）。国际癌症研究机构的GLOBOCAN数据显示，2012年全世界诊断298 000例甲状腺癌病例，占总新增癌症例数总数的2.1%。37%的新发病例来自欧美地区，但是亚洲的死亡病例构成比更高。1990—2015年，全球地区年龄标化的甲状腺癌发病率增长了20%，高收入国家较低收入国家增长更多（33% vs. 19%）。根据2016年全球疾病负担研究（Global Burden of Disease Study，GBD），全球甲状腺癌发病率由1990年的1.6/10万，增长为2016年的3.2/10万。

我国甲状腺癌的新发患者在全球新发病例数中的构成比为15.6%，死亡人数构成比为13.8%。据2020年发表的最新数据显示，2015年中国接受登记的3.21亿人中有42249例新发甲状腺癌病例，女性发病率更高（男性10 178例，女性32 071例），占总新增癌症例数的4.58%。

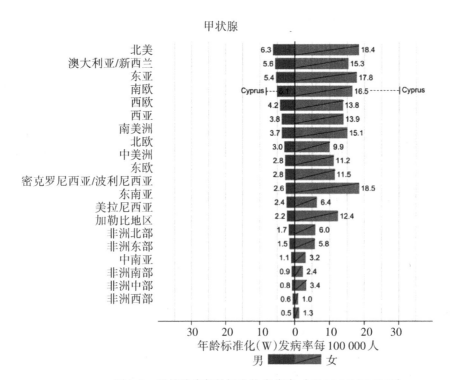

图4-1 甲状腺癌年龄标准化患病率（GLOBOCAN 2020）

引自 Sung H，et al. CA Cancer J Clin，2021，71（3）：209-249.

第一节　全球甲状腺癌流行病学概况

全球各个国家和地区报道的甲状腺癌的发病率、患病率和死亡率，地区间发病率差异的形成有诸多原因，如：诊断技术的差异；暴露环境的因素和个体危险因素的差异；不同地区之间民众对健康医疗的可及性差异等。

一、欧洲和美洲地区甲状腺癌流行病学特征

2017年美国癌症统计数据指出，甲状腺癌的发病率在内分泌系统恶性肿瘤中居于首位，约占全部恶性肿瘤的3.4%，且女性发病率显著高于男性。甲状腺癌发病率每年增长3.6%，从1974—1977年的4.6/10万增长到2010—2013年的14.4/10万，主要原因为甲状腺乳头状癌（PTC）发生率的显著增长。2010—2014年，美国平均每年新发病例63 229例（每年增长5%），病变类型差异较大，其中89.4%为乳头状癌，4.6%为滤泡状癌，Hürthle细胞癌、髓样癌及未分化癌较少见，分别占2%、1.7%、0.8%。

从1970年起，大部分西欧国家的甲状腺癌发生率呈增长趋势。法国一项包括8个登记中心的数据显示，相较于1928年出生的人群，1978年出生者的甲状腺癌发生率增加了10倍。丹麦癌症登记处的研究显示，1943—2008年，男性发病率从0.41/10万增长到1.57例/10万人，女性则从0.90/10万增长到4.11/10万。同样地，甲状腺乳头状癌占比最大。

二、亚洲地区甲状腺癌流行病学特征

韩国全民癌症发生率数据库显示，1999—2010年，所有癌症的发生率每年增长3.3%，其中甲状腺癌发生率每年增长24.2%。2010年，甲状腺癌年龄标化的发病率男性为52.7/10万，女性为87.4/10万。而日本的2009年报告显示，年龄标化的甲状腺癌发病率在男性为1.5/10万，女性为4.5/10万。

而在南亚，印度2012—2014年的一项登记研究共纳入1.5万多例癌症发生者，其中甲状腺癌是<40岁女性最常见的癌种，其发病率从儿童期到40岁呈线性升高，之后一直维持稳定直至>75岁。

三、非洲地区的甲状腺癌流行病学特征

处于北非地区的摩洛哥，在2006—2008年间，甲状腺癌发病率在女性为3.9/10万，而男性仅仅为0.9/10万。非洲部分国家和地区由于缺乏癌症登记中心，民众对医疗保健的可及性低，因此缺乏关于甲状腺癌方面的数据。

第二节　国内甲状腺癌流行病学特征

一、时空分布特征

（一）时间分布特征

近30年，我国的甲状腺癌发病率呈上升趋势。尽管近年来我国甲状腺癌发病率和患病率增长迅速，但在全球范围内还不在高发国家之列。国内肿瘤监测数据显示，甲状腺癌发病率在近年有所增加：一项上海的研究显示，在1983—2007年间，甲状腺癌发病率增长了3倍。在女性中，发病率从2.6/10万增长到11.6/10万，其中，2003—2007年发病率增长速度尤为迅猛。据天津市1993—1997年肿瘤发病登记资料，甲状腺癌的年发病率为0.35/10万，占全部恶性肿瘤的0.78%。在浙江地区，男性甲状腺癌标准化发病率从1988—2002年的0.48/10万上升至2012年的2.13/10万，而女性的标准化发病率由1.21/10万上升至8.30/10万。2015年北京市共报告甲状腺癌4026例，占恶性肿瘤新发病例的9.1%，其中男性1015例，发病率为15.13/10万；女性3011例，发病率为45.04/10万。男性发病率由2006年的2.05/10万上升至2015年的15.13/10万；女性发病率由2006年的7.25/10万上升至2015年的45.04/10万，顺位由2006年的第十位上升到2015年的第三位。

针对甲状腺癌的发病率随着时间推移而逐年上升这一情况，许多学者认为，甲状腺癌发病率的增加主要归因于甲状腺超声检查和其他诊断技术的发展，也与体检开展得日益广泛以及更愿意接受甲状腺癌检查或治疗的患者数量增多有关。此外，发病率的估算还与肿瘤登记点的代表性和人群覆盖范围有关，癌症漏报以及肿瘤治疗登记数据等因素均会影响甲状腺癌的发病率、患病率和死亡率的估算。另外，不同时期的流行病学调查关于甲状腺癌的发病率和死亡率的结果差异还与肿瘤登记数据在抽样设计（如多阶段分层整群抽样）、固定调查点数量、数据获取方式等方面存在差异有关。

（二）空间分布特征

第三次全国肿瘤死因调查结果显示，我国东、西部地区甲状腺癌的发病率和死亡率有所差异，甲状腺死亡率东部最高，西部次之，中部最低。根据我国疾病预防控制中心调查数据，我国2013年标化发病率最高的3个省（自治区、直辖市）依次为青海、新疆和福建（分别为5.4/10万、3.9/10万和3.6/10万），而标准化发病率最低的3个省（自治区、直辖市）依次为西藏、江苏和重庆（分别为0.5/10万、1.33/10万、1.51/10万）。

调查结果还显示，我国城市地区甲状腺癌的发病率显著高于农村地区，城市甲状腺癌的发病率为5.34/10万，而农村地区为2.88/10万。城市地区的甲状腺癌标化发病率为农村地区的接近2倍，而标化死亡率为后者的1.4倍。总体而言，沿海地区的甲状腺癌发病率较内陆地区更高。中国肿瘤登记2012年年报显示，甲状腺癌发病率最高的城市为辽宁省大连市，农村地区以福建长乐地区甲状腺癌发病率最高。由于我国人口众多、幅员辽阔，各省（自治区、直辖市）市和地区均有鲜明而独特的人文地理特征，研究我国甲状腺结节和甲状腺癌的流行病学特征的地域差异对于其病因和防治有一定的参考价值。

二、人群分布特征

（一）性别分布

在我国，不同时期的肿瘤登记调查均显示，女性甲状腺癌的发病率普遍高于男性，约为2∶1～3∶1。甲状腺癌的年龄标准化发病率为4/10万，其中女性的发病率（6.1/10万）是男性发病率（1.9/10万）的3倍。2019年1月，中国国家癌症中心发布了最新一期的全国癌症统计数据，数据显示：甲状腺癌发病率近年来增幅较大，在女性恶性肿瘤发病谱中目前已位居第4（表4-2、表4-3）。

表4-1 中国癌症性别分布差异

女性				男性
乳腺癌	16.97%	23.00%		肺癌
肺癌	14.85%	15.24%		胃癌
结直肠癌	9.68%	13.57%		肝癌
胃癌	8.53%	10.44%		食管癌
肝癌	6.17%	9.39%		结直肠癌
食管癌	5.85%	2.93%		膀胱癌
宫颈癌	5.54%	2.74%		前列腺癌
甲状腺癌	3.90%	2.49%		胰腺癌
子宫体癌	3.80%	2.25%		淋巴瘤
卵巢癌	3.23%	2.12%		脑瘤

表4-2 甲状腺癌在我国各类高发癌症的顺位（2015年）恶性肿瘤发病前十位

排名	癌症种类	2015年	2014年
1	肺癌	20.03%	20.55%
2	胃癌	10.26%	10.79%
3	结直肠癌	9.88%	9.74%
4	肝癌	9.42%	9.59%
5	乳腺癌	7.74%	7.33%
6	食管癌	6.26%	6.78%
7	甲状腺癌	5.12%	4.46%
8	子宫内膜癌	2.83%	2.68%
9	脑癌	2.70%	2.66%
10	胰腺癌	2.42%	2.42%
	其他	23.36%	23%
合计		100%	100%

引自Chen W，et al.，2016.

表4-3　甲状腺癌在我国男性和女性各类高发癌症的顺位（2015年）

全国分性别主要恶性肿瘤发病前十位

顺位	男性			女性		
	癌症	2015	2014	癌症	2015	2014
1	肺癌	24.17%	24.63%	乳腺癌	17.10%	16.51%
2	胃癌	13.06%	12.72%	肺癌	15.02%	15.43%
3	肝癌	12.74%	12.72%	结直肠癌	9.17%	9.25%
4	食管癌	8.23%	8.77%	甲状腺癌	8.49%	7.50%
5	结直肠癌	10.46%	10.13%	胃癌	6.86%	7.25%
6	膀胱癌	2.88%5	2.87%	宫颈癌	6.25%	6.04%
7	前列腺癌	3.35%	3.25%	肝癌	5.40%	5.68%
8	胰腺癌	2.51%	2.47%	食管癌	3.88%	4.29%
9	淋巴瘤	2.42%	2.24%	子宫体癌	3.88%	3.79%
10	脑瘤	2.32%	2.27%	脑癌	3.21%	3.15%
	其他	17.86%	17.04%		20.74%	21.11%
合计		100%	100%		100%	100%

引自 Chen W，et al.，2016.

在人体各部分肿瘤中，甲状腺部分发生肿瘤的比例存在性别差异，男性不足1%，而女性高达3.99%，甲状腺肿瘤死亡在人体不同部位肿瘤死亡的构成比亦存在差异：男性为0.17%，而女性为0.51%。

2018年北京大学肿瘤医院一项回顾性研究提示，1996—2015年，男、女性甲状腺癌手术患者例数均呈增长趋势（$P<0.05$，即差异有统计学意义）。在对不同年龄段甲状腺癌手术患者性别构成进行比较时发现，女性甲状腺癌手术患者乳头状癌所占比例高于男性（$P<0.05$）。髓样癌患者淋巴结转移发生率高于乳头状癌、滤泡癌（$P<0.05$）。女性乳头状癌患者淋巴结转移发生率低于男性，结节性甲状腺肿发生率高于男性（$P<0.05$）。2020年最新的回顾分析显示，2005—2015年，甲状腺癌年龄标准化发病率从3.21 / 10万增加到9.61 / 10万，发病率显著增加，呈12.4%的年均百分比变化（AAPC）（95% CI：10.5%～14.4%）（2005—2015年期间）。2005年的标准化年龄死亡率为0.30 / 10万，而在2015年达0.35 / 10万，AAPC为2.9%（95%CI：1.3%～4.5%）。

（二）年龄分布

就甲状腺癌的年龄分布而言，甲状腺癌在14岁以下的人群中发病率相对较低。发生在儿童的甲状腺癌极少见，有报告显示，仅占甲状腺癌的2%。甲状腺癌的发生率随年龄的增加而上升，其发病率自15岁开始急剧上升，并在50～54岁年龄组达到峰值，然后逐渐下降，在75～79岁甚至更高年龄组达到稳定。女性的甲状腺癌发病率在45～54岁达高峰，男性在60～64岁达高峰。与发病率不同，在40岁之前，死亡率非常低。从55～59岁及以上的年龄组开始，死亡率迅速上升，在80岁以上或75～79岁的年龄组中达到最高，然后略有下降。

国内流行病学研究显示，部分地区的甲状腺癌发病年龄峰值前移，例如：上海浦东新区的最新流行病学调查显示，甲状腺癌患者高峰年龄组为40～44岁，提示中青年也是甲状腺癌的重点防控人群。甲状腺癌的死亡率随着年龄增加而逐渐上升。最近北京大学肿瘤医院1996—2015年甲状腺癌手术患者临床病理资料回顾性研究显示：甲状腺癌手术患者例数从25岁起明显增加，至35～54岁时数量达到高峰（56.37%），55岁后的例数开始逐渐下降。

影响甲状腺癌死亡的因素较多，但年龄是最重要的因素之一，年龄越大的患者死亡率越高，在分化性甲状腺癌更是如此。在美国癌症联合会（American Joint Committee on Cancer，AJCC）对甲状腺癌的分期中，年龄是一个重要的指标。为评价和判断预后，美国和欧洲通过综合分析临床和病理特点而建立了多个预后评价体系，较著名的有EORTC预后指数（European Organization for Research on Treatment of Cancer，EORTC prognostic index）、AGES评价体系（age，tumor grade，extent，size）、MACIS评价体系（metastasis，age，completeness of resection，invasion，size）、AMES评价体系（age，metastasis，extent，size）等，这些评价体系通过综合分析病人的年龄、性别、肿瘤的组织学分级、肿瘤的大小、肿瘤侵犯甲状腺包膜与血管的程度、淋巴结转移或远处转移的情况等对病情进行判断，但年龄始终作为一个独立的预后指标。甲状腺癌的发病率与死亡率之间的较大差异表明，甲状腺癌的病情进展相对缓慢，生存时间较长，绝大多数的甲状腺癌患者预后较好，但仍有少数甲状腺癌患者因肿瘤局部侵犯，或肿瘤远处转移而最终死于甲状腺癌。

表4-4　甲状腺癌在我国城市和农村地区主要恶性肿瘤的顺位（2015年）
全国分区域主要恶性肿瘤发病前十位

顺位	城市		农村	
	癌症	占比	癌症	占比
1	肺癌	19.56	乳腺癌	20.74%
2	结直肠癌	10.97%	肺癌	12.56%
3	乳腺癌	8.80%	结直肠癌	11.03%
4	胃癌	8.72%	甲状腺癌	9.38%
5	肝癌	8.33%	胃癌	8.18%
6	甲状腺癌	6.42%	宫颈癌	6.34%
7	食管癌	4.12%	肝癌	3.17%
8	子宫颈癌	2.68%	食管癌	3.04%
9	脑瘤	2.64%	子宫体癌	2.79%
10	胰腺癌	2.55%	脑瘤	2.28%
	其他	25.21%	其他	20.49%
合计		100%		100%

引自 Chen W，et al.，2016.

虽然甲状腺结节中恶性结节的发生率仅为1%～5%，但由于甲状腺结节的普遍存在和超声影像技术进展和广泛应用，甲状腺癌的发病率随着甲状腺结节的检出率提高而迅速增长。虽然甲状腺癌的发病率显著增加，但相关死亡率却保持稳定，国际肿瘤学界将这种现象称为甲状腺癌的过度诊断。值得注意的是：经济快速发展国家存在"与过度诊断相关的甲状腺癌比例"。最新发表在《柳叶刀》子刊 *Lancet Diabetes Endocrinol* 中的一项量化研究结果显示，2008—2012年之间，在这26个国家（地区）中，有超过83万的女性患者属于过度诊断，其中，中国女性甲状腺癌患者中与过度诊断有关的比例或高达87%（图4-2）。丹麦、挪威、爱尔兰、英国、日本、泰国的过度诊断比例相对较低，但也基本超过了所有女性患者的半数。

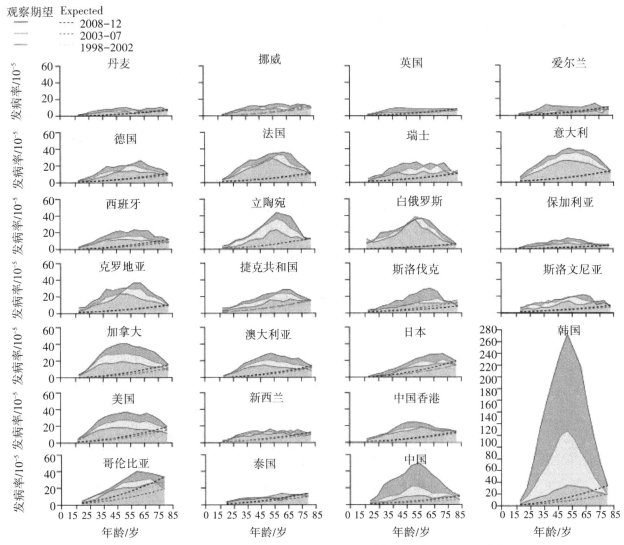

图4-2　不同国家和地区各年龄段女性的甲状腺癌发病率（1998—2012年）

引自 Li M，et al.，2020.

　　虽然甲状腺癌的发病率呈上升趋势，但是在过去半个世纪里，甲状腺癌的死亡率反而呈下降趋势。这一现象可归因于甲状腺癌的早期诊断、早期治疗以及治疗方法的改进。影响甲状腺癌死亡的重要因素是病理类型，部分甲状腺癌患者的临床经过几乎与良性肿瘤相似，而部分患者的甲状腺癌迅速发展而致命。分化良好的乳头状癌和滤泡状癌的死亡率很低，乳头状癌手术后10年的生存率为88%，滤泡状癌的为71%。致死性最大的是未分化癌。值得欣慰的是，甲状腺癌患者生存状况数据相对良好。2016年恶性肿瘤患者入户随访调查数据显示（表4-5），北京市恶性肿瘤2011年新发病例的五年生存率居首位的是甲状腺癌（94.92%），其次为子宫体癌（84.61%）和女性乳腺癌（80.69%）。

表4-5 不同类型甲状腺癌诊断后的五年生存率比较

分期	甲状腺乳头状癌	甲状腺滤泡状癌	甲状腺髓样癌
I	100%	99%	98%
II	100%	99%	98%
III	94%	82%	73%
IV	48%	47%	40%

引自北京癌症数据播报，北京市肿瘤防治研究办公室，2017年7月.

第三节 甲状腺癌发病率增加的相关危险因素

一、环境因素

（一）碘摄入

在全球范围内，无论是碘缺乏，还是碘过量，都会引起甲状腺癌发病率的增加。人群观察研究显示，碘摄入量与甲状腺疾病风险之间的关系呈U形曲线分布，即过低和过高的碘摄入量都会增加甲状腺疾病的风险。另一项研究表明，长期摄入高碘或低碘会导致大脑垂体过多分泌甲状腺刺激激素，从而导致甲状腺滤泡上皮细胞大量增殖，最终导致甲状腺肿大并变异为甲状腺癌。一些随访时间14～65年的纵向研究提示，在增加碘补充的国家，如中国、奥地利、挪威、丹麦等，其甲状腺癌发生率也同样增加；相反地，澳洲及德国的研究显示，碘缺乏也与甲状腺癌风险增加明显相关。碘的摄入还与甲状腺癌的病理类型有关，例如，在碘含量高的地区，乳头状癌的发病率高，而碘缺乏区的卵泡癌的发病率高。而在同一个国家，城乡之间的差异也会带来甲状腺癌组织学的差异，这可能是不同地区间碘缺乏严重程度不同所导致的。此外，地方性甲状腺肿也会增加甲状腺癌的发病率。

（二）电离辐射

暴露于电离辐射是公认的甲状腺癌危险因素，尤其是在儿童期和青春期。例如，切尔诺贝利事故发生后，在受放射碘污染的地区，儿童或青少年的甲状腺癌发病率急剧上升。日本冈山大学研究人员对2011—2013年福岛地区进行的流行病学调查显示，福岛第一核电站发生事故后，该地区未成年人甲状腺癌的发病率约是日本全国平均水平的30倍，其中发病率最高的福岛县中部的中通地区约是日本全国平均水平的50倍。研究人员认为，如此悬殊的甲状腺癌发病率地区差异用遭辐射以外的原因无法解释。而早前日本一项原子弹幸存者（3087名，年龄在0～10岁之间）的调查研究也提示所有甲状腺结节的患病率均与甲状腺辐射剂量显著相关。有数据显示，暴露在CT影像检查的人群，较未暴露人群相比，其甲状腺癌发生率明显增高［发病率比率（IRR）为1.4，95% CI=1.23～1.59］。病例对照研究显示，在牙科X射线照射下的辐射显著增加了甲状腺癌的风险。霍奇金淋巴瘤、白血病或中枢神经系统肿瘤的患者接受放射治疗后更有可能发展出甲状腺癌。

（三）其他环境因素

某些特殊但又常见的化学物，如常见于家具当中或应用于电子工业中的醛类或阻燃剂，与甲状腺癌发病率具有密切的关系。另一种特殊的地理环境物质火山灰，也可导致甲状腺癌发生风险的增加。

二、患者个体因素

（一）家族遗传背景

甲状腺癌或良性甲状腺疾病家族史是发展为甲状腺癌的高危因素。一项针对其一级亲属具有散发性分化型甲状腺癌病史的288例患者的研究显示，这些患者分化型甲状腺癌风险较无家族史人群相比明显升高（校正后OR=4.1，95% CI=1.7～9.9）。家族性甲状腺癌可分为以下类型：滤泡旁细胞（C细胞）来源的肿瘤、甲状腺髓样癌、滤泡细胞来源的肿瘤（如家族性非髓样甲状腺癌）。

（二）肥胖

肥胖的患病率及发病率在全球范围内不断增长是毋庸置疑的，而多个研究所也证实了肥胖与甲状腺癌具有独立相关性。一项在丹麦进行的大型前瞻性队列研究证明，儿童时期较高的体重指数（BMI）与甲状腺癌的风险增加相关。在美国进行的一项队列研究中，观察到BMI与甲状腺乳头状癌、甲状腺滤泡性癌和间变性甲状腺癌相关，而与甲状腺髓样癌则不相关。该研究还报告了肥胖对甲状腺癌风险的不利影响：BMI值分别为18.5～24.9、25～29和30的，其多元相对风险分别为1、1.27和1.39。一项纳入了北美、欧洲及亚洲22项前瞻性研究的汇总分析显示，无论是男性还是女性，基线时BMI更高、年轻成人阶段（17～21岁）BMI更高、成人期BMI的增加、身高更高以及腰围更大者，其甲状腺癌发生率也更高。甲状腺乳头状癌的发生风险与年轻成人阶段（17～21岁）更高的BMI具有相关性，甲状腺滤泡状癌则与基线更高的BMI具有相关性，未分化型甲状腺癌则与基线BMI及成人期BMI增加具有强烈相关性，这一结果提示，更多的脂肪积聚对恶性甲状腺癌的发生、发展具有重要的影响。目前，关于肥胖对甲状腺癌影响的相关机制尚未明确，导致肥胖的相关机制，包括胰岛素抵抗、炎症水平增加、雌激素水平及其他激素水平的改变也许会参与到甲状腺癌的发生、发展当中。

（三）雌激素

甲状腺癌是女性呈性别优势的癌症之一，表明性激素，尤其是雌激素在促进甲状腺组织向癌症的恶性进展中起一定作用。这也解释了为什么在50～55岁的年龄组中女性甲状腺癌的发病率最高。女性生殖激素与甲状腺激素的相互作用可能会诱发甲状腺疾病和甲状腺结节的发展，而且由于生殖和绝经等因素，女性就医频率通常更高，潜在甲状腺检查机会也更多。一项实验研究表明，雌二醇是雌激素最有效的形式，可促进癌症干细胞的运动性和致瘤性。与对照组小鼠相比，接种了甲状腺癌干细胞富集细胞的雌二醇处理小鼠的肿瘤更大。

（四）吸烟

吸烟通常被认为是癌症的高危因素，然而，在甲状腺癌中，目前吸烟状态却与甲状腺癌发生风险具有负相关性。2012年美国的一项汇总分析显示，较从未吸烟者相比，目前吸烟者的甲状腺癌发生风险更低（HR=0.68，95% CI=0.55～0.85），而既往吸烟（戒烟者）的甲状腺癌风险却并没有显著下降。更有趣的是，吸烟程度越严重、时间越长、累积吸烟数量越多均与甲状腺癌发生风险更低具有显著相关性。关于吸烟对甲状腺癌风险下降的相关机制目前暂未明确。通常来说，TSH升高被认为可增加甲状腺癌的发生风险，而恰巧的是目前吸烟者的TSH水平较既往吸烟者及从未吸烟者显著降低，也许可作为其中一种解释。另外，吸烟状态会对体重产生一定的影响，有研究显示，长期吸烟者的BMI增加较从未吸烟者更少，从而可能降低甲状腺癌的发生率。但也有报道提示，在校正了BMI后，吸烟依然能降低甲状腺癌发生风险。总的来说，吸烟对甲状腺癌风险影响的相关机制需要更多的研究去证实。

（五）其他不良生活方式

一些其他危险因素，如饮酒、膳食和收入水平可能与甲状腺癌发生有关。

咀嚼槟榔：国际癌症研究机构证实咀嚼槟榔具有致癌风险，中国一项观察性研究显示，咀嚼槟榔与甲状腺结节的发生具有独立相关性。过多红肉的摄入：红肉被国际癌症研究机构定义为2A类致癌物质（也就是可能对人类致癌），也有研究显示红肉摄入可增加甲状腺癌风险。生活方式及营养因素伴随人的一生，并且存在巨大的变化，因此，目前的研究并未能深刻且确切地反映营养因素对甲状腺癌风险的影响。

三、社会因素

（一）检查精准度提高

发达国家的甲状腺癌的发病率逐年增加，其中一个因素就是早期检查的准确性大大提高。甲状腺癌的发病率升高部分可归因于影像技术的改进和筛查频度的增高。

（二）过度筛查

对甲状腺癌的过度检测，包括影像学手段的应用增加、甲状腺手术频率增加以及对组织病理学标本的详细检查，所有这些操作均增加了微小肿瘤的检出率。20世纪90年代韩国甲状腺癌发病率迅猛增加，主要原因是该国进行了全民肿瘤筛查项目。如果说过度诊断是导致全球甲状腺癌升高的唯一原因，那么其死亡率就应该下降，因早期诊断可使患者得到更充分的治疗，从而减少疾病相关的死亡。然而一项名为SEER-9的研究数据显示，在1974—2013年间，甲状腺癌总体发病率每年增长3.6%，但基于发病率所致的死亡率每年也随之增长1.1%。这一结果提示，甲状腺癌发病率增加并不仅仅因过度筛查所致。尽管如此，基于过度筛查的现状，2017年美国预防服务工作组推荐仅在高危人群，如曾暴露于辐射中、碘缺乏或具有甲状腺癌家族史的高危人群中才进行筛查，不推荐无症状者进行筛查。

近三十年来，全球流行病学数据显示甲状腺癌发病率在不断增长中，单纯的过度筛查和高诊断率并不足以解释这一现象，其他个体化的因素如肥胖、吸烟以及环境因素对甲状腺癌的影响同样是值得人们关注的重点。

（谭惠文）

参考文献

［1］Kim J, Gosnell J E, Roman S A. Geographic influences in the global rise of thyroid cancer［J］. Nat Rev Endocrinol, 2020(16)：17-29.

［2］Wang J, Yu F, Shang Y, et al. Thyroid cancer：incidence and mortality trends in China, 2005-2015［J］.Endocrine, 2020, 68(1)：163-173.

［3］Li M, Maso L D, Vaccarella S. Global trends in thyroid cancer incidence and the impact of overdiagnosis［J］.Lancet Diabetes Endocrinol, 2020, 8(6)：468-470.

［4］Jayarajah U, Fernando A, Prabashani S, et al. Incidence and histological patterns of thyroid cancer in Sri Lanka 2001-2010:an analysis of national cancer registry data[J]. BMC Cancer,2018,18(1),163.

[5]李斐,李舍予. 全球甲状腺癌疾病负担[J]. 中国全科医学,2018,21(26):3155-3159.

[6]季新强,孙俊勇,刘晶. 北京大学肿瘤医院1996—2015年甲状腺癌手术患者临床病理资料回顾性研究[J]. 中国全科医学,2018,21(27):3360-3365.

[7]Bray F, Ferlay J, Soerjomataram I, et al. Global cancer statistics 2018: GLOBOCAN estimates of incidence and mortality worldwide for 36 cancers in 185 countries[J]. CA Cancer J Clin, 2018, 68(6): 394-424.

[8]Perros P, Boelaert K, Colley S , et al. British Thyroid Association Guidelines for the Management of Thyroid Cancer[J]. Clinical Endocrinology, 2014, 81(Suppl1):1-122.

[9]Mengmeng L. Global trends in thyroid cancer incidence and the impact of overdiagnosis[J].Lancet Diabetes Endocrinol, 2020, 8(6):468-470.

[10]Tuttle R M, Fagin J A, Minkowitz G, et al. Natural history and tumor volume kinetics of papillary thyroid cancers during active surveillance[J]. JAMA Otolaryngol Head Neck Surg, 2017, 143(10):1015-1020.

[11]Toru T. Overdiagnosis of Juvenile Thyroid Cancer[J].Eur Thyroid J, 2020, 9(3):124-131.

[12] Vigneri R, Malandrino P, Vigneri P. The changing epidemiology of thyroid cancer: why is incidence increasing?[J]. Curr Opin Oncol, 2015, 27(1):1-7.

[13]Zahid M, Goldner W, Beseler C L, et al. Unbalanced estrogen metabolism in thyroid cancer[J]. Int J Cancer, 2013, 133(11):2642-2649.

第五章
甲状腺癌的临床表现

大多数甲状腺结节及甲状腺癌患者没有任何临床症状。患者通常在例行体检时通过常规甲状腺查体和颈部超声等检查发现甲状腺占位，或伴有甲状腺功能异常时可出现的相应临床表现，如甲状腺功能亢进或功能减退。甲状腺癌的临床表现主要包括局部侵犯症状、伴随症状以及转移症状。喉返神经被侵犯时可出现声音嘶哑，交感神经被侵犯时可出现霍纳综合征（Horner's syndrome），即眼裂变小、眼球内陷、瞳孔缩小、面部无汗。颈丛神经被侵犯可出现耳、枕、肩等处疼痛等症状。癌肿的浸润进展可压迫气管、食管而使其产生移位。癌肿转移后在相应部位可产生临床症状，如颈淋巴结肿大、血行转移到肺部引起咳痰等。甲状腺髓样癌可伴随腹泻、颜面潮红等。

第一节　甲状腺的体格检查

一、视诊

检查时嘱被检查者头向后仰，做吞咽动作，可见甲状腺随吞咽动作而向上移动。正常人甲状腺外观不突出。

二、触诊

触诊包括甲状腺峡部和甲状腺侧叶的检查。

（一）甲状腺峡部

甲状腺峡部位于环状软骨下方第二至第四气管环前面。站于受检者前面用拇指或站于受检者后面用食指从胸骨上切迹向上触摸，可感到气管前软组织，判断有无增厚，请受检者吞咽，可感到此软组织在手指下滑动，判断有无长大和肿块。

（二）甲状腺侧叶

1.前面触诊

一手拇指施压于一侧甲状软骨，将气管推向对侧，另一手食、中指在对侧胸锁乳突肌后缘向前推挤甲状腺侧叶，拇指在胸锁乳突肌前缘触诊，配合吞咽动作，重复检查，可触及被推挤的甲状腺。用同样方法检查另一侧甲状腺。

2. 后面触诊

类似前面触诊。一手示指、中指施压于一侧甲状软骨，将气管推向对侧，另一手拇指在对侧胸锁乳突肌后缘向前推挤甲状腺，示指、中指在其前缘触诊甲状腺。配合吞咽动作，重复检查。

甲状腺癌体征主要为甲状腺肿大或结节，质地硬，边界不清，结节表面不光滑、形状不规则、与周围组织粘连固定。肿瘤较小时可随吞咽动作上下移动，肿瘤较大时因对外周组织有浸润，多不能随吞咽动作移动。若伴颈部淋巴结转移，可触诊颈部淋巴结肿大，活动差，可能融合。可能还有气管偏移及 Horner 综合征的查体表现。

三、听诊

甲状腺进行听诊时，一般听不到异常血管杂音，对甲状腺癌没有诊断意义。

四、颈部淋巴结的触诊

通过浅表的触诊可触及增大的淋巴结，质地较坚韧。有些淋巴结活动度差，而有些淋巴结还会出现多个淋巴结融合、边界不规整等形态上的变化。

第二节　不同病理类型甲状腺癌的临床特征

甲状腺癌有多种不同的病理类型和生物学特性，因此具有不同的临床表现。根据肿瘤细胞来源及分化差异可分为原发性上皮肿瘤中的乳头状癌、滤泡癌、未分化癌及髓样癌，原发性非上皮肿瘤中的恶性淋巴瘤、肉瘤以及各种继发性肿瘤。其中甲状腺乳头状癌、甲状腺滤泡癌、Hürthle 细胞癌合称分化型甲状腺癌，共占甲状腺癌的94%。

一、甲状腺乳头状癌及其亚型

甲状腺乳头状癌是最常见的病理类型，占成年人和儿童甲状腺癌的70%左右，多见于40岁左右的青壮年，男女之比为1：1.5～1：3。甲状腺乳头状癌大部分是相对惰性的，手术后患者10年生存率>95%。根据是否存在特征性乳头状排列结构，甲状腺乳头状癌可分为经典型甲状腺乳头状癌和无乳头结构的滤泡亚型甲状腺乳头状癌。经典型乳头状癌占乳头状癌50%左右，约1/3累及双侧甲状腺。早期表现为逐渐肿大的无痛性单发颈部肿块，少数为多发或双侧发病，肿瘤大小不一，质地硬、不规则、活动差。瘤体较大时易误诊为甲状腺囊肿。由于缺乏明显的恶性表现，此类病理类型就诊时间通常较晚。随着病程的进展，晚期癌组织侵犯周围软组织、神经或软骨时，可出现不同程度的声音嘶哑、发音困难、吞咽困难和呼吸困难等，这时通常已经伴有同侧颈部淋巴结转移。1953年首次报道的滤泡亚型乳头状癌是乳头状癌最常见也是最复杂的亚型之一，占所有乳头状癌的40%左右。现根据有无包膜、有无淋巴结转移、有无血管浸润等多种因素分为侵袭性和非侵袭性两种。侵袭性滤泡型甲状腺乳头状癌的临床表现与经典型乳头状癌相似，较易出现淋巴结转移、远处转移及局部复发等，而非侵犯性的包裹性滤泡型甲状腺乳头状癌因极低的侵袭性和100%的生存率，被重新命名为"具有乳头样细胞核特征的非侵犯性滤泡型甲状腺肿瘤"。

二、甲状腺滤泡状癌及其亚型

甲状腺滤泡状癌占所有甲状腺癌的6%～10%，呈滤泡分化而无乳头状癌细胞核分化特征，发病率仅次于乳头状癌，较乳头状癌难诊断，部分患者有甲状腺癌家族史或个人头颈部外放射史。此类病理类型发病年龄较高，手术后患者10年生存率为85%～90%，其死亡率高于甲状腺乳头状癌，部分患者初治时已发现远处转移。甲状腺滤泡状癌包括微小浸润型、包膜内血管浸润型及广泛浸润型。临床表现多为自己无意中发现或者检查时发现的结节，可有结节增长迅速、肿块固定或质地坚硬的特点。滤泡状甲状腺癌主要经血循环转移，经淋巴结转移的一般不足5%，通常经血行转移至肺、骨等部位。

三、甲状腺髓样癌及其亚型

甲状腺髓样癌是甲状腺滤泡旁细胞来源的肿瘤，占甲状腺癌总数的2%～3%。70%的甲状腺髓样癌为散发型，30%为遗传型，手术后患者10年生存率为60%～80%。降钙素是髓样癌主要的分泌产物。甲状腺髓样癌的临床表现多为进行性吞咽困难、皮肤潮红、腹泻等类似于神经内分泌肿瘤的症状。遗传型甲状腺髓样癌为常染色体显性遗传，分为多发性内分泌腺病2A（MEN2A）型、多发性内分泌腺病2B（MEN2B）型、家族非多发性内分泌腺病性MTC（FMTC）型。在遗传型髓样癌中，MEN2A型最常见，患者主要表现为甲状腺髓样癌，部分患者伴有单侧或双侧嗜铬细胞瘤，少部分患者伴有甲状旁腺功能亢进或甲状旁腺癌。恶性程度最高的为MEN2B型，患者主要表现为甲状腺髓样癌伴黏膜多发性神经瘤和（或）嗜铬细胞瘤，不伴甲状旁腺疾病，具有漏斗胸、肠和口腔黏膜神经瘤病等，发病年龄多<10岁。FMTC型患者表现为有髓样癌，无嗜铬细胞瘤和甲状旁腺增生，2015年，美国甲状腺学会指南将FMTC归类于MEN2A变异型。

四、甲状腺未分化癌

甲状腺未分化癌占所有甲状腺癌的约1%～2%，是一种罕见的甲状腺恶性肿瘤，是由未分化的甲状腺滤泡细胞构成的高度侵袭性恶性肿瘤，大多从长期未治疗的分化型甲状腺癌分化而来，多发生于老年女性，患者五年生存率<10%。肿瘤具有侵袭性强、进展迅速、早期转移的特点。患者临床表现为迅速增大、质硬、固定的颈部包块伴广泛周围组织受侵犯，约40%患者存在淋巴结转移，约30%～40%患者伴有肺、骨和脑等远处转移。患者多在一年内死于局部气道受压或肺转移等引起的并发症。

五、原发性甲状腺淋巴瘤

原发性甲状腺淋巴瘤指原发于甲状腺淋巴组织的恶性肿瘤，伴或不伴有邻近颈部淋巴结转移，不包括其他部位淋巴瘤扩散或转移副甲状腺的淋巴瘤，约占甲状腺恶性肿瘤的1%，以60岁以上老年女性居多，五年生存率为50%～70%。临床表现缺乏特异性，与结节性甲状腺肿类似，主要以进行性增大的甲状腺肿块为主诉，也可在短时间出现迅速增大的肿块，或因肿块压迫气管、食管、喉返神经等而出现呼吸困难、吞咽困难、声音嘶哑、饮水呛咳等。约1/3的原发性甲状腺淋巴瘤患者伴有甲状腺功能减退。

六、甲状腺肉瘤

甲状腺肉瘤包括纤维肉瘤、成骨肉瘤性混合瘤等，国内外仅有个例报道。甲状腺肉瘤生长迅速、质硬、边界不清、与周围组织常有粘连和固定，因而肿块随吞咽动作的活动度差。肿瘤可占据甲状腺的一叶或双叶，并可侵犯喉返神经，引起声带麻痹而出现声音嘶哑，也可侵犯气管和食管，引起呼吸困难及吞咽困难。甲状腺肉瘤较早即可出现血行转移,很少有淋巴结转移。

七、原发性甲状腺鳞状细胞癌

原发性甲状腺鳞状细胞癌罕见,仅占所有甲状腺恶性肿瘤的1%左右,多为个案报道。发病年龄为50岁以上,男女比例相仿,发病率低,但进展快,预后差。临床症状常表现为颈部肿块、声音嘶哑和呼吸困难。肿块生长快,以局部浸润生长为主,易侵犯邻近组织及发生局部淋巴结转移。

八、甲状腺继发性肿瘤

甲状腺继发性肿瘤指原发灶为甲状腺以外部位、转移至甲状腺的恶性肿瘤,以往称甲状腺转移性癌。甲状腺继发性肿瘤临床罕见,占甲状腺肿瘤的1.4%～3%。肿瘤原发灶报道不一,可来源于肾癌、肺癌、乳腺癌、食管癌等。甲状腺继发性肿瘤的临床表现无特异性。临床多以颈部肿块为首发,伴或不伴气管压迫、声嘶等症,大部分个案报道中均先发现原发灶并表现出相应临床表现,极少数以甲状腺继发性肿瘤首先发现。

九、儿童及青少年甲状腺癌

我国儿童及青少年甲状腺癌的发病率为1.45/10万,儿童及青少年甲状腺癌与成年人病例在肿瘤临床表现、复发和肺转移情况以及预后等方面存在差异。在儿童及青少年中主要以分化型甲状腺癌为主,初诊时临床症状通常并不典型,可能表现为颈部肿块,伴或不伴甲状腺损害,甚至在发现远处转移灶后才被诊断出来。和成人相比,儿童及青少年分化型甲状腺癌病例肿瘤局部侵犯范围更大,远处转移率和复发率也更高。2015年美国甲状腺协会发表的指南针对18岁以下儿童和青少年分化型甲状腺癌进行分析,认为年龄与癌症的复发密切相关。国内已有研究比较了青春期前儿童和青少年分化型甲状腺癌临床特征差异,认为低龄及局部侵袭是致肿瘤远处转移的高风险因素。

十、妊娠期甲状腺癌

妊娠期分化型甲状腺癌包括妊娠期间新诊断的甲状腺癌、甲状腺癌妊娠期间复发以及在甲状腺癌未得到控制的情况下怀孕这三种情况。妊娠期甲状腺癌的发病率约为3.6/10万～14/10万,其中最常见的病理学类型是乳头状癌。虽然妊娠是否促进原有甲状腺结节恶化及数量改变尚无统一结论,但是妊娠本身并非甲状腺癌发病率增加的危险因素,同时尚无确切证据显示妊娠增加甲状腺癌淋巴结及远处转移风险。虽然甲状腺癌治疗中可能涉及甲状腺手术、放射性碘治疗和TSH抑制等,但甲状腺癌并未降低癌症治疗后妊娠率。甲状腺癌放射性碘治疗本身不影响妊娠和后代,但是如在甲状腺癌治疗过程中出现未能纠正的甲状腺功能紊乱,则可能对妊娠和后代造成不良影响。

第三节 甲状腺癌的转移

一、甲状腺癌侵袭与转移的方式

甲状腺组织血管和淋巴结丰富,甲状腺癌侵袭与转移主要有局部浸润、淋巴结转移及远处转移3种方式:

（一）局部侵犯

甲状腺癌局部侵犯喉返神经、气管、食管、环状软骨及喉，甚至可向椎前组织侵犯，向外侧可侵犯至颈鞘内的颈内静脉、迷走神经或颈总动脉。

（二）淋巴结转移

颈部淋巴结的转移区域通常分为7个区域，分段式转移是甲状腺乳头状癌向颈部淋巴结转移所公认的转移方式，中央区淋巴结是最常见的转移区域，然后是同侧颈侧区淋巴结，最后转移至纵隔淋巴结。淋巴引流一般首先至气管旁淋巴结，然后引流至颈静脉链淋巴结（Ⅱ-Ⅳ区）和颈后区淋巴结（Ⅴ区），或沿气管旁向下至上纵隔（Ⅶ区）。少见的淋巴结转移部位有咽后或咽旁淋巴结及腋窝淋巴结。中央区淋巴结实际状态是影响复发的重要危险因素。患者的年龄、性别、促甲状腺激素（TSH）、慢性淋巴细胞性甲状腺炎、肿瘤直径、肿瘤数目、包膜侵犯、体重指数等因素与甲状腺乳头状癌颈部淋巴结转移具有一定的相关性。其中，甲状腺乳头状癌的发病率会随年龄增长而增高，年龄55岁及以上者，其颈部淋巴结复发率和转移率都相对较高，其患病后的生存率相对较低；肿瘤直径会影响颈部淋巴结的转移，肿瘤直径越大，颈部淋巴结的转移率越高，直径＞20 mm的肿瘤是颈部淋巴结转移的特别独立危险因素。多发病灶的甲状腺乳头状癌具有更强的侵袭性及更高的恶性程度。位于甲状腺中下极的肿瘤，中央区淋巴结转移的危险性更高，位于上极的肿瘤其侧颈部Ⅱ、Ⅲ、Ⅳ区的淋巴结出现转移的可能性会更高。同时，肿瘤的被膜侵犯是影响淋巴结转移及复发的重要因素，相关研究表明被膜侵犯是颈侧区淋巴结转移的独立危险因素；肥胖人群甲状腺乳头状癌的患病风险与正常体重人群相比增加，BMI值对甲状腺癌的局部浸润、区域淋巴结转移有一定的影响。

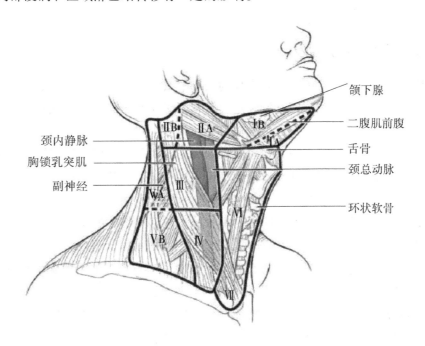

图5-1　颈部淋巴结分区

（三）远处转移

肺部是甲状腺癌常见的远处转移器官，甲状腺癌也可出现骨转移和颅内转移。分化型甲状腺癌总体预后良好，通常10年生存率可达到90%，转移最常见部位为肺和骨，也可发生皮肤、食管憩室、输卵管、脾脏、颅底等罕见部位的转移。甲状腺滤泡状癌相比乳头状癌更易发生远处转移，M0期患者远处转移率达12%～19%，远处转移的主要部位包括肺、骨、纵隔、胸壁、脑等。甲状腺滤泡状癌患者远处转移与患者年龄、肿瘤大小、临床分期等有着密切的关系。

表5-1　颈部淋巴结分区解剖分界（Haughey，2015）

分区	上界	下界	前界（内侧界）	后界（外侧界）
ⅠA	下颌骨联合	舌骨	对侧二腹肌前腹	同侧二腹肌前腹
ⅠB	下颌骨	二腹肌后腹	二腹肌前腹	茎突舌骨肌
ⅡA	颅低 舌骨下缘水平	舌骨下缘水平 环状软骨下缘水平	茎突舌骨肌	副神经平面
ⅡB			副神经平面	胸锁乳突肌后缘
Ⅲ	环状软骨下缘水平	锁骨	胸骨舌骨肌外缘 胸锁乳突肌后缘	胸锁乳突肌后缘 斜方肌前缘
Ⅳ	胸锁乳突肌与斜方肌交汇顶点	环状软骨下缘水平		
ⅤA	环状软骨下缘水平	锁骨	对侧颈总动脉 颈总动脉（左）	同侧颈总动脉 无名动脉
ⅤB	舌骨	胸骨柄上缘		
Ⅵ	胸骨柄上缘	无名动脉上缘	前界	后界
Ⅶ	上界	下界	对侧二腹肌前腹	同侧二腹肌前腹

二、分化型甲状腺癌的复发

分化型甲状腺癌预后良好，10年病死率仅为1.7%，然而其手术后复发率达35%。根据肿瘤复发部位不同，可分为中央区复发、侧颈区复发和远处转移。甲状腺床或残余甲状腺组织的复发又称为局部复发，中央区或侧颈部淋巴结复发又称为区域复发。由于分化型甲状腺癌的病程发展缓慢，多数复发病人无临床症状和体征，少数可表现为在甲状腺区域或相关颈部淋巴引流区域内新出现的肿物。若复发病灶固定，提示肿瘤与周围组织粘连或侵犯，可出现相应的症状，如声音嘶哑（喉返神经受侵或受压）、刺激性咳嗽、痰中带血、吞咽不适及呼吸困难等。

由于分化型甲状腺癌在一定程度上保留了甲状腺滤泡上皮细胞的功能，如钠碘转运体的表达及摄碘、分泌甲状腺球蛋白，依赖于TSH生长的方式等，使得放射性[131]I治疗、Tg在复发中的监测及TSH抑制治疗在分化型甲状腺癌治疗中具有独特、重要的作用。2009年美国甲状腺学会（ATA）指南首次提出有关分化型甲状腺癌复发风险的分层体系，2015年进行了重要更新，我国指南采纳此体系进行临床指导。复发率风险分级系统根据术中病理特征（如病灶残留、肿瘤大小与数目、病理亚型、包膜血管侵犯、淋巴结转移与外侵）、手术后刺激性Tg水平、分子病理特征等因素，将患者复发风险分为低危、中危、高危3层（表5-2）。

表5-2 分化型甲状腺癌复发风险分层

危险分层	临床病理特征
低危	甲状腺乳头状癌(包括以下所有)
	无区域淋巴结或远处转移
	大体肿瘤无残留
	肿瘤无外侵
	非恶性程度高的组织学亚型
	首次手术后全身核素扫描未见甲状腺床外的摄碘灶
	无血管侵犯
	cN0或少于5个微小淋巴结转移(直径<0.2 cm)
	滤泡状亚型乳头状癌,位于甲状腺内,未突破包膜
	甲状腺乳头状微小癌,位于甲状腺内,单发或多发,包括BRAF突变
	滤泡性甲状腺癌,位于甲状腺内,分化好,有包膜侵犯且无血管侵犯,或仅有微小血管侵犯
中危	甲状腺周围组织的微小侵犯
	手术后首次核素显像有颈部病灶摄碘
	恶性程度高的亚型(高细胞、柱状细胞、弥漫硬化等)
	伴有血管侵犯,eN1或5个以上淋巴结转移的pN1,转移淋巴结直径<3 cm
	多灶性甲状腺乳头状微小癌伴或不伴BRAP突变
高危	明显侵犯甲状腺周围软组织
	肿瘤残留
	远处转移
	手术后血清Tg提示远处转移
	pN1且转移淋巴结>3 cm
	滤泡性甲状腺癌广泛浸润血管

资料参考：美国甲状腺协会（ATA）分化型甲状腺癌诊治指南（2015版），中国临床肿瘤学会指南工作委员会.中国临床肿瘤学会（CSCO）分化型甲状腺癌诊疗指南（2021）［M］.北京：人民卫生出版社，2021.

（陈亚希，谭惠文）

参考文献

［1］中华人民共和国国家卫生健康委员会.甲状腺癌诊疗规范(2018年版)［J/CD］.中华普通外科学文献(电子版),2019,13(1):1-15.

［2］Fagin J，Wells S. Biologic and Clinical Perspectives on Thyroid Cancer［J］.The New England journal of medicine,2016,375(11):1054-1067.

［3］Haugen B. 2015 American Thyroid Association Management Guidelines for Adult Patients with Thyroid Nodules and Differentiated Thyroid Cancer: The American Thyroid Association Guidelines Task Force on Thyroid Nodules and Differentiated Thyroid Cancer［J］. Thyroid : official journal of the American Thyroid Association,2016,26(1):1-133.

［4］Nikiforov Y. Nomenclature Revision for Encapsulated Follicular Variant of Papillary Thyroid Carcinoma:A Paradigm Shift to Reduce Overtreatment of Indolent Tumors［J］. JAMA oncology,2016,2(8): 1023-1029.

［5］陈晓红. 甲状腺髓样癌指南变迁与我国目前面临任务［J］. 国际耳鼻咽喉头颈外科杂志, 2018,42(1):53-56.

［6］Suh H. Anaplastic thyroid cancer: ultrasonographic findings and the role of ultrasonography-guided fine needle aspiration biopsy［J］. Yonsei medical journal,2013,54(6):1400-1406.

［7］Stein S, Wartofsky L. Primary thyroid lymphoma: a clinical review［J］. The Journal of clinical endocrinology and metabolism,2013,98(8):3131-3138.

［8］黄煜庆,曹君,葛明华. 原发性甲状腺鳞状细胞癌诊治研究进展［J］. 中国医药,2018,13(1): 147-149.

［9］Hegerova L. Metastasis to the Thyroid Gland: Report of a Large Series From the Mayo Clinic［J］. American Journal of Clinical Oncology,2015,38(4):338-342.

［10］Liu L. Detection of distant metastasis at the time of ablation in children with differentiated thyroid cancer: the value of pre-ablation stimulated thyroglobulin［J］. Journal of pediatric endocrinology & metabolism :JPEM,2018,31(7):751-756.

［11］吕静荣. 儿童分化型甲状腺癌的临床特征及危险因素分析［J］. 山东大学耳鼻喉眼学报, 2020,34(3):88-94.

［12］Stensheim H. Pregnancy after adolescent and adult cancer: a population-based matched cohort study［J］. International journal of cancer,2011,129(5):1225-1236.

［13］马洁,关海霞. 妊娠与甲状腺癌关联的研究进展［J］. 中华内分泌代谢杂志,2014,30(12): 1132-1134.

［14］Haugen B. 2015 American Thyroid Association Management Guidelines for Adult Patients with Thyroid Nodules and Differentiated Thyroid Cancer:What is new and what has changed?［J］. Cancer,2017, 123(3):372-381.

［15］Durante C. Papillary thyroid cancer: time course of recurrences during postsurgery surveillance ［J］. The Journal of clinical endocrinology and metabolism,2013,98(2):636-642.

［16］陈立波. 中国临床肿瘤学会(CSCO)持续/复发及转移性分化型甲状腺癌诊疗指南——2019 ［J］. 肿瘤预防与治疗,2019,32(12):1051-1080.

第六章
甲状腺癌的诊断与鉴别诊断

第一节　甲状腺癌高危人群的监测筛查

流行病学研究表明，在碘充足的地区，甲状腺结节很常见，甲状腺结节患病率在女性中约为5%，而在男性中约为1%。在使用超声（US）进行甲状腺癌筛查时，大部分甲状腺结节可被检测，检出率约为19%～68%不等，并且在女性和老年人中更高。其中，甲状腺癌的发生率占甲状腺结节的7%～15%。因此，临床中，需要根据患者的年龄、性别、辐射暴露史、家族史和其他因素来排除和诊断甲状腺癌。甲状腺癌可分为甲状腺乳头状癌（PTC）、甲状腺滤泡癌（FTC）、甲状腺未分化癌（ATC）和甲状腺髓样癌（MTC）四类。其中，甲状腺乳头状癌和甲状腺滤泡状癌合称为分化型甲状腺癌（DTC），是甲状腺癌中最常见的类型，它们的恶性程度最低，且预后较好。此外，随着颈部超声及新的甲状腺成像技术的应用，甲状腺乳头状癌（PTC）的诊断率也逐年增加。

大多数甲状腺结节为良性，但部分>1 cm的甲状腺结节也可能发展成癌，因此对于该类甲状腺结节需要进行临床评估。也有一些<1 cm的甲状腺结节有明显的临床症状或合并淋巴结病变，也需要进一步评估。当然，也有很少一部分<1 cm的甲状腺结节，尽管其超声结果和临床症状没有提示恶性改变，却仍会发展成恶性病变。但总的来说，大部分甲状腺癌对人类健康产生危害的风险较小，可以有效治疗，因此需进行甲状腺癌的早诊断、早治疗，指导甲状腺癌患者确定初始治疗方案和随访建议，以提高患者的生存质量和改善预后。

对于甲状腺结节的诊断，应采集完整的病史并进行详细的体格检查，检查重点为甲状腺以及甲状腺邻近的淋巴结组织。当出现以下相关病史，如：儿童头颈及全身放疗史、儿童或青少年放射性尘埃接触史和电离辐射暴露史、家族性甲状腺癌综合征，包括PTEN错构瘤综合征、家族性腺瘤性息肉病（FAP）、Carney综合征、沃纳综合征或2型多发性内分泌腺瘤病，或者患者的一级亲属诊断为DTC、MTC，或伴有结节快速生长和（或）声音嘶哑时，则提示恶性肿瘤可能性大，需要进行甲状腺癌筛查。尽管目前并没有证据表明筛查会降低DTC发病率或死亡率，但对家族性滤泡细胞源性DTC患者进行筛查有助于早期诊断。

第二节　甲状腺癌的临床表现

　　大多数甲状腺结节的病人是在常规体检时，经医师行甲状腺触诊而发现甲状腺肿块，自觉无相关的临床症状，需要进一步行颈部超声检查诊断。当甲状腺结节病人合并甲状腺功能异常（甲状腺功能亢进或功能减退）则会有相应的临床症状。甲状腺功能亢进：患者由于甲状腺激素增多，交感神经兴奋，多表现为心慌、情绪激动、易怒、烦躁甚至焦虑、失眠；机体代谢亢进，易饥饿而进食增加；胃肠活动增强，大便次数增多；机体能量消耗增多，体重减少；产热增加，表现为怕热、出汗，个别患者还会出现低热现象。而甲状腺功能减退病人的甲状腺激素合成及分泌减少，主要表现为新陈代谢低下、精神不振、乏力、嗜睡、记忆力减退、反应迟钝以及对周围兴趣减少；怕冷、少汗或无汗；表现出面色苍白、皮肤粗糙、心跳减慢以及便秘等症状；部分病人还可以发生心包积液，颜面、眼睑水肿。晚期甲状腺肿块增大会出现压迫症状，常使气管、食管移位。侵犯声带气道时，则出现声音嘶哑、吞咽困难；当交感神经受到压迫时，可引起霍纳综合征（Horner syndrome），表现为瞳孔缩小、但对光反射正常，病侧眼球内陷、上睑下垂及患侧面部少或无汗等。当肿块侵犯颈丛神经时则出现耳、枕、肩等部位的疼痛症状。

　　临床上，在进行甲状腺触诊检查时，应注意肿物的位置、大小和形态，肿物为单发还是多发，肿物的质地、光滑度，肿物有无压痛、随吞咽动作的活动度等。此外，还应注意颈部淋巴结有无肿大，患者的声带活动情况是否良好以及是否存在无声嘶哑的情况等。

　　同时，甲状腺结节患者如有以下表现，应高度警惕甲状腺癌的可能性，包括：

（1）男性以及儿童患者；

（2）较短时间内结节肿块突然增大，且排除甲状腺囊腺瘤的内囊出血；

（3）结节肿大，并发生肿块压迫气道、食管症状；

（4）肿块坚硬，且表面粗糙不平；

（5）肿块与周围组织固定，随吞咽动作或活动度差；

（6）有颈部淋巴结肿大，并且淋巴结活检穿刺呈草黄色液体。

第三节　甲状腺癌的实验室检查

一、实验室常规检查

　　实验室常规检查包括血常规，一般肝、肾功能检查，以及血清钙、磷、镁水平测定，有助于进一步评估甲状腺功能。此外，可加测凝血功能。常规检查的目的在于评估患者的一般状况，并协助评价目前的治疗效果。对于DTC患者，可通过血清钙、磷水平以及24小时尿钙、磷水平，测定骨转换生化标志物等评估治疗前的基础骨矿化状态，治疗时需要检测其促甲状腺激素（thyroid stimulating hormone，TSH）水平。

二、甲状腺激素、甲状腺自身抗体及肿瘤标志物检查

（一）甲状腺激素检测

血液中甲状腺激素的测定包括四碘甲状腺原氨酸（甲状腺素，T_4）、三碘甲状腺原氨酸（T_3）、游离甲状腺素（FT_4）和游离 T_3（FT_3）以及促甲状腺激素（TSH）的测定。临床上，TSH 已经成为判断甲状腺功能异常的首要及初筛检查指标。在甲状腺结节患者的初始评估期间，应进行 TSH 的测定。如果血清 TSH 水平正常或升高，可暂时不进行放射性核素扫描。如果血清 TSH 水平低，则建议进一步行甲状腺放射性核素扫描。如果血清 TSH 水平升高，即使在参考范围上限，也与甲状腺结节恶性肿瘤风险增加以及晚期甲状腺癌控制密切相关。

（二）甲状腺自身抗体检测

与自身免疫性甲状腺疾病相关的抗体包括：抗甲状腺球蛋白抗体（TgAb）、甲状腺过氧化物酶抗体（TPOAb）和 TSH 受体抗体（TRAb）。在 DTC 患者中，TgAb 监测可以作为血清甲状腺球蛋白（Tg）的重要参考实验。血清中 TgAb 水平会影响 Tg 水平，在应用化学发光免疫分析方法检测血清 Tg 值时，若 TgAb 存在，则血清 Tg 检测值会降低，通过 Tg 监测病情的准确性会受影响，因此，在测定血清 Tg 时应同时检测 TgAb。甲状腺激素合成过程中，甲状腺过氧化物酶（TPO）为关键酶，且 TPOAb 的出现通常早于甲状腺功能紊乱，在桥本甲状腺炎和萎缩性甲状腺炎病程中参与组织破坏过程，最终导致临床上甲状腺功能减退症状的出现。TRAb 检测结果阳性则提示存在针对 TSH 受体的自身抗体。

（三）甲状腺癌肿瘤标志物检测

甲状腺癌肿瘤标志物主要包括甲状腺球蛋白（Tg）、降钙素（CT）和癌胚抗原（CEA）。

大多数甲状腺疾病中 Tg 均可能升高，其敏感性和特异性均较差，因此，并不建议手术前常规检测血清 Tg 或抗 Tg 抗体，也不建议将手术前抗 Tg 抗体作为 DTC 患者手术前分期的独立预测因子。但手术前高浓度血清 Tg 可能提示手术后监测血清 Tg 的敏感性更高。

降钙素（CT）也并不作为甲状腺结节患者的常规检测指标。然而，通常可以将降钙素升高作为患者亚组诊断或选择手术方式的参考，例如拟行甲状腺全切除术的患者、细胞学可疑且与 PTC 不一致的患者，可以检测其血清降钙素。如果未经刺激的血清降钙素测定结果大于 100 pg/mL，则提示可能存在 MTC。有证据表明，甲状腺结节细针穿刺（FNA）冲洗液中的降钙素检测可能对手术前评估基础血清降钙素轻度升高（20～100 pg/mL）的患者有所帮助。

三、用于诊断的相关分子检测

经甲状腺细针穿刺（FNA）细胞学检查后仍不能确定肿瘤性质的患者，推荐行分子标记物检查，对基因突变和重组的七个基因组（BRAF、RAS、RET/PTC、PAX8/PPARc）进行分别评估。但针对细胞学不确定的病例，目前还没有哪一种分子检测方法可以明确诊断或排除恶性肿瘤。

第四节 超声检查技术

甲状腺癌的超声检查技术主要包括常规高频超声、彩色多普勒超声以及超声造影、超声弹性成像、超微血管成像等新技术。

一、甲状腺超声检查

现有证据表明，所有确诊或疑为甲状腺结节、结节性甲状腺肿的患者均应进行甲状腺超声检查，并同时检查颈部淋巴结和颈前淋巴结室（中央和外侧）。甲状腺超声检查可以评估以下内容：甲状腺实质的性质（均质或异质），甲状腺的腺体大小、各结节的大小、位置和形态特征，是否存在可疑颈部淋巴结（见图6-1）。如检测到可疑甲状腺癌的颈部淋巴结，应进行可疑淋巴结的FNA细胞学检查，如有必要，则应进行Tg检测。甲状腺超声已被广泛用于评估甲状腺结节的恶性风险。

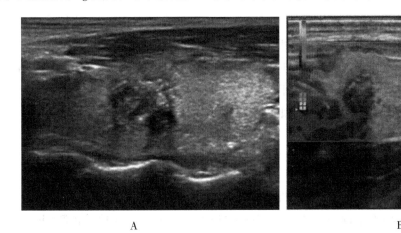

A   B

A：甲状腺乳头状癌的典型超声图。实性结节，低回声，结节形态不规则，纵横比＞1，内部回声不均匀，可见微小钙化。B：甲状腺乳头状癌超声弹性成像图。整个病灶几乎呈蓝色，弹性评分4分。

图6-1 甲状腺乳头状癌超声图

甲状腺超声报告标准化包括：甲状腺影像报告、数据系统（TI-RADS）。但目前TI-RADS分类标准尚未完全统一，表6-1可作为参考标准。

表6-1 TI-RADS分类

分类	评价	超声表现	恶性风险
0	无结节	弥散性病变	0
1	阴性	正常甲状腺（或甲状腺术后）	0
2	良性	形态规则、边界清楚的良性结节，以囊性或实性为主	0
3	可能良性	不典型的良性结节	＜5%
4	可能恶性	恶性征象：实质性、低回声或极低回声、微小钙化、边界模糊/微分叶、纵横比＞1	5%～85%
4a		具有1种恶性征象	5%～10%

续表6-1

分类	评价	超声表现	恶性风险
4b		具有2种恶性征象	10%～50%
4c		具有3～4种恶性征象	50%～85%
5	恶性	超过4种恶性征象,尤其是有微钙化和微分叶者	85%～100%
6	恶性	经病理证实的恶性病变	100%

引自中华人民共和国国家卫生健康委员会，2019.

大多数甲状腺结节在超声下表现分为以下几类：

1.恶性可疑度高

实性低回声成分，具有以下特征：边缘不规则（浸润性、微分叶状或棘状）、微小钙化、边缘钙化中断，伴有小的突出低回声软组织成分，或甲状腺外延伸。超声下高度可疑为PTC。此时应进行诊断性细针活检，以明确诊断。

2.中度可疑恶性

低回声实性结节，边缘光滑，无微小钙化、甲状腺外延伸。此时，PTC可能性约为60%～80%，此类结节也应该行细针活检，明确诊断。

3.低度可疑恶性

等回声或高回声实性结节，部分结节为囊性，有偏心均匀实性区域，无微小钙化、边缘不规则或甲状腺外延伸，提示恶性可能性较低。若结节大小<1.5 cm，可随访观察。

4.恶性度很低

为海绵状或部分囊性结节，无低、中或高度可疑中的任何超声特征，此时恶性风险很低（<3%）。若结节>2 cm，可以行FNA，对于直径<2 cm的结节，可以不行FNA，先随访观察。

5.良性

单纯囊性结节大多考虑良性，通常不建议细针活检。如果囊肿较大且引起症状，可以行抽吸合并或不合并乙醇消融术治疗，且抽吸后送细胞学检查。

尽管大多数符合上述超声条件和大小的甲状腺结节应接受FNA检查，但一些肿瘤风险非常低的，没有临床或影像学证据显示存在侵袭或转移而手术风险较高的患者，或预期寿命相对较短的患者，可能无法从干预中获益，那么动态随访可以替代FNA。

二、超声造影、超声弹性成像技术（USE）

超声造影可以用于常规超声检查之后，作为常规超声的补充手段，有助于鉴别诊断甲状腺结节的良、恶性，但仍需进一步探索。

超声弹性成像技术是一种检测组织和结节硬度的无创性检查，在临床中可用于甲状腺癌风险评估。但是超声弹性成像技术性能存在不稳定性，并且在操作过程中依赖操作者主观评判，不能像高频或多普勒超声那样广泛应用于所有甲状腺结节，只能有效地应用于实体结节，不适用于甲状腺囊性结节、多发融合结节。此外，针对肥胖患者、多结节性甲状腺肿和合并结节患者，或其结节位于后部或下部的，测量结果并不可靠，一些深面结节的硬度也无法进行可靠测量，因此只适用于一些位置较浅的实性结节，在临床实际应用中存在一定限制，并不作为常规推荐检查，但可以作为普通超声检查的补充手段。

第五节　甲状腺癌的影像学检查

一、甲状腺癌电子计算机断层（CT）显像

由于超声检查高度依赖于操作者，且无法充分展示深层结构以及被组织或气道掩盖的结构，或者患者可能出现颈部以外（包括纵隔、锁骨下、咽后和咽旁区域）的、难以在常规超声上显示的淋巴结转移。故有研究表明，经病理证实的PTC患者中，在预测甲状腺外肿瘤迁移和多灶性双叶病变方面，手术前超声比CT更加准确，但CT对评估中央和外侧淋巴结的敏感性优于超声。整体而言，超声分期的准确性优于CT，并且在预测肿瘤转移方面的敏感性高于CT，但也有研究表明，在手术前行超声联合CT定位优于单纯超声，尤其是在中央颈部。胸部CT也有助于确定疾病的边界，并确定纵隔受累的程度。颈部CT与对比剂增强造影可用于显示侵袭性肿瘤中喉、气管和（或）食管的受累程度，并且显示可能存在的涉及肌肉和（或）血管的巨大淋巴结转移，有助于手术决策。

当进行CT横断面成像时，使用对比剂是重要的辅助诊断方法，它可以显示原发肿瘤或转移性肿瘤与其他组织结构之间的关系。并且在大多数患者中，碘在4～8周内可基本清除，无须担心碘负荷在随后的诊断、治疗中的影响。

二、甲状腺癌磁共振成像（MRI）

磁共振成像（MRI）组织分辨率较高，可以进行多体位成像，可用于评价甲状腺病变大小、范围，评估病变与周围重要结构的关系，也可用于诊断颈部淋巴结转移。但是，由于MRI对组织内钙化的敏感性相对较低，且检查消耗时间较长，检查结果易受呼吸伪影影响，因此，MRI不及超声和CT检查常用。

三、甲状腺癌正电子发射断层（PET）成像

PET成像以PET-CT和PET-MRI为主，PET可用于检测甲状腺疾病的复发和转移，还可以检测炎性淋巴结。

（一）PET-CT

PET-CT从2000年开始应用于临床，其在甲状腺肿瘤治疗前的分期以及治疗后的评估作用已得到临床医师的认可。2015版ATA指南提出：对于^{131}I显像阴性的甲状腺疾病患者，推荐使用PET-CT明确转移病灶，指导后续治疗方案的选择，但在分化型甲状腺癌手术前检查中不将PET-CT作为常规检查。

1.PET-CT在DTC预后的应用

Tg水平检查虽然可以用于预测DTC复发和转移，但无法定位病灶位置。因此，可以使用PET-CT融合成像协助检查Tg阳性、^{131}I阴性的患者情况。指南推荐：刺激性甲状腺球蛋白（sTg）水平＞2 μg/mL时，应进行PET-CT成像检查。

临床上，当患者出现以下情况时，结合患者条件后推荐进行PET-CT检查：

（1）DTC患者进行随访时，全身显像（Dx-WBS）阴性，但Tg值经检测升高（＞10 ng/mL），需要查找转移灶；

（2）MTC手术前分期，或者MTC手术后血清降钙素水平升高，需要查找转移灶；

（3）甲状腺未分化癌治疗前分期以及手术后随访过程中可以行PET-CT；

（4）PET-CT可以作为DTC患者^{131}I治疗前的评估手段。

2.临床上PET-CT应用的局限性

目前，临床上已将PET-CT完全纳入常规检查，虽然它有很多优势，但仍然存在以下的局限性：

（1）伪影：进行PET-CT检查时，不可避免的呼吸伪影、金属伪影或截断伪影均会影响结果的判读；

（2）示踪剂：PET-CT检查时，不同种类示踪剂的摄取率和代谢方式不同；

（3）假阳性：一些非特异性示踪剂的生理性摄取，例如被唾液腺、胸腺、褐色脂肪、女性生殖器官等摄取，均可导致假阳性；

（4）假阴性：大多数假阴性由肿瘤本身所致，例如低度恶性肿瘤或者微小病灶可导致代谢活性较低等；

（5）PET-CT检查仅提供软组织对比，信息有限，并且在全身诊断时，可能导致高剂量辐射暴露危险。

（二）PET-MRI

PET-MRI融合成像在软组织成像中有良好的对比度，对于不同的软组织评估更详细，敏感性更高，更适用于多器官的病变检测。

1.PET-MRI在DTC预后的应用

PET-MRI融合成像目前有望在甲状腺疾病表型和生物学研究中提供新见解。与PET-CT检查相比，使用PET-MRI对患者造成的辐射危险低，有利于患者在预后随访中进行持续监测，因此推荐将PET-MRI检查用于甲状腺疾病患者的治疗进展监测和随访。国外研究表明，针对^{124}I浓度＞1 kbq/mL的甲状腺疾病患者，PET-MRI效果较好，可为个体化放射治疗提供较好的成像方式。

2.临床上PET-MRI应用的局限性

虽然临床上PET-MRI具有较明显的优势，但PET-MRI也有局限性，包括技术及设备要求高，工作流程标准化要求严格等，另外，PET探测器必须能承受MRI高磁场作用，以保证磁场作用均匀、稳定。

综合而言，对于颈部成像CT/MRI/PET，指南建议：

（1）对于临床怀疑患有晚期疾病（包括侵袭性原发肿瘤）或临床上有明显的多发性或有巨大淋巴结受累的患者，建议手术前使用横断面成像研究（CT、MRI）以及增强显影作为辅助手段。

（2）不建议常规手术前进行^{18}F DG-PET扫描。

四、甲状腺癌同位素扫描

在DTC患者^{131}I治疗之前，首先需行甲状腺显像，明确手术后残留甲状腺的大小和功能。临床上常使用^{99m}Tc-高锝酸盐进行甲状腺显像，此法有辐射剂量小等优势。

^{18}F DG-PET扫描对某些患者颈部或纵隔受累可能比较敏感，也可显示远处转移，因此^{18}FDG-PET适用于评估恶性疾病和非恶性疾病。^{18}F-FDG-PET显像中，33%的高^{18}F-FDG摄取的甲状腺结节均为恶性。因此，对于直径＞1 cm的甲状腺结节，需要检测血清TSH水平。当血清TSH水平结果提示低于正常时，建议行放射性核素甲状腺扫描，判断结节类型，其中"热结节"，即指结节示踪剂摄取量大于周围正常甲状腺，提示功能亢进；"温结节"即结节示踪剂摄取量等于周围甲状腺，提示功能异常；或"冷结节"，即结节示踪剂摄取小于周围甲状腺，提示无功能。由于功能亢进的结节很少为恶性肿瘤，

此时无须进行细胞学评估。当患者合并有明显甲状腺功能亢进亢，则需要加做细胞学评估。此外，对于临床医师在触诊后难以鉴别性质的结节、可疑的多发性结节、甲状腺轮廓不规则的或胸骨后结节，可以使用甲状腺核素显像。

第六节　甲状腺癌细针穿刺活检及细胞学诊断（FNAB）

在ATA、美国临床内分泌医师学会、NCCN、欧洲甲状腺学会以及中华医学会等机构的指南中均推荐采用细针穿刺检查（fine needle aspiration，FNA，也叫作FNAB）进行细胞学活检，FNA是目前评估甲状腺结节性质最准确、有效的方法，推荐作为临床诊断甲状腺结节的首选方法。在超声指导下进行的FNA手术中，假阴性细胞学检查的发生率更低。如果超声证实存在与触诊相符合的实性结节，推荐行超声指导下FNA（US-FNA）。FNA样本的分子检测目的是诊断、预后或预测，此外，预测性分子标记物的使用可以确定患者亚组，对临床治疗的合理选择具有意义。如果考虑进行分子检测，应告知患者检测的利弊，以及检测结果对于治疗和临床预后可能存在的不确定性。

US-FNA可实时显示针在靶结节内的位置，与触诊FNA相比，US-FNA可以提高成功率和准确率，也可以保护周围重要组织，及时判断有无血肿发生。US-FNAB包括细针抽吸活检和无负压细针活检，可降低非必要的手术概率。无负压细针活检属于改良后活检技术，不需负压，到达目标结节后，拔掉针芯即可取材，操作简便，且标本中血液含量更少，更有利于细胞学诊断，目前常用。两者方法均需要在超声引导下进行，临床上应结合实际情况选择，或者联合使用（见图6-2）。

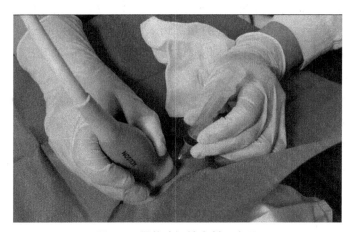

图6-2　甲状腺细针穿刺示意图

一、甲状腺结节US-FNA的适应证

对于经甲状腺彩超发现的结节，根据甲状腺超声TI-RADS分类，若提示为TI-RADS 1～3类，则大多数为良性结节，仅随访观察即可，无须行FNA检查，甲状腺超声为TI-RADS 3、TI-RADS 4a则需要复查，必要时行FNA活检；而TI-RADS 4b需要行FNA活检；TI-RADS 4c以上则建议手术。除此以外，有以下情况时也建议行FNA：

（1）甲状腺结节经超声检查直径＞1 cm，有恶性特征；

（2）甲状腺结节超声检查直径≤1 cm，但提示为恶性特征；

（3）颈部淋巴结异常；

（4）儿童头颈部放疗史；

（5）儿童或青少年有放射性尘埃接触史和电离辐射暴露史；

（6）有家族性甲状腺癌或甲状腺癌；

（7）^{18}F-FDG-PET 为阳性；

（8）血清降钙素水平异常升高。

二、甲状腺结节 US-FNA 的禁忌证

行甲状腺结节 FNA 前一定要评估患者身体状况，当出现以下情况时，不适合行 FNA 检查：

（1）甲状腺结节患者凝血功能障碍，有严重的出血倾向；

（2）患者有长期抗凝药服用史；

（3）评估 FNA 穿刺过程中，穿刺针可能会损伤周围重要器官；

（4）经评估患者不能很好地配合检查，例如患者频繁咳嗽以及吞咽；

（5）女性患者月经期为相对禁忌证；

（6）穿刺部位已经发生感染，必须先行处理。

三、甲状腺结节的 FNA 结果

（一）不能诊断或不满意的 FNA（见表6-2）：指不符合标准的活检细胞学样本

出现不能确诊的情况受多种因素的影响，如：样本中滤泡上皮细胞数量过少，存在活检技术问题，包括穿刺者经验不足、标本的保存不当、制片及染色不恰当等。

1.对于具有初始非诊断性细胞学结果的结节，应在超声指导下重复 FNA，对于初次 FNA 不能明确的结节，建议重复 FNA 检查解决，如果可行，现场细胞学评估；

2.超声未提示高度怀疑的反复非诊断性结节，可以密切观察或手术切除，行组织病理学诊断；

3.非诊断性细胞学结节并且超声提示高度可疑癌，或超声检查随访期间有生长（>20%）的结节，或存在恶性肿瘤的临床危险因素的，建议手术后明确病理诊断。

表6-2 甲状腺 TBSRTC 报告系统（甲状腺癌诊疗规范，2018）

	不能诊断/不满意
I	囊液标本
	上皮细胞量少
	其他（如血多遮挡细胞、细胞过度干燥等）
II	良性
	符合良性滤泡结节（包括腺瘤样结节和胶质结节等）
	符合桥本甲状腺炎
	符合亚急性甲状腺炎
III	意义不明的非典型细胞/意义不明的滤泡性病变
IV	滤泡性肿瘤/ 可疑滤泡性肿瘤
	如果是嗜酸细胞肿瘤,则请注明

续表6-2

	不能诊断/不满意
V	可疑恶性
	可疑甲状腺乳头状癌
	可疑甲状腺髓样癌
	可疑转移性癌
	可疑淋巴瘤
VI	恶性
	甲状腺乳头状癌
	甲状腺低分化癌
	甲状腺髓样癌
	甲状腺未分化癌
	鳞状细胞癌
	混合成分的癌(注明具体成分)
	转移性恶性肿瘤
	非霍奇金淋巴瘤
	其他

（二）良性细胞学检查

如果在细胞学检查中结果为良性，则可以随访观察，暂时无须手术治疗。

（三）恶性细胞学

如果FNA结果为原发性甲状腺恶性肿瘤，建议外科手术治疗。然而，下列情况可不进行手术治疗：

（1）具有极低风险肿瘤患者，临床无明显转移或局部浸润，无细胞学证据的乳头状微小癌，可考虑随访观察；

（2）因合并其他疾病且手术风险高；

（3）预估生存寿命相对较短（例如，高龄、严重的心肺疾病、合并其他恶性肿瘤）；

（4）需要在甲状腺手术前接受内科治疗或其他外科手术的。

（四）恶性可疑细胞学

1.如果FNA结果为可疑乳头状癌（SUSP），手术治疗应结合恶性细胞学病理，并结合患者危险因素、超声检查结果、患者倾向，以及可能的突变检测结果综合判断。

2.综合临床危险因素和超声学特点后，如果不拟行手术治疗，则可考虑对SUSP细胞学结节进行BRAF或七个基因突变标记组（BRAF、RAS、RET/PTC、PAX8/PPARc）的突变检测。

（五）不确定细胞学（AUS/FLUS）

对于FNA结果为AUS/FLUS的，使用重复FNA或分子检测等综合评估恶性肿瘤风险，不建议直接随访观察或诊断性手术；如果未进行重复FNA细胞学检查、分子检测，但可结合临床危险因素、超声结果和患者倾向的，可以定期随访或行诊断性外科切除。

由于不同诊断分级患者结节恶性风险不同，因此，推荐的临床管理也不同（见表6-3）。

表6-3　甲状腺 TBSRTC 各诊断分级的恶性风险及临床管理（甲状腺癌诊疗规范，2018）

诊断分级	恶性风险	临床管理
不能诊断/不满意重复	5%～10%	FNA（超声引导下）
良性	0～3%	随诊
意义不明的非典型细胞/意义/不明的滤泡性病变	10%～30%	重复FNA/分子检测/手术
滤泡性肿瘤/可疑滤泡性肿瘤	25%～40%	分子检测/手术
可疑恶性	50%～75%	手术
恶性	97%～99%	手术

第七节　甲状腺癌的病理检查

甲状腺癌的病理检查可以明确诊断并为癌症风险分层和手术后患者管理提供重要信息。甲状腺切除术肿瘤组织病理学评估基本原则包括以下几点：

1.除了 AJCC/UICC 甲状腺癌分期所需的基本肿瘤特征以外，报告需要包括切除边缘特征，组织病理学评估病理报告还应包含利于风险评估的其他信息，例如是否存在血管侵犯以及侵犯血管的数量，淋巴结最大转移灶的大小以及转移瘤是否存在结外侵袭。

2.甲状腺癌的组织病理学变异与更差的组织学结果（例如：高细胞、柱状细胞和PTC的鞋钉变异，广泛侵袭性FTC，低分化癌）或趋于有利的结果相关（在组织病理学检查中应确定并报告PTC的囊性无侵袭性、微创FTC）。

3.与家族综合征相关的组织病理学变异（通常包括与FAP相关的乳头状癌的筛状病态变异，与PTEN错构瘤肿瘤综合征相关的滤泡癌或乳头状癌）应在组织病理学检查中确定并报告。

除了确定甲状腺切除或肺叶切除标本中每个结节的诊断，病理报告还必须提供AJCC/UICC TNM分期所需的特征，例如肿瘤大小、甲状腺外延伸和淋巴结转移情况。甲状腺外侵袭是指肿瘤延伸至邻近组织。它又分为微小型和广泛型，前者是甲状腺周围直接软组织或胸骨甲状腺肌的侵犯，通常仅在显微镜下发现（T_3肿瘤），后者是皮下软组织、气管、食管或喉返神经的肿瘤侵犯（T_{4a}肿瘤）。肿瘤切除边缘的状态应列为与肿瘤"相关"或"未相关"，因为阳性边缘通常与中度或高度复发风险相关。淋巴结转移灶的大小和淋巴结包膜以外的肿瘤扩展会影响肿瘤的危险程度等级。因此，病理报告应显示淋巴结最大转移灶的大小、是否存在淋巴结外肿瘤扩展以及受累淋巴结的数量和大小。此外，侵犯血管是一个不利的预后因素，应进行评估和报告。血管侵犯被诊断为肿瘤直接延伸至血管或血管腔内的肿瘤聚集体，通常附着于血管壁，并被一层上皮细胞覆盖。侵犯多条（≥4条）血管可能导致较差的预后，尤其是滤泡癌。因此，病理报告中应说明受侵血管的数量（<4或>4条）。

第八节 甲状腺癌的分类和治疗

一、甲状腺乳头状癌（PTC）及其亚型

PTC、FTC、ATC、MTC为临床常见的分型，PTC和FTC为分化型甲状腺癌（DTC），恶性程度最低，预后较好。而ATC恶性程度高，预后较差，MTC恶性程度介于上述之间。

DTC为最常见的甲状腺癌，起源于甲状腺滤泡上皮细胞，少数发生于滤泡旁细胞和甲状腺间质，滤泡上皮与滤泡旁细胞混合性肿瘤也罕见。在DTC中，PTC约占85%，而FTC（包括常规癌和癌细胞癌）约占12%，而分化较差的约占3%。不同阶段PTC和FTC预后相似。

大部分PTC患者除有无痛肿块外，几乎没有其他症状，肿瘤发展缓慢，病程长，不易被发现，故患者就诊一般不及时，就诊时平均病程已达5年，个别可长达10余年。PTC常为多中心病灶，双侧甲状腺可同时受累。PTC颈部淋巴结转移出现较早，多为同侧淋巴结转移，并且局限在颈内静脉周围，发生颌下淋巴结转移的很少，但有一部分可以转移至颈后三角或发生纵隔淋巴结转移。乳头状癌如发生进行性浸润，则可能因其对其他器官的破坏和压迫等而产生一系列严重症状和体征，包括气管狭窄、呼吸困难、咯血或大出血、吞咽困难、声音嘶哑等。此外，PTC可以经血道转移至肺、脊柱。

尽管大部分PTC临床表现为惰性，患者可以长期生存，预后较好，但某些亚型也会出现侵袭性行为，预后较差，需要治疗和密切观察。2015年版美国甲状腺学会分化型甲状腺癌治疗指南中已强烈建议对于具有侵袭性行为的PTC组织学亚型需准确识别并报告。

目前，主要根据包膜情况、生长方式、间质特征、细胞主要形态，将PTC亚型分为十余种。

PTC分为经典型和滤泡亚型。经典型组织学特征主要为乳头结构和细胞核型改变，核分裂象罕见，会发生鳞状化生。组织中常发生砂砾样钙化，位于淋巴管或间质，可侵犯淋巴管。滤泡亚型也较常见，主要或完全由滤泡组成，可以根据出现的经典型PTC细胞和特征进行诊断。此外，滤泡亚型常呈浸润性生长，肿瘤周边有纤维性小梁形成，砂砾体、扇贝状边缘强嗜酸性类胶质或顿挫型乳头等特征的出现也提示为滤泡亚型。滤泡亚型淋巴结转移率较高，但大多数预后良好。其他亚型一般预后较差，分以下几个亚型：

（1）弥漫硬化型（DSV）：该亚型多发生在20岁左右的年轻女性，约占PTC的5%。DSV的病理形态为：

①肿瘤累及一侧或双侧甲状腺，呈弥漫性；

②多个不规则、短而粗的微乳头形成，位于淋巴管小裂隙腔内，呈实性；

③鳞状化生；

④大量沙粒体以及钙化；

⑤明显的淋巴细胞浸润；

⑥显著纤维化。

DSV患者常无明显症状，多在体检时被发现。约80%的DSV患者就诊时已发生淋巴结转移，易被误诊为良性甲状腺弥漫性病变而延误治疗，或以颈部淋巴结转移性包块就诊，甲状腺累及单侧或双侧，中度增大，质韧偏硬，表面不光整，无明显压痛。颈前区和颈侧区可扪及肿大的淋巴结，质硬。约10%～15%的病例发生远处转移，最常转移至肺。DSV恶性程度高、转移早、预后差，超声以弥漫性改

变为特点，极易与良性弥漫性病变混淆，颈部X线或CT检查显示增大的甲状腺内有散在分布的微小钙化。

（2）高细胞亚型：多见于老年人，高柱状细胞占30%以上。病理特点为：单层高柱状细胞，经典型乳头状癌核特点，核分裂象多见，有大量淋巴细胞浸润。该型侵袭性比经典型强，更容易发生甲状腺外侵犯及远处转移，且侵犯血管的能力强，预后较差。大多数经基因检测有BRAF突变。

（3）柱状细胞亚型（CCV）：CCV亚型罕见，约占0.15%~0.2%，由假复层柱状上皮组成，无乳头状癌的核型。CCV侵袭性更高，常伴有颈部淋巴结转移、甲状腺外转移。通常免疫染色CDX2为阳性。TTF1部分呈阳性。

（4）筛状-桑葚样亚型（CMV）：CMV罕见，是一种独特的亚型。在临床上既有散发性病例（常为单结节），也可以发生于家族性腺瘤性息肉病（FAP）患者，多数发生于女性且常为多结节。CMV的形态各异，有筛状、滤泡状、乳头状、梁状、实性及类似桑葚样混合结构。通常免疫染色TTF1为阳性，Tg呈弱阳性，B-catenin为核阳性。

二、甲状腺滤泡癌（FTC）及其亚型

FTC以滤泡结构为主，生长也较为缓慢。肿瘤有包膜感，边界清楚，可为单发或多发结节。病灶多呈圆形或结节状，随吞咽活动，多数无痛。PTC颈淋巴结转移发生较少，但可以侵犯血管，常转移至肺、肝和骨及中枢系统，预后较PTC稍差。当肿瘤浸润和破坏邻近组织，可出现声音嘶哑、呼吸困难等症状。如果诊断较早，则大多数患者预后较好，目前以手术治疗为主。

FTC按侵袭程度可分为：

（1）微小浸润型：全包膜肿瘤，仅局部侵袭包膜；

（2）血管浸润型：有血管侵入；

（3）广泛侵袭型：肉眼无包膜或仅部分包膜，肿瘤界限不清，存在甲状腺外邻近组织浸润，有时肉眼可见静脉瘤栓。若肉眼看似包膜，但镜下肿瘤广泛侵袭，也属于广泛侵袭型。

广泛侵袭型预后明显差于微小侵袭型。滤泡性癌主要以血道转移为主，经血运转移至肺及骨，如发生椎静脉转移，椎骨的转移可先于肺转移的发生。

FTC分化程度不等，组织形态可由类似正常的甲状腺滤泡（但无小叶结构）到明显恶性的实性癌巢（岛状癌）。

按癌细胞的类型分型，除普通类型的滤泡性癌外，还有两个特殊亚型：

（1）嗜酸细胞（Hiirthle细胞）肿瘤：肿瘤大部分或全部由有包膜的嗜酸性细胞组成，包括良性腺瘤和恶性腺癌，由于良性腺瘤的Hiirthle细胞核也常呈异型性，二者的区别比较小，除非有明确包膜和（或）血管侵袭，此时可以确认为恶性腺癌。

（2）透明细胞癌：细胞呈多角形、胞质透明，细胞核深染。根据是否有侵袭生长来判断为透明细胞癌或腺瘤。临床上需要注意与肾透明细胞癌的甲状腺转移鉴别，可通过Tg免疫组化进行鉴别，肾透明细胞癌Tg结果为阴性。

临床上FTC患者治疗第一步是进行手术切除以及相应淋巴结进行清扫。原发性肿瘤的完整性切除是预后的重要决定因素。第二步则是根据患者的病情来考虑是否要进行^{131}I的辅助治疗，通过^{131}I可以清除残留的少量细胞并且通过显像可以了解是否存在转移。第三步是进行激素替代治疗，进行激素替代是因为手术之后分泌甲状腺激素的组织已经不存在了，通过人为补充激素可以将甲状腺功能调节在正常水平。

原发性肿瘤的完整性切除是预后的重要决定因素，而残留转移淋巴结是疾病持续/复发最常见部位。

将疾病复发和转移风险降至最低。根治性手术是影响预后的最重要因素。而 RAI 治疗、TSH 抑制和其他治疗起协同作用。适当的情况下，促进手术后 RAI 治疗。对于接受 RAI 残余消融或转移性疾病的患者，切除所有正常甲状腺组织是手术的重要因素。由于疾病分期和风险分层用于指导初始预测、疾病管理和随访策略，因此，准确的手术后风险评估是 DTC 患者管理的关键要素。

滤泡细胞源性恶性肿瘤活检诊断的手术方法：

（1）对于甲状腺癌>4 cm，或甲状腺外转移（临床 T_4）、淋巴结转移（临床 N_1）和远处转移（临床 M_1）的患者，除有禁忌症，否则均建议行近全或全甲状腺切除术。

（2）对于 1 cm<甲状腺癌<4 cm 且无甲状腺外侵袭，无任何淋巴结转移（N_0）的患者，可以行双侧手术（近全或全甲状腺切除术）或单侧手术（甲状腺叶切除术）。低风险 DTC 在综合疾病特征和（或）患者意愿后，可以选择甲状腺全切除术或单纯甲状腺叶切除术。

（3）甲状腺癌<1 cm 且无甲状腺外延伸和 cN_0 的患者，可选择甲状腺叶切除术，如有明确的指征则行对侧叶切除。在既往无头颈部放疗、家族性甲状腺癌或临床可检测到的颈淋巴结转移的情况下，小的单灶甲状腺内癌应选择单纯甲状腺叶切除术。

淋巴结清扫：

（1）临床上有中央淋巴结受累的患者，在全甲状腺切除术治疗同时行中央隔室（Ⅵ级）颈淋巴结清扫术。

（2）经活检证实为转移性颈侧淋巴结病的患者，应进行治疗性颈侧区淋巴结切除术。

（3）临床上未累及中央颈淋巴结（cN_0）的甲状腺乳头状癌患者，如果其原发性肿瘤分期为 T3 或 T4 或临床上累及侧颈淋巴结，应考虑进行预防性中央隔室颈清扫（同侧或双侧）（cN_1b）。

（4）原发性肿瘤为小型（T_1 或 T_2）、淋巴结阴性 PTC（cN_0）和大多数 FTC 不做预防性中央颈淋巴结清扫术。

三、甲状腺髓样癌（MTC）及其亚型

MTC 来源于甲状腺滤泡旁降钙素分泌细胞（C 细胞），可以是散发病例（多见于中老年，占 70% 左右），也可以是家族性遗传病例（占 30% 左右，发病呈年龄化），包括三类亚型：

（1）多发性内分泌腺病 2A（MEN2A）：同时发生 MTC、嗜铬细胞瘤和甲状旁腺增生；

（2）多发性内分泌腺病 2B（MEN2B）：临床特点为黏膜多发性神经瘤伴 MTC 和（或）肾上腺嗜铬细胞瘤，恶性程度最高；

（3）家族非多发性内分泌腺病性 MTC（FMTC）：是 MEN2A 的变异类型，仅为 MTC，恶性程度最低。

MTC 为中度恶性癌肿，其生长速度、侵袭性都相对较高。细胞排列呈巢状或囊状，细胞呈分叶状、管状或岛状。肿瘤细胞体积形态各异，核分裂活性相对较低。缺少乳头或滤泡样结构，间质内淀粉样物沉积。MTC 可有颈部淋巴结侵犯，也可有血运转移，预后较 PTC 差，但好于 ATC。目前手术切除是治疗 MTC 的有效方法，多建议甲状腺全切或近全切。2020 版《甲状腺髓样癌诊断与治疗中国专家共识》中推荐：有明确家族史或经基因检测明确诊断的遗传性甲状腺髓样癌（hereditary MTC，HMTC），无论肿瘤大小，均应行全甲状腺切除术。此外，C 细胞合成和分泌多种生物学物质，包括降钙素（CT）、5-羟色胺、促肾上腺皮质激素（ACTH）、前列腺素、组织胺、癌胚抗原和血管活性肽等，因此 MTC 的临床表现可伴有面部潮红、心悸、慢性腹泻、消瘦等。在切除 MTC 原发灶和转移灶后，类癌综合征可以消失。

MTC 中，血清降钙素的水平与肿瘤密切相关，可作为 MTC 特异性肿瘤标志物。对于可疑为恶性的

病人，应常规行手术前血清降钙素检测。虽然C细胞也能分泌癌胚抗原（CEA），但一经诊断为MTC，建议同时检测血清降钙素原和CEA作为诊断和随访指标。尤其当降钙素水平较低时，血清CEA意义更大。

四、甲状腺低分化癌和甲状腺未分化癌（ATC）

ATC由未分化的甲状腺滤泡细胞构成，主要的组织学特征为：肿瘤较大，无包膜，形态不规则，常见甲状腺被广泛侵袭和破坏，病理学肿瘤大体切面呈灰白色，有出血及坏死组织。镜下检查，癌细胞的形态不规整、核染色不均、可见核分裂。ATC具有高度侵袭性，病程短，发展快速，浸润和转移发生早。ATC临床比较少，约占5%，多发生于老年人。ATC临床典型症状为颈前区肿块迅速增大，质地坚硬，肿块固定且边界不清，常广泛侵犯周围组织，如：侵犯食管可导致吞咽困难，声带受损可导致声音嘶哑，侵犯气道可导致呼吸不畅，肿瘤压迫可导致颈前区疼痛等，常伴颈部两侧淋巴结肿大，且血道转移常见，约30%～40%的病人可经血运转移至肺、骨和脑等远处，故预后很差，大多数ATC患者首次就诊时即失去积极治疗的机会，平均存活3～6个月，一年存活率仅5%～15%。ATC采用综合放化疗的治疗模式。

第九节　甲状腺癌的临床分期

根据AJCC/UICC建议，所有DTC患者均应进行AJCC/UICC分期。DTC分期包括根据术前评估（病史、查体、辅助检查）确立的临床分期（cTNM）和根据术后病理的病理分期（pTNM）。与其他肿瘤类型一样，甲状腺癌的术后分期可用于：

（1）提供预后信息，这在疾病监测和治疗策略上很有价值；

（2）通过肿瘤登记处，实现对患者的风险分层描述，便于医患沟通。

准确的分期需要详细了解所有相关的风险分层数据，包括手术前检查、手术期间或手术后随访中获得的所有数据。

需要强调的是，确定复发或死亡的临床病理或分子预测因子并不一定意味着更积极的治疗（如更广泛的手术、RAI治疗、TSH抑制治疗、靶向治疗）。同样，缺乏风险因素并不意味着不需要积极治疗。在适当的治疗干预研究完成之前，与临床病理风险因素或分子谱相关的风险分层信息可作为预后因素，用于指导后续管理决策。

AJCC第8版中推荐的分期标准如下：

一、甲状腺乳头状癌、滤泡癌、低分化癌、Hürthle细胞癌和未分化癌

pTX：原发肿瘤不能评估。

pT_0：无肿瘤证据。

pT_1：肿瘤局限在甲状腺内，最大径≤2 cm。

T_{1a}：肿瘤最大径≤1 cm。

T_{1b}：肿瘤最大径＞1 cm，≤2 cm。

pT_2：肿瘤为2～4 cm。

pT_3：肿瘤＞4 cm，局限于甲状腺内或大体侵犯甲状腺外带状肌。

pT$_{3a}$：肿瘤＞4 cm，局限于甲状腺内。

pT$_{3b}$：大体侵犯甲状腺外带状肌，无论肿瘤大小。

带状肌包括：胸骨舌骨肌、胸骨甲状肌、甲状舌骨肌、肩胛舌骨肌。

pT$_4$：大体侵犯甲状腺外带状肌外。

pT$_{4a}$：侵犯喉、气管、食管、喉返神经及皮下软组织。

pT$_{4b}$：侵犯椎前筋膜，或包裹颈动脉、纵隔血管。

二、甲状腺髓样癌

pTX：原发肿瘤不能评估。

pT$_0$：无肿瘤证据。

pT$_1$：肿瘤局限在甲状腺内，最大径≤2 cm。

T$_{1a}$：肿瘤最大径≤1 cm。

T$_{1b}$：肿瘤最大径＞1 cm，≤2 cm。

pT$_2$：肿瘤为2～4 cm。

pT$_3$：肿瘤＞4 cm，局限于甲状腺内或大体侵犯甲状腺外带状肌。

pT$_{3a}$：肿瘤＞4 cm，局限于甲状腺内。

pT$_{3b}$：大体侵犯甲状腺外带状肌，无论肿瘤大小。

带状肌包括：胸骨舌骨肌、胸骨甲状肌、甲状舌骨肌、肩胛舌骨肌。

pT$_4$：进展期病变。

pT$_{4a}$：中度进展，任何大小的肿瘤，侵犯甲状腺外颈部周围器官和软组织，如喉、气管、食管、喉返神经及皮下软组织。

pT$_{4b}$：重度进展，任何大小的肿瘤，侵犯椎前筋膜，或包裹颈动脉、纵隔血管。

区域淋巴结：适用于所有甲状腺癌。

pN$_0$：无淋巴结转移证据。

pN$_1$：区域淋巴结转移。

pN$_{1a}$：转移至Ⅵ、Ⅶ区（包括气管旁、气管前、喉前/Delphian或上纵隔）淋巴结，可以为单侧或双侧。

pN$_{1b}$：单侧、双侧或对侧颈淋巴结转移（包括Ⅰ、Ⅱ、Ⅲ、Ⅳ或Ⅴ区）淋巴结或咽后淋巴结转移。

第十节　甲状腺癌的鉴别诊断

一、甲状腺腺瘤

常见于20～30岁年轻女性。为单个结节或多发结节，以单个结节为主，甲状腺腺瘤可单独出现，也可以与甲状腺肿同时存在。腺瘤边界清，表面光滑，形状为较规则的椭圆形，质地较硬，触诊无压痛。肿瘤生长缓慢，无颈淋巴结转移和远处转移，无神经损害症状，部分病人可发生甲状腺功能亢进。腺瘤体积较小时，临床上无任何症状；当腺瘤增大时，可有压迫症状，如压迫气道导致呼吸困难或压迫食管导致吞咽困难。有时发生肿块突然增大和疼痛，多为腺瘤内囊出血引起。甲状腺显像表现为显示摄碘功能正常的"温结节"、摄碘功能增加的"热结节"或摄碘功能减低的"冷结节"。

二、结节性甲状腺肿

多见于中年及中年以上妇女。一般病史较长。甲状腺肿渐渐长大，可于体检时偶然发现。腺体由于增生和代偿，常呈多结节性甲状腺肿，且常累及双侧甲状腺。结节大多数为胶状质，随着病程的延长，结节内可发生囊性变。若结节内发生出血、坏死，则可以形成囊肿，随后结节内发生纤维化或钙化、甚至出现骨化，导致结节质地变坚硬。结节继续增大时可有压迫症状，如压迫气道导致呼吸困难或压迫食管导致吞咽困难。

三、亚急性甲状腺炎

较常见于中壮年妇女，大多数由病毒感染引起，有典型的呼吸道感染表现，起病急，有发热、咽痛症状，甲状腺疼痛明显，有吞咽痛和压痛，可放射到耳部。急性发病期，甲状腺摄 I 率明显降低，甲状腺显像多呈"冷结节"，当血清检测发现 T_3 和 T_4 水平升高，且呈"分离"现象时有助于诊断。一般为自限性疾病，数周病程后一般可自愈，也可以给予少量泼尼松类药物口服，治疗效果良好。仅少数病人需手术并病理检查以排除甲状腺癌。

四、慢性淋巴细胞性甲状腺炎

慢性淋巴细胞性甲状腺炎又称桥本甲状腺炎，多发生于 40 岁以上的妇女，临床特点为对称弥漫性甲状腺肿，且病程中呈慢性进行性双侧甲状腺肿大，两侧不对称或甲状腺表面有分叶时，类似于甲状腺结节，但质地较硬，无压痛。在疾病慢性发展过程中，大多数患者并无明显症状，不易与甲状腺癌区别。桥本甲状腺炎的甲状腺肿无粘连，也不固定于甲状腺周围组织，可行血清检查，若 TgAb、TPOAb 滴度升高，则有助于鉴别诊断。治疗上给予口服泼尼松药物，对药物治疗敏感，一般治疗一周左右效果明显。此外，部分病例经手术治疗或者给予少量 X 射线（800~1000 cGy）放射治疗，也能达到良好效果。

五、纤维性甲状腺炎

纤维性甲状腺炎为慢性纤维增殖性疾病，常发生于 50 岁左右的妇女。特点是甲状腺组织被纤维组织所替代。一般病史较长，病程进行缓慢，无明显症状，病程可达 2~3 年。甲状腺普遍中等增大，随着疾病发展，甲状腺逐渐变硬，与周围组织粘连固定、没有疼痛，累及喉返神经时可引起声音嘶哑，压迫气管时可导致呼吸紧迫，压迫食管可导致吞咽困难。颈淋巴结一般不肿大，可出现甲状腺功能低下。放射治疗无效，可选用甲状腺制剂做保守治疗，如气管压迫症状明显，需手术治疗，一般仅切除甲状腺峡部，以缓解或预防压迫症状，因甲状腺与周围组织粘连过多可导致手术困难和发生危险，因此不推荐两叶甲状腺次全切除。摄 I 率正常或偏低。

六、毒性弥漫性甲状腺肿

毒性弥漫性甲状腺肿又称 Graves 病，较为常见，是一种自身免疫性甲状腺疾病，儿童和老年人均可发病，常见于女性患者。Graves 病起病缓慢，主要表现为甲状腺功能亢进、弥漫性甲状腺肿、突眼、胫前黏液性水肿等。儿童和老年患者症状不典型。触诊检查多为弥漫性甲状腺肿，质地中等，无压痛，在甲状腺上、下极可触及震颤。

引发甲状腺毒症的原因主要是血液中甲状腺激素增多，新陈代谢旺盛，可作用于心血管、胃肠道、肝脏等全身脏器，多表现为高代谢综合征：患者出现包括紧张、烦躁、易激动、失眠、心悸、气促、乏力、怕热、多汗、体重下降或消瘦、黄疸、食欲亢进、大便稀薄、便次增多或腹泻、皮肤紫癜等症状。

弥漫性甲状腺肿的患者会出现脖子粗大，自觉颈部发紧，颈前包块可随吞咽动作上下移动。

突眼包括：

（1）单纯性突眼：眼球轻度突出；上眼睑痉挛，眼睛向下看时，有白色巩膜；眨眼次数减少或两眼球不能内聚。

（2）浸润性突眼：表现为眼球突出明显、眼内有异物感；眼部疼痛、怕光、易流泪；结膜充血水肿、眼睑肿胀不能闭合；眼球活动受限、斜视、视力减退，甚至失明。

其他特殊表现包括甲状腺毒症性周期性瘫痪：主要见于年轻男性，诱发因素可为饱餐、高糖饮食、运动等，表现为周期性瘫痪和近端肌肉进行性无力、肌肉萎缩，以肩脚带和骨盆带肌群受累为主，不能爬楼梯、蹲位站起。

黏液性水肿是皮肤损害的一种特殊表现，早期皮肤呈暗紫红色，而后皮肤粗糙、增厚，表面有色素沉着，呈树皮样，有大小不等暗红色斑块或结节，多位于小腿胫侧前下1/3处，偶见于足背、膝部、踝关节、上肢或手术瘢痕处，偶见于面部。

Graves病的治疗方案有三种：抗甲状腺药物（ATD）治疗、手术切除或¹³¹I放射治疗。正规治疗后，大多数患者可获得良好预后，但应注意是否有复发倾向，少数患者可继发甲状腺危象，应注意及时抢救。

（杜国利，罗俊一，田婷，申红丽）

参考文献

[1]冯占武,丛淑珍,甘科红,等.超声及细针穿刺细胞学检查诊断甲状腺良恶性结节[J].中国超声医学杂志,2019,35(9):772-775.

[2]中华人民共和国国家卫生健康委员会.甲状腺癌诊疗规范(2018年版)[J/CD].中华普通外科学文献(电子版),2019,13(1):1-15.

[3]中华医学超声杂志(电子版)编辑委员会浅表器官学组.甲状腺结节超声诊断规范[J].中华医学超声杂志(电子版),2017,14(4):241-244.

[4]张园,吴文澜,柳卫,等.甲状腺癌诊疗流程[J].中国肿瘤外科杂志,2017,9(4):215-218.

[5]Wang T S, Sosa J A. Thyroid surgery for differentiated thyroid cancer-recent advances and future directions[J]. Nat Rev Endocrinol,2018,14(11):670-683.

[6]Durante C, Grani G, Lamartina L, et al. The Diagnosis and Management of Thyroid Nodules: A Review[J]. JAMA,2018,319(9):914-924.

[7]Esfandiari N H, Hughes D T, Reyes-Gastelum D, et al. Factors Associated with Diagnosis and Treatment of Thyroid Microcarcinoma[J]. J Clin Endocrinol Metab,2019,104:6060-6068.

[8]林岩松.有关分化型甲状腺癌核医学相关诊治的指南更新[J].中华核医学与分子影像杂志,2018,38(3):172-177.

[9]中华医学会核医学分会.分化型甲状腺癌术后治疗临床路径专家共识(2017版)[J].中华核医学与分子影像杂志,2018,38(6):416-419.

［10］刘志艳,周庚寅.2017版甲状腺肿瘤分类解读［J］.中华病理学杂志,2018,47(4):302-306.

［11］Deandreis D, Rubino C, Tala H, et al. Comparison of Empiric Versus Whole-Body/-Blood Clearance Dosimetry-Based Approach to Radioactive Iodine Treatment in Patients with Metastases from Differentiated Thyroid Cancer［J］. J Nucl Med,2017,58(5):717-722.

［12］Park S, Kim W G, Song E, et al. Dynamic Risk Stratification for Predicting Recurrence in Patients with Differentiated Thyroid Cancer Treated without Radioactive Iodine Remnant Ablation Therapy［J］. Thyroid,2017,27(4):524-530.

［13］中国抗癌协会甲状腺癌专业委员会(CATO).甲状腺微小乳头状癌诊断与治疗中国专家共识(2016版)［J］.中国肿瘤临床,2016,43(10):405-411.

［14］Wong R, Farrell S G, Grossmann M. Thyroid nodules:diagnosis and management［J］. Med JAust,2018,209(2):92-8.

［15］Singh O N, Iñiguez-Ariza N M, Castro M R. Thyroid nodules: diagnostic evaluation based on thyroid cancer risk assessment［J］. BMJ,2020,368:l6670.

第七章
甲状腺癌的治疗

第一节　甲状腺手术治疗

一、手术适应症

　　甲状腺癌切除术的适应证有甲状腺乳头状癌、甲状腺滤泡癌及甲状腺髓样癌。对 I－III 期的甲状腺癌病人，外科手术治疗是首选处理方式。如身体无手术禁忌症，应及时手术，尽快彻底清除原发病灶和区域淋巴结转移病灶，手术治疗效果良好。大部分的甲状腺癌病人都适合手术处理，只有个别甲状腺癌病人由于身体原因不适合手术治疗。各种类型的甲状腺癌、不同的临床分期也有不同的手术方法和手术适应证。一般来说，甲状腺乳头状癌、甲状腺滤泡状癌、甲状腺髓样癌临床分期 I－III 患者适合手术，对于有远处转移的临床阶段IV期患者，手术往往不能同时清除转移灶，手术效果不佳。病理检查为未分化癌、恶性程度高的，手术效果差。还有大量患者身体状况差，不能耐受手术，手术危险较大，效果差。

二、手术方式

　　甲状腺病变大多出现于女性，而传统的甲状腺切除会在颈部留有 5～10 cm 的瘢痕。它极大地影响了颈部的形状，易使患者无法接受手术。

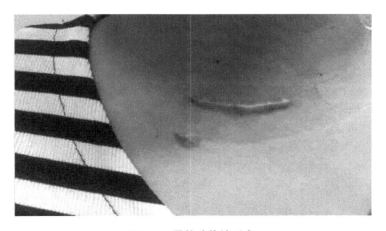

图7-1　甲状腺传统手术

　　微创手术的方式和途径都与传统手术根本不同。在提高和超越传统手术效果的前提下，可以有效降低手术后损伤，从而达到微创手术的目的。原来在颈部的刀口被缩短并向下移动，可以隐蔽在胸口等人体比较隐秘的区域，使颈部看不到伤口疤痕。这不但能够消除恶性肿瘤，同时也不会影响头颈部的整体美观。

　　手术切除过程的方式一般有：传统开放式、胸乳入路腔镜、腋窝入路腔镜（无充气腔镜）、经口腔入路腔镜等。

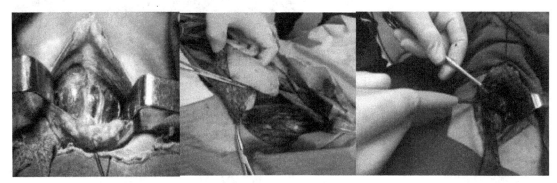

图7-2　甲状腺传统手术示例

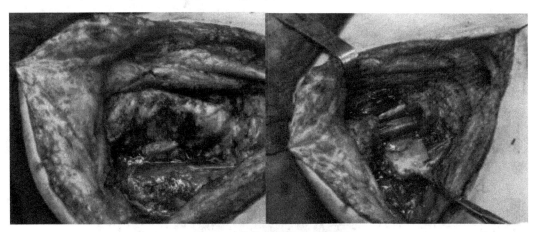

图7-3　甲状腺传统手术示例

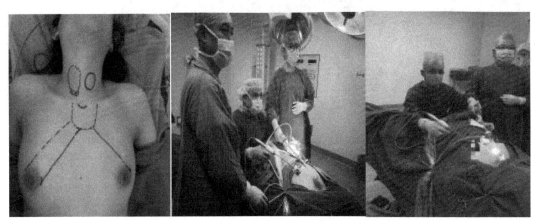

图7-4　甲状腺胸乳入路腔镜手术示例

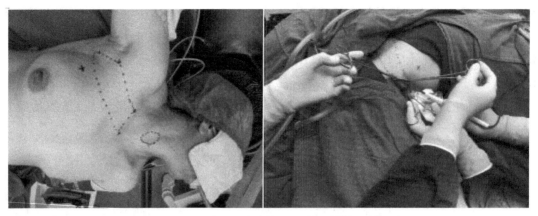

图7-5 甲状腺腋窝入路腔镜（无充气腔镜）手术示例

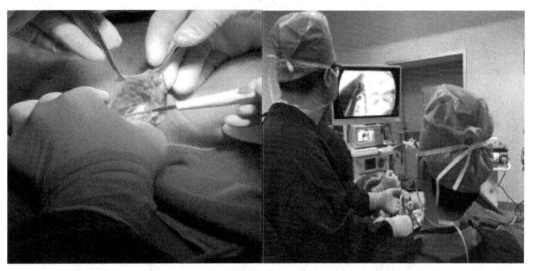

图7-6 甲状腺腋窝入路腔镜（无充气腔镜）手术示例

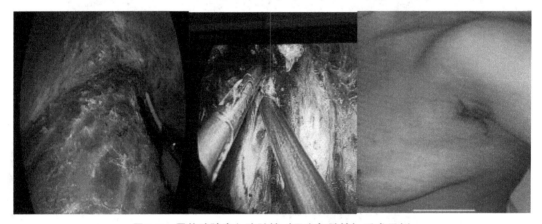

图7-7 甲状腺腋窝入路腔镜（无充气腔镜）手术示例

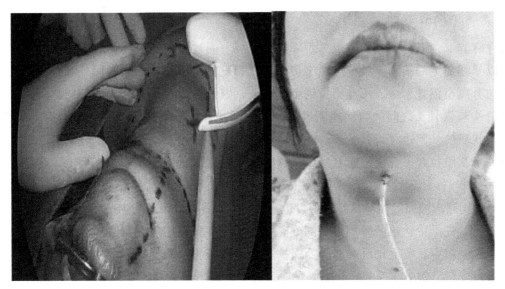

图7-8　甲状腺经口腔入路腔镜手术示例

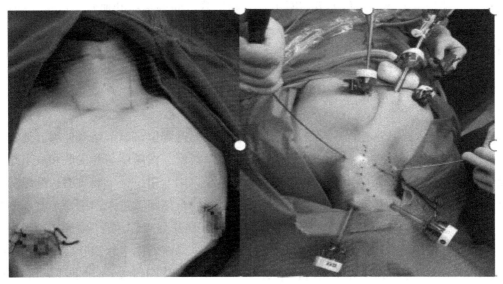

图7-9　甲状腺经口腔入路腔镜手术示例

三、手术切除过程

（一）传统开放

　　患者仰卧位，取胸骨上切迹上方1cm处弧形切口，长约6cm，按层切开皮肤、皮下及颈阔肌，游离皮瓣，切开颈白线，牵开患侧颈前肌群，依次分离、结扎、切断甲状腺上动脉、中静脉和下静脉，切断甲状腺悬韧带，切开甲状腺被膜，识别、保护甲状旁腺，用喉返神经探测仪探测喉返神经走行，切断、结扎甲状腺下动脉，解剖、显露、保护喉返神经，沿神经清除气管旁淋巴结组织，然后沿气管整块移除患侧甲状腺、峡部及气管旁淋巴结组织。冲洗创面，于气管旁留置硅胶引流管1根自切口引出固定，逐层关闭切口。

（二）胸乳入路腔镜

在全身麻醉下，患者处于仰卧位，颈部略微伸展。通过将枕头放在肩膀下，病变一侧的手臂外展最大化，以暴露最宽的腋窝区域。按顺序切开皮肤和皮下组织，显露胸大肌外缘，沿胸大肌筋膜表面向锁骨方向分离至锁骨上缘，用专用拉钩牵起皮瓣，继续分离并确定胸锁乳突肌胸骨头部和锁骨的头部，从胸骨头与锁骨头之间的自然间隙进入，用一个特殊的拉钩将胸骨头部向上拉，继续游离内侧，并在颈部带状肌的外侧边缘将其分离。注意保护颈内静脉和颈总动脉。解剖分离肩胛舌骨肌，用专用拉钩将颈前带状肌拉起，完全暴露右侧甲状腺叶，将专用拉钩固定在牵拉支架上，建立手术腔隙，该术腔不充入CO_2气体。然后，在切口下方2 cm腋前线乳房外侧缘做切口，置入5 mm一次性穿刺器作为主刀操作孔，用超声波刀等器械从腋窝切口进入2个手术器械，中间为内窥镜，内窥镜左侧为主刀和左侧辅助手术钳。先沿甲状腺的外侧缘解剖分离甲状腺中静脉并用超声刀凝闭。暴露甲状腺上极，用超声刀靠近上极凝闭甲状腺上动脉和静脉，保护上位甲状旁腺及喉上神经。然后用超声刀切开甲状腺被膜，用分离钳分离显露出喉返神经并加以保护，将甲状腺下极提起，解剖分离出甲状腺下动脉和静脉，用超声刀多点凝闭离断，暴露气管，保护下位甲状旁腺。沿气管外侧，在充分保护喉返神经的前提下，用超声刀在喉返神经进入喉的部位上方切断甲状腺和气管之间的组织和血管，以避免损伤喉返神经。超声刀靠近对侧腺体，并切断甲状腺峡部，从而完全切除甲状腺叶和峡部。将切除的甲状腺放入内镜塑料袋中，并通过相同的路径取出。仔细冲洗、止血，安放止血材料，并通过腔镜镜头路径端切口插入引流管。最后，将切口层层缝合，清洁包扎。

（三）腋窝入路腔镜

手术步骤与胸乳入路基本相同。全身麻醉下，患者处于仰卧位，颈部略微伸展。通过将枕头放在肩膀下，病变一侧的手臂外展最大化，以暴露最宽的腋窝区域。按顺序切开皮肤和皮下组织，显露胸大肌外缘，沿胸大肌筋膜表面向锁骨方向分离至锁骨上缘，用专用拉钩牵起皮瓣，继续分离并确定胸锁乳突肌胸骨头部和锁骨的头部，从胸骨头与锁骨头之间的自然间隙进入，用一个特殊的拉钩将胸骨头部向上拉，继续游离内侧，并在颈部带状肌的外侧边缘将其分离。注意保护颈内静脉和颈总动脉。解剖分离肩胛舌骨肌，用专用拉钩将颈前带状肌拉起，完全暴露右侧甲状腺叶，将专用拉钩固定在牵拉支架上，建立手术腔隙，该术腔不充入CO_2气体。然后，在切口下方2 cm腋前线乳房外侧缘做切口，置入5 mm一次性穿刺器，作为主刀操作孔，用超声波刀等器械从腋窝切口进入2个手术器械，中间为内窥镜，内窥镜左侧为主刀和左侧辅助手术钳。先沿甲状腺的外侧缘解剖分离甲状腺中静脉并用超声刀凝闭。暴露甲状腺上极，用超声刀靠近上极凝闭甲状腺上动脉和静脉，保护上位甲状旁腺及喉上神经。然后用超声刀切开甲状腺被膜，用分离钳分离显露出喉返神经并加以保护，将甲状腺下极提起，解剖分离出甲状腺下动脉和静脉，用超声刀多点凝闭离断，暴露气管，保护下位甲状旁腺。沿气管外侧，在充分保护喉返神经的前提下，用超声刀在喉返神经进入喉的部位上方切断甲状腺和气管之间的组织和血管，以避免损伤喉返神经。超声刀靠近对侧腺体，并切断甲状腺峡部，从而完全切除甲状腺叶和峡部。在仔细冲洗后留下的空洞内放置一个引流管。缝合切口。当手臂处于自然位置时，腋窝的小切口疤痕被完全覆盖。

（四）经口腔入路腔镜

气管插管全麻，仰卧位，肩下垫高，头略后仰，手术操作者站于患者头侧，助手站在主刀医师左侧，显示器放患者脚侧。以洗必泰消毒液冲洗口腔，拉开下唇，显露口腔前庭，于口腔前庭中部向下及颈部方向注射由500 mL生理盐水加1 mg肾上腺素配成的"膨胀液"，在口腔前庭唇后牙前黏膜处切开一12 mm的横切口，分离钳分离下颌皮下，直达颏下皮下，分离棒分离至颈部（沿颈阔肌下层分离）；于切口处穿刺置入10 mm Trocar（穿刺套管）为观察孔，注入CO_2气体，维持压力为6 mmHg，分别在口腔前庭两侧黏膜处各切开一5 mm切口，放置相应Trocar作为主操作孔和辅助操作孔；经观察孔置入腹腔镜，在直视下用超声刀分离下颌及颈部皮下疏松结缔组织达胸骨上窝，两侧达胸锁乳突肌，完成手术空间制作；超声刀切开颈白线，钝性分离颈前肌群，用体外悬吊线牵开舌骨下肌肉层，显露甲状腺腺体，找出肿物，切开或切除甲状腺峡部，切断韧带，提起甲状腺组织，切断甲状腺血管，切除甲状腺大部分腺体，保留后侧少量甲状腺组织，分离过程中超声刀头能量面远离气管、旁腺和神经，注意保护甲状旁腺和喉返神经，并注意保护气管；切除的标本装入标本袋内自观察孔取出送病理学检查，生理盐水冲洗手术创面，检查未见活动性出血，吸净冲洗液，冰冻结果回报为良性后，可吸收线间断缝合颈白线，对拢双侧颈前肌群；直视下拔出各Trocar，排尽气体，不放置引流管，可吸收线间断缝合各口腔前庭黏膜切口，洗必泰再次冲洗口腔，结束手术；手术后常规使用抗生素2～5天，嘱患者注意口腔护理，勤用医用漱口液漱口。

四、常见的手术后并发症

手术并发症是外科治疗疾病过程中发生的与手术相关的其他病症，这些病症有一定的发生概率，不能完全避免。

（一）出血

甲状腺癌手术后大出血的发生率为1%～2%，比较常见于手术后的24 h内。主要症状是出血增多和颈部肿大，患者感到通气受阻。若引流量＞100 mL/h，考虑到活动性大出血的可能性，应尽快进行清创。一旦发生了呼吸困难，应该首先控制气道。在紧急情况下，可在床边切开气管以清除残余血肿并扩大气管压力。甲状腺癌手术后大出血的风险原因还有高血压和长期口服抗凝药物。

（二）喉返神经损伤、喉上神经损伤

甲状腺手术后喉返神经损伤的发生率为0.3%～15.4%。喉返神经损伤的常见原因包括恶性血小板黏附或侵犯神经系统和手术后手术。如果恶性肿瘤已进入喉返神经，则可依据情况摘除恶性病灶或彻底摘除神经系统。然而，神经系统一旦被移除，建议按照需要接受相同阶段的神经系统转移和修复。单侧喉返神经损伤可能导致术后同侧声带完全瘫痪、声嘶、积水、窒息等。虽然喉返神经可能因为手术本身而损伤，但这些情况是可以避免的。双侧喉返神经根受损术后可能出现呼吸困难，甚至危及生命。在严重情况下，应进行支气管切开术以确保气道通畅。如喉上神经受损，手术后患者的声音会越来越深。在进行甲状腺动静脉检查时，应注意仔细解剖甲状腺，以减少喉上神经受损的可能性。

手术中神经系统检测（IONM）有助于在手术中辨别喉返神经以及进一步检测将甲状腺切除之后喉返神经的功能。因为一旦有神经系统受损，它就可以确认受损节段。针对二次手术、巨大甲状腺肿块以及手术前一侧神经麻痹等情况，一般提议采用IONM。沿被膜仔细解剖，在手术中充分暴露喉返神经，科学、合理运用能量仪器，严格选用IONM等有助于减小神经系统损害的概率。

（三）甲状旁腺功能减退

手术后永久性甲状旁腺功能减退的发生率为2%～15%，最普遍发生于整个甲状腺切除术后。主要症状为手术后低钙血症，如果患者出现手脚麻痹、口腔麻木和手足抽搐，可通过静脉输注钙来清除。对暂时性的甲状旁腺功能减退者，可口服钙片以减轻症状，必要时还可加入骨化三醇。预防性给药通常是减少手术后表现的一种选择。如出现长期的甲状旁腺功能下降，则有必要终身补充钙片和维生素D

制剂。手术中应重视甲状旁腺的细致解剖，重视甲状旁腺的原位保留与血供。对无法原位保留的甲状旁腺，建议进行自体移植。其他染色技术，如碳纳米悬液，也可以帮助手术中识别甲状旁腺。

（四）感染

甲状腺手术多为Ⅰ类切口，少部分涉及喉、气管、食管的为Ⅱ类切口。甲状腺手术后，切口感染的风险为1%～2%。伤口感染的其他高风险原因还有恶性肿瘤、糖尿病以及免疫功能低下。一般切口的感染症状为高热、引流液浑浊、切口皮下红肿出血、皮温上升、局部疼痛伴压痛等。因此，如果疑似切口感染，就应该及早予以抗生素，如有积液，应立即进行切开引流。浅层切口感染一般更易于发现，而深层切口感染一般无法在早期发现，深部裂隙中的积液可通过超声检查确定。但是，极少数病人仍可以因病毒感染而导致颈部的大血管破裂出血，以至危及生命。

（五）淋巴漏

淋巴漏常见于头颈淋巴结清扫后，症状为引流量不断上升，一般每天达到500～1000 mL或者更多，液呈乳白色，故又称乳糜漏。此外，长期淋巴漏还会导致水电解质平衡紊乱、低蛋白血症等。在发生较长时间的淋巴漏出时，应当保证引流通畅。一般应采取保守治疗，但通常需要长期禁食和充足的肠外营养。几天后，引流液就会慢慢地由乳白色变为淡黄色和透亮，引流量将逐渐减少。如果保守治疗1～2周无明显效果或每日乳糜液＞500 mL，则应考虑手术探查和结扎。手术可选择结扎颈部胸导管、组织瓣封堵漏口或者胸腔镜下结扎胸导管。

（六）局部积液（血清肿）

甲状腺手术后局部积液的发生率为1%～6%，但手术范围越大，发生率越高，主要与手术后剩余间隙有关。手术区留置吸引管可降低局部积液的形成。处理方法包括密切监视、多针抽吸和负压吸引。

（七）其他少见并发症

甲状腺切除术也可引起其他一些疾病，但发病率很低，如气胸（颈手术后胸膜破裂所致）、霍纳综合征（颈交感系统损害）、舌下神经系统损伤、舌伸、面神经支损伤等。

第二节　颈部淋巴结清扫

一、根据手术性质分类

1.根治性颈清扫

临床表现明显，病理可证实者，如N_1～N_3。

2.选择性颈淋巴清扫技术

当治疗临床无明确转移征兆（N_0）时，可根据原发病灶的具体情况进行颈淋巴清扫术治疗。

二、根据术式分

（一）根治性颈清术（radical neck dissection，RND）

根治性颈清术亦称传统式颈清术，将颈阔肌深面、椎前筋膜浅面，锁骨上、下颌骨下缘以下，斜方肌前缘到颈前带状肌群外侧（此范围包括胸锁乳突肌、肩胛舌骨肌、颈内静脉、颈外静脉、副神经、颈丛神经批支、下颌下腺、腮腺浅叶下极等结构在内）的全部淋巴结、淋巴管、筋膜、脂肪结缔组织一并切除，根据具体情况决定是否需要切除二腹肌及舌下神经降支，但应保留颈动脉、迷走神经及膈神经。清扫范围包括Ⅰ区、Ⅱ区、Ⅲ区、Ⅳ区、Ⅴ区。

（二）改良根治性颈淋巴清扫术（modified radical neck dissection，MRND）

在根治性颈清术清扫范围的基础上，保留一些功能性结构。根据保留结构的不同，常用的术式有：

1. 保留胸锁乳突肌、颈内静脉、副神经的颈清术式（functional neck dissection，FND）。
2. 保留颈外静脉、颈丛深支神经、耳大神经，视情况保留胸锁乳突肌的改良根治性颈清术，又称功能性根治性颈清术（functional radical neck dissection，FRND）。

清扫范围包括Ⅰ区、Ⅱ区、Ⅲ区、Ⅳ区、Ⅴ区。

三、据手术范围分类

（一）选择性颈淋巴清扫术（SND）清洗

清洗区域为Ⅰ区和Ⅱ区。由于多年的临床治疗经验揭示出该手术的不完整性，目前该手术已基本被放弃。

（二）舌骨上颈部清扫

清除区域为Ⅰ区、Ⅱ区和Ⅲ区。

（三）侧颈清扫

清除区域为Ⅱ区、Ⅲ区、Ⅳ区。

（四）全颈部后壁清扫

清除区域为Ⅱ区、Ⅲ区、Ⅳ区和Ⅴ区。

（五）全井清扫

清除区域为Ⅰ区、Ⅱ区、Ⅲ区、Ⅳ区、Ⅴ区。

（六）双侧颈淋巴清扫术

双侧或同时进行，也可分期进行。

（七）扩大根治性颈淋巴清除术

需要摘除根治性颈淋巴清除区以外的淋巴腺群及其他细胞成分（原发病灶除外）。

四、是否合并原发灶切除

（一）单纯头颈淋巴清扫技术

原发病灶在颈部，或原发病灶未确定，手术后未见，或分期手术后治愈。

（二）桡骨颈清扫术

在清扫颈部的同时将病灶切除。根据对原发性病灶和颈淋巴清扫的可持续性，可分为连续联合治疗和非连续联合治疗。

五、区域淋巴结的处理

（一）中央区淋巴结（Ⅵ区）

cN_{1a}如病灶为单侧，则中央区的清扫范围包括患侧气管食道沟和气管前。喉前区属中央区，但由喉前淋巴结转移相对罕见，可单独治疗。对cN_0病人来说，如具有高危因素（如$T_3 \sim T_4$、多灶癌、家庭史、青少年辐射暴露史等），可选择中心区域清洗。对于cN_0低风险（无高危因素）患者，可提供个体化治疗。中央区清扫的范围：下界为无名动脉上缘水平，上界为舌骨水平，外侧界为颈总动脉内侧缘，包括气管前，所以内侧界为另一侧的气管边缘。应清扫该区域内的所有淋巴脂肪组织。右侧需特别注意喉返神经所在水平深面的淋巴脂肪组织。需要注意保护喉返神经，同时尽可能保护甲状旁腺及其血供，如无法原位保留甲状旁腺，则应行甲状旁腺自体移植。

（二）颈侧淋巴结治疗（Ⅰ区～Ⅴ区）

由于DTC的颈侧淋巴结转移以患侧Ⅲ区、Ⅳ区最为常见，其次为Ⅱ区、Ⅴ区，Ⅰ区少见。因此，侧颈淋巴结检查提示，当手术评估及手术中冻结证实为N_{1b}时，应先行诊断性扫描，即行侧颈清扫术。建议侧颈清洗的最大面积为Ⅱ区、Ⅲ区、Ⅳ区、VB区，最小面积为ⅡA区、Ⅲ区、Ⅳ区。Ⅰ区一般不需要常规清洗。至于咽旁淋巴结、上纵隔淋巴结等特殊性淋巴结，在影像学检查考虑转移时，则建议同时摘除。

第三节　分化型甲状腺癌的 ^{131}I 治疗

甲状腺癌（Thyroid Cancer，TC）是一种临床上较常见的、起源于甲状腺滤泡细胞或滤泡旁细胞的内分泌系统恶性肿瘤。近年来，甲状腺癌的发病率呈快速增长趋势。2020年，全球新发的甲状腺癌患者数量约为58万例，据统计，其发病率占所有癌症中第11位。甲状腺癌组织学上可分为多种类型，其中占构成比最高的是起源于甲状腺滤泡细胞并保留了一定程度甲状腺滤泡上皮细胞功能的乳头状甲状腺癌（papillary thyroid carcinoma，PTC）及滤泡状甲状腺癌（follicular thyroid carcinoma，FTC），也就是所谓的分化型甲状腺癌（differentiated thyroid cancer，DTC）。DTC本来进展比较缓慢，经规范化的多学科综合治疗后，大多数预后较好，可达到临床无瘤状态，但少数特殊的组织学亚型，例如FTC的广泛浸润型，PTC的高细胞型、柱状细胞型、鞋钉亚型，嗜酸细胞瘤（Hürthle细胞癌）等易发生甲状腺外的侵犯及血管侵袭并容易远处转移，复发率较高，预后较差。

放射性碘在甲状腺疾病的诊断和治疗方面都有着悠久的历史。DTC手术后放射性^{131}I治疗已成为DTC治疗的重要手段之一。

一、放射性核素碘的物理学化学特征

碘的化学符号为I（Iodine），卤族元素之一，原子序数为53。人体内70%～80%的碘存在于甲状腺中，是人体合成甲状腺激素必需的微量元素。

碘的同位素共有27种，绝大部分由核反应堆及加速器制备，为人工放射性核素，大部分是裂变产物，主要由^{235}U、^{238}U和^{239}Pu等裂变物质经裂变核反应产生。天然存在的碘核素只有两种：一种是稳定性^{127}I；另一种是放射性^{129}I。稳定性碘的分布范围很广，主要存在于海水、智利硝石、土壤中。另外，人体内和生物介质中均含有稳定性碘。

碘有许多种放射性核素，最常见的是^{131}I、^{125}I和^{123}I。

^{131}I（^{131}Iodine）是临床上很常用的放射性核素，主要通过反应堆生产，为核裂变产物，是人工放射性核素，自然界中一般不存在。国内的生产厂家主要有两家：一是北京中国原子能科学研究院；二是中国核动力研究设计院成都同位素应用研究所。供给商品为Na^{131}I溶液。Na^{131}I溶液是最早纳入国家医疗保险的放射性药物，主要用于甲状腺疾病内照射治疗。^{131}I的化学性质和在人体内的生物学行为与天然的无机碘相同，甲状腺对两者的摄取和利用没有差异。^{131}I和无机碘的不同在于物理性质，原子核内有78个中子的^{131}I比稳定性碘（即^{127}I）多4个中子，^{131}I在衰变过程中，能释放大量的β射线和少量的γ射线，β射线和γ射线的能量分别为606 keV及364 keV。^{131}I的半衰期为8.04天。在临床工作中可以利用^{131}I释放的γ射线进行甲状腺或全身图像的采集及甲状腺功能的测定，还可以利用释放的γ射线进行Graves甲状腺功能亢进、DTC的治疗。其次，可以用^{131}I标记一些化合物来进行体内或体外诊断。

^{125}I（^{125}Iodine）的物理半衰期为60.2天，在衰变过程中只发射27 keV的X射线和35 keV的γ射线，因其发射的γ射线能量较低，不适合进行核医学显像。因其衰变简单，释放的γ射线能量相对较低且半衰期较短，在临床工作中常用于实验室研究和放射免疫分析。另外，实体肿瘤的^{125}I粒子植入治疗越来越广泛。

^{123}I（^{123}Iodine）的物理半衰期为13.2 h，在衰变过程中纯释放单一γ射线，能量适宜（159keV）。由于其辐射剂量小、显像清晰，最适合用来进行核医学显像。但由于^{123}I是由加速器生产的，价格昂贵，应用受到了一定的限制。

二、适合^{131}I治疗患者的选择

^{131}I治疗是分化型甲状腺癌手术后综合治疗中关键的一环，根据治疗目的分为：

1.清甲治疗：用放射性^{131}I清除DTC手术后残留的甲状腺组织。

2.辅助治疗：用放射性^{131}I清除DTC手术后影像学无法证实的可能存在的转移或残留病灶。

3.清灶治疗：用放射性^{131}I治疗手术后已知存在的无法手术切除的局部或远处DTC转移灶。

中华医学会核医学分会发布的^{131}I治疗DTC指南（2021版）强烈推荐：所有的DTC患者手术后均应进行AJCC TNM分期及复发危险度分层，以便辅助决策实施^{131}I治疗。根据手术中所见、AJCC TNM分期、手术后影像学及血清学检查结果，实时评估综合分析，明确DTC患者的复发危险度分层及死亡风险，进行规范的^{131}I治疗前评估，进而进一步权衡^{131}I治疗的利弊，优化^{131}I治疗决策，决定不同治疗方案（即清甲、清灶、辅助治疗的选择），使处于不同复发及死亡风险分层的患者能够实现个体化精准治疗。

2015年，美国甲状腺协会（American Thyroid Association，ATA）进一步细化了2009版ATA指南中DTC患者复发危险度分层，为更准确地进行风险评估提供了依据（表7-1），以助于预测患者预后，同时对临床决策起到重要的作用，用于指导患者手术后个体化的治疗，并制订随访计划，例如，甲状腺大部切除术后经评估确有补充全切的临床需求，但患者拒绝再次手术或因病情不允许或不宜再次手术的，均建议 ^{131}I清甲治疗。但复发风险为中危的患者或者本人有意愿的低危DTC患者，为便于长期随访和肿瘤复发监测，简化随诊检查内容，也可行 ^{131}I清甲治疗。

DTC手术后经 ^{131}I治疗后疗效显著，能降低复发率、延缓DTC复发的时间、减少远处转移，能很好地改善预后。

对手术后 ^{131}I-WBS及SPECT/CT融合显像发现的摄碘性DTC转移或复发病灶（包括局部淋巴结转移和远处转移），因仍保留了钠碘转运体（Na$^+$/I$^-$ symporter，NIS）的表达，如能摄取 ^{131}I，可选择 ^{131}I清灶治疗，利用 ^{131}I释放的β射线对其进行靶向治疗，从而清除病灶，使患者的病情得到缓解。

^{131}I治疗的禁忌证：

（1）妊娠或哺乳期妇女；

（2）计划6个月内妊娠者。

三、^{131}I治疗前准备

（一）外科手术

不论是否存在转移灶，分化型甲状腺癌（DTC）患者最佳综合治疗方案均为甲状腺手术+^{131}I治疗+口服甲状腺激素抑制治疗。

DTC患者一般应行甲状腺全切或近全切除术，并尽可能将甲状腺组织完全切除。其意义在于：

1.利于手术后 ^{131}I消融残余甲状腺组织；

2.利于一次性切除多灶性病变；

3.利于降低肿瘤复发率及再次手术的概率；

4.利于准确评估患者的手术后分期和危险度复发分层。

全甲状腺切除术即切除所有甲状腺组织，手术后无肉眼可见的甲状腺组织残存；近全甲状腺切除术即切除几乎所有肉眼可见的甲状腺组织。为了保护甲状旁腺组织及喉返神经，甲状腺实际上是做不到完全切除的，一般会在喉返神经入喉处或甲状旁腺处保留<1 g的非肿瘤性甲状腺组织，因此，甲状腺全切除只能是肉眼下"全切除"，这也是甲状腺全部切除后还需要 ^{131}I治疗清除残留甲状腺组织的原因。

（二）育龄女性相关注意事项

妊娠及哺乳是 ^{131}I治疗的禁忌症。因为 ^{131}I可通过胎盘及乳汁对胎儿和婴幼儿产生辐射。因此实施 ^{131}I治疗前，推荐必要时对育龄女性进行妊娠测试，排除其妊娠状态。^{131}I治疗后6个月内需避孕。

（三）提高血清TSH水平

为了提高残余或转移DTC组织对 ^{131}I的摄取，^{131}I治疗前，需提高血清TSH水平至30 mU/L以上。因DTC依然存在甲状腺滤泡细胞依赖于TSH的生长方式，因此，提高血清TSH水平可显著增加残余甲状腺滤泡上皮细胞或DTC细胞NIS的表达，从而提高对 ^{131}I的摄取。目前临床上常常通过停用甲状腺素或注射外源性重组人TSH（recombinant human TSH，rhTSH）的方法来提高血清TSH水平。通过给予rhTSH来提高血清TSH水平，可避免因停用甲状腺素后出现甲状腺功能减退（简称甲减）所带来的不适，但因rhTSH价格昂贵，临床普及程度较低。

表7-1　分化型甲状腺癌（DTC）复发危险度分层

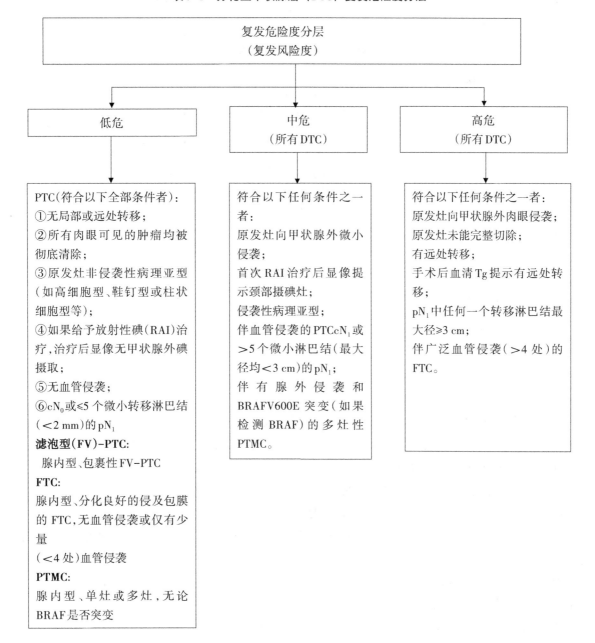

（四）低碘准备

^{131}I治疗的疗效取决于残留DTC病灶的摄^{131}I能力。由于人体甲状腺组织和DTC病灶不能区分碘离子是放射性^{131}I还是稳定性碘离子，故稳定性碘离子能竞争性地抑制^{131}I进入靶组织，因此，在^{131}I治疗前，患者应持续低碘饮食1～2周（碘摄入量<50 μg/d），以降低体内稳定性碘的水平，从而增加^{131}I的吸收，提高^{131}I治疗的效果。

低碘饮食主要指禁食如海带、紫菜、鲜带鱼、干贝、海参、海蜇等富含碘的食物，及避免服用影响碘摄取或代谢的药物，如胺碘酮、西地碘含片、造影剂等。在安排患者行^{131}I治疗前，还要询问其有无静脉注射造影剂，因临床上常用的增强造影剂［如碘海醇注射液（欧乃派克）及碘普罗胺（优维显）］中含碘量非常高，约150 mg/mL。使用增强造影剂会使DTC患者体内稳定性碘含量增高，并明显高于低碘饮食中要求的碘摄入量，故而会减少DTC病灶摄^{131}I量。因此，^{131}I治疗前要告知患者避免使用含碘增强造影剂。由于个体差异，每个人对^{131}I的代谢不同，如果^{131}I治疗前，患者摄入了影响碘摄取或代谢的药物（如已行增强CT检查）或食物，应建议监测尿碘含量，根据患者的尿碘、血碘或尿碘肌酐比值来定夺^{131}I治疗的具体时间。

表7-2　富含碘的药物一览表

药物名称	用途	含碘总量(mg)
碘番酸,三碘苯丙酸	治疗甲状腺功能亢进	1650～6300
泛影葡胺,碘酰胺	CTA扫描,血管造影	540～4200
甲泛葡胺	脊髓(X射线)造影	450～4200
胺碘酮	治疗心律失常	75～300/日
碘化钾	止咳药	90～3900/日
碘化物	产前用维生素	15/片
卢戈氏液,饱和碘化钾液	治疗甲状腺功能亢进	378～760/日
聚维酮碘(聚烯吡酮碘)	皮肤杀菌剂	多重复合(10～100)

（五）^{131}I治疗前评估

行^{131}I治疗前，必须检查的项目：

（1）血常规、尿常规、便常规，肝功能、肾功能、血清电解质、空腹血糖、血脂、心电图、胸片；

（2）血清甲状腺激素及相关抗体（FT$_3$、FT$_4$、TSH、Tg、TgAb）、甲状旁腺激素；

（3）甲状腺及颈部淋巴结超声；

（4）育龄妇女的血清人绒毛膜促性腺激素（HCG）；

（5）胸部CT平扫：评估有无肺转移及病灶大小；

（6）怀疑骨转移的患者，可行骨碱性磷酸酶测定、骨显像、CT、MRI检查，评价有无骨转移及转移的部位。

2.选择性的检查项目有

（1）^{99m}TcO$_4$-甲状腺显像、甲状腺摄^{131}I率、尿碘检查；

（2）诊断性^{131}I显像（Dx-WBS）；

（3）全身^{18}F-FDG PET/CT显像；

（4）血清降钙素、维生素D、骨密度测定；

（5）其他伴随疾病评估；

（6）已知转移部位的影像学检查，如头颅CT、腹部CT等。

此外，^{131}I治疗前还应向患者讲解治疗目的、具体实施过程、治疗后注意事项，并进行辐射安全防护指导，签署知情同意书。对于无法遵守放射防护要求的患者，应与患者及其家属充分沟通后，再慎重考虑是否行^{131}I治疗。

四、^{131}I治疗剂量

（一）^{131}I治疗甲状腺癌用药

一般使用碘［^{131}I］化钠口服溶液或胶囊。采用一次性空腹口服给药法，服用前禁食2～4 h，服用后2 h内不宜进食固体食物。

（二）^{131}I治疗剂量

应根据患者临床病理学特征、复发及死亡危险度分层及实时动态评估结果，制定个体化治疗剂量。

清甲治疗剂量一般给予^{131}I 1.11～3.7 GBq（30～100 mCi）。有多中心临床研究显示，对非高危的DTC患者给予1.11 GBq（30 mCi）与3.7 GBq（100 mCi）^{131}I进行清甲治疗，两者疗效无显著性差异。对于ATA复发风险分层为低危或中危但具备低危特征（如淋巴结受累数目较少、无其他已知的明显残余病灶或其他侵袭性特征）的DTC患者，建议清甲剂量给予30 mCi。

目前临床上常用的^{131}I清灶治疗剂量的制定方法有：

（1）经验性固定剂量法：此方法相对简单方便，是临床工作中最常采用的方法；

（2）器官最大耐受剂量法；

（3）基于病灶吸收剂量的计算剂量法。

目前还无足够证据说明哪一种方法更好。一般清灶治疗剂量为3.7～7.4GBq（100～200 mCi）。

（三）经验性固定活度法

1.颈部淋巴结转移者

给予^{131}I剂量一般为3.7～5.55 GBq（100～150 mCi）。^{131}I治疗DTC淋巴结转移的前提是病灶摄取^{131}I。

2.肺转移病灶的治疗

^{131}I治疗DTC肺转移的指征首先是肺转移灶具有摄取^{131}I能力。转移病灶的大小、摄^{131}I的能力直接决定肺转移治疗疗效。肺转移^{131}I治疗剂量为5.55～7.4 GBq（150～200 mCi）。

3.骨转移病灶的治疗

DTC骨转移预后较差，因病灶对^{131}I治疗的疗效不如肺转移病灶，DTC患者的骨转移灶很难治愈。但^{131}I治疗可以缓解病人疼痛症状，改善生活质量，延长生存期。如孤立的骨转移灶应考虑完全性外科手术切除；不能手术切除的病灶可以单独采用^{131}I治疗或联合双磷酸盐药物治疗、介入治疗、射频消融、^{125}I粒子植入治疗、椎体成形术等治疗方法。但应用^{131}I治疗骨转移灶的前提是能摄碘。骨转移灶^{131}I治疗剂量为5.55～7.4 GBq（150～200 mCi）。

4.神经系统转移病灶的治疗

外科手术切除和EBRT是主要治疗手段。DTC患者脑内多发转移或肿瘤体积较大时，^{131}I治疗后可引起肿瘤周围组织的水肿，严重者可出现脑疝，危及患者生命，所以不管中枢神经系统转移灶是否具有摄碘能力，首先考虑外科手术治疗。^{131}I治疗仅作为脑转移手灶术后或放射治疗后的辅助治疗手段。选择^{131}I治疗的同时应给予糖皮质激素，避免脑疝的发生。每次^{131}I治疗剂量一般为3.7～7.4 GBq（100～200 mCi）。

综上，要结合患者情况、评估病情，多学科联合、综合制定相应的个体化治疗方案，以提高治疗效果，缓解病情，延长患者的生存期。

表7-3　决定¹³¹I治疗给药剂量的三种方法比较

	优点	缺点
经验给药 （标准剂量）	简单,快速 保持甲减状态的时间较短 通常比活度测定确定的剂量造成的副作用风险小 1/3～1/2	可能会剂量不足 有 10%～20% 的可能性超过最大剂量,导致较高的副作用风险 不同医院剂量差别较大
骨髓剂量测定法确定剂量*	可个体化决定最大给药剂量/医生可为患者使用更大的剂量;在一些患者中,副作用的发生率可能下降	患者必须继续保持甲减状态的时间 1 周以上 需要做血液¹³¹I活度测定 增加了额外就诊次数和显像时间
病灶剂量测定法确定剂量	能提供一些治疗成功的必要信息,并可帮助医生决定增加或减少剂量	需有足够大的摄碘病灶才能测量 增加了额外的就诊次数

*基于血液中最大剂量不超过 200 cGy 来计算。

五、¹³¹I治疗放射防护

辐射是把双刃剑,我们利用¹³¹I释放的β射线所产生的辐射生物学效应来治疗疾病,为患者带来利益。但患者服用¹³¹I后相当于一个特殊的、移动的辐射源,会在一定时间内向与其近距离接触的人,如陪护人员、医护人员、周围人群发出射线,造成外照射,且患者服用¹³¹I后,除残留甲状腺组织及其DTC病灶能摄¹³¹I外,其余大部分¹³¹I会通过泌尿系统、唾液、汗液等排出体外,存在对周围环境造成放射性污染的风险。因此,¹³¹I的辐射防护工作显得极为重要。根据我国相关法律规定,单次使用¹³¹I治疗剂量超过 400 MBq 时,要建立辐射隔离区,住院患者在服用¹³¹I后需进行一段时间隔离,不能在除病房外的其他地方停留,待体内¹³¹I活度降至规定水平后,才能解除隔离限制、出院。故为了缓解患者紧张心理、消除患者对¹³¹I治疗安全性的顾虑、避免¹³¹I对周围人群产生不必要的伤害、保障相关人员（如公众和医务人员）的安全,在实施¹³¹I治疗前需对患者进行关于辐射防护的宣教及指导,使其易于遵循。

（一）¹³¹I治疗的安全性及¹³¹I治疗后患者的注意事项

在进行¹³¹I治疗过程中,患者各组织器官的辐射剂量均在安全许可范围内。但由于患者残留甲状腺组织多少不同,复发和转移病灶发生的部位不同、大小不同,单次¹³¹I使用的剂量及累计剂量的不同,患者对射线的敏感性不同,部分患者可能会出现一些不良反应。

唾液腺损伤是较常见的不良反应之一。因唾液腺细胞膜上含NIS受体,口服¹³¹I后,¹³¹I会被唾液腺大量摄取,若不能及时排出,可能会对唾液腺造成一过性损伤,表现为牙龈肿痛、口干、味觉减弱;多见于¹³¹I治疗数天乃至持续数月。损伤的程度存在个体差异。治疗前应嘱患者服用¹³¹I后,可服用酸性饮料或食物、维生素C等,促进唾液腺及时分泌至口腔,以预防或减轻唾液腺的损伤。一般情况下轻度的唾液腺损伤不需要处理,会逐步自行恢复。

性腺（卵巢和睾丸组织）虽然是高辐射敏感组织,但性腺并不能直接从血液中摄取¹³¹I而受到辐射,仅仅是受到滞留在血液、膀胱及结肠区的¹³¹I的照射。目前尚无¹³¹I治疗后患者生育的后代存在发育障碍、畸变或恶性肿瘤发生率发生异常变化的报道,也无证据证明¹³¹I治疗影响育龄期女性的生育能力。部分成年女性DTC患者在¹³¹I治疗后可能出现月经周期紊乱的表现,可在¹³¹I治疗后 1～2 个月自行恢复。成年男性DTC患者在¹³¹I治疗后可能出现一过性睾丸功能紊乱。¹³¹I治疗对性腺产生短期和远期的影响尚无定论,国际原子能机构（International Atomic Energy Agency,IAEA）建议¹³¹I治疗后 6 个月内避孕。

对长期存活的DTC患者¹³¹I治疗后随访研究显示：DTC患者¹³¹I治疗后发生继发恶性肿瘤（second preliminary malignancy，SPM）的风险很低，不必进行相关的专项肿瘤筛查，只有少数患者在¹³¹I治疗过程中或治疗后发现有其他恶性肿瘤，但无法确定两者之间的相关性。

综上，¹³¹I治疗DTC是一种安全、有效的治疗方法。

患者入院时，应使患者熟悉病房环境、各种设施的使用方法，并详细介绍治疗目的、治疗的流程及隔离住院期间的一些注意事项（包括排泄物和污物的正确处理方式、治疗后可能出现的不良反应、辐射防护安全指导）。患者及其家属同意行¹³¹I治疗后，应签署知情同意书。

¹³¹I主要通过泌尿系统尿液排出体外，在治疗后的前48 h内，¹³¹I的排泄量最大。为帮助¹³¹I经尿液排泄，以减少对膀胱和邻近器官的辐射，应嘱咐患者增加饮水量（3～4升/天）以保证频繁排尿。病房内应有专用卫生间，坐式马桶可避免患者小便时尿液飞溅造成的¹³¹I污染，使用完马桶后应用湿纸巾擦拭马桶边缘，多冲洗几次马桶，上完厕所后洗手，以避免污染衣物。¹³¹I治疗完后会有少量的¹³¹I随唾液、汗液排出体外，要注意防止患者呕吐物造成对患者自身及其周围环境的放射性污染。

（二）医务人员的辐射防护

1.对外照射的防护：¹³¹I在衰变过程中除了发射β射线外，还能发射γ射线。操作过程中要注意γ射线的外照射防护。外照射的防护要做到：

（1）减少操作时间，即减少与放射源的接触时间；

（2）距离防护，在移动和操作放射源时使用操作柄以增加距离，远距离操作；

（3）屏障防护，操作时穿铅衣、人体和放射源之间放置铅玻璃或铅砖以屏蔽放射源；

（4）由于服¹³¹I后的患者亦是放射源，应该注意患者和医务人员、患者和家属之间的接触时间、距离、屏障防护。

内照射的防护主要是防止¹³¹I通过呼吸道、消化道或皮肤进入体内，因此要注意：

（1）禁止倾斜洒落口服的Na¹³¹I溶液、避免过长时间暴露造成的挥发；

（2）在通风橱中进行分装；

（3）穿戴防护用具（包括医用口罩和帽子）、佩戴个人剂量卡；

（4）工作台及时清理、用过的废物放在指定的场所进行放置衰变；

（5）做好使用记录；

（6）工作结束后，清洗手部及可能污染的部位；

（7）禁止在工作场所饮食，工作完成尽快离开；

（8）做好应急预案。

同时，要加强患者排泄物的管理。

（三）周围人群的辐射防护

国际辐射防护委员会（International Commision on Radiological Protection，ICRP）规定患者出院时体内放射性¹³¹I活度水平不应使他人所受照射量超过5 mGy，家庭成员每年接受的外照射剂量当量不应超过5 mSv。ICRP从外照射角度考虑，推荐患者体内¹³¹I的活度在555MBq（15 mCi）以下时可以离开医院。1997年国际原子能机构（International Atomic Energy Agency IAEA）发布的《国际电离辐射防护和辐射源安全的基本安全标准》建议¹³¹I治疗的患者在出院时体内放射性活度不应高于30 mCi（1.11 GBq）。患者出院后体内的¹³¹I衰变释放γ射线，会对他人产生外照射，2周内仍应避免与孕妇及儿童近距离接触。

我国 131I 治疗 DTC 的相关要求：

（1）患者必须在有专门防护条件的病房内治疗。

（2）患者的尿及其他排泄物均应按照防护要求处理。

（3）中华人民共和国国家职业卫生标准《GBZ120—2006临床核医学放射卫生防护标准》规定，当患者体内的 131I 量降至低于 400 MBq（10.8 mCi）时方可出院，以控制患者家庭与公众人员可能受到的照射。

（4）在治疗过程中，家属、医护人员与患者的接触时间参考见表7-4。

在患者 131I 治疗期间的慰问者所受到的剂量不应超过 5 mSv。患者口服 131I 治疗之后，对接触患者的人员造成的放射性危害会随着时间的推移而递减。

表7-4　每天允许接触服 131I 后甲状腺癌患者的时间

患者体内 131I 量/MBq(mCi)	相距 1 m 允许接触时间/h
1110（30）	4
1110～1850（30～50）	2
1887～3700（51～100）	3/4
3737～9250（101～250）	1/2

表7-5　与给予不同活动 131I 治疗的患者在 1 m 处接触时的受照 "剂量率"

给药剂量	100mCi	150mCi	200mCi
时间（天）	剂量率（mrem/h）		
0	50	75	100
0.25	30	45	60
0.5	18	27	36
0.75	11	16.5	22
1	7	10.5	14
2	2.5	3.8	5
3	1.6	2.4	3.2
4	1.5	2.1	3.0
5	1.3	1.9	2.6
6	1.2	1.8	2.4
7	1.1	1.7	2.2
14	0.6	0.9	1.2
21	0.3	0.45	0.6

六、¹³¹I全身显像

^{131}I-全身显像（^{131}I whole body scan，^{131}I-WBS）是利用DTC手术后保留的钠-碘转运体（NIS）表达的残余甲状腺组织和（或）转移灶具有的摄取^{131}I的能力，通过放射性^{131}I显像来探寻有无残留、复发和转移病灶，^{131}I-WBS是DTC患者随访、制定治疗方案、评价疗效的重要影像学检查方法。

^{131}I-WBS分两类：

（1）诊断剂量显像（diagnostic whole body scan，DxWBS），主要用于DTC治疗随访时；

（2）治疗剂量显像（post-treatment whole body scan，RxWBS），清甲治疗、转移灶治疗后5～7天行^{131}I全身显像，以评价残留病灶的多少及转移灶的位置、数量和对^{131}I的摄取情况。

（一）诊断剂量^{131}I全身显像

患者行^{131}I-DxWBS检查前需停服影响摄碘功能的药物（如甲状腺激素）和食物（如海带、紫菜等），低碘饮食1～2周，每日碘摄入量<50 μg，使血清TSH＞30 mU/L。应特别注意避免增强CT检查，病史询问时应注意询问是否进行了增强CT。

空腹口服2～5 mCi ^{131}I 48 h后进行显像，必要时行72 h显像。可嘱咐患者检查前淋浴并更换干净衣服。^{131}I-DxWBS通常要选用高能平行孔准直器，同时采集前、后位图像，对怀疑有问题的部位可行局部多体位采集，必要时可行SPECT/CT融合显像，有助于对病灶的定位和定性诊断，可提高诊断的准确率。

（二）治疗剂量^{131}I全身显像

在DTC患者行^{131}I治疗后5～7天进行^{131}I全身显像。患者的准备和采集条件同诊断剂量^{131}I全身显像。由于^{131}I-WBS的敏感度随^{131}I活度增高而增高，而患者又不增加被照射的剂量，所以凡是高活度^{131}I治疗后都应行^{131}I-WBS。通过^{131}I-WBS可观察残留甲状腺^{131}I分布及有无摄^{131}I病灶的存在。由于小剂量^{131}I诊断性扫描往往难以发现转移灶，且容易导致甲状腺顿抑发生，影响后续的^{131}I治疗，因此，不主张在^{131}I治疗前进行小剂量^{131}I诊断性扫描，应以大剂量^{131}I治疗后扫描为准。

（三）图像分析

^{131}I正常分布在唾液腺、胃、肝脏、脾以及肠道等部位。由于唾液腺分泌物滞留，食管部位偶可见条索状示踪剂浓聚。乳房摄取可见于哺乳期妇女或非哺乳期妇女。

大部分DTC转移或复发病灶均能摄取^{131}I，在图像上显示为形态、大小、数量、摄取程度各异的^{131}I浓聚灶。SPECT/CT融合显像可对平面显像上性质待定的异常摄碘区域进行准确定位，同时还能观察形态学信息，因而弥补了单纯^{131}I全身显像的局限性，提高了^{131}I全身显像诊断的灵敏度和特异性。

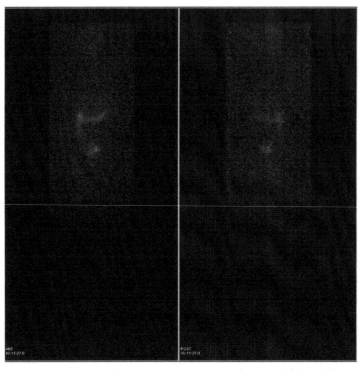

33岁女性，甲状腺乳头状癌手术后，口服10 mCi 48 h后行 ^{131}I-WBS提示：除口腔黏膜，胃肠道及膀胱区可见正常显像剂分布外，全身其他部位未见异常放射性浓聚灶，[131]I全身显像未见明显异常。

图7-10　[131]I全身显像

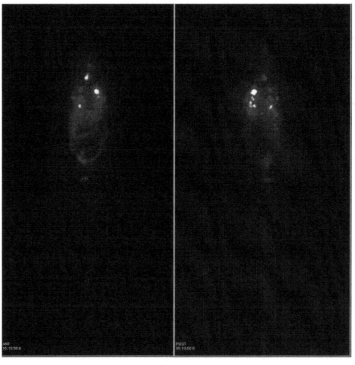

63岁女性，甲状腺滤泡癌手术后，口服10 mCi 48 h后行 ^{131}I-WBS提示：除口腔黏膜，胃肠道、肝脏及膀胱区可见正常显像剂分布外，甲状腺床区及双肺多处可见异常显像剂浓聚灶，考虑甲状腺组织少许残留并双肺多发转移癌。经皮针吸肺活组织检查，病理：CD56（+）CD20（-）　CK7（+）CgA（-）Ki-67（+）5% Napsin A（-）P40（-）Syn（-）TTF-1（+）CEA（-）S-100（-）Tg（+）降钙素（-）（肺穿刺活检组织）腺癌，结合免疫组化结果考虑甲状腺滤泡癌转移。

图7-11　[131]I全身显像

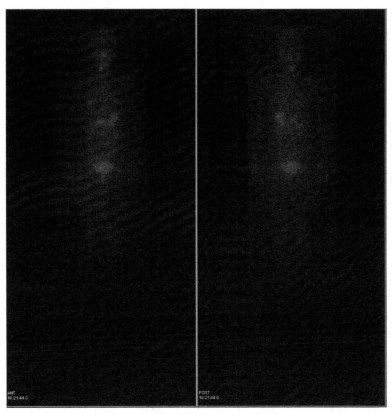

　　27岁女性，甲状腺乳头状癌手术后1年，131I治疗后半年复查入院，口服131I 10 mCi 48 h后行全身显像，除口腔黏膜，胃肠道、肝脏及膀胱区可见正常显像剂分布外，甲状腺床区可见少许异常显像剂浓聚灶。131I全身显像示甲状腺床区少许131I浓聚。

图7-12　131I全身显像

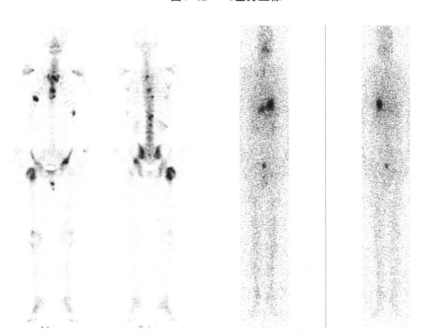

A：甲状腺乳头状癌骨转移；B：甲状腺癌手术后随访诊断剂量131I扫描：颈部可见摄131I灶显影。

图7-13　131I全身显像

第四节 甲状腺癌的其他治疗

一、碘难治性甲状腺癌的治疗

大部分DTC肿瘤细胞分化较好，恶性程度较低。^{131}I治疗是DTC手术后常用的辅助治疗措施，研究表明，经过甲状腺手术（全切或次全切）、放射性^{131}I（清甲、辅助、清灶）治疗加上甲状腺素抑制治疗的规范化综合治疗，大部分甲状腺癌患者预后较好，可达到临床无瘤状态。但有少部分DTC患者在病程中会进展为碘难治性DTC（radioactive iodinere fractory diferentiated thyroid cancer，RAIR-DTC），预后较差。

碘难治性DTC（RAIR-DTC）的定义是，在无外源性碘负荷干扰的情况下，TSH>30 mIU/L时，出现：^{131}I治疗后全身显像时，转移灶表现为不摄^{131}I；或原能摄^{131}I的转移灶在^{131}I治疗后丧失摄^{131}I能力；被其他影像学检查所显示的转移灶部分摄^{131}I、部分不摄^{131}I；或多次^{131}I治疗后虽然转移灶摄^{131}I，但影像学及实验室指标仍提示病情进展，包括病灶逐渐增大、出现新发病灶和血清甲状腺球蛋白（thyroglobulin，Tg）持续上升等情况的，均被认为是RAIR-DTC。

除此之外，甲状腺髓样癌（medullary thyroid carcinoma，MTC）及甲状腺未分化癌（anaplastic thyroid carcinoma，ATC）对^{131}I和传统放化疗均不敏感，因此广义而言，RAIR-DTC、MTC及ATC均被称为碘难治性甲状腺癌。

目前对于RAIR-DTC、复发/持续性晚期MTC及ATC的治疗方案主要为：针对不同病理类型，采取手术、内分泌抑制、局部外放射治疗、诱导分化、化疗及靶向药物治疗等手段。

（一）诱导分化治疗

目前，诱导分化治疗已成为RAIR-DTC的重要治疗手段之一。诱导分化治疗旨在利用各类药物促使肿瘤再分化，增强DTC中的NIS表达，提高摄碘率，使患者在后续^{131}I治疗中获益，可避免长期大量应用靶向药物而出现的副反应。

1.维甲酸类药物

作为RAIR-DTC诱导分化治疗研究最早的药物之一，维生素A的衍生物维甲酸曾被临床用于治疗某些皮肤病、血液系统恶性肿瘤。维甲酸通过与细胞内膜的维甲酸受体或视黄醇X受体等核受体结合，诱导体细胞分化成熟，达到治疗目的。维甲酸主要通过促进甲状腺癌细胞分化而起到治疗RAIR-DTC的作用。维甲酸与细胞的分化、增殖和凋亡有关，并可诱导甲状腺癌细胞中NIS基因的表达，提高甲状腺癌的摄碘率。早期，Simon等人首次应用维甲酸治疗RAIR-DTC，10例患者中有4例再次摄取放射性^{131}I。其他早期临床试验中报道，40%～50%的RAIR-DTC患者在应用维甲酸后出现放射性^{131}I摄取增加，然而，在维甲酸诱导治疗后，患者摄碘率是否提高与^{131}I治疗是否有效并不一致。随后的临床试验结果差异较大，6%～55%的患者在应用维甲酸后表现出摄碘率增加。因此，RAIR-DTC摄碘率增加能否归因于维甲酸的诱导尚不明确。此外，关于第1代维甲酸类药物—视黄醇的体外研究证实，视黄醇可以提高RAIR-DTC细胞的摄碘率。

2.组蛋白去乙酰酶

组蛋白去乙酰酶可使组蛋白去乙酰化，沉默基因表达。组蛋白去乙酰酶抑制剂在表观遗传水平上增加 NIS 基因转录信使 RNA，提高 NIS 的表达，同时也提高 5′脱碘酶的活性，增加 RAIR-DTC 的摄碘能力。此外，组蛋白去乙酰酶抑制剂治疗也可降低 RAIR-DTC 的增殖率并诱导其细胞凋亡。然而，组蛋白去乙酰酶抑制剂治疗 RAIR-DTC 的临床试验并没有取得满意的疗效，有学者的研究表明，组蛋白去乙酰酶抑制剂并没有使 RAIR-DTC 患者 ^{131}I 的摄取增加。

3.过氧化物酶体增殖物激活受体γ（Peroxisome proliferator-activated receptor-γ，PPAR-γ）

PPAR-γ 在机体的细胞中广泛分布，PPAR-γ 是一类核转录因子，激活并调节许多目的基因转录，对维持细胞正常增殖、分化能力起重要作用，从而对体内多种生理过程发挥调控作用。在 RAIR-DTC 中，PPAR-γ 可激活 PTEN 基因的表达，使异常激活的 PI3K 通路受到抑制，以达到提高摄碘率的目的。Kebebew 等人报道，5/20 的 RAIR-DTC 患者应用罗格列酮治疗后显示放射性 ^{131}I 摄取，但这并没有引起显著的临床疗效，在随后的长期随访中并没有观察到肿瘤体积的缩小。而其他 PPAR-γ 激动剂只在体外试验中被证实可提高 RAIR-DTC 的摄碘率。

（二）靶向治疗

近几年，随着甲状腺癌分子生物学研究的逐渐进展，针对基因突变的分子靶向药物生产出来，这使得生物治疗碘难治性甲状腺癌成为可能，显示了良好的应用前景。RAIR-DTC 常表现为肿瘤细胞侵袭性增强、^{131}I 治疗效果不佳、多发转移等，多数 RAIR-DTC 合并基因突变，可通过检测突变基因的方法提早诊断。

靶向药物根据 RAIR-DTC 作用靶点不同分为：抗血管生成酪氨酸激酶抑制剂（tyrosine kinase inhibitor，TK），如：索拉非尼、乐伐替尼、阿帕替尼、凡德他尼、卡博替尼；帕唑帕尼，选择性 V-raf 鼠肉瘤滤过性病毒致癌基因同源体 B（V-raf murine sarcoma viral oncogene homolog B1，BRAF）抑制剂，如：达拉非尼、维罗非尼；选择性 MAPK 激酶（MAP kinase kinase，MAPKK 或 MEK）抑制剂，如：司美替尼。

1.酪氨酸激酶受体拮抗剂（TKRI）

以抗血管生成为主的多靶点 TKRI，其代表药物为索拉非尼（sorafenib）、仑伐替尼（lenvatinib）及凡德他尼。Ⅲ期临床试验显示，与安慰剂组相比，索拉非尼、乐伐替尼、凡德他尼、卡博替尼几种药物均能不同程度地延长 DTC 患者的无进展生存期（progression-free survival，PFS），使 RAIR-DTC 患者的生存情况得到改善，提高肿瘤控制率，显示良好的疗效。但治疗中要密切观察患者的副反应，如：严重过敏性皮疹、疲乏、高血压以及消化道症状（腹泻、胃肠道穿孔、肠瘘）等。

美国食品药品监督管理局（Food and Drug Administration，FDA）于 2013 年、2015 年分别批准了使用索拉非尼、仑伐替尼治疗 RAIR-DTC。我国国家药品管理监督局也于 2017 年及 2020 年分别批准将索拉非尼、仑伐替尼用于治疗 RAIR-DTC。

新型抗血管生成靶向药物帕唑帕尼在晚期转移性 DTC 的治疗中也具有一定的优势。帕唑帕尼可干扰肿瘤生长所必需的血管生成，主要的基因靶点为 VEGFR-1、VEGFR-3、PDGFR 和 Kit。美国国家癌症研究所进行的Ⅱ期临床试验显示，37 例 DTC 患者中，滤泡状癌的缓解率为 73%，PTC 为 33%，但是，12 例患者由于出现高血压、转氨酶升高、蛋白尿、黏膜炎或结肠炎等副反应给予减量，42 例出现严重的出血事件给予停药。故许多学者认为，帕唑帕尼联合其他抗肿瘤药物疗效可能更佳。

2.BRAF^{V600E}抑制剂

维罗非尼、达拉非尼是 BRAF 抑制剂代表药，临床试验显示两者均能延长 DTC 患者的无进展生存期、同时还能诱导RAIR-DTC失分化病灶再分化的能力，使出现失分化病灶再摄碘。BRAF抑制剂的严重不良反应有易疲劳、中性粒细胞减少及诱发皮肤鳞癌，应密切注意患者的血常规情况及皮肤反应。

3.MEK抑制剂

司美替尼、曲美替尼是目前常见的MEK抑制剂。司美替尼可以改善碘抵抗肿瘤细胞NIS的低表达，从而使发生失分化的肿瘤细胞再分化，重新获得摄碘能力。但司美替尼可能会使患者出现皮疹、疲劳、腹泻及周围性水肿等严重不良反应。现在临床上曲美替尼主要用于恶性黑色素瘤的治疗。

4.放射性标记的靶向治疗

为了使放射性核素能够进入不摄碘的病灶，发挥局部内照射的作用，国内外大量学者致力于 ^{131}I 或其他放射性核素标记的靶向药物的研究，如 ^{131}I 标记碘苄胍（^{131}iodine iodobenzyl，^{131}I-I）、90 铱-标记的奥曲肽（90-yttrium octreotide，^{90}Y-O）等。

大多数针对RAIR-DTC的靶向药物仍处于临床试验阶段，虽已为治疗提供了一些依据，但由于样本量小、缺乏相应的治疗效果循证医学证据，在选用靶向药物治疗之前，应综合评估预期收益及可能存在的风险。目前已有针对其突变基因的，具有特异性强、损伤较小、疗效好等优点的靶向治疗药物，随着科技的进步，更多的针对RAIR-DTC的分子靶向治疗药物被开发并进入临床试验，且逐步为FDA批准，并正式应用于临床，在甲状腺癌的治疗中有着广阔的前景。

二、甲状腺癌的多科综合诊疗模式与随访

多数DTC患者预后较好、死亡率较低、生存期较长。但DTC患者的治疗及长期随访还是应该纳入多学科联合管理，由外科、核医学科、超声医学中心、肿瘤科、内分泌科、病理科等各专业进行讨论并制定规范化综合治疗方案，针对不同患者实施个体化精准治疗，尤其是在中高危患者治疗的不同阶段，多学科联合制定规范化综合治疗方案尤为重要。

表7-6　不同危险度分层的DTC患者治疗方案建议

低危的DTC患者	甲状腺切除术后+外源性甲状腺素的替代或TSH抑制治疗
有远处转移的高危DTC患者	甲状腺切除术后+^{131}I清甲治疗+手术后TSH抑制治疗
存在不可手术切除的局部病灶患者	局部外照射治疗或射频消融
甲状腺髓样癌患者	外科手术治疗为主,手术后需甲状腺素替代治疗,但不需要TSH抑制
甲状腺未分化癌患者	若无远处转移和气道梗阻,可首选手术切除+外照射治疗/外照射治疗+手术切除。外科的作用主要是解除气道梗阻(气管切开),在有条件的情况下尽量切除肿瘤

第五节　甲状腺癌随访

甲状腺癌患者需定期长期随访，其意义在于：

1.对于临床治愈的患者，便于及时发现复发和转移病灶；

2.对于带瘤生存患者或复发患者，便于动态观察，根据随访检查结果，及时评估治疗效果，以便必要时及时调整治疗方案；

3.适时了解TSH抑制治疗的效果及副作用风险，以便及时调整药物剂量；

4.对伴发或者合并其他疾病（如心脏疾病、骨代谢性疾病、其他恶性肿瘤等）的DTC患者的病情进行动态观察。

一、分化型甲状腺癌的随访

分化型甲状腺癌患者在^{131}I治疗后的长期定期随访至关重要，其意义不仅在于及时评价治疗后的疗效，还在于及早发现复发或转移病灶，从而实现早期诊断及早期治疗。

（一）血清学检测

1.甲状腺激素及促甲状腺激素

检测甲状腺激素T_4、T_3、FT_4、FT_3以及调控甲状腺激素的TSH的主要意义在于了解患者的甲状腺功能状态。

DTC患者进行根治性手术和（或）^{131}I治疗后3～4周，血清T_4、T_3和（或）FT_4、FT_3会低于正常，并伴随TSH的异常升高，这时的患者即处于甲状腺功能减退状态，应及时给予甲状腺激素替代治疗（即用L-T_4作外源性补充治疗），促使血清中的甲状腺激素及TSH恢复至正常范围。指南指出，甲状腺激素替代治疗一般情况下在清甲治疗后24～72 h开始，目前临床推荐使用L-T_4。若手术后残留甲状腺组织较多，^{131}I清甲治疗后L-T_4替代治疗的起始时间可适当推迟。因^{131}I破坏了甲状腺滤泡组织，导致甲状腺滤泡组织中的甲状腺激素释放入血，外周血中甲状腺激素含量一过性增加，年龄较大或伴有其他基础疾病的患者在补充L-T_4时，使用剂量应逐步增加。如果外源补充的甲状腺激素药物过多，则患者的血清T_4、T_3和（或）FT_4、FT_3会高于正常，并伴随TSH异常低下，这时患者处于甲状腺功能亢进状态；反之，如果从外源补充的甲状腺激素药物不足，则患者的血清T_4、T_3和（或）FT_4、FT_3即会低于正常，并伴随TSH异常升高，这时患者仍处于甲状腺功能减退状态。监测甲状腺激素及TSH，可以及时调整L-T_4药量，使患者血清中的甲状腺激素及TSH恢复至正常范围。

血清TSH水平是DTC的独立预测因素，与分化型甲状腺癌的复发以及病死率呈正相关，因此目前临床推荐TSH抑制治疗。手术或^{131}I清甲治疗后，患者体内缺乏的甲状腺激素需进行外源性补充。所谓TSH抑制治疗就是通过外源补充甲状腺激素，并经下丘脑-垂体-甲状腺轴的反馈调解作用，抑制甲状腺滤泡细胞的生长，从而降低DTC复发和转移的可能性，提高患者的生存率，改善患者的生存质量。

DTC患者手术后、^{131}I治疗后均应行TSH抑制治疗。目前临床工作中根据DTC患者的复发危险度分层将TSH抑制在特定的值。一般情况下，低危DTC患者TSH抑制在0.1～0.5 mU/L，中危及高危DTC患者TSH抑制至<0.1 mU/L。TSH抑制治疗的目标：根据指南，

（1）高危患者，初始TSH应控制在<0.1 mU/L。

（2）中危患者，初始TSH应控制在0.1～0.5 mU/L。

（3）血清Tg不能检出的低危患者，不论是否已行^{131}I清甲治疗，TSH可控制在0.5～2 mU/L。

（4）低血清Tg水平且已行^{131}I清甲治疗的低危患者，或血清Tg水平稍高但未行^{131}I清甲治疗患者，TSH应该控制在0.1～0.5 mU/L。

（5）对于仅腺叶切除的患者，TSH应该控制在0.5～2 mU/L。

（6）对于影像学疗效（SIR）不满意的患者，在没有特别禁忌症的情况下，TSH应无限期控制在<0.1 mU/L。

（7）对于血清学疗效（BIR）不满意的患者，根据初始危险度分层、血清Tg水平、血清Tg变化趋势以及TSH抑制治疗的不良反应，TSH应控制在0.1～0.5mU/L。

（8）初始评估为高危，但治疗效果评价为满意（临床或血清学无病状态）或治疗效果不明确的患

者，TSH应至少5年控制在0.1～0.5 mU/L，并随后降低TSH抑制程度。

（9）治疗效果评价为满意（临床或血清学无病状态）或治疗效果不明确的患者，尤其是复发危险为低危者，TSH控制在0.1～0.5 mU/L。

（10）未行^{131}I清甲治疗或辅助治疗并且为疗效满意或者疗效不明确的患者，满足颈部超声检查结果为阴性，抑制性Tg较低或未检出，并且血清Tg或TgAb未呈增高趋势的，TSH应该控制在0.5～2 mU/L。

总之，分化型甲状腺癌患者手术后及^{131}I治疗后需及时给予甲状腺激素抑制治疗。应根据手术后复发危险度分层决定TSH抑制治疗程度。患者应每4～6周复查甲状腺功能，根据甲状腺功能结果调整外源性甲状腺激素制剂的剂量，直至达到抑制治疗目标，根据个体差异，寻找到理想的平衡点，然后可酌情延长随访间隔时间。疗效满意者间隔3～6月复查，但如有不适，应随时监测甲状腺功能。

2.血清甲状腺球蛋白（thyroglobulin，Tg）、血清甲状腺球蛋白抗体（anti-thyroglobulin antibody，TgAb）测定

Tg是由甲状腺滤泡上皮细胞分泌的糖蛋白，是合成甲状腺素的前体。一般情况下，Tg以胶质形式储存于甲状腺滤泡腔内，既不分泌也不溢漏至血液，即使有少量Tg进入外周血循环，也不会诱导产生TgAb。当甲状腺发生自身免疫性疾病导致甲状腺滤泡破坏时，大量的Tg入血可使机体产生TgAb。

血清Tg测定作为DTC的特异性肿瘤标志物，其水平高低与患者体内的瘤负荷呈正相关，在随访过程中有着极其重要的作用。DTC患者全甲状腺切除术后，多数患者的Tg浓度于手术后1个月达到最低点。所以首次检测时间一般应在手术后或清甲后3～4周。长期随访则从^{131}I治疗后6个月开始，需同时监测基础Tg（TSH抑制状态下）或TSH刺激后（TSH＞30 mU/L）的Tg水平。^{131}I治疗1年后需复查TSH刺激后（TSH＞30 mU/L）的Tg水平，疗效满意者以后每6～12个月复查基础（TSH抑制状态下）Tg水平。对于复发危险度中危、高危者，建议在清甲治疗后3年内每年均复查TSH刺激后（TSH＞30 mU/L）的Tg水平。

血清TgAb可以干扰Tg的测定值。血清TgAb的存在和量化改变对血清Tg值测定有直接影响，因此，为实现精准评估，专家组建议分化型甲状腺癌患者应同时检测血清Tg及TgAb。连续检测血清Tg与TgAb水平，通过其动态变化可评估DTC患者手术后复发、转移风险及治疗反应。

血清Tg和TgAb值作为手术后早期评价指标及重要的预测因子，可用于指导临床治疗方案选择。

（二）影像学随访

^{131}I-全身显像是DTC患者随访中常规应用的检查方法，是决定患者是否需要进一步^{131}I治疗的最主要检查方法。

当DTC患者的正常甲状腺组织在根治术后缺如或仅有少量残留时，采用诊断性^{131}I全身显像是最有用的影像学随访方法。DTC患者在手术和^{131}I清甲治疗后，可根据复发危险度，在随访中选择性应用诊断性^{131}I全身显像：

1）中危、低危复发风险的TDC患者，如诊断性^{131}I全身显像未提示甲状腺床以外的^{131}I摄取，并且随访中颈部超声无异常、基础血清Tg水平（TSH抑制状态下）不高，无须再进行诊断性^{131}I全身显像。

2）中危、高危复发风险的TDC患者，长期随访中应用诊断性^{131}I全身显像对发现病灶可能有价值，检查间隔时间建议6～12个月。如果随访中发现患者基础血清Tg水平（TSH抑制状态下）逐渐升高，可行诊断性^{131}I全身显像。

目前颈部超声检查是检测DTC患者淋巴转移的高敏感无创检查，有时，在TSH刺激状态下（TSH＞30mU/L）仍检测不到血清Tg水平时，颈部超声仍有可能查出淋巴结的转移病灶。故定期行颈部超声检查以评价甲状腺床及颈部中央区、侧颈部的淋巴结状态是十分必要的。通常手术后首次超声检查时

间为：中危、低危患者手术后6个月；高危患者手术后3个月。对发现可疑病灶患者，可酌情缩短检查间隔时间。对发现可疑淋巴结患者，可在超声引导下重复行穿刺活检和（或）穿刺针冲洗液的Tg检测。颈部超声检查为阴性的低危患者，如测不到血清Tg，临床上也无复发征象，就无须进行诊断性^{131}I全身显像。

CT和MRI不建议作为DTC患者的常规检查项目。若出现以下情况，可酌情行CT或MRI筛查：

（1）对广泛淋巴结转移者，超声无法准确描述其范围的；

（2）转移灶可能侵及上呼吸道或消化道，需要进一步评估受侵范围者；

（3）高危患者中血清Tg水平升高（>10 ng/mL）或者血清TgAb水平升高，而诊断性^{131}I全身显像阴性的，若计划后续行^{131}I治疗，检查时应避免使用含碘对比剂。若已行含碘对比剂的增强扫描，建议扫描后4～8周后行^{131}I治疗。

肺部转移的患者应定期进行胸部CT检查，以便明确病灶体积等变化，由于在治疗初期大多数患者肺转移病灶较小，胸部X射线检查容易漏诊，因此，建议做胸部CT检查。

目前临床上不推荐在DTC随访中常规使用^{18}F-FDG PET/CT显像，因研究表明，^{18}F-FDG FET/CT显像对DTC复发或转移灶的诊断效率差异较大，且在DTC随访中诊断效率与颈部超声检查、CT检查相差不大，但在下述情况下可考虑使用：

1.血清Tg水平增高（>10 ng/L）而^{131}I-全身显像阴性时，协助寻找和定位病灶；

2.对病灶不摄碘者，评估和监测病情；

3.针对侵袭性转移性DTC者，评估和监测病情。

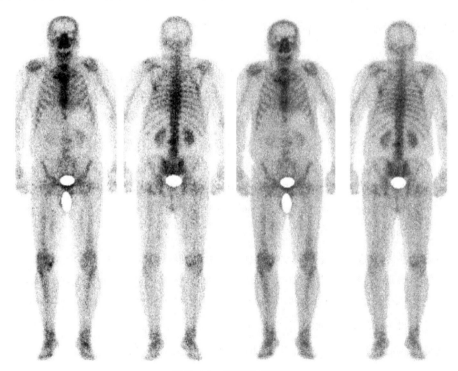

图7-14　甲状腺癌随访

DTC的长期随访还应纳入以下内容：

（1）^{131}I治疗的长期安全性：包括对继发性肿瘤、生殖系统的影响。但应该避免过度筛查和检查。

（2）TSH抑制治疗的情况：包括TSH抑制治疗是否根据不同危险度分级达标、治疗后的不良反应等。

（3）DTC患者的伴发疾病：由于某些疾病（如心脏疾病、其他恶性肿瘤等）的临床紧要性可能高于DTC本身，所以随访中要对上述疾病的病情进行动态观察。

（三）发现DTC复发或转移后的处理

局部区域复发或转移最常发生于甲状腺残留组织、颈部软组织和淋巴结，远处转移可发生于肺、骨、脑和骨髓等。针对局部复发或转移病灶，可选择的治疗方案依次为：

（1）手术切除（可能通过手术治愈者首选手术治疗）；

（2）^{131}I治疗（病灶可以摄碘者）；

（3）外照射治疗；

（4）TSH抑制治疗情况下观察（肿瘤无进展或进展较慢，并且无症状、无重要区域如中枢神经系统等受累者）；

（5）化学治疗和新型靶向药物治疗及获批的药物临床试验（疾病迅速进展的难治性DTC患者）。

最终采取的治疗方案必须考虑患者的一般状况、合并疾病状况及对既往治疗的反应。甲状腺已完全清除的DTC患者，在随访中血清Tg水平持续增高（＞10 ng/L），但影像学检查未发现病灶的，可经验性给予3.7～7.4 GBq（100～200 mci）^{131}I治疗；如治疗后^{131}I全身显像发现DTC病灶，且治疗后血清Tg水平降低，可重复^{131}I治疗，否则应停止^{131}I治疗，以TSH抑制治疗为主。

二、甲状腺髓样癌（MTC）

甲状腺髓样癌患者的治疗，以外科手术治疗为主，手术后需行甲状腺素替代治疗，但不需要TSH抑制治疗。其长期随访时间间隔同DTC患者。

MTC患者随访复查时必查的肿瘤标志物为：血清降钙素（CT）及癌胚抗原（CEA），因其具有较好的特异性。

甲状腺组织完全切除后，血清降钙素值应该低于检测下限。考虑到血清降钙素半衰期及代谢等因素，一般认为手术后血清降钙素最低值检测的最佳时间为手术后3个月。若术后血清降钙素正常化，则提示转归良好。

但考虑到患者个体的瘤负荷不同，可将手术后血清降钙素和癌胚抗原检测的时间分为1周、4周、12周和6个月。如果检测水平低于检测下限或在正常参考范围内，其随访期可参考低危分化型甲状腺癌定期复查，初始复查周期为6个月，如病情稳定则逐渐延长至间隔12个月复查。

关于MTC长期随访的一项观察研究显示，如手术后血清降钙素值＜10 pg/mL，MTC患者3年和5年的生存率分别为94%和90%；而当术后血清降钙素值＞10 pg/mL，则分别降至78%和61%。行全甲状腺切除术后，如患者手术后基础血清降钙素值异常，即便血清降钙素值＜150 pg/mL，也存在淋巴结或病灶的残留或者复发风险，其随访期可参考高危分化型甲状腺癌。专家组建议MTC手术后血清降钙素升高（但降钙素值＜150 pg/mL）时，应至少辅以颈部超声影像检查，如检查结果为阴性，则每半年监测降钙素、CEA及颈部超声影像。如手术后血清降钙素值＞150 pg/mL，建议进行颈部超声影像、胸腹部CT/MRI及全身骨显像检查，必要时行^{18}F-FDG PET/CT检查，以便早期发现病灶。

（别克扎提，巴雅，娜仁花，潘金强，杜国利）

参考文献

［1］Ferlay J,Colombet M,Soerjomataram I,et al. Estimating the global cancer incidence and mortality in 2018:GLOBOCAN sources and methods［J］. International Journal of Cancer,2019,144(8):1941-1953.

［2］Kazaure H S,Roman S A,Sosa J A. Aggressive variants of papillary thyroid cancer:incidence, characteristics and predictors of survival among 43,738 patients［J］. Ann Surg Oncol,2012,19(6):1874-1880.

［3］中华医学会核医学分会. ^{131}I 治疗分化型甲状腺癌指南(2021 版)［J］. 中华核医学与分子影像杂志,2021,41(4):24.

［4］中国临床肿瘤学会. 分化型甲状腺癌术后 ^{131}I 治疗前评估专家共识. 中国癌症杂志,2019,29(10):832-840.

［5］中华医学会核医学分会:^{131}I 治疗分化型甲状腺癌指南(2014 版)［J］. 中华核医学与分子影像杂志 2014,34(4):264-278.

［6］Zhao L X,Li L,Li F L,et al. Rectus abdominis muscle metastasis from papillary thyroid cancer identified by I-131 SPECT/CT［J］. Clinical Nuclear Medicine,2010,35(5):360.

［7］Haugen B R,Alexander E K,Bible K C,et al. 2015 American Thyroid Association management guidelines for adult patients with thyroid nodules and differentiated thyroid cancer:the American Thyroid Association Guidelines Task Force on Thyroid Nodules and Differentiated Thyroid Cancer［J］. Thyroid, 2016,26(1):1-133.

［8］高再荣.《分化型甲状腺癌术后 ^{131}I 治疗临床路径专家共识(2017 版)》解读［J］. 中华核医学与分子影像杂志,2018,38(6):420-421.

［9］汪静,邓敬兰. 分化型甲状腺癌:放射性碘-131 治疗手册［J］. 西安:第四军医大学出版社, 2011:153-168.

［10］Nostrand D V,Wartofsky L,Bloom G,et al. Thyroid Cancer:A Guide for Patients［M］.2nd ed. Pasadena:Keystone press,2010:103-105.

［11］魏东伟,罗晓燕. 临床核医学科室有效放射防护及规范化管理［J］. 中国继续医学教育, 2021,13(26):115-7.

［12］Sawka A M,Lakra D C,Lea J,et al. A systematic review examining the effects of therapeutic radioactive iodine on ovarian function and future pregnancy in female thyroid cancer survivors［J］. Clin Endocrinol (Oxf),2008,69(3):479-490.

［13］EUROPEAN COMMISSION,FOOD AND AGRICULTURE ORGANIZATION OF THE UNITED NATIONS, INTERNATIONAL ATOMIC ENERGY AGENCY, INTERNATIONAL LABOUR ORGANIZATION,OECD NUCLEAR ENERGY AGENCY,PAN AMERICAN HEALTH ORGANIZATION, UNITED NATIONS ENVIRONMENT PROGRAMME, WORLD HEALTH ORGANIZATION, Radiation Protection and Safety of Radiation Sources:International Basic Safety Standards, IAEA Safety Standards Series No. GSR Part 3［R］. IAEA,Vienna (2014).

［14］Schlumberger M,Brose M,Elisei R,et al. Definition and management of radioactive iodine-refractory differentiated thyroid cancer［J］. The Lancet,2014,2(5):356-358.

［15］Haugen B R,Alexander E K,Bible K C,et al. 2015 American Thyroid Association Management guidelines for adult patients with thyroid nodules and differentiated thyroid cancer: the American Thyroid Association guidelines task force on thyroid nodules and differentiated thyroid cancer[J]. Thyroid, 2016, 26 (1): 1-133.

[16] Brose M S, Nuting C M, Jarzab B, et al. Sorafenib in radioactive iodine-refractory, localy advanced or metastatic diferentiated thyroid cancer: a randomised, double-blind, phase 3trial[J]. Lancet, 2014, 384(9940): 319-328.

[17] Liu H, Yang D, Li L, et al. Appraisal of radioiodine refractory thyroid cancer: advances and chalenges[J].Am J Cancer Res, 2020, 10(7): 1923-1936.

[18] Sherman E J, Su Y B, Lyall A, et al. Evaluation of Romidepsin for Clinical Activity and Radioactive Iodine Reuptake in Radioactive Iodine-Refractory Thyroid Carcinoma [J]. Thyroid Official Journal of the American Thyroid Association, 2013, 23(5): 593-599.

[19] Wells S A, Robinson B G, Gagel R F, et al. Vandetanib in Patients with Locally Advanced or Metastatic Medullary Thyroid Cancer: A Randomized, Double-Blind Phase Ⅲ Trial[J]. Journal of Clinical Oncology Official Journal of the American Society of Oncoligy 2012, 30(2): 134-141.

[20] 马丹妮, 赵春雷. 碘难治性分化型甲状腺癌分子靶向治疗药物研究进展[J]. 实用肿瘤杂志, 2021(5): 468-474.

[21] Brose MS, Nutting CM, Jarzab B, et al. Sorafenib in radioactive iodine-refractory, locally advanced or metastatic differentiated thyroid cancer: a randomised, double-blind, phase 3 trial[J]. Lancet 2014, 384(9940): 319-328.

[22] De Castroneves L A, Negrao M V, Freitas R M C D, et al. Sorafenib for the treatment of Progressive Metastatic Medullary Thyroid Cancer: Efficacy and Safety Analysis[J]. Thyroid, 2016, 26(3): 414-419.

[23] Brose M S C M, Cohen E E, et al. Vemurafenib in patients with BRAFV600E-positive metastatic or unresectable papillary thyroid cancer refractory to radioactive iodine: a non-randomised, multicentre, open-label, phase 2 trial[J]. Lancet Oncology, 2016, 17(9): 1272-1282.

[24] Seo Y L, Yoon D Y, Baek S, et al. Detection of neck recurrence in patients with differentiated thyroid cancer: comparison of ultrasound, contrast-enhanced CT and 18F-FDG PET/CT using surgical pathology as a reference standard: (ultrasound vs. CT vs.^{18}F-FDG PET/CT in recurrent thyroid cancer[J]. European Radiology, 2012, 22(10): 2246-2254.

[25] Scheffler P, Forest Ⅵ, Leboeuf R, et al. Serum thyroglobulin improves the sensitivity of the McGill Thyroid Nodule Score for well-differentiated thyroid cancer[J]. Thyroid Official Journal Journal of the American Thyroid Association, 2014, 24(5): 852-857.

第八章
甲状腺癌的预后

第一节　甲状腺微小癌

一、甲状腺微小癌概述

甲状腺微小癌（thyroid microcarcinoma，TMC）是指在组织学分类标准中病灶最大径≤1 cm 的甲状腺癌。世界上 TMC 的尸体检出率是 1.5%～35.6%。众所周知，甲状腺癌从病理学角度可分为很多类型，这些类型在甲状腺微小癌也同样存在，它的病理分型包括乳头状腺癌、滤泡状腺癌、髓样癌和未分化癌。TMC 的发病率为 6%～35%。甲状腺微小癌根据发病情况分为两型：Ⅰ型亦称为早期癌，生物学行为尚可，无淋巴结转移及侵袭的现象，没有远处转移；Ⅱ型被称作晚期癌，原发癌灶不易发现，最先出现的是淋巴结的转移或远处转移。甲状腺微小癌中，大多病理类型为甲状腺乳头状微小癌，它的临床特点包括起病缓慢并且不易被发现，它的癌灶直径较小，因而与直径稍大的甲状腺癌相较而言，大部分的生物侵袭性较低，在长期随访中可表现为无明显变化。有专家研究表示，对于危险度极低的肿瘤（即没有转移和局部侵袭且细胞学也无侵袭特征），可以暂时不实施手术，严密监测肿瘤转移及侵袭等指标。研究表明，甲状腺微小癌呈现出恶性肿瘤的特点的仅占很小一部分，表现包括低分化、周围组织或淋巴结浸润等，还可以表现为远处转移。

二、甲状腺微小癌的转移

陈征的研究中有分析显示，淋巴结转移是 TMC 的主要转移方式，其独立危险因素为肿瘤直径>5 mm 和肿瘤侵犯包膜，在淋巴结转移中最易出现同侧淋巴结转移，它的转移率可以达到 50%～70%，首发转移为颈部中央组淋巴结。多种研究得出结论：甲状腺癌的"前哨淋巴结"是颈部的Ⅳ区淋巴结。而对侧的颈部转移发生则相对较少。TMC 局部淋巴转移发生率一般为 12%～64%，但也有部分 TMC 病人出现气管、喉返神经侵犯，以及大范围颈侧淋巴结转移，甚至发生远处转移。研究表明，甲状腺肿瘤生长的位置与淋巴结转移存在显著联系，发生率为甲状腺上极组<中极组<下极组。但滤泡状微小癌较少发生淋巴结转移，主要通过血行转移。在多项荟萃分析中，均无临床颈淋巴结转移（cN$_0$）的甲状腺乳头状微小癌（PTMC）患者，一般较多出现中心淋巴结转移，发生率为 16%～35%，影响淋巴结是否会出现转移的重要因素包括男性，年龄>45 岁，年龄<20 岁，肿瘤直径>5 mm，多个病灶生长，甲状腺腺体向外扩张，有淋巴管浸润，存在双边性及包膜浸润等。所以研究建议在有医疗技术支持保障的条件下完成预防性中央区淋巴结清扫术，可以有效减小它的复发率。有研究指出甲状腺微小髓样癌淋巴结转移风险较高。陈征的研究中发现颈淋巴结转移与男性、肿瘤直径>5 mm、出现包膜侵犯相关，年龄、肿瘤数目和是否合并桥本甲状腺炎与颈部淋巴结转移不相关，其中肿瘤直径>5 mm的患者颈淋巴结转移率为48%。当肿瘤直径不断增加时，如果同时发生包膜侵犯，发生颈部淋巴结转移的发生率会明显增加，中央区淋巴结转移发生率最高。

三、甲状腺微小癌预后

甲状腺微小癌整体预后良好，复发率低，患者生存时间长。在手术过程中对淋巴结进行清扫和在手术后给予患者促甲状腺激素治疗可以显著抑制甲状腺癌复发比例，这些治疗措施可以将此类疾病高危患者的TSH抑制至0.1 mIU/L以下，这可以大幅度降低肿瘤的转移和复发率。1998—2010年，对手术后PTMC患者在美国监测、流行病学和最终结果（SEER）数据库的分析显示，他的生存率甚至可以高于普通人群，日本学者对2070例PTMC患者手术后进行了35年的长期随访，其中只有3.5%的患者复发，其中原发病灶无外周浸润、没有临床淋巴结转移的患者手术后复发的概率微乎其微。研究指出：甲状腺微小癌是否出现复发，与患者的性别、年龄、肿瘤分型、肿瘤大小、淋巴结转移出现与否等因素有关。对于手术后复发或者伴有颈部淋巴结转移者进行二次手术治疗，依然可以获得较高的生存率。近年来的研究表明，甲状腺微小癌的囊外扩张也会对它的预后造成影响。Tubiana等在对TMC预后影响因素的研究中提出：对患者远期预后产生影响的因素包括患者的性别和肿瘤的直径，他认为女性、小的肿瘤直径预后较好。甲状腺微小癌属于中高分化、中低度恶性的肿瘤，手术治疗预后较好，其肿瘤复发和淋巴结转移发生率比较低，肿瘤复发因素包括淋巴结转移和年龄≤45岁。TMC患者若发生淋巴转移，则可能会造成肿瘤局部复发，导致远处转移和影响患者的生存率。TMC根据以下情况分为高低危组，包括≥1种的为高危组：淋巴结或远处转移、高侵袭性亚型、腺体外侵犯、观察期内肿瘤直径变大、肿瘤位置靠近喉返神经或与气管发生粘连。反之则为低危组。Miyauchi等提出应对高危TMC采取手术治疗，对于低危TMC，可手术也可积极随访观察，而对于随访的病人，建议每半年复查甲状腺超声，若肿瘤变化不大，可每年复查1次，随访时若出现肿瘤直径增大≥3 mm或发生新的淋巴结转移，应该立即建议患者进行手术治疗（表8-1）。

表8-1 TI-RADS分类

分类	评价	超声表现	恶性风险
0	无结节	弥漫性病变	0
1	阴性	正常甲状腺(或手术后)	0
2	良性	囊性或实性为主,形态规则、边界清楚的良性结节	0
3	可能良性	不典型的良性结节	<5%
4	可疑恶性	恶性征象:实质性、低回声或极低回声、微小钙化、边界模糊/微分叶、纵横比>1	5%～85%
4a		具有1种恶性征象	5%～10%
4b		具有2种恶性征象	10%～50%
4c		具有3～4种恶性征象	50%～85%
5	恶性	超过4种恶性征象,尤其是有微钙化和微分叶者	85%～100%
6	恶性	经病理证实的恶性病变	100%

引自中华人民共和国国家卫生健康委员会.中华普通外科学文献（电子版），2019，13（01）：1-15.

多种荟萃分析显示，在长期随访期间，甲状腺微小癌的局部复发率大约为2.4%，远处转移发生率为0.27%，由TMC导致的患者死亡比率仅为0.34%。我们在其他研究中发现，以上两种比例分别为0.36%～7.4%和0～1%。一项包含162例选择积极随访观察的PTMC病例研究显示：超过70%的病人在随访期间肿瘤大小较前变化不大，约10.2%的患者肿瘤直径增大>0.1 cm，其中仅1.2%的病人发生淋巴结转移，表明PTMC的预后较好。患者的5～10年生存率也高达99%以上。Pacini等的一项针对甲状腺微小癌病人的研究显示，约11%病人发生甲状腺外转移，其中，发生淋巴结转移的患者占28%。众多针对性研究表明，若出现甲状腺远处或淋巴结转移，其死亡风险明显增加。

第二节　甲状腺乳头状癌

一、甲状腺乳头状癌概述

甲状腺乳头状癌（Papillary Thyroid Carcinoma，PTC），约占甲状腺癌（DTC）的60%～80%，通常是无痛性的恶性肿瘤，生长缓慢，恶性程度低，病程长，晚期可累及周围软组织及气管、喉返神经等，易发生同侧淋巴结转移。随着超声检查应用增多，多以微小癌发现和诊断（图8-1）。部分预后见上文。

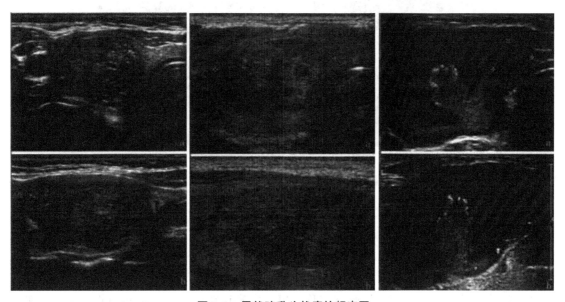

图8-1　甲状腺乳头状癌的超声图

引自刘隽颖，等，2020.

二、甲状腺乳头状癌转移

有34%～64.1%的DTC患者在病程中会出现颈部淋巴结转移，一般颈中央区（Ⅵ区）为首发淋巴结转移区，发生率明显高于颈侧区。许坚等针对肿瘤发生未知与颈部淋巴结转移发生率的研究显示，PTC位于甲状腺上极时，淋巴结转移的发生率较高，可高达38.6%。2015年美国甲状腺协会（ATA）有关甲状腺结节的诊疗规范中提出：当患者>45岁时，出现颈部淋巴结转移风险更高。PTC患者中，女性发病率更高，但是多项研究提出：男性是中央区淋巴结转移的独立危险因素。甲状腺被膜周围含有丰富的淋巴组织，若肿瘤包膜被侵犯，肿瘤细胞可沿着周围组织进行扩散，故肿瘤侵犯被膜也是中央区淋巴结转移的独立危险因素。多因素分析表明，PTC中央区淋巴结转移的危险因素包括男性、年龄<45岁、肿瘤直径>10 mm、多灶性、anti-TG>100 IU/mL。PTC患者颈部淋巴结转移率高达80%，最常累及中央组淋巴结、喉前淋巴结、气管前淋巴结和气管旁淋巴结。

虽然针对淋巴结转移能否对患者的长期生存产生影响这一问题仍有争论，但是对于有淋巴结转移、尤其是有比较多的淋巴结转移会明显增加DTC的复发率的观点已经得到证实。转移淋巴结>5枚的DTC患者被称为中度复发风险，应当给予积极的治疗。肿瘤最大径是PTC患者淋巴结转移最重要的影响因素。孙庆贺等的研究中也证实，随肿瘤最大径增加（>0.5 cm、1~2 cm、>2 cm），PTC患者淋巴结转移率明显增加（24.13%、59.12%、80.00%）；当肿瘤最大径>2 cm时，病灶可发生多部位、多数目的淋巴结转移。

三、甲状腺乳头状癌预后

甲状腺癌甲状腺外侵犯（ETE）可使DTC患者预后不良。发生ETE的PTC患者病死率将增加至71.4%（不伴有ETE的为33.3%）。广泛浸润的高侵袭性可使复发率增加，生存率降低。肿瘤的大小是影响ETE发生的最重要因素，肿瘤的直径若>2 cm，则更容易发生微ETE的情况，正常甲状腺厚度只有1~1.5 cm，当超过1.5 cm时，肿瘤细胞就容易突出被膜（图8-2）。

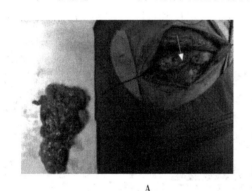
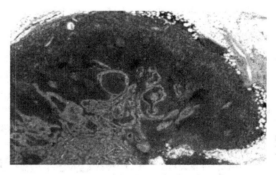

A   B

A：手术中探查黑染淋巴结并切除黑染淋巴结及周围组织（白箭头示未被黑染的喉返神经；绿箭头示黑染淋巴结）；

B：黑染转移淋巴结的病理图片

图8-2 甲状腺癌伴淋巴结转移

引自李颉，等.

虽然甲状腺乳头状癌预后总体良好，但仍然有7%~23%的患者会发生远处转移，其中以肺、骨为较为多见，其他可见肝、脑、胰腺等脏器转移。患者发病年龄>45岁、肿瘤分期为T_3、T_4期以及对侧颈部淋巴结转移者应当谨慎排查发生远处转移的可能。^{131}I治疗是治疗DTC远处转移灶的有效方法，但是根据国外文献报道显示，DTC中有25%~50%属于碘难治甲状腺癌，女性比例多于男性，发生远处转移时患者的年龄>45岁、肿瘤的病理类型共同影响着他的生存率，它们是甲状腺癌死亡发生的主要原因，这部分患者在转移诊断后10年死亡率为75%~90%。

有研究表明，年龄≥55岁、男性、肿瘤大小>4 cm、结外伸展、淋巴结转移是肿瘤复发的独立危险因素。淋巴结是甲状腺乳头状癌最常见的复发部位。癌症死亡率的年度危险曲线呈现双峰分布，手术后第10年达到第一个峰值，第20年为第二个峰值。淋巴结比率>0.3的患者治疗后淋巴结的复发风险比对应组可高1.7倍，考虑为甲状腺切除术后淋巴结复发的独立决定因素。除此之外，有研究观察，在对初始治疗有良好反应的患者群体中，仍有7.4%的早期复发率异常高。治疗后全身扫描中的侧颈^{131}I摄取、消融前甲状腺球蛋白水平＞10 ng/mL与甲状腺癌复发及颈部外侧淋巴结转移有关，其＜5年的早期复发可能表明与在诊断时已经存在的微转移疾病的进展和初始治疗未成功根除有关。在局部晚期甲状腺乳头状癌的初始手术治疗后，也普遍存在淋巴结转移，其复发考虑是由于在初次手术时并未消除持续性疾病，这是由于手术前未认识到淋巴结受累以及针对隔室的淋巴结清扫过程中转移淋巴结未完全清除所致。

除特征典型的甲状腺乳头状癌之外，大约50%的乳头状癌中存在形态学的差异，预后均有差异。滤泡性变形型好发于青少年，因肿瘤几乎全部是滤泡结构，易发生肺和骨转移，预后较差。弥漫硬化型好发于青年，女性多见，它的预后比典型乳头状癌略差。中老年人较多发生的两种病理类型包括高细胞变异型与柱状细胞变异型，肿瘤呈浸润性生长，局部复发与远处转移容易发生，较经典型乳头状癌预后差。

研究发现PTC的10年生存率甚至可以达到93%，最初治疗后的PTC患者最高有30%的可能性发生颈部淋巴结复发。发生颈部淋巴结转移的PTC复发率和死亡率明显升高。PTC患者复发的危险因素有很多，其中淋巴结转移数目和转移淋巴结直径较为重要，目前已有多项研究显示，是否有颈部淋巴结转移是影响PTC患者预后的主要因素，性别、年龄、病灶大小和手术后甲状腺球蛋白水平等因素也都影响着PTC患者的预后。存在淋巴结侵犯患者的10年复发率高达38%。ATA指南中将PTC复发风险分为高危、中危、低危三类，评估因素包括转移淋巴结最大径及淋巴结数目。高危因素为转移淋巴结最大径≥3 cm，中危因素的界限为转移淋巴结＞5个且直径均＜3 cm，转移淋巴结数目≤5个且直径＜0.2 cm则被划分到低危人群。发生远处转移的PTC患者五年生存率最多为54.1%。

第三节　甲状腺滤泡癌

一、甲状腺滤泡癌概述

分化型甲状腺癌包含甲状腺滤泡状癌（follicular thyroid carcinoma，FTC）和甲状腺乳头状癌，FTC发病率相对较低。FTC起源于滤泡旁细胞，发病率低、肿瘤小、生长缓慢，大多患者于体检时发现，也有部分患者确诊时已发生远处转移（图8-3）。

二、甲状腺滤泡癌转移

甲状腺滤泡状癌与其他类型的甲状腺癌相比，淋巴结转移的比例较低，但是极易远处转移。

发生甲状腺滤泡癌的患者因肿瘤部位血供丰富，出现血行转移发生率为10%～30%，50岁以上的患者血行转移率明显升高，研究显示，FTC M_0期患者远处转移率达12%～19%，远处转移的主要部位包括肺、骨、纵隔、胸壁、脑等，多转移至骨和肺，转移到气管、纵隔及颅底等的极为少见。FTC容易发生骨转移。因为经血道转移至远处器官的发生率高，所以它诊断的金标准是常规组织病理检查，对于已经确诊的病例需要进一步进行病理分型，这样有利于治疗方案的制订和对疾病预后的判断。

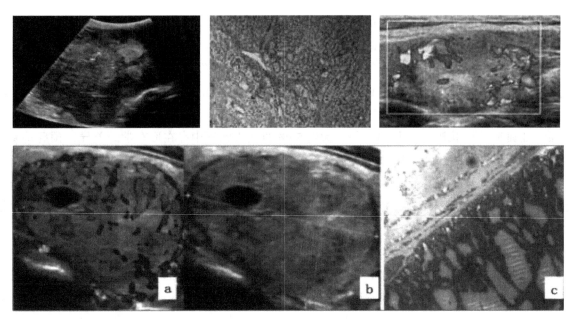

图 8-3　FTC 的声像图及染色镜检图

引自黄美，等 . 2019.

三、甲状腺滤泡癌预后

分化型甲状腺癌患者的 10 年生存率可以高达 90%，但是其中仍然存在大约 16.4% 的 FTC 在初次诊断时便发现有远处转移，这种患者的生存率就明显下降。

PTC 具有较低的死亡风险（典型的 2.7%，高细胞变异 6.7%，FVPTC 0.6%），但有很高的复发风险。复发的确切比率不确定，可能有至少 25% 的结构复发率，至多甚至高达 45%。

第四节　甲状腺髓样癌

一、甲状腺髓样癌概述

甲状腺髓样癌（Medullary thyroid carcinoma，MTC）是来源于神经嵴的一种神经内分泌肿瘤，最常因为 RET 原癌基因突变而发生。甲状腺髓样癌（MTC）仅占所有恶性肿瘤的 0.5%～3%。女性发病率明显多于男性，降钙素是其特异性较高的诊断指标，肿瘤大小、活跃程度、肿瘤的侵袭性、疾病预后等都与降钙素（calcitonin，CT）水平密切相关，对于有甲状腺滤泡癌相关临床表现的病人，若其血清 CT 水平检测＞100 ng/mL，诊断多考虑 MTC。MTC 具有恶性程度高、预后差的特点（图 8-4、8-5）。

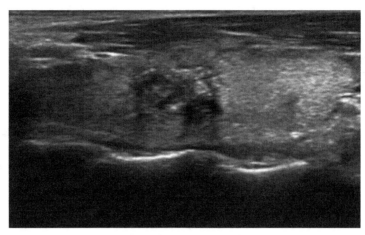

图 8-4　甲状腺左叶癌结节

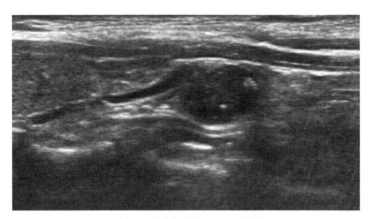

图 8-5　甲状腺癌左侧淋巴结转移

引自赖媛媛，等 . 2020.

二、甲状腺髓样癌转移

MTC 经典的肿瘤标志物是 CT，术前 CT 水平与肿瘤大小、淋巴结转移程度有关，CT 检测值越高，肿瘤直径就越大，病程早期易发生颈部淋巴结和远处转移的可能，其在手术后评估、术后随访、提示疾病预后等方面都具有很重要的临床指导意义。MTC 患者颈中央区淋巴结侵犯的概率很高，MTC 中首发淋巴结转移率甚至可以达到 75%～80%，且侧颈淋巴结也经常受累（＞25%）。MTC 发病率相较于其他类型虽然不高，但 MTC 的临床特征（包括起病隐匿、肿瘤多灶性生长）都提示着 MTC 容易发生淋巴结和远处转移。

MTC 的远处转移率达 10%～20%，肝、肺、骨和脑是最常见的远处转移部位，报道中指出咽旁淋巴结癌转移较为少见。Raue 研究显示，MTC 全切术后若检测血清 CT＜150 pg/mL，多提示出现淋巴结内转移，若 CT＞150 pg/mL 甚至＞1000 pg/mL，提示有远处转移。

三、甲状腺髓样癌预后

MTC 的恶性程度仅次于未分化癌，预后较差。虽然 MTC 发病率低（5%～10%），但其死亡率却占据了 DTC 的 13.4%。

MTC 与 DTC 患者 1 年生存率分别为 49%、26%，术后 CT 的浓度与患者 5 年甚至 10 年生存率密切相关，具体诊治流程见图 8-6、8-7。

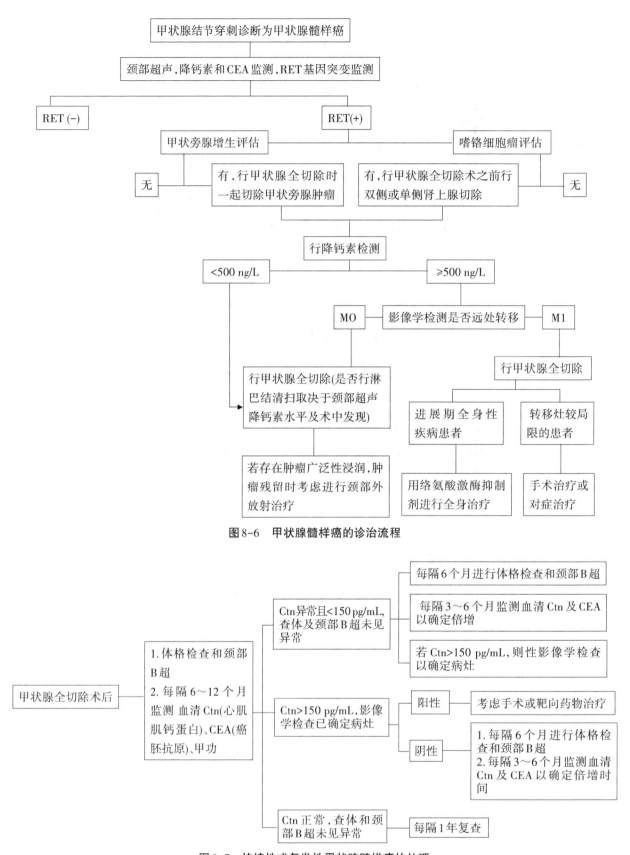

图8-6 甲状腺髓样癌的诊治流程

图8-7 持续性或复发性甲状腺髓样癌的处理

（陈晓红等，2016）

第五节 甲状腺未分化癌

一、甲状腺未分化癌概述

甲状腺未分化癌（Anaplastic thyroid cancer，ATC）发生率极低，仅占DTC的1%～2%，死亡率却高达14%～29%，是人类最具侵袭性的恶性肿瘤之一，ATC好发于中老年女性，一旦患病，发病迅速，短时间内可出现压迫症状和远处转移，ATC侵袭性高，颈部射线照射以及缺碘导致促甲状腺激素长期刺激是其发生的主要危险因素。

二、甲状腺未分化癌预后

ATC恶性程度高、发病迅速，容易侵犯到气管、食管以及喉返神经等相邻组织及器官，且极易发生远处转移，预后差（图8-8）。

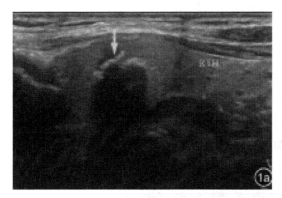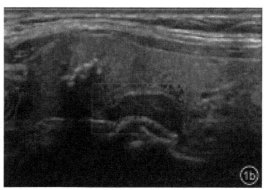

1a:箭头所示提示为甲状腺癌；1b:取样框内所示为甲状旁腺癌。

图8-8　甲状腺癌并甲状旁腺癌及异位甲状腺超声图像

引自李春歌等.2019.

在世界范围内，ATC约占甲状腺癌的1.3%～9.8%，中位生存期仅5～6个月，即使进行积极的治疗，ATC患者的1年生存率及5年生存率都极低，分别为28%、5%，肿瘤直径、放射治疗时放射剂量大小、手术方式以及肿瘤肉眼清除程度等都是影响ATC预后的独立因素。Suqitani等人对233例ⅣB期ATC患者的手术方式（分别为根治性、治疗性、姑息性手术）进行研究，显示其手术后1年生存率分别为30%、39%、13%。有研究认为，临床达到肉眼切除干净的患者5年生存率为41.4%，这一比例明显高于肿瘤肉眼残存患者（12.4%）。Pierie等报道的67例ATC患者中，有44例行手术治疗，手术中包括完整切除组12例，患者1年生存率高达92%，减瘤手术组患者1年生存率为35%，而未手术组的1年生存率仅为4%。ATC患者中位生存期仅5～6个月，约有20%的患者生存可超过1年，其余死亡率高达14%～29%。

第六节　Hürthle细胞癌

一、Hürthle细胞癌概述

甲状腺癌组织学类型中最常见的包括乳头状甲状腺癌和滤泡性甲状腺癌，Hürthle细胞也被称为甲状腺的嗜酸细胞滤泡细胞，Hürthle细胞在甲状腺良性病变和恶性病变中都可以见到，当超过75%的甲状腺肿瘤细胞表现出癌细胞的组织学特征而没有乳头状癌的细胞核特征时，就被归类为Hürthle细胞瘤（HCN），其余则为Hürthle细胞癌（HCC）。HCC占所有甲状腺恶性肿瘤的3%～5%。由于其独特的临床表现，HCC最近被重新归为一个独立的类型，1928年尤因首次描述了HCC；它只占所有甲状腺癌的3%，根据世界卫生组织（WHO）分类，它目前被归类为滤泡癌的变种，因此，许多人认为它属于血源性传播，具有罕见的淋巴结转移，同滤泡癌。与其他分化型甲状腺癌相比，HCC通常具有更积极的临床表现，并与更高的远处转移率相关。HCC既可表现为微创性肿瘤，也可表现为广泛浸润性肿瘤，后者具有高复发率和死亡率，HCCs是一种少见疾病，侵袭转移风险高，预后差。

二、Hürthle细胞癌转移

在诊断中，颈部淋巴结转移在滤泡性甲状腺癌中的发生率（2%～8%）明显低于在甲状腺乳头状癌中的发生率。美国甲状腺协会认为：甲状腺内包膜性肿瘤，轻度被包膜或血管侵犯（<4个病灶）或≤5个转移淋巴结、转移灶<0.2 cm被认为是低复发风险的；中度复发风险的定义为血管侵犯、轻微甲状腺外扩张或>5个转移淋巴结（0.2～3 cm）；高复发风险因素包括肉眼可见的甲状腺体外扩张、手术后肿瘤残存、有远处转移或淋巴结转移距瘤体>3 cm者（图8-9）。

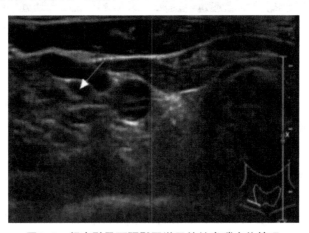

图8-9　超声引导下颈Ⅳ区淋巴结纳米碳定位情况

引自李颉等 . 2020.

HCC远处转移最常见的部位是骨和肺，骨转移中最常转移至肩胛骨、胸骨、头骨和髂骨。并且，转移也可以发生在其他软组织和不寻常的部位（如眼睛）。远处转移出现在15%～27%的患者中，多达46%的患者存在组织学上的血管侵犯。HCC患者骨转移的风险可能增加，脑转移是不常见的。

三、Hürthle 细胞癌预后

在 Grani 等的研究中，无血管侵犯或血管侵犯<4个病灶的患者5年生存率为100%，而>4个病灶的患者五年生存率为20%。美国肿瘤 TNM 联合委员会（AJCC-TNM）认为男性和肿瘤分期 Ⅲ 期是广泛浸润性 HCC 患者复发或死亡的独立危险因素。疾病诊断后5年内发生复发或死亡的累积风险在肿瘤分期 Ⅲ、Ⅳ 期男性患者中比例可达到91%，而在女性患者中为74%；在 AJCC-TNM I 期患者的5年累计复发或死亡概率中，女性为0%，男性为17%。在广泛浸润性 HCC 的病例中，复发的风险为73%，因此，应将其归入美国甲状腺协会中或高危类别。Hürthle 细胞癌（HCC）是非髓样甲状腺癌的一种复发亚型，FTC 的复发率为3%～43%，侵袭性较大的滤泡性甲状腺癌的复发率则更高，与之相似的复发率同样见于 Hürthle 细胞癌（14%～44%）。超过一半的甲状腺滤泡癌复发发生在3年内，80%在最初诊断的6年内发生。

（怡文金，王玻玮，肖虎，帕夏古丽·艾比布拉）

参考文献

［1］吴毅.甲状腺微小癌诊治焦点及争议［J］.中国实用外科杂志,2016,36(05):487-488+493.

［2］刘妍,景尚华.甲状腺微小癌的诊断与治疗进展［J］.实用癌症杂志,2016,31(01):171-173.

［3］张永兰,林鹏.甲状腺微小癌诊治的探讨［J］.临床耳鼻咽喉头颈外科杂志,2016,30(15):1251-1253.

［4］栾洋,陈坚,王康磊,等.甲状腺微小癌63例临床诊疗分析［J］.临床肿瘤学杂志,2016,21(4):353-356.

［5］陈征,吕晶.甲状腺微小癌颈淋巴结转移危险因素分析及手术范围的探讨［J］.中国普通外科杂志,2016,25(5):659-664.

［6］年云鹏,邹宇量,王建中.甲状腺微小癌淋巴转移危险因素的 Meta 分析［J］.中国普通外科杂志,2016,25(7):1043-1050.

［7］梁忠,王可敬,赵坚强,等.甲状腺微小乳头状癌淋巴结转移特征及其影响因素分析［J］.浙江医学,2015,37(11):931-933.

［8］Liu L S,Liang J,Li J H,et al. The incidence and risk factors for central lymph node metastasis in cN0 papillary thyroid microcarcinoma: a meta-analysis［J］.Eur Arch Otorhinolaryngol, 2017, 274(3): 1327-1338.

［9］Qiang Z,Zw A,Xm A,et al. Predictors for central lymph node metastases in CN0 papillary thyroid microcarcinoma (mPTC): A retrospective analysis of 1304 cases［J］. Asian Journal of Surgery, 2019, 42(4):571-576.

［10］路忠志,张艳,李东生,等.甲状腺微小乳头状癌颈部淋巴结转移高危因素分析［J］.中华普通外科杂志,2015,30(9):698-700.

［11］关海霞.甲状腺微小乳头状癌的观察——慎思之,明辨之,笃行之［J］.中华内分泌代谢杂志,2017,33(4):359-362.

［12］王虎,张燕萍,张世文,等.甲状腺癌的再手术治疗［J］.中国耳鼻咽喉头颈外科,2005(11):

680-682.

[13]Tubiana M,Schlumberger M,Rougier P,et al. Long-term results and prognosis factors in patients with differentiated thyroid carcinoma[J]. Cancer,1985,55(10):794-804.

[14]何建苗,张庆军,赵华洲,等.甲状腺微小癌的手术方式及减少喉返神经损伤的临床研究[J].解放军医学杂志,2016,41(11):936-939.

[15]凌航,邱丽贞,陈小岩,等.甲状腺微小癌临床特点及病理诊断[J].中外医学研究,2018,16(27):166-168.

[16]李秋梨,张诠,杨安奎,等.甲状腺微小癌诊治进展[J].中国实用外科杂志,2016,36(05):573-575.

[17]Miyauchi A. Clinical trials of active surveillance of papillary microcarcinoma of the thyroid[J]. World J Surg,2016,40(3):516-522.

[18]兰霞斌,张浩.甲状腺微小癌流行病学研究进展[J].中国实用外科杂志,2016,36(05):576-578.

[19]Pacini F. Thyroid microcarcinoma[J]. Best Pract Res Clin Endocrinol Metab,2012,26(4):421-429.

[20]卢秀波.甲状腺乳头状癌中央区及颈侧区淋巴结转移相关因素探讨[J].中国实用外科杂志,2017,37(9):952-955.

[21]许坚,曾先捷,杨荣宁,等.甲状腺乳头状微小癌的诊治分析[J].中华普通外科杂志,2004,19(4):242-244.

[22]周彬,田文,臧宇.甲状腺微小乳头状癌肿瘤部位与颈部淋巴结转移的关系[J].解放军医学院学报,2016,37(6):570-572.

[23]胡晓萌,乔宇,韩朵兰,等.甲状腺乳头状癌颈部淋巴结转移的危险因素[J].中国肿瘤临床,2019,46(11):557-561.

[24]张鹏,刘瑞磊,姚志成,等.甲状腺乳头状癌淋巴结转移规律及影响因素分析[J].中山大学学报(医学科学版),2017,38(01):85-88.

[25]孙庆贺,张磊,杨进宝,等.2073例乳头状甲状腺癌淋巴结转移的因素分析[J].中华外科杂志,2017,55(8):592-598.

[26]黄璐,李超,王薇,等.甲状腺癌腺外侵犯的意义及最新研究进展[J].中华耳鼻咽喉头颈外科杂志,2019,54(9):717-720.

[27]宋韫韬,于文斌,魏炜,等.甲状腺乳头状癌腺外侵犯相关因素分析[J].中国实用外科杂志,2017,37(11):1272-1275.

[28]Shaha A R. Extrathyroidal extension—what does it mean[J].Oral Oncol,2017,68:50-52.

[29]谢艳,蒋玲,周克华,等.远处转移分化型甲状腺癌碘难治危险因素及生存分析[J].中华内分泌代谢杂志,2017,33(5):387-391.

[30]Berdelou A.,Lamartina L,Klain M,et al. Treatment of refractory thyroid cancer[J]. Endocrine-related cancer,2018,25(4):R209-R223.

[31]Kim E S,Kim T Y,Koh J M,et al. Completion thyroidectomy in patients with thyroid cancer who initially underwent unilateral operation[J]. Clin Endoerinol(Oxf),2004,61(1):145-148.

[32]Dong W,Horiuchi K,Tokumtsu H,et al. Time-Varying Pattern of Mortality and Recurrence from Papillary Thyroid Cancer:Lessons from a Long-Term Follow-Up[J]. Thyroid,2019,29(6):802-808.

［33］Sung O，Hoon H，Nam A，et al. Nodal Factors Predictive of Recurrence after Thyroidectomy and Neck Dissection for Papillary Thyroid Carcinoma［J］. Thyroid：official journal of the American Thyroid Association，2018，28（1）：88-95.

［34］Llamas-Olier A E，Cueller D I，Burtiago G. Intermediate-Risk Papillary Thyroid Cancer：Risk Factors for Early Recurrence in Patients with Excellent Response to Initial Therapy［J］.Thyroid，2018，28（10）：1311-1317.

［35］Miller J E，Al-Attar N C，Brown O H，et al. Location and Causation of Residual Lymph Node Metastasis After Surgical Treatment of Regionally Advanced Differentiated Thyroid Cancer［J］. Thyroid，2018，28（5）：593-600.

［36］高文，梁军，赵腾，等.甲状腺乳头状癌淋巴结转移率与 ^{131}I 治疗后临床转归的关系[J].中国癌症杂志,2016,26(1):67-72.

第九章
甲状腺癌的预防

甲状腺癌（TC）是起源于甲状腺滤泡上皮或滤泡旁上皮细胞的恶性肿瘤，也是最常见的内分泌系统肿瘤。过去40年中，甲状腺癌的发病率显著增加。截至目前，暂没有能够完全防止TC发生的措施。但是积极控制有致病作用的其他因素有助于预防甲状腺癌的发病。

第一节　碘摄入量与甲状腺癌的发生及其病理类型有关

一、碘盐简介

碘是人体不可缺少的微量元素，它是使甲状腺产生甲状腺激素的必需元素。健康的内分泌系统是机体正常发育和繁殖的条件。甲状腺激素与机体的生长发育、新陈代谢等多功能活动密切相关，例如，甲状腺激素与生长激素具有协同作用，可调控幼年期生长发育，甲状腺激素可调节新陈代谢，可增强机体能量代谢，使全身绝大多数组织的基础氧消耗量增加、产热量增加，其次，就整体而言，生理水平的甲状腺激素对蛋白质、脂肪、糖的合成和分解代谢均有调节作用，分泌过量时，其促进分解代谢的作用更加明显。此外，甲状腺激素是维持机体基础活动的激素，对各器官系统功能几乎都有不同程度的影响。同时，甲状腺激素还可控制多种生理功能的基因表达，如胚胎发生、身体生长和发育，以及神经和认知功能。

如上所述，碘的生理功能主要与甲状腺激素的合成有关。碘主要以碘化物（I^-）的形式吸收，食盐中所加碘一般为碘酸盐（IO_3^-）或者有机结合的碘。超过90%的碘被十二指肠吸收。在吸收前，碘酸盐在肠道被还原成碘化物，而有机结合的碘被消化，释放的碘被吸收。摄取由钠-碘转运体（NIS）介导，NIS存在于十二指肠、空肠和回肠上皮细胞的顶端质膜上。此外，肠细胞刷状缘表达的其他载体被认为有助于肠内碘的吸收，包括多种维生素钠转运体（SMVT）和囊性纤维化跨膜电导调节器（CFTR）。碘一旦被吸收，就会通过分子机制转移到血液中，而具体的分子机制尚待完全阐明。除了肠道吸收，外周组织中的脱碘酶对T_4和T_3的脱碘作用有助于提高血液中的碘水平。循环碘可通过NIS的作用被甲状腺吸收，存在于甲状腺细胞的基底外侧质膜中，也可在尿液中被消除。在肾脏内，NIS的表达首先通过免疫组织化学的方法定位于远端肾小管细胞的基底外侧膜，表明其在碘排泄中的作用。然而，随后有研究导向了不同的结果，在这些研究中，NIS表达在属于近端和皮质收集管的细胞的顶膜上，表明碘从尿液中的再吸收作用。因此，尿碘排泄可能是这两个相反过程的结果。在膳食碘摄入充足的情况下，甲状腺吸收的碘不超过10%，而在慢性碘缺乏的情况下，甲状腺可能吸收超过80%的血液碘。

碘转运体利用 Na^+/K^+-ATP酶转运体产生的 Na^+ 浓度梯度作为驱动力，将血液中的碘通过质膜主动转运到甲状腺细胞的细胞质中，然后通过转运体转移到甲状腺滤泡腔。在甲状腺细胞顶膜的外表面，THs的生物合成由甲状腺过氧化物酶（TPO）启动，它使用双向氧化酶-2（DUOX2）产生的过氧化氢将碘氧化为碘自由基，并将其结合到甲状腺细胞分泌的甲状腺球蛋白（Tg）分子内的特定酪氨酸残基上。之后，TPO将两个二碘酪氨酸残基（DIT）偶联成甲状腺素（T_4），将一个单碘酪氨酸（MIT）与一个二碘酪氨酸残基（DIT）偶联形成甲状腺素（T_3）。

二、碘摄入标准

人体摄入碘不足会导致一系列功能和发育异常。例如妇女碘缺乏导致的甲状腺功能减退会导致重要的生殖改变，包括无排卵和生育能力下降，当怀孕发生时，可观察到妊娠高血压、死产和先天性畸形，以及围产期死亡率增加。从生理学角度来看，缺碘甲状腺功能减退妇女发生的不孕症可被视为身体实施的一种保护机制，以避免与缺碘条件下怀孕有关的危险。此外，碘缺乏与对胎儿大脑发育和成熟的有害影响具有特别的相关性，是导致智力低下主要可预防原因，适当的TH水平对于从胎儿到产后早期的神经系统发育和脑髓鞘形成至关重要。在这一关键时期，低甲状腺素血症会导致不可逆转的脑损伤，从而导致智力低下。在极端情况下，碘摄入不足会导致地方性甲状腺肿和克汀病、地方性精神发育迟滞、产前和新生儿死亡率增加以及生育能力下降。碘缺乏症的主要社会问题是对胎儿和儿童神经认知的负面影响。

表9-1 不同生命时期碘缺乏的主要表现

（中华医学会地方病学分会等，2018）

分组	碘缺乏危害	
所有年龄组	甲状腺肿	
	甲状腺功能减退	
	对核辐射的敏感性增加	
胎儿期	流产、死产、先天畸形、围产期死亡率增加	
新生儿期	地方性克汀病，包括智力落后、聋哑、痉挛性瘫痪斜视、甲状腺功能减退、身材矮小、死亡率增加	
儿童和青少年期	精神功能受损	体格发育迟缓
成人	精神功能受损	碘性甲状腺功能亢进

人类的碘需求量随年龄而变化。联合国儿童基金会（儿童基金会）、国际碘缺乏病控制理事会（ICCIDD）和世界卫生组织（WHO）为不同年龄组建议的每日碘摄入量如下：学龄前儿童（0～59个月）90 μg/d；学龄儿童（6～12岁）120 μg/d；成人（12岁以上）150 μg/d；孕妇和哺乳期妇女250 μg/d。值得注意的是，怀孕期间碘的每日需求量应从150 μg/d增加到220～250 μg/d，这是为了满足母体更大的碘需求量，保证母体甲状腺功能正常，并在胎儿甲状腺产生功能之前将TH转移到胎儿，提供妊娠中晚期胎儿甲状腺合成TH所需的碘，平衡增加的母体肾脏碘清除率，补偿由于胎盘中3型脱碘酶的表达而导致的 T_4 降解增加，从而逆转 T_3。在哺乳期，每日碘需求量应保持较高水平（250～290 μg/d），以保证哺乳期妇女乳汁中碘的正确含量（115～150 μg/d）。如上所述，在膳食碘摄入充足的情况下，甲状腺吸收的碘不超过肠道吸收碘的10%，大部分剩余碘（＞90%）通过尿液排出，而在粪便中排出的百分比最小。因此，尿碘浓度（UIC）（以 μg/L 表示）是用于评估给定人群中碘摄入量中值的最佳指标，尿碘浓

度是从现场尿液样本中获得的。假设24 h尿量中位数为1.5 L，则100 μg/L的UIC值对应于150 μg的每日碘消耗量。足够数量学龄儿童（SAC）尿液样碘的UIC中位数被认为是特定地区普通人群碘摄入量的可靠指标。

表9-2 中国居民膳食碘参考摄入量：EAR——平均需要量； RNI——推荐摄入量
(中华医学会地方病学分会，2018)

人群	EAR	RNI	UL
0岁	—	85（AI）	—
0.5岁	—	115（AI）	—
1岁	65	90	—
4岁	65	90	200
7岁	65	90	300
11岁	75	110	400
14岁	85	120	500
18岁以上成人	85	120	600
孕妇	160	230	600
哺乳妇女	170	240	600

据估计，约31%（19.09亿）的世界人口碘摄入量不足，受影响最大的世界卫生组织区域是东南亚和欧洲，高达3.5亿的欧洲公民暴露于碘缺乏症中，他们患神经发育异常的风险更高，因为碘缺乏症仍然是导致脑损伤的一个重要但可预防的原因，在受影响地区的医疗保健系统中造成了巨大的、可预防的成本。生物体的碘摄入量受所消耗食物的数量和质量的影响，主要受特定地区碘的自然存在的影响。食品中的碘含量变化很大，大多数食品中的碘含量较低。在饮用水中，碘含量受许多因素的影响，包括土壤中的碘丰度、海水附近和农业径流。例如，在我国，水中的碘浓度可能相对较高，从而可确保足够甚至过量的碘摄入量，而在以色列等使用淡化水的国家，碘含量非常低。蔬菜和水果中碘的含量主要受土壤中存在的以及灌溉和肥料中使用的含碘化合物的影响，可能从在缺碘土壤上生长的植物的10 μg/kg到在碘充足土壤上生长的植物的1 mg/kg不等。这反过来会影响肉牛、绵羊和家禽的碘摄入量。

我国绝大部分地区为碘缺乏地区，一般人群每天从食物和饮用水中获得的碘量不能满足人体需求。按照我国《食用盐碘含量》标准，如果食盐强化碘量水平为25 mg/kg，每天摄入5 g食盐，烹调损失率按WHO等国际组织推荐的20%计算，每天从加碘食盐中可摄入碘100 μg，加上饮水和食物中摄入的碘可达到推荐量（120 μg/d），因此除高碘地区的居民外，其他居民都应适量食用加碘食盐。

表9-3 各省份选择的碘盐浓度
(中华医学会地方病学分会等，2018)

盐碘浓度/mg·kg⁻¹	省份
25	陕西、海南、湖北、广西、江西、安徽、云南、山西、江苏、福建、内蒙古、山东、浙江、吉林
30	四川、甘肃、贵州、青海、湖南、重庆、河南、宁夏、西藏、天津、上海、新疆
25/30	黑龙江、辽宁、河北、北京、广东

三、我国是否存在碘过量

碘缺乏和过量均可使甲状腺疾病的发生风险增加，要保持碘营养适量才能减少甲状腺肿的发生。碘过量的危害可分为急性过量引起的危害和慢性碘过量引起的危害。碘是甲状腺激素合成的原料，也可调节甲状腺激素的合成和释放。正常机体在短期急性碘过量摄入的情况下，会抑制甲状腺激素的合成和释放，产生碘阻滞效应（Wolff-Chaikoff效应）。但是，碘阻滞效应是暂时的，正常机体会产生碘脱逸反应，当发生碘脱逸反应时，甲状腺激素的合成和释放恢复。由于甲状腺自身具有调节机制，一定时间内的碘摄入过量一般不会引起明显的甲状腺功能紊乱。但长期碘摄入过量可导致甲状腺自身调节失衡和功能紊乱，进而导致甲状腺疾病发生。摄入过量碘会扰乱人体甲状腺的正常功能，导致甲状腺肿、甲状腺功能减退，还可诱发或促进自身免疫性甲状腺炎的发生和发展。然而迄今为止，没有确切的证据表明碘摄入过量与甲状腺癌发病风险的增加有关。碘摄入过量也会对妊娠妇女健康和妊娠结局产生不良影响。研究显示，碘摄入过量地区的妊娠妇女促甲状腺激素水平高于碘适宜地区妊娠妇女，过量的碘摄入会增加妊娠晚期亚临床甲状腺功能减退的风险。妊娠早期尿碘浓度>250 μg/L时，亚临床甲状腺功能减退的患病率显著增高；尿碘浓度>500 μg/L时，甲状腺功能减退的患病率显著升高。甲状腺功能减退、亚临床甲状腺功能减退对妊娠妇女有一系列危害，包括流产、死产、胎儿发育迟缓等。妊娠期过量的碘摄入还会损伤胎儿的甲状腺功能，造成新生儿甲状腺功能减退。需要注意的是，婴幼儿补碘同样需要避免碘过量。婴幼儿的甲状腺功能发育不成熟，对碘过量耐受能力低，容易引发甲状腺功能减退。研究发现，碘摄入过多的情况下，6～24个月的婴幼儿的亚临床甲状腺功能减退发病率约为7%。

表9-4　WHO/UNICEF/ICCIDD推荐的人群碘营养评价标准（中华医学会地方病学分会等，2018）

人群	尿碘中位数(μg/L)	碘营养状况
儿童和成人	<20	严重碘缺乏
	20～49	中度碘缺乏
	50～99	轻度碘缺乏
	100～199	适宜
	200～299	大于适宜量
	≥300	碘过量
妊娠妇女	<150	缺乏
	150～249	适宜
	250～499	大于适宜量
	≥500	碘过量
哺乳妇女	≥100	适宜
<2岁婴幼儿	≥100	适宜
妊娠妇女	<150	缺乏
	150～249	适宜

目前常用的人群碘营养的评估指标是平均尿碘中位数，指南给出了基于尿碘中位数的人群碘营养状况评价标准。儿童、普通人群尿碘中位数在100～199 μg/L之间为适宜碘营养状态。我国在调整了2次食盐加碘浓度之后，居民的碘营养处于适宜状态。WHO也将中国划分为碘适宜的国家。如前所述，如果每天食用碘盐，能够保证碘营养处于适宜状态。

四、与癌的相关性

大量研究表明，碘化物可能引起恶性细胞的抗增殖和凋亡效应。相关研究显示，过量碘化物有诱导甲状腺细胞和人甲状腺细胞原代培养物凋亡的能力，但没有诱导甲状腺外细胞凋亡的能力。甲状腺细胞的凋亡效应不依赖于p53基因，而需要功能性甲状腺过氧化物酶的存在，因为丙基硫氧嘧啶的抑制完全阻止了碘诱导的凋亡。此后有研究证实了碘能够诱导转染NIS和TPO的肺癌细胞凋亡，但对仅转染NIS的肺癌细胞不具有诱导凋亡的作用。总之，这一证据表明碘需要被氧化以诱导细胞凋亡。另一项研究显示了分子碘（I_2）和碘化物（KI）对N-甲基-N-亚硝基脲（MNU）诱发和促进大鼠乳腺癌的作用。I_2对乳腺癌的进展具有强大的抗肿瘤作用。这种抗肿瘤作用被认为是由I_2诱导的过氧化物酶体增殖物激活受体γ（PPARγ）的表达介导的，该受体能够触发恶性细胞的凋亡。碘在这个实验系统中没有作用的观察结果可以解释为NIS和（或）LPO的缺乏或低表达。在不同的人类乳腺癌模型中，使用二羟甲基丁酸（DMBA）诱导的乳腺肿瘤，肿瘤细胞显示同时表达NIS和LPO。在该实验模型中，碘和（或）碘与醋酸甲羟孕酮（MPA）的联合给药抑制乳腺癌生长的水平明显高于单用MPA，尤其是在碘含量较高的肿瘤组织中观察到更高的生长抑制效应，表明乳腺肿瘤直接摄取碘会抑制肿瘤生长。最近，人们发现补充碘可以增强阿霉素对乳腺癌的抗肿瘤作用。特别是，阿霉素和I_2联合治疗已被证明可以改善治疗效果，减少侵袭能力，减轻不良事件，并提高无病生存率。碘的抗增殖和凋亡作用在胸腺上皮肿瘤细胞和不同的人类结肠癌细胞系中得到进一步证实。总之，这一实验证据清楚地表明，碘可能对抗癌有积极作用。

此外，在唾液腺、胃和肠中，碘被认为参与先天免疫防御。在这些组织中，碘可以从血液中回收，最终被十二指肠、空肠和回肠的上皮细胞再次吸收。在唾液腺和胃的黏液分泌细胞和壁细胞中，血液中的碘摄取由细胞基底外侧膜上的NIS介导，并由顶端质膜上的低亲和力碘转运体转运。上皮唾液细胞顶膜、胃黏膜和肠上皮细胞顶面存在DUOX2，以及这些部位的组织特异性过氧化物酶（唾液过氧化物酶、胃过氧化物酶和肠黏液中的乳过氧化物酶）允许碘氧化为低碘（IO^-），具有杀菌和杀菌活性。此外，通过与上述类似的机制，碘氧化已被证明对肺腺病毒具有强大的抗病毒作用。

碘是TH生物合成所必需的微量营养素，在发育、生长和代谢中起着关键作用。饮食中缺乏足够的碘摄入会导致TH水平降低，从而可能会对健康产生有害影响，产生一些称为碘缺乏症的终生疾病。在过去的几十年中，碘的功能作用已经明显超出了TH生物合成的功能，因为它在抵抗病原体的先天免疫反应中起作用，并且可被作为抗癌剂，这需要进一步的研究。

第二节　尽量减少辐射接触及暴露

一、放射源

放射源是采用放射性物质制成的辐射源的通称。放射源一般用所制成放射性核素的活度标识其强弱，也可用射线发射率或注量率标识其强弱。习惯上将无损探伤、放射治疗、辐射处理所用的高活度或高射线发射率的放射源称作辐射源。放射源按所释放射线的类型可分为α放射源、β放射源、γ放射源和中子源等；按照放射源的封装方式可分为密封放射源（放射性物质密封在符合一定要求的包壳中）和非密封放射源（没有包壳的放射性物质），绝大多数工、农和医用放射源是密封放射源。

电离辐射是由放射性物质的不稳定原子产生的能量或粒子（质子，电子或中子）。它存在于环境中或由某些人类活动产生。辐射粒子（中子，β或α）由放射性物质发射。放射性核素是分解并发射电离辐射的不稳定元素。辐射包括电离辐射（IR）和非电离辐射（非IR）。电磁（EM）辐射以不同的形式发生，波长或频率不同。按频率和能量增加的顺序，电磁波谱可大致分为无线电波、微波、红外光、可见光、紫外线（UV）光、X射线和γ射线。非电离辐射是指能量不足以引起电离的辐射。它包括无线电波、微波、红外线、可见光辐射和紫外线辐射。电离辐射可以通过光子辐射（X射线和γ射线）和粒子辐射（如电子、质子、中子、碳离子以及α和β粒子）来区分。电离辐射有足够的能量将电子从电离它们的原子或分子中释放出来。

人们普遍认为，高急性剂量的IR可能对生物体有害。在辐射事故中，辐射剂量的确定是医疗决策和患者预后的关键步骤。吸收剂量的估计有助于确定辐射后数月或数年内急性或慢性健康影响的风险。急性辐射综合征是由于在短时间内暴露于高IR，导致组织中的实质细胞耗竭。因此，辐射照射的剂量和持续时间对人类至关重要。到目前为止，辐射主要用于临床诊断和治疗，为患者带来显著的临床益处。放射治疗基本上都是利用X射线和γ射线进行的，这两种射线都能提供光子，这些光子能够专门穿透目标，并且可以在胶片上捕获。质子治疗使用的质子束不会穿过靶区，剂量释放缓慢上升，在射程末端释放最高能量。尽管其在诊断和治疗方面有积极的作用，但计算机断层扫描的不当使用可导致癌症风险，该问题多年来一直受到广泛和密切关注。此外，我们应始终虑及慢性辐射综合征在剂量限制性毒性及患者放疗后继发癌症风险增加等问题中产生的影响。

二、电离辐射对甲状腺的影响

甲状腺癌的公认危险因素包括电离辐射和甲状腺癌家族史。年龄<5岁的儿童受辐射伤害的风险最大，而年龄>20岁的患者受辐射伤害的风险较小。电离辐射暴露的例子包括儿童癌症的头颈部辐射治疗，切尔诺贝利和福岛第一核电站核事故等灾难性事件中的继发暴露。据2017年10月27日世界卫生组织国际癌症研究机构公布的致癌物清单所示，各种类型的电离辐射均在一类致癌物清单中。

人们通常认为，甲状腺对辐射的急性效应具有抵抗力，但事实证明，甲状腺对辐射暴露的长期效应特别敏感，这在对暴露于亚致死辐射剂量的人体受试者的研究中得到了证明。电离辐射与DNA相互作用，可导致敏感位点的DNA链断裂和体细胞突变，从而诱导致癌，因此，电离辐射是TC最确定的危险因素。受损但未经照射的相邻旁观者细胞则显示出基因组的不稳定性。电离辐射对儿童的危害特别大，因为甲状腺组织在早期对放射线非常敏感。更多的流行病学研究通过分析儿童时期暴露于辐射的年轻人身体情况，已经证明了这一点。一项在切尔诺贝利核事故发生18年内针对11970名白俄罗斯老年居民的筛查研究显示，其形成肿瘤结节的风险明显高于形成非肿瘤结节的风险。大量辐射导致甲状腺癌发病率显著增加，在广岛、长崎、切尔诺贝利以及最近的福岛等几次核灾难中，都观察到了这一点。在童年时期暴露于辐射后的62~66岁的原子弹幸存者中，辐射对诱发甲状腺结节的影响已经得到了充分证明。对2011年福岛核反应堆事故对甲状腺造成的后果的分析表明，35%的居民患有甲状腺结节和（或）囊肿。对广岛和长崎幸存者的研究表明，如果红外线照射发生在儿童年龄段，患甲状腺癌的风险会显著增加。暴露于低剂量或中等剂量的IR似乎特别增加了甲状腺乳头状微小癌的风险，即使暴露发生在成年期。有研究者指明，在经历原子弹爆炸的女性幸存者中，成年期暴露于IR的次数（频率）与甲状腺癌的发生率呈正相关，尽管其儿童时期暴露于辐射的风险似乎较低。通常情况下，甲状腺癌的相对风险开始于辐射暴露后5～10年，并持续到辐射暴露后至少40年；它与早年（五岁之前）的相关性大于与性别的相关性。儿童时期接触¹³¹I与甲状腺癌风险增加有关，缺碘和补碘似乎都会改变这种风险。罗宾斯和施耐德证实了年龄的重要性：年轻是一个危险因素。尽管并无临床上使用放射性碘而导致甲状腺癌的先例，但毕竟很少有癌症患者是幼儿，而且研究队列太小，没有相应的统计能力来检测这种相对罕见的事件。在585名颈部放疗患者中，7名幸存者发展为甲状腺乳头状癌（PTC）。这表明，在儿童期或青年期有颈部癌症放射治疗史的成年癌症幸存者应注重在年度体检中行甲状腺癌筛查。头颈部鳞状细胞癌患者在诊断和IR治疗后的前5年内表现出很高的原发性甲状腺癌发病率，这支持了甲状腺状态持续监测在这种情况下很重要的观点。在辐射诱导损伤中起作用的分子机制（基因、蛋白质和脂质）也多有报道。

考虑到辐射对甲状腺的分子效应，外周血淋巴细胞百分比可作为染色体损伤、基因组不稳定性和癌症风险的生物标志物。在分化型甲状腺癌患者和接受放射性碘（¹³¹I）治疗患者的血液中，观察到血淋巴细胞百分比和血小板水平之间存在负相关，而与甲状腺相关激素无关。到目前为止，已经确定了一些特定的分子靶点，通过这些靶点，辐射对甲状腺产生影响，导致包括癌症在内的长期损害。许多基因、蛋白质和脂质参与了辐射的作用、影响和后果，最近的文献越来越多地显示：特定的基因、蛋白质和脂质是辐射和癌症的重要靶点，但许多方面仍然不清楚，需要进一步的研究来阐明各种细胞成分之间相互作用的复杂性，因此这一研究领域仍然十分有吸引力，仍有许多问题亟待研究。

三、避免辐射

辐射对健康和疾病都很重要，因此必须正确应用辐射，防止误用或过度应用。在医学、工业、农业和其他研究中，电离辐射有着许多有益的用途。随着电离辐射的应用越来越多，我们必须制定安全应用规则，并采取相应的安全措施。其中，最基本的应用规则为：应仅在得到明确指示时，才应用无线电成像。为减少不必要的诊断辐射，所有人都应严格遵循和实践这些规定。影像学模式的正确选择是医生的责任。CT涉及电离辐射，因此，必须做出谨慎和适当的决定。另有一句临床格言是：如果报告不太可能影响治疗，则不要进行放射影像学检查。

减少辐射暴露是多方面的。CT占所有辐射暴露的24%，几乎占据了人为辐射的一半。因此，在CT扫描中，扫描范围应仅限于临床上确定的区域。多相扫描应仅在必要时明智地使用。诊断性影像学检查，尤其是CT扫描，应以最少的辐射暴露进行。放射科医生应应用最少的暴露参数为个别儿科患者量身定制检查。在某些情况下，即使是对于成年人，也可以将CT辐射剂量减少一半，并在放射科医生的能力范围内进行适当的诊断，而研究表明不影响诊断准确性。双能X射线吸收测定法（DEXA）旨在测量身体组织组成，是监测长期营养进展的有用技术。两个X射线束衰减的定量测量可用于推导组织密度值，包括体重、脂肪量和骨密度。将这些测量值与用于骨骼和软组织的标准模型进行比较，可用于计算骨矿物质含量、体重和脂肪量是否正常。

无线电波和微波主要用于电视广播，包括手机在内的电信和用于空中/海上导航辅助设备的雷达。来自太阳的紫外线辐射需要特别考虑，特别是对于部队而言。手机的使用无处不在，随着使用量的增加，需要对移动电话使用产生的辐射进行考虑。短期影响：非电离辐射指的是EM光谱中没有足够的能量引起电离的部分。手机使用的频率很低，大部分能量被皮肤和其他浅表组织吸收。大脑或身体任何其他器官的温度升高可以忽略不计。一些研究已经召集志愿者，针对射频场对脑电活动、认知功能、睡眠、心率和血压的影响进行了调查。迄今为止，没有一致的证据表明，如果暴露于射频场的水平低于导致组织发热的水平，会产生不良健康影响。长期影响：研究射频暴露潜在长期风险的流行病学研究主要针对脑肿瘤和手机使用，目前尚无定论。

辐射具有累积效应，当辐射量超过一定剂量时，机体会出现损伤。在电离辐射作用下，人体敏感组织如神经系统、消化系统、造血会一同发生一系列反应。辐射防护的基本原则是避免不必要的辐射。通常遵循ALARA原则，即机体受照剂量的大小及受照射的可能性均应保持在尽量低的水平；个人的总有效剂量和组织器官的当量剂量应不超过国家标准的规定值。

辐射对人体的危害途径分内、外两种，自然，对应的防护措施也有两种。外照射防护方法包括：尽量缩短受照射时间，尽量增大与放射源的距离，设置屏蔽物。俗称为时间、距离和屏蔽防护，必要时可结合应用。需要注意的是：在对β辐射选择屏蔽材料时当务必考虑韧致辐射。放射性物质可通过皮肤黏膜、消化道、呼吸道进入人体，从而造成体内的污染。内照射防护方法有：稀释、隔离、包容、净化以及遵守规章制度、做好个人防护。

第三节　工作压力与甲状腺癌的关系

现代生活方式在带给现代人类精神、物质享受的同时，不可避免地给人类带来了诸多健康隐患。饮食结构的改变、食品添加剂的大量应用、高科技产品的使用、工作压力及社会竞争的加剧等都极大地危害着人们的健康。最近的流行病学证据表明，心理-社会因素可能是特定类型癌症的危险因素，并在细胞衰老过程中起关键作用。在制定或评估社会-心理实践的变化时，应将心理压力源考虑在内。

对压力相关心理因素（PS）影响癌症发展或进展的研究可以追溯到30年前。PS可以影响致癌的所有三个阶段。在人类中，PS影响癌症发病机制的主要过程，如DNA修复、细胞衰老、免疫系统的交替和细胞凋亡。癌症是全球死亡的主要原因之一，2012年有820万人死于癌症，2018年有1810万新发癌症病例，960万例癌症病例死亡，其中肺癌、乳腺癌和结直肠癌等36种癌症类型最常见。有证据表明，5%~10%的癌症危险因素具有遗传易感性，40%~45%由生理学、生活方式（例如饮食、体育锻炼、吸烟和饮酒）和环境危险因素决定。高达20%的癌症负担与肥胖有关。有证据表明，33%的肺癌、42%的乳腺癌、43%的结肠癌和20%的前列腺癌可以通过健康的生活习惯和预防性筛查来预防。心理-社会因素（例如精神压力、不良生活事件、长期抑郁和社会孤立）可导致癌症发生。

医务人员（医生和护士为主要组成人员）作为一个特殊的职业群体，工作强度大，面临疾病感染的危险高，医疗设备、技术的快速更新对其专业知识水平和技能提出更高的要求，日益紧张的医患关系及医疗风险等原因导致现代医生承受了比以往更大的职业压力。国内外均有研究认为护士职业需承担较高的生理及心理压力。这种职业特点导致的生理、心理压力使医务人员往往比普通人群更长期地处于应激状态，导致免疫力下降、内分泌系统失调及甲状腺相关激素改变，从而使甲状腺疾病的患病风险增加。

综上所述，甲状腺疾病的发生与日常饮食以及社会-心理因素密切相关。应加强心理疏导，缓解压力，合理安排工作，保证充分的休息；另一方面，应加强医务人员自身的健康教育，做到早发现、早治疗。只有通过实施科学有效的"健康管理"手段对现代生活方式进行主动干预，才能更好地凸现出"现代"的魅力。

第四节　保持良好的心态

一、心理因素在癌症发生过程的作用

人们普遍认为，心理因素在癌症发生过程中起着重要作用，这意味着癌症患者可能比良性肿瘤患者更有可能无意识或有意识地报告心理症状，如压力增加、抑郁和焦虑等。在现代医学中，健康教育已成为治疗的重要组成部分，保持良好的心态是预防本病发生的重要方法。

心理因素是指可被个体感知并对个体有意义的各种刺激。这些刺激可使机体产生负面情绪，如焦虑、悲伤、抑郁等。这些负面情绪对肿瘤的发生具有重要作用。大量研究显示：癌症病人都存在不同程度的负性情绪，抑郁人群癌症患病率更高。焦虑和抑郁等负面情绪会对生活的多个方面产生不利影响，包括生理功能、生活家庭功能以及情感功能。

二、物理、化学、生物及遗传等因素与恶性肿瘤治疗

物理、化学、生物及遗传等因素被认为是传统的恶性肿瘤的致病因素，随着现代医学模式的转变，心理因素越来越被引起重视。机体可通过心理生理机制影响恶性肿瘤的发生和发展。从心理学角度来说，性格的分类方法很多，研究表明，与癌症相关的心理因素多为C型性格，又称为癌症性格。有一项研究对237例恶性肿瘤患者的性格特征进行分析发现，责任感强、易妥协的性格明显高于外向的、情绪稳定的人群，且性格特征与教育水平、癌症家族史、年龄和婚姻状况等无关。C型性格与恶性肿瘤的转归有关。另一项研究分析了社会支持、性格特征与癌症患者的创伤后成长的相关性，结果发现，开放性、严谨及外向性的性格特征有利于癌症患者的创伤后成长，易产生积极改变；而神经的性格特征则会对癌症患者的创伤后成长产生消极作用。C型性格是一种情绪受压抑的抑郁性格，表现为害怕竞争，逆来顺受，有气往肚子里咽，爱生闷气，不能良好地宣泄和表达内心不愉快的感受。这种负性情绪的性格会使机体自身的免疫力减低，易患癌症。

三、情绪与恶性肿瘤

良好的情绪是维持身心健康的重要方法。研究表明，正性情绪有利于机体分泌一种抗癌物质，增强免疫力，提高人体的抗病能力。因此，要保持良好的心理状态；同时、需要通过健康宣教，让人们认识到心理因素在肿瘤发生发展过程中所产生的作用，学会自主调节情绪，从而可以在一定程度上预防和治疗恶性肿瘤。

第五节　体育锻炼

一、体育锻炼与癌症预防

据估计，通过改变已知与癌症发病率相关的可改变的生活方式和环境风险因素，可以预防30%～

40%的癌症。体育锻炼的定义为骨骼肌产生的需要能量消耗的所有身体运动。迄今为止，超过500项观察性流行病学研究对体育锻炼与癌症发病率之间的关系进行了某些方面的研究。报告中对该证据进行了评估和总结，作为其关于体育锻炼降低癌症风险建议的一部分。具体而言，有强有力的证据表明，体育锻炼可降低患膀胱癌、乳腺癌、结肠癌、子宫内膜癌、食管腺癌的风险。

二、体育锻炼与甲状腺癌

有研究结果显示，每周至少进行两次不少于1 h时的体育锻炼对甲状腺癌具有预防作用。此外，该研究结果强调了每天步行至少30分钟的预防作用。因为甲状腺癌的风险随年龄增长，老年人的体育锻炼，包括行走都逐步减少，而散步是一项不需要特殊培训或设备的体育活动，可以轻松地集成到日常生活中，因此这个结果应该考虑在预防干预措施组织内。在假设中，运动是通过多种机制来影响癌症风险的。DNA修复和激素途径可能是癌症风险降低的几种机制之一，但这些机制尚不完全清楚。运动可以调节和影响慢性炎症，减少癌症患者和非癌症患者的炎症标志物，如C-反应蛋白（CRP）、肿瘤坏死因子和各种类型的白细胞介素（IL），包括IL-6。此外，运动的保护作用被认为是通过增加抗炎细胞因子（如IL-1ra和IL-10）在健康人群中产生的抗炎环境而达成的。另一种假设是，体育活动可能通过减少肥胖来降低甲状腺癌的风险。每天步行至少30分钟可能对甲状腺癌风险有保护作用，这是卡塔尼亚大学医院波利克利科-维托里奥·伊曼纽尔进行的一项病例对照研究得出的结论。这项研究证实了非久坐的生活方式对预防甲状腺癌的重要性，但体育锻炼的频率往往随着年龄的增长而下降，特别是在老年人中。因此，需要对坚持体育活动进行更多的研究，以确定哪些方法在促进持续体育活动参与方面最有效。此外，全球化和城市化以及人口老龄化与社会、文化和经济健康的决定因素相互作用，使人们暴露于缺乏体育锻炼的行为风险因素中。因此，城市应该重新设计，以鼓励人群进行体育锻炼。

甲状腺癌包括不同的组织学亚型，包括乳头状甲状腺癌、滤泡状甲状腺癌、髓质甲状腺癌和间变性甲状腺癌，它们可能有不同的病因。我们缺乏数据来比较体育锻炼与侵袭性间变性甲状腺癌之间的关系以及体育锻炼与其他类型甲状腺癌之间的关系。此外，由于缺乏可用数据，我们无法查明体育锻炼的持续时间或频率、不同时期的体育锻炼、不通职业和家庭活动与甲状腺癌的相关性。

三、体育锻炼与其他癌症关系

对于大多数癌症部位，与高水平体育锻炼相关的风险降低幅度为10%～25%。在一些癌症部位，体育锻炼水平的增加与特定癌症风险之间的剂量-反应关系是显而易见的，但在流行病学研究中，测量和分类体育锻炼水平的方法并不一致，这就导致关于体育锻炼确切量的效果级别难以取得定论。此外，没有足够的证据来确定体育锻炼与癌症风险之间的关联是否因体育锻炼的领域或类型（即有氧运动与抗药性运动）而异。目前，关于体育锻炼与癌症之间的关系在不同癌症类型中循证医学证据有限。关于体育锻炼在不同人群中的差异，有证据表明，体育锻炼对男性和女性同样有益。此外，一些证据表明，终身活动特别有益，晚年的活动也可以降低癌症风险（例如，绝经后的活动已被证明可以降低乳腺癌风险，而与绝经前的活动无关）。还有证据表明，所有种族和族裔群体的体育锻炼，其益处都是显而易见的。

第六节　甲状腺癌筛查

甲状腺癌发病率逐年升高，我国甲状腺癌发病率以每年20%的速度持续增长。而且近年发现的甲状腺癌患者趋于年轻化，且大部分早期无明显不适。多项研究表明，在诸多影响预后的因素中，分期是重要因素之一，所以早期发现对改善甲状腺癌患者预后很重要。甲状腺癌筛查可通过颈部触诊、超声检查或两者同时进行。筛查有可能早期发现恶性甲状腺结节，从而使治疗更有效，危害更小。然而，筛查也可能导致过度诊断，因为它可以检测到可能永远不会引起患者发病或死亡的非常小的或惰性的肿瘤。

甲状腺位于颈前区，由左、右叶组成，中间由峡部连接。腺体包裹在气管前筋膜内，形成一个包含甲状腺、甲状旁腺、喉和上气管、咽和上食道的鞘。甲状腺通常在颈部前部生长，甲状腺肿大不受颈前肌、皮下组织或皮肤无力的限制。

（一）超声检查

成人甲状腺的质量约为25克，超声可以成像甲状腺结构、内部/周围血流和邻近组织。它已被广泛应用于结节检测、特征描述、风险分层、治疗监测和甲状腺切除术后癌症监测。与其他成像方式相比，超声具有较高的空间分辨率，不使用电离辐射，且成本较低。由于这些原因，超声是评估甲状腺的第一线成像工具。

超声检查的指征：

（1）甲状腺相关的症状和（或）体征：颈部局部肿大、疼痛、声音嘶哑、呼吸困难、有压迫感，触诊异常，颈部淋巴结肿大等；

（2）其他检查发现甲状腺异常：如CT、磁共振成像偶然发现的甲状腺结节，实验室检查发现的甲状腺功能异常等；

（3）甲状腺手术前、手术后评估及手术中定位；

（4）甲状腺病变随访；

（5）超声引导下介入诊断和治疗；

（6）体检：2017年USPSTF指南推荐对于伴有声音嘶哑、疼痛、吞咽困难和其他咽喉症状的患者，以及因出现颈部肿物、颈部肿大和颈部不对称及其他原因需要进行颈部检查的患者，应积极检查。因电离辐射暴露史（医学治疗和核辐射）而使甲状腺癌风险增加的人群，特别是低碘饮食人群、与甲状腺癌相关的遗传基因综合征（如家族性腺瘤肌肉病）或者一级亲属有甲状腺癌史的人群也是一样。

表9-5　不同医疗机构对无症状人群甲状腺癌的筛查意见

Date	Medical institution	Recommendation on screening for thyroid cancer in asymptomatic persons
2017	US Preventive Services Task Force	Against
2017	American Cancer Society	No recommendation
2016	ATA/AACE/ACE/Association Medici Endocrinology	No recommendation
2015	The Canadian Task Force on the Periodic Health Examination	No recommendation

续表 9-5

Date	Medical institution	Recommendation on screening for thyroid cancer in asymptomatic persons
2012	Endocrinology Branch of Chinese Medical Association, Endocrine Group of Surgery Branch of Chinese Medical Association, Committee for Head and Neck Oncology of Chinese Anti Cancer Association, Nuclear Medicine Branch of Chinese Medical Association	No recommendation
1996	American Academy of Family Physicians	Against

引自朱涛，等. 2018.

（二）体格检查

甲状腺癌筛查中最重要的体格检查方法为甲状腺触诊：检查时检查者站在坐位患者后面，患者伸展颈部进行检查，但必须指示患者完全弯曲颈部，以使胸锁乳突肌和肩带肌肉完全放松。如果没有这种操作，精确的腺体触诊是不可能的。应首先确定腺体是否弥漫性增大或是否有局部肿块，肿块边缘是平滑的还是不规则的，接下来再考虑周围的结构。甲状腺良性肿大可能使气管或食道狭窄或移位，导致呼吸或吞咽困难。触诊气管：确认气管是否移位到一侧或另一侧。触诊两侧颈总动脉：一个巨大的良性甲状腺肿块可能向后移位，甲状腺癌可能侵犯而不是转移，在这种情况下，气管或食管可能被侵蚀，颈动脉搏动可能消失在肿块中，因为该血管被肿瘤包围。同样，恶性甲状腺肿块可能侵犯邻近的喉返神经，因此，声音改变是一种危险的症状。声带麻痹这一特征可通过喉镜检查和检测受影响声带的运动丧失而得到确认，或在之前的临床上就被非常明显地检测到。晚期腺体肿瘤甚至可能累及颈部交感神经，产生霍纳综合征，患侧瞳孔缩小和上睑下垂（眼睑下垂）。与身体任何部位的肿块一样，检查必须包括区域淋巴结。甲状腺的生理结构被封闭在气管前筋膜内，形成了一个筋膜鞘，它包围着喉、咽、气管、食管、甲状腺和甲状旁腺，并从上面的甲状软骨向下延伸，与上纵隔主动脉弓的筋膜鞘融合。筋膜的前部比后部更密集，因此增大的腺体倾向于被向后推到两侧，甚至气管和食道的后部。此外，一个非常大的甲状腺肿块可在此鞘内向下延伸至上纵隔（"下陷性甲状腺肿"）。如上所述，胸骨前甲状腺肿大和胸骨后甲状腺肿大均可引起气管和（或）食道压迫，同时也可表现为上纵隔梗阻、颈静脉扩张。事实上，上纵隔肿块的最常见原因是胸骨后甲状腺肿。颈部和胸部X射线检查对确认气管受压和（或）移位有价值。

（三）超声检查的局限性

B超准确率较高，但是耗时、耗力、对操作人员要求较高。甲状腺B超检查需要专门的超声科医生，甲状腺检查必须使用高频多普勒超声机，不可随意移动和就地取材。触诊法简单、方便，但受检查者水平影响较大，可重复性低。尽管如此，甲状腺触诊的价值并不过时，与超声相比，在健康体检中甲状腺触诊具有普遍可操作性，所需要物品简单，主要依照医生的视诊及触诊完成，它具有安全、易行和病人易于接受的优点，这是B超方法所不能比拟的。即使在B超普及的今天，它也不可能取代甲状腺触诊法。在碘缺乏（IDD）的防治和科研方面，特别是现场工作中离不开触诊方法。不过，我们认为在有条件的地方应普及应用甲状腺B超检查。

尽管人们正在探索甲状腺癌新的潜在危险因素，因为它们可能导致甲状腺癌发病率的增加，但一些人认为过度诊断是低风险甲状腺乳头状癌发病率增加和升高的主要原因。甲状腺结节是甲状腺癌的前兆，可以通过触诊、颈部超声检查或其他影像学检查发现。在美国以及其他几个国家，颈部超声检查和其他新的诊断技术的引入与甲状腺癌发病率的增加相关。然而，这些患者患癌症的风险也较低，总体上更健康。在使用倾向评分分析和控制肿瘤特征后，成像类型不再与更好的疾病特异性生存率相关，而是与更好的总体生存率相关。这些数据表明，更多地使用甲状腺超声检查并不一定能带来更好的结果。应进一步强调超声检查在过度诊断中的作用。但总体来说，没有明显证据说明甲状腺癌筛查具有危害性。

（王娟，申红丽，张洁，蒋升）

参考文献

[1]李芳芳,蔡伟文,张笛,等.甲状腺癌的病因和预防研究进展[J].现代医药卫生,2019,35(19):3009-3012.

[2]Sorrenti S,Baldini E,Pironi D,et al. Iodine: Its Role in Thyroid Hormone Biosynthesis and Beyond[J]. Nutrients,2021,13(12):4469.

[3]Bílek R, Dvořáková M, Grimmichová T, et al. Iodine, thyroglobulin and thyroid gland[J]. Physiological Research,2020,69(Suppl 2):S225-S236.

[4]苏晓辉,孙殿军.《中国居民补碘指南》解读[J].中华医学信息导报,2018,33(23):1.

[5]Leung A M, Braverman L E. Consequences of excess iodine[J]. Nature Reviews Endocrinology,2014,10(3):136-142.

[6]Shi X, Han C, Li C, et al. Optimal and safe upper limits of iodine intake for early pregnancy in iodine-sufficient regions: a cross-sectional study of 7190 pregnant women in China[J]. J Clin Endocrinol Metab,2015,100(4):1630-1638.

[7]Nepal A K, Suwal R. Subclinical Hypothyroidism and Elevated Thyroglobulin in Infants with Chronic Excess Iodine Intake[J]. Thyroid: Official Journal of the American Thyroid Association,2015,25(7):851-859.

[8]Albi E,Cataldi S,Lazzarini A,et al. Radiation and Thyroid Cancer[J]. European Journal of Cancer Prevention the Official Journal of the European Cancer Prevention Organisation,2017,5(5):386.

[9]Jain S. Radiation in medical practice & health effects of radiation: Rationale, risks, and rewards[J]. Journal of Family Medicine and Primary Care,2021,10(4):1520-1524.

[10]So WK, Marsh G, Ling WM, et al. Anxiety, depression and quality of life among Chinese breast cancer patients during adjuvant therapy[J]. European journal of oncology nursing: the official journal of European Oncology Nursing Society,2010,14(1):17-22.

[11]瞿国峰,王成. C型性格与恶性肿瘤的相关性研究[J].现代肿瘤医学,2018,26(9):1458-1462.

[12]刘嘉,骆峻,曾庆琪.恶性肿瘤患者心理因素与社会支持的研究进展[J].中国肿瘤外科杂志,2017,9(5):331-333.

[13]Serdar T N, Salih D, Celal S, et al. Personality traits in cancer patients[J]. Asian Pacific Journal of Cancer Prevention : APJCP,2013,14(8):4515-4518.

［14］Friedenreich C，Ryder-Burbidge C，Mcneil J. Physical activity，obesity and sedentary behavior in cancer etiology：epidemiologic evidence and biologic mechanisms ［J］. Molecular Oncology，2021，15（3）：790-800.

［15］Maria F，Antonio C，Valeriya O，et al. Physical Activity and Thyroid Cancer Risk：A Case-Control Study in Catania（South Italy）［J］. International Journal of Environmental Research and Public Health，2019，16（8）：1428.

［16］Cm K，Ml M，Si F，et al. Anthropometric Factors and Thyroid Cancer Risk by Histological Subtype：Pooled Analysis of 22 Prospective Studies ［J］. Thyroid：Official Journal of the American Thyroid Association，2016，26（2）：306-318.

［17］Stefano C，Andrea R，Marco D，et al. Healthy Design and Urban Planning Strategies，Actions，and Policy to Achieve Salutogenic Cities ［J］. International Journal of Environmental Research and Public Health，2018，15（12）：2698.

［18］武斌，俞汉蒙，潘淑莉，等. 某单位无症状人群甲状腺癌筛查结果分析［J］.中国现代医药杂志，2019，21（2）：51-52.

［19］Js L，Eja B，Sb W，et al. Screening for Thyroid Cancer：Updated Evidence Report and Systematic Review for the US Preventive Services Task Force ［J］. JAMA，2017，317（18）：1888-1903.

［20］Ellis H. The clinical examination of the thyroid gland ［J］. British Journal of Hospital Medicine（London，England：2005），2007，68（9）：M154-155.

［21］梁廷俊，陈世平，张惟，等. 触诊法与B超法诊断甲状腺肿大的结果比较［J］.基层医学论坛，2016，20（3）：350-531.

［22］朱涛，徐洁，田甜，等. 2017年美国预防服务工作组甲状腺癌筛查推荐声明解读［J］.肿瘤防治研究，2018，45（9）：710-714.

［23］Kruk J，Aboul-Enein B，Bernstein J，et al. Psychological Stress and Cellular Aging in Cancer：A Meta-Analysis［J］. Oxidative Medicine and Cellular Longevity，2019，2019：1-23.

［24］胡伟，赵俊. 医务人员甲状腺结节患病情况分析［J］.职业卫生与应急救援，2018，36（5）：405-406+432.

第十章
碘与甲状腺癌

第一节　碘的种类及物理学特性

碘（Iodine，I），ⅦA族元素，原子序数为53，相对原子质量为126.9，是由一名法国药剂师于1811年从海藻中发现的。碘的密度大约为4.93 g/cm³，熔点为113.5℃，沸点为184.35℃，是一种具有金属光泽的紫色或紫黑色针状晶体，易燃并溶于有机溶剂，微溶于水，加热易升华，有毒，有强烈腐蚀性。碘在加热时，纯碘蒸气呈深蓝色，混合空气变为紫色，蒸气有刺鼻气味，会严重刺激眼和鼻黏膜，引起中毒和死亡。

碘盐具有多种产品规格和生物制剂，其中碘给药方法、途径、吸收率和稳定性各不相同。

碘甘油：1%碘和1%碘化钾，2%碘和2%碘化钾，5%碘和3%碘化钾。

碘酊：含碘2%和碘化钾1.5%，含碘3%和碘化钾1.8%，含碘5%和碘化钾3%。

复方碘溶液：5%碘和10%碘化钾的水溶液。

碘注射液：2 mL，碘0.2 g和碘化钾0.2 g。

碘化钾和碘化钠易被氧化，不稳定，容易挥发，尤其与铁离子、铜离子、镁离子共存时更明显。碘酸钙[$Ca(IO_3)_2$]是碘和钙混合物，由于它的稳定性及优良的利用率，经常作为添加剂用于饲料中。

碘是人体日常必需的微量元素之一。正常成年人对碘的生理需求是每天75 μg。一般健康成人每日碘摄取总量大约为30 mg（0～50 mg），食盐中所添加碘的国家标准含量为20～30 mg/kg。碘化物在地球环境中分布广泛但分布不均。大部分的碘元素存在于海洋中（约50 μg/mL），海水蒸气中的大量碘酸盐离子被空气氧化后可以形成一种碘元素，碘中的挥发物在蒸发后再进入大气中，随后通过降雨返回进入土壤，从而可以完成一个循环。然而，许多地区的碘循环缓慢且不完整，土壤和地下水都缺乏碘。在这些土壤中生长的农作物碘含量较低，食用在这些土壤中生长的食物的人和动物将缺乏碘。缺碘容易使人患甲状腺肿大等地方病（俗称大脖子病和克汀病），严重时会影响人的智力、健康。

海洋是碘的主要储集层，碘主要以碘化物（I⁻）、碘酸盐和有机碘（org-I）的形式存在。海水中的碘形态在很大程度上取决于空间位置（近岸、表层海洋、深海）。生物和光化学过程的作用是使碘挥发，从而将I₂、HI和org-I释放到大气中，其他光化学作用将碘转化为能够破坏臭氧层并充当云凝结成核点的反应性物种和（或）颗粒。海洋碘的干法沉积和湿法沉积是地表大气中碘的主要来源。沿海地区土壤和淡水中碘的再挥发使碘向内陆移动。土壤是重要的碘集合物，主要以相对不流动的org-I形式存在。微藻和大型藻类、真菌和细菌通过将I⁻氧化为I_2，形成org-I，使org-I脱卤和还原为I⁻，在碘氧化还原循环中发挥重要作用。还原过程中形成的反应性中间体，尤其是I⁻氧化，可以与有机物形成共价键，从而导致org-I的形成，该org-I易于与海洋、大气和土壤环境中的颗粒结合。

用过的燃料的^{129}I会渗入地下，造成长期威胁。当I⁻氧化过程中产生的反应性碘（例如I_2、HOI）与有机分子共价结合时，有氧条件下碘更可能与土壤颗粒结合。总体而言，现有证据表明，微生物活动是土壤中大部分I⁻氧化的原因。在厌氧条件下，脱卤和还原反应（主要由微生物催化）可以引起有机物中碘的释放。碘化有机物主要以固定的、与颗粒相关的物质形式存在，但以较小的程度存在于可移动的胶体中。无机碘（I⁻和IO_3）也可以直接结合到带电的矿物表面，并且可以掺入碳酸盐（$CaCO_3$）沉淀物中。

在贫瘠土壤中生长的植物中，碘浓度可能低至10 μg/kg，而碘充足土壤中的植物中碘浓度约为1 mg/kg。内陆地区、山区和洪水泛滥地区普遍缺乏碘，但沿海地区也有可能发生碘缺乏。居住在这些地区的人口，其碘缺乏可通过食物添加碘（例如盐的碘化）或饮食多样化、食用富含碘的食物得到改善。碘化物迅速并几乎完全在胃和十二指肠中吸收（>90%）。在碘供应充足的情况下，甲状腺吸收的碘占10%或更少。在碘缺乏症中，其百分比可能超过80%。正常情况下，血浆碘的半衰期约为10 h。

第二节　碘的生理学作用

一、碘的摄入

碘是人体合成甲状腺激素不可或缺的重要组成成分。正常生理情况下，成年人每天的平均碘需要量一般为50～75 μg。根据碘供应量应为正常生理需要量2倍的计算原则，世界卫生组织（WHO）在2006年给出了不同成长年龄段碘摄入量的推荐标准：<6岁的儿童每日平均碘摄入量为90 μg，6～12岁的儿童碘每日摄入量为120 μg，>12岁的儿童及成人每日碘摄入量为150 μg，怀孕或哺乳期为250 μg。

饮食中的碘很容易从胃肠道吸收，并以碘化物的形式进入循环系统。碘化物大部分通过甲状腺和肾脏从循环中清除。在妊娠和哺乳期，乳腺也浓缩并排出母乳中的碘。世界卫生组织/联合国儿童基金会/国际控制碘缺乏症理事会所建议的每日平均摄碘摄取量通常见于表10-1。

表10-1　碘的建议摄入量

年龄分组	推荐碘摄入量/μg·d⁻¹
WHO/联合国儿童基金会/国际控制碘缺乏病理事会每日建议碘摄入量	
0～5岁儿童	90
6～12岁儿童	120
>12岁儿童及成人	150
孕期女性	250
哺乳期女性	250
美国医学研究所每日建议碘摄入量	
0～12月婴儿	110～130

续表10-1

年龄分组	推荐碘摄入量/$\mu g \cdot d^{-1}$
1～8岁儿童	90
9～13岁儿童	120
≥14岁儿童及成人	150
孕期女性	220
哺乳期女性	290

引自 Li，et al. Nat Rev Endocrinol 8，2012，8（3）：434-440.

碘由甲状腺捕获和累积，是一种合成甲状腺素的重要化学成分。碘向甲状腺的快速转运不仅是合成的甲状腺素第一步，也是最需要限速的一个步骤。例如，碘化物（I^-）通过钠/碘化物将基膜末端处的同向转运蛋白（NIS）转运到甲状腺细胞中，再迁移到顶膜。I^-被甲状腺过氧化物酶（TPO）和过氧化物酶（H_2O_2）氧化，并使其附着在一个甲状腺球蛋白（Tg）细胞中的酪氨酰残基上，产生一碘酪氨酸（MIT）和二碘酪氨酸（DIT）。然后，残基在滤泡管腔的Tg分子内偶联形成T_3和T_4。Tg通过内吞相互作用进入人体并被消化。T_3和T_4释放到血液循环中，而MIT和DIT上的碘在甲状腺细胞内进行再循环。

二、碘的作用

碘对动植物的生长及发育过程极为重要，碘以碘酸盐和其他碘化氨基酸的形式集中在人体甲状腺中。缺碘通常会容易引起甲状腺肿。约2/3的碘可以用于加工生产各类食品防腐剂、消毒剂和碘酊、碘仿等各种消毒杀菌药物。碘酸钠碘酸钾广泛用于各类食物添加剂用以补充食物中的不足碘量。而放射性同位素^{131}I则广泛应用于疾病放射性示踪治疗技术。其生理作用包括：

（1）维持人体生理所需能量代谢。缺碘可能会减少甲状腺激素合成，会导致基本生命活动受损，体能严重下降。

（2）促进脑发育。在胎儿发育时期以及婴儿成长时期（即智力功能发育的关键时期），必须依赖甲状腺激素。缺碘很有可能会导致婴儿的不可逆智力功能发育障碍。

（3）促进身体发育。甲状腺激素缺乏可导致骨发育及性发育迟缓、身材矮小、肌肉无力等。

第三节　碘是人体合成甲状腺素必不可少的重要原料

甲状腺包含许多大小不一的圆形或椭圆形滤泡。滤泡被单层黏膜上皮胶质细胞包围，腺体囊泡腔内通常充满胶质，胶质细胞是甲状激素储存库，其主要成分是甲状腺球蛋白。

甲状腺激素直接促进新陈代谢，影响机体生长发育、生殖系统和其他组织器官的控制功能等。婴幼儿期和儿童期是神经系统生长发育的重要关键时期。缺碘会直接对中枢和认知神经系统造成不可逆转的损害。成年期间甲状腺素分泌减少也会出现情绪、认知、心脏、骨骼肌、代谢调控等异常，导致甲状腺功能减退症。

碘在体内主要有两种储存方式：70%～80%储存在甲状腺内；20%～30%储存在细胞外液中。甲状腺内、外碘储存处于动态平衡状态。体内90%以上的碘通过体液排出，10%通过胃和肠道黏液排出，5%通过头发、汗液和呼吸排出。如果在此期间不及时摄入足量碘，体内储备的碘含量只能维持3个月左右。

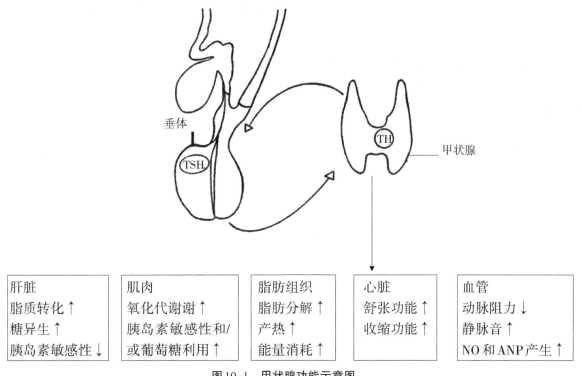

图10-1　甲状腺功能示意图

引自Salerno M，et al. 2016.

甲状腺激素（TH）通过增加肝脏中能量的摄取，生成脂肪，进行脂解作用和β氧化作用以及刺激脂肪组织中的脂解作用来影响脂肪酸代谢。TH增强了白色和棕色脂肪组织中的生热作用和能量消耗。TH不仅可以有效增加肌肉对胰岛素的敏感性，还可以降低患者肝脏对胰岛素的高度敏感性。TH对心脏的影响包括增强收缩和舒张功能，诱导血管扩张剂一氧化氮（NO）和心房钠尿肽（ANP）的合成及阻力血管数量的增加，导致动脉阻力的下降和静脉张力的增加。

一、甲状腺激素的合成过程

甲状腺激素包括T_3和T_4，两者均由碘化酪氨酸偶连形成，具有以下影响：

（1）维持身体生长发育：甲状腺功能不全时，身心发育会受到严重影响，可能会引起克汀病。成人出现甲状腺功能异常时，可能会引起局部黏液性水肿。

（2）促进新陈代谢：活化受体可有效促进体内耗氧物质代谢氧化，增加耗氧量，提高基础代谢，增加产热，故甲状腺功能亢进患者有不耐热、多汗等症状。

（3）对神经系统和心血管产生影响：导致克汀病患者的中枢神经系统发育障碍，增加心脏对儿茶酚胺的敏感性。甲状腺功能亢进会出现神经质、烦躁、震颤、心率快、心排血量增多等现象。

甲状腺激素不仅影响骨骼的生长发育，还直接影响大脑正常发育。而在婴幼儿时期，甲状腺激素缺乏通常会直接导致克汀病，伴发身高和智力低下。

在中枢神经系统的各种生理反应控制下，下丘脑通过垂体释放促甲状腺素释放激素（TRH），控制分泌腺垂体促甲状腺激素（TSH），TSH则刺激T_4和T3的分泌，其浓度增高后通过负反馈作用，抑制

TSH合成与释放。

降低大脑垂体对血液TRH的生理反应可使TSH分泌数量减少，使甲状腺激素分泌水平不会过高；当血液T_3、T_4浓度明显降低时，减弱腺垂体负反馈作用，即增加TSH分泌，可增加T_3和T_4分泌。综上所述，下丘脑-神经垂体-甲状腺调节循环可以帮助维持甲状腺激素分泌的相对平衡。

（一）甲状腺滤泡聚碘

由胃肠道吸收的大量碘以I^-的形式自然存在于血液中，它通常逆着电化学梯度，通过主动运输进入甲状腺上皮细胞中。在甲状腺黏膜上皮细胞的基底膜上，甲状腺激素依赖Na^+-K^+-ATP酶活动提供能量，主动转运I^-。

（二）活化碘离子

摄入滤泡上皮细胞的I^-在过氧化酶的相互作用下被活化。活化I^-是碘取代酪氨酸残基上氢原子的重要先决条件。如果缺乏先天性过氧化酶，I^-不能被活化，则阻碍甲状腺激素的合成。

（三）碘化酪氨酸与合成甲状腺激素

在甲状腺滤泡上皮细胞粗面内质网的核糖体上，可形成甲状腺球蛋白（Tg），即一种由四条肽链组成的大分子糖蛋白。碘化过程发生在酪氨酸残基上，10%的酪氨酸残基可被碘化。Tg酪氨酸残基上氢原子可被碘化，生成MIT和DIT，然后两个DIT分子可以偶联生成T_4，一个MIT分子与一个DIT分子偶联，形成T_3。

上述酪氨酸的碘化与碘化酪氨酸的偶联发生在甲状腺球蛋白的分子上，故甲状腺球蛋白的分子上既含有酪氨酸、碘化酪氨酸，也含有T_3、T_4、MIT及DIT。

二、甲状腺激素的作用

（一）储存

甲状腺球蛋白形成甲状腺激素，以胶质的形式储存在滤泡腔内。

甲状腺激素有两个储存特点：一是储存在滤泡腔内；二是储存量大。

（二）释放

甲状腺球蛋白分子大，不易直接水解进入血液，MIT以及一些DIT蛋白分子小，经过了活性脱碘蛋白酶快速作用后，脱下来的蛋白大部分不能直接储存在甲状腺内。甲状腺细胞分泌的两种激素主要为T_3和T_4，其中T_4约占运输总量的90%，但T_3分子的生物活性是T_4的5倍。

（三）运输

T_3、T_4释放入血后，以两种形式结合运输：一种同时结合血浆蛋白；另一种处于游离状态；两者保持动态平衡，相互转化。游离状态甲状腺激素的分泌量很少，但它有生物活性，具有生理作用。

如果人体摄碘量不足，TSH浓度会逐渐升高，刺激甲状腺体积逐渐增大，增加碘在甲状腺外池中转换，减少碘从肾脏大量排出，以维持碘总量平衡。长时间摄碘总量不足直接影响碘的负平衡，需及时调动储备碘维持正常的甲状腺功能。当储备碘大量消耗，甲状腺可逐渐出现甲状腺肿大和甲状腺功能减退等病理状态。

第四节　碘缺乏与甲状腺癌

一、碘缺乏的影响

碘是人体必不可少的微量元素。1983年，人们创造了碘缺乏病（IDDs）这个新词，当人体摄入的碘达不到一个机体的正常需要量时，就被称为碘缺乏，以便于强调这种碘缺乏症的症状可能会影响整个人体生命周期的各个重要阶段，并且会产生广泛的生理副作用，除了引起甲状腺肿，碘缺乏还可能会直接引起多种慢性疾病，如儿童智力低下、发育迟缓、脑损伤、出生缺陷和死胎。碘缺乏症是目前世界上最普遍但可预防的一种营养缺乏症，据估计，它影响了全世界35%～40%的人口，并且有将近50个国家将其视为公共健康问题。

二、碘缺乏与甲状腺癌

早在20世纪50年代，Kasherman等研究员便在雌性缺碘大鼠中成功建立了因缺乏甲碘细胞而诱发的甲状腺癌研究模型，发现缺碘可使大鼠的良性甲状腺细胞滤过囊泡明显增大，最终发展为甲状腺癌。Kanno等发现了甲碘缺乏细胞可通过刺激甲状腺-丘脑垂体雄性激素中间轴的负反馈，增加血清TSH水平，促进肿瘤发生。南非当地学者甚至将缺碘作为当地患慢性滤状腺泡癌的儿童发病率过高的重要指标。1998—2005年，Shakhtari等在对经历了切尔诺贝利事故后的俄罗斯布良斯克州的590名儿童和480名未成年人进行研究时，发现儿童尿液的碘含量水平与慢性甲状腺癌的发病风险过高之间呈现着负相关或正相关，表明碘缺乏会增加甲状腺癌风险，并且还发现碘缺乏会增加辐射诱发甲状腺癌的风险。Zimmermann等研究发现缺碘可能促进女性甲状腺细胞过滤卵泡癌，而且可能是未分化癌的危险因素。

表10-2　缺碘对健康的影响

分组	碘缺乏的后果
所有年龄段	甲状腺肿 甲状腺功能减退 对核辐射的敏感性增加
胎儿	自然流产 死胎 先天性畸形 围产期死亡率
新生儿	地方性克汀病,包括精神错乱,痉挛性截瘫,斜眼,甲状腺功能低下和身材矮小 婴儿死亡率
儿童和青少年	心智受损 身体发育延迟 甲状腺功能亢进症
成年人	心智受损 甲状腺功能亢进症

引自 Li，et al. 2012.

　　此前，WHO/IGN/UNICEF共同倡导启动了一项针对碘缺乏病的全球最大范围的食盐加碘防治项目（universal salt iodization，USI）。据统计，截至2016年，国际上陆续有120个国家强制实行食盐加碘，其中110个国家已经基本达到碘充足，11个国家目前已经存在严重慢性碘过量，但还有19个国家处于慢性碘缺乏状态。我国从1996年起就采取多项立法强制措施，开始实行USI。滕卫平教授课题组的最新一项研究报告显示，我国学龄儿童尿液含碘量中位数为199.7 μg/L，甲状腺肿的早期患病率为3.5%。WHO专家认定中国是一个碘充足的国家。20年来，尽管USI有效防治了各种慢性碘缺乏病，但是对强制USI实行可能带来的各种副作用（主要为甲状腺免疫反应增加），需要给予高度重视。国家卫生行政部门分别于2002年和2011年下调食盐加碘含量，以及时纠正碘过量的不良倾向，避免碘过量。刚刚发布的全国31省（市、自治区）碘营养和甲状腺疾病流行病学研究（TIDE项目）调查结果显示：绝大多数甲状腺疾病的患病率没有明显增加。普通人群推荐碘摄入量（UIC）为100～299 μg/L，甲状腺结节、甲状腺癌、甲状腺功能减退症和甲状腺自身免疫病患者UIC为100～299 μg/L，甲状腺功能亢进症患者UIC为100～199 μg/L。

　　目前，没有任何证据表明正常食用碘盐可能会直接导致甲状腺癌，有学者在瑞典和挪威之间进行了一项病例对照研究，研究针对246名甲状腺癌患者和440名相匹配的对照组。针对瑞典的碘缺乏区和非碘缺乏区，没有证据发现食用碘盐可能会直接增加人群患甲状腺癌的风险。针对挪威的碘充足地区，碘盐与甲状腺癌呈低风险相关。在瑞士开展的一项流行病学调查显示，补碘可以使甲状腺癌的发病率从1950年的1/10万～3/10万明显下降至1988年的1/10万～2/10万。有研究发现，在许多发达地区，补碘后滤泡状癌和甲状腺未分化癌的发病风险有所下降。

三、世界各国碘营养水平

　　近年来，甲状腺癌发病率上升已成为全球趋势。例如，在美国，发病率从1973年的3.6/10万增加到2000年的8.7/10万；在英国，发病率从1993年的1.8/10万上升到2007年的3.1/10万。妇女的发病率增加得特别快，从2.4/10万增加到4.5/10万。虽然目前上海市甲状腺癌的发病率变化不大，但1983—2007年，其男性的甲状腺癌发病率从1/10万上升至3/10万，而女性的发病率则从2.6/10万升至11.6/10万。2007年，WHO/UNICEF/ICCIDD提出了评价健康人群尿碘营养含量标准：6岁以上一般健康人群（除育龄孕妇和哺乳期外）尿碘中位数<100 μg/L为碘缺乏，100～199 μg/L为碘适宜，200～299 μg/L为碘超量，≥300 μg/L为碘过量。Maria等综述了2011年全球学龄儿童碘营养状况，2003—2011年，全球碘营养不足的国家由54个减少为32个，碘营养适宜的国家数由67个增加到105个。然而，从全球来看，仍有29.8%的学龄儿童（约2.41亿）估计存在碘营养不足，其中东南亚碘营养不足儿童约有0.76亿，而非洲约有0.58亿。尽管较2003年有所改善，但是改善幅度比较小。2012年，ICCIDD详细报道了全球各个国家地区的儿童碘营养状况。2013年，Sumithra等的一项全球碘营养缺乏研究显示，全球学龄儿童碘缺乏最严重的地区是地中海东部（在接受调查的学龄儿童中，有46.6%处于碘缺乏状况），其次是欧洲：44.2%；再者是非洲：40.4%。总之，目前世界各国碘营养水平处于"缺乏、适宜、过量并存"的局面。

表10-3 碘缺乏的流行病学变化

分组	碘摄入（碘营养状态）或IDD状态
≥6岁儿童和成年人中位UIC（μg/L）	
<20	严重碘缺乏
20～49	中度碘缺乏
50～99	轻度碘缺乏
100～199	足量碘营养
200～299	轻度碘过量
≥300	过度碘过量
妊娠妇女中位UIC（μg/L）	
<150	不足
150～249	足量
250～499	轻度过量
≥500	严重过量
≥6岁儿童TGR（%）	
≥30	严重IDD水平
20～29.9	轻度IDD水平
5～19.9	中度IDD水平
0～4.9	缺乏IDD水平

备注：IDD：碘缺乏疾病；TGR：甲状腺肿总发病率；UIC：尿碘浓度。

引自Li，et al. 2012.

四、食用盐加碘与甲状腺癌

1995年，由于我国存在缺碘地区，中国发起了一项全国性的食用盐加碘方案，此后，甲状腺癌发病率的上升速度明显加快。对上海市1983—2007年甲状腺癌发病率的研究显示，甲状腺癌发病率呈两个明显的斜率，即在妇女中，甲状腺癌发病率从1983年到2003年呈每年+4.9%的百分比变化。其后（2003—2007年），每年的百分比变动上升至+19.9%。同样，男性甲状腺癌发病率的年百分比变化从1983—2000年的+2.6%上升到2000—2007年的+14.4%。

五、碘缺乏的影响

碘缺乏症仍然是47个国家的公共卫生问题。但是，自2003年以来，针对改善碘缺乏症的食盐加碘方案已经取得了一定进展，目前，已有12个国家达到最佳碘状态，有碘缺乏风险的学龄儿童比例下降了5%。但是，在34个国家中，碘的摄入量过量，在澳大利亚和美国这两个以前碘过量的国家，碘的摄入量正在下降。在美国，目前尿中位数碘为145 μg/L，为20世纪70年代指出的中位数（321 μg/L）的一半。

碘缺乏对生长发育有许多不利影响。这些影响归因于甲状腺激素产生不足，被称为碘缺乏症。碘缺乏症的评估方法包括尿碘浓度、甲状腺肿、新生儿促甲状腺激素和血甲状腺球蛋白。缺碘对人类最大的危害是严重影响大脑正常发育，从而导致智力及身体发育出现功能障碍。在碘含量缺乏严重的农村地区，可能会出现克汀病，而在碘缺乏较轻的地区，会出现智力低下、神经系统功能损害、甲状腺功能异常减退等。孕期缺碘对孕妇和胎儿健康危害更大，会导致早产、流产、死胎、胎儿畸形；引起胎儿智力发育迟缓、身体发育和神经系统障碍。

在几乎所有国家中，控制碘缺乏症的最佳策略是食盐加碘，这是有益于经济和社会发展的最具成本效益的方法之一。如果无法对盐进行加碘，则可以向易感人群提供碘补充剂。将碘盐加到慢性缺碘性疾病地区可能会暂时增加甲状腺疾病的比例，但总体而言，碘缺乏的巨大风险远远超过了碘过量的小风险，控制碘缺乏病构成了重大的国际挑战。

第五节　碘过量与甲状腺癌

一、摄碘量与甲状腺癌的关系

摄碘与甲状腺功能疾病在发生发展时呈现的 U 形生长曲线说明人体碘物质摄入过多和不足均不健康。甲状腺肿瘤是一种内分泌常见的恶性肿瘤，年发病率为 4/10万～10/10 万。高碘与甲状腺癌高发相关。滕卫平课题组 2002 年进行的一项前瞻性流行病学研究结果发现，在饮食低碘地区，甲状腺癌的癌症发病率几乎基本为零。而黄骅社区（MUI：633.5～650.9 μg/L）研究发现，在饮食高碘地区，甲状腺癌的发病率高达 19.37/10 万，明显高于国际发病率。因此，摄碘量与甲状腺癌的发病率可能呈正相关。

虽然甲状腺癌发病率仅占全身恶性肿瘤总发病率的 1%，占甲状腺疾病发病率的 5%，但部分甲状腺癌恶性程度高，预后差，死亡率也高。因此，了解具体病因及发病机制对于其早期防治、降低发病率和死亡率都具有重要指导意义。还有研究人员指出，碘盐摄入过多可能是诱发甲状腺癌的独立危险影响因素。此外，还包括自身免疫性甲状腺疾病、遗传、电离辐射、雌激素和内分泌异常等因素。

二、碘的来源

80% 以上的锌和碘主要来自海鲜食物，10%～20% 的碘来自日常饮用水，不到 5% 的碘来自空气。人体碘的摄入量由海洋食物中的碘含量决定。海洋食物中碘的主要来源是无机盐，能迅速被人体肠道细菌吸收。海水中的碘含量主要取决于相邻陆地土壤环境的碘含量。一般海洋食品种类中的食物碘含量主要遵循以下原则：天然海产品食物中碘含量较内陆同类食品高。食物中碘的主要来源按等级遵从如下原则：

（1）优质来源：海藻、海产品及富碘陆地土壤生长的蔬菜；

（2）一般来源：动物的肉类、奶制品；

（3）其他来源：谷类、豆类和植物果实等品类。

海洋食物如海带、紫菜、虾米等多种海制品是高碘食物。贝类、海鱼、海蟹、海虾等含碘较多，但品种间含量差异很大；而陆地食物中以鸡蛋、鱼类、牛奶制品碘含量最高。国家地方病控制中心对上海、浙江、辽宁等沿海省（市）居民摄碘调查结果显示，虽然海带、紫菜是高碘食品，但沿海居民的食用频率低。这些内陆地区的沿海居民之所以较少食用加碘盐，是因为他们认为多吃海鲜就可以帮助人体获取足够的碘，这也很可能正是沿海地区营养水平低于内陆地区的原因之一。通过摄取天然海鲜食物获得的碘并不能完全满足我们每天的需要，会导致日摄碘量不足，需额外大量补充碘盐。而居住在中国沿海城市青岛的居民从海鲜中摄取了丰富的碘，导致尿中碘含量高。在Cao等的一篇流行病学观察研究的Meta分析中指出：食用咸水鱼（≥3次/周或≥12次/月）可能会降低甲状腺癌的风险。然而，适度或少食咸水鱼与甲状腺癌的发生之间的风险关系没有明显的统计学意义。同时Cao等还分析了三篇关于贝类与甲状腺癌风险之间相关关系的文章，表明大量食用贝类（≥3次/周或≥12次/月）也可以降低甲状腺癌的风险。但是，中度或少量食用贝类则与甲状腺癌的发生无明显统计学意义。这说明高碘的摄入（≥300 mg/d）和大量食用海水鱼和贝类是甲状腺癌的保护因素。

三、高碘摄入量增加甲状腺癌发病率

2000年和2004年，包括青岛在内的中国沿海地区的MUI分别为289.52 μg/L和356.06 μg/L，远高于中国内陆地区的MUI。作为过去遭受碘缺乏病（IDD）的国家之一，中国于1996年实施了USI计划以消除IDD，这大大增加了中国人及其MUI的碘摄入量（165—330—306 μg/L，1995—1997—1999年）。但是，USI的实施似乎与包括甲状腺癌在内的甲状腺疾病的发病率增加相关。例如，2009年的一项研究报告说，在过去的10年中，中国沿海城市甲状腺癌的发病率增加了2倍。甲状腺癌的组织学类型也更多地向PTC转移。碘充足地区的PTC发病率高于碘不足地区的PTC发病率，高碘摄入量与PTC的发病率增加相关，而FTC的发病率相应降低。一项为期5年的来自中国的前瞻性流行病学研究发现，在饮用水碘含量高的华人社区中，MUI可达633.5～650.9 μg/L，甲状腺乳头状癌的平均发病率大约为19.37/10万，这一发病率显著高于缺碘社区。

四、控制碘摄入量

WHO专家推荐了一种安全高效的补碘方法。截至2016年，全球总共有120个发达国家（地区）实施了USI。由于担心摄入过量碘会加速甲状腺疾病的进展，中国从1996年至2000年多次修改了实施盐碘化和补充膳食碘的规定，由每天60 mg/kg上限调整至35 mg/kg。中国卫生部于2011年9月发布了一项国家关于食用碘盐的国家食品安全标准，该标准将其限值从35 mg/kg进一步下降至20～30 mg/kg。如表10-4所示，在62.75%的甲状腺良性结节患者和66.99%的甲状腺癌患者中有碘过量状态（MUI>300 μg/L），与对照组的19.93%相比，具有明显统计学意义（$P<0.001$）。相反，对照组的碘缺乏或碘充足状态发生率均高于甲状腺良性结节组或甲状腺癌组患者。有研究发现，27例甲状腺乳头状癌伴有淋巴结转移患者的MUI明显高于76例无淋巴结转移患者的MUI，前者的MUI为1584.62 μg/L，后者的MUI为315.61 μg/L，两组比较有明显的统计学意义（$P<0.001$）。同时还发现73例转移淋巴结≥1 cm的PTC患者的MUI为829.43 μg/L，而30例淋巴结<1 cm的PTC患者的MUI为801.75 μg/L。67例PTC的Ⅲ期或Ⅳ期疾病的患者的MUI（1258.82 μg/L）明显高于36例Ⅰ期或Ⅱ期疾病的患者的MUI（298.62 μg/L），前者为1258.82 μg/L，后者为298.62 μg/L。而且手术前超声检查发现，高尿碘与甲状腺癌的粗糙或砂粒钙化有关（表10-5）。对性别、年龄、FT_3、FT_4、TSH、TgAb、TPOAb、钙化类型和甲状腺结节大小进行多因素Logistic回归分析校正后表明，尿碘是预测甲状腺癌的独立危险因素，OR为5.39（95% CI：3.22～4.24，$P<0.001$）（表10-6）。砂粒钙化和TSH是PTC的两个独立危险因素，而TgAb并非如此。

表10-4　碘营养状态在不同分组的分布情况

分组	患者数(N)	碘营养状态的分布,n(%)			
		<100 μg/L(%)	100～199 μg/L(%)	200～300 μg/L(%)	>300 μg/L(%)
对照组	306	69(22.55)	101(33.01)	75(24.51)	61(19.93)
甲状腺良性结节	51	0(0)	1(1.96)	18(35.29)	32(62.75)*
甲状腺癌	103	0(0)	12(11.65)	22(21.36)	69(66.99)*

*$P<0.001$说明与对照组比较。

引自 Wang，et al. 2014.

表10-5　高尿碘水平与甲状腺乳头状癌（PTC）钙化的关联性比较

钙化类型	数量	尿碘水平 MUI(μg/L)
无钙化 PTC	52	286.90*
粗糙钙化 PTC	47	838.00*
砂粒钙化 PTC	4	8597.96*,**

*$P<0.001$与对照组相比；** $P<0.001$与良性组相比（无钙化 PTC 组和粗糙钙化 PTC 组相比）。

引自 Wang，et al.

表10-6　多因素 Logistic 回归分析

危险因素	OR 和 95% CI	P 值
尿碘	5.39(3.22～4.24)	0.000
砂粒钙化	4.66(3.73～8.81)	0.000
TSH	1.53(1.27～1.70)	0.000
TgAb	1.00(1.00～1.00)	0.000

根据 logistic 回归多变量分析调整 TSH、FT_3、FT_4、TgAb、TPOAb、钙化类型、年龄、性别及甲状腺结节大小，并在模型中删除了相关影响因素。

引自 Wang，et al. 2014.

五、食用含碘量高的食物会增加患病风险

Memon A 等的研究表明，大量食用加工鱼制品与甲状腺癌呈正相关。相反，食用新鲜鱼具有保护作用。这些饮食项目的食用频率也存在显著的剂量反应关系。报告中食用大量鱼制品的甲状腺癌患者，同时也食用大量新鲜的鱼类（98%）、贝类（68%）和腌制蔬菜（38%）。因此可以推断，这些人对各种海鲜的接触频率高，而且他们患甲状腺癌的风险也增加了大约2倍。鲜鱼和加工鱼之间明显的异常发现很难解释。后者的碘含量可能更高，加工或添加剂可能会影响甲状腺对碘的吸收。碘含量以外的因素也可能导致与加工鱼制品相关的癌症风险增加。在回顾有关营养和甲状腺癌的流行病学和实验数据时，一个专家小组得出结论，饮食中摄入过量的碘可能会增加甲状腺癌的风险。挪威的一项研究也报告了类似的发现，即经常食用各种海鲜会增加患病风险。

六、高碘引起甲状腺癌的机制

王木华研究团队目前正在对我国低碘地区患者与高碘地区患者进行为期5年的临床随访跟踪，他们发现，我国低碘地区甲状腺癌年均发病率几乎为零，而高碘地区甲状腺癌发病率为19.37/10万，因此推测长期摄取过高碘盐可能会增加甲状腺癌的发病率。研究人员调查发现，自从WHO推荐食用加碘盐后，全球甲状腺癌发病率每年平均增加0.1%。目前有许多文献报道，我国各地居民在不同健康生活条件环境下使用加碘盐与甲状腺癌的疾病谱系曲线有明显线性相关变化。一项在河南省进行的流行病学调查结果表明，河南省因碘摄入严重不足而引起甲状腺功能减退的发病率明显下降。体外动物实验室的研究人员发现，每天给健康小鼠喂食0.05%的碘8周后，70%的雄性小鼠和54%的雌性小鼠都会出现甲状腺内膜损伤，发严23%的小鼠甲状腺内部出现大量淋巴细胞浸润，且体内未生成抗甲状腺球蛋白。以上研究说明，碘摄入过多与甲状腺癌早期发病密切关联，可抑制I⁻的正常转化，减少甲状腺激素分泌，导致甲状腺自主免疫调节反应机制缺陷，最终可能导致机体甲状腺功能减退。

高碘可能会诱导人类白细胞抗原HLA-Ⅱ抗原基因的异常表达，持续高碘摄入会刺激HLA-Ⅱ类抗原分子出现基因突变，诱发甲状腺癌发生。HLA等位基因易患性与碘摄入量增加在甲状腺癌疾病发生、发展中起重要主导作用。多因素logistic分析进一步表明，性别、高碘和HLA-Ⅱ类抗原分子α位点基因多态性差异是引起甲状腺癌的独立危险因素。因此可以推测，甲状腺癌是自然环境与人体基因相互作用的结果。

同样，甲状腺癌患者体内CD4+细胞、CD25+细胞、Treg细胞对肿瘤细胞是否凋亡更敏感，可出现细胞免疫功能抑制，活化T淋巴细胞，使出现甲状腺癌。对180只昆明小鼠采用为期3个月不同剂量碘处理，结果显示，高碘组小鼠Fas1 mRNA表达显著高于对照组，而小鼠Bcl-2 mRNA组总体数量降低，提示可能参与诱发Fas/fas 1系统介导的凋亡反应，可以有效延长受体细胞凋亡后的存活期，阻碍凋亡作用。但是高碘会降低Bcl-2水平，使得甲状腺细胞异常增生，从而诱发甲状腺癌。

1948年，美国加利福尼亚大学伯克利分校Jan Wolff博士和Israel Lyon Chaikoff博士描述了Wolff-Chaikoff效应的作用。在暴露的大量碘化腹腔大鼠中观察到，甲状腺激素合成可以持续减少约24 h。虽然尚不能完全了解Wolff-Chaikoff效应的机制，但我们至少可以通过几种抑制甲状腺过氧化物酶活性的抑制性物质［如甲状腺内碘酮，碘醛和（或）碘酮］的产生来进行部分解释，即碘负荷增加可导致甲状腺内去碘酶活性降低，也可能导致甲状腺激素合成下降。

在大多数人中，甲状腺分泌激素减少只是短暂的，并且在逐渐适应Wolff-Chaikoff效应的反应后可能逐渐恢复。在大鼠中，这种适应与甲状腺滤泡细胞基底外侧膜上的碘化钠（NIS）表达的显著降低有关。NIS是一种13-跨膜糖蛋白，介导碘从循环系统向甲状腺的主动转运。在暴露于过量碘后24 h内，NIS的表达下降，并导致甲状腺内碘浓度的降低。反过来，碘水平的降低抑制甲状腺激素合成的碘化物水平，从而导致甲状腺激素正常产生的恢复。在甲状腺滤泡细胞失调的个体中，过量的碘暴露可诱发甲状腺功能障碍，这种功能障碍可能是短暂的，也可能是永久性的。

1.Wolff-Chaikoff效应的机制：在初始碘暴露期间，过量的碘通过碘化钠转运到甲状腺，导致TPO的短暂抑制和甲状腺激素合成的减少。

2.适应Wolff-Chaikoff效应发生的机制：碘化钠同向转运蛋白表达的减少导致碘转运减少，这使得甲状腺激素的合成得以恢复。

（DIT：二碘酪氨酸；I⁻：碘离子；MIT：一碘酪氨酸；TPO：甲状腺过氧化物酶。）

Wolff-Chaikoff效应解释了高碘水平的甲状腺结节的发病机制：过量碘摄入会导致甲状腺抑制NIS，减少碘转移到甲状腺细胞中。然后，细胞内的碘水平下降，导致FT₃和FT₄的合成进一步降低。最后，高水平 TSH 刺激甲状腺滤泡上皮细胞的增殖，使甲状腺出现肿大。但是，大多数人会在没有甲状腺肿的情况下适应高碘状态，这被称为"Wolff-Chaikoff 效应"。尽管我们的身体可以适应高碘水平环境，但碘过多逃逸会抑制蛋白质中的脱碘酶，从而导致甲状腺肿。

综上所述，包括中国在内的世界大部分地区，甲状腺癌（尤其是乳头状癌）的发病率呈上升趋势。其中高尿碘是甲状腺癌的一个危险因素，尤其是 PTC 及其侵袭性的发展。应适当地摄入足够的碘，满足人体的正常营养需求，同时应避免摄入过少或过量的碘。在匈牙利四家医院持续尸检报告中发现、所有年龄段的男性和女性甲状腺质量均相似。而且在几乎所有年龄组中，缺碘地区的平均甲状腺重量大于碘充足区域的平均甲状腺质量。甲状腺质量超过 35 g 被认为是甲状腺肿，结果显示，甲状腺肿在缺碘区域的发生率为 22.5%，在碘充足区域为 2.3%。

在 60 岁以上的男性和 60～79 岁年龄组的女性中，碘缺乏区患病率显著高于碘充足区域。不考虑年龄和性别，碘缺乏区域的甲状腺结节的总患病率为 99/222（44.6%），碘充足区域为 60/221（27.1%）。

表10-7　尸检中微小癌与不同年龄患病率的相关性

年龄(岁)	碘缺乏区域			碘充足区域		
	尸检数量	微小癌	肿瘤患病率	尸检数量	微小癌	肿瘤患病率
20～29	0	0	0	4	0	0
30～39	3	0	0	9	0	0
40～49	15	2	13.3	22	2	9.1
50～59	29	3	10.3	31	1	3.2
60～69	28	1	3.6	55	3	5.5
70～79	80	3	3.8	57	3	5.3
80～89	55	2	3.6	35	1	2.8
90～99	12	0	0	8	0	0

引自 Kovács, et al. 2005.

在碘缺乏区和碘充足区中，甲状腺微小癌的最大患病率均分布在 40～49 岁这一年龄段中。在 40～70 岁之间的患病率似乎也较高，而此后比较低。有研究对匈牙利临床甲状腺癌患者进行了回顾性分析，显示在碘缺乏地区，甲状腺滤泡状癌发生率为 56%，甲状腺乳头状癌发生率为 31.9%，而在碘充足的地区甲状腺滤泡状癌发生率为 20.5%，甲状腺乳头状癌发生率为 71.8%。尸检发现的甲状腺微小癌的患病率与碘摄入没有明确的相关性，也没有发现任何甲状腺滤泡微小癌的病例。与所有其他尸检一致，滤泡微小癌仅在例外情况才能发现。

第六节　碘的检测

WHO 的建议：12 岁以下儿童每日平均碘的摄入量一般为 150 μg，14 岁以上的成年人摄碘量为 120 μg/d。但是在日常生活中，我们无法通过每天进食的各种食物和碘盐含量来准确计算个体平均碘摄入量。因此，对一些人群，特别是慢性甲状腺疾病早期患者的个体碘化物含量进行科学测定和评价仍然具有重要研究意义。目前常用于检测碘化物含量的几种方法归纳如下：

一、尿碘检测

肾脏是人体排泄碘的主要器官，90%以上的碘通常会在吸收后24～48 h从尿液中迅速排出。因此，国际上通用尿碘（UI）评价人体内碘水平及其营养价值。

1. 砷铈催化分光光度法

国家卫生行业推荐使用《尿中碘的测定第1部分：砷铈催化分光光度测定方法》进行UI的检测。这种检测法的原理主要为通过碘对砷铈氧化还原反应，使黄色Ce^{4+}被还原成无色的Ce^{3+}。其中碘盐浓度越高，反应速度越快，Ce^{4+}残留越少。控制测定反应物的温度和持续时间，在420 nm的波长下测定反应体系中剩余的Ce^{4+}的吸光度值，可得到碘含量。该实验方法所用实验仪器设备、操作成本低，能及时得到实验结果，适合临床推广。但在临床试验使用过程中不仅需要定时维护，也暴露出有毒物质三氧化二砷，使用不当还可能直接造成安全隐患。

2. 离子色谱脉冲安培法

此法较传统比色法，对于UI的色谱测定结果具有更强的抗干扰性和灵敏性。此法操作快、稳定，对所有操作作业人员的健康和工作环境安全无害，可快速洗脱大量碘离子，节省时间进行分析。通过不断更新激活电极可以维持灵敏度的稳定性，同时也可以有效避免电极逐渐被灰尘污染而降低灵敏度。该实验法所检测出UI的最低值为4.5 μg/L，但检测范围较窄，一般在50～500 μg/L范围内才具有良好的线性检测结构。综合分析，此法对检测尿样质量无任何特殊要求，适宜大量样品，样品于2～8℃下密封、避光冷藏7天对检测结果无影响。

3. 电感耦合等离子体质谱法（ICp-MS）

ICp-MS以独特的电感接口技术将多种ICp-MS离子源与电感质谱仪完美结合，灵敏度高、扫描分析速度快、干扰少，是目前国内被广泛接受和推荐的同位素质谱分析技术。已广泛应用于生物、临床医学等生命科学研究领域。其他UI浓度检测方法会随着浓度变化（尤其>100 μg/L时）存在负值或偏差阻力，而使用ICp-MS测定方法则不会，ICp-MS检出宽度可逐步放宽至0.4 μg/L。ICp-MS测定法与砷铈催化分光光度法均可以满足不同地区、不同条件下UI的测定，为临床、科研及流行病学调查中人体碘含量测定的可靠方法。

二、血清碘检测

碘主要在胃和小肠被迅速消化吸收进入人血，被甲状腺细胞摄取后，循环至甲状腺滤泡上皮细胞，分泌形成甲状腺激素。I^-可以重复利用，能直接反映机体甲状腺功能和无机碘营养状况。

1. 分光光度法

在130 ℃下用氯酸消化血清，以有效消除碘对有机物的消化干扰。将各种不同价态的碘盐还原转化为I^-后，采用砷铈催化分光光度法计算碘含量。分光光度法具有灵敏度高、准确度好、样品检测量大等优点。但有一些研究指出，用弱酸处理血清样品后，所用的弱酸分解产物可直接干扰下一步测定，测定数据明显偏低，数据过于分散，精密度不好。由于氯酸配置过程复杂，易发生污染，如果不严格按照制备方法，氯酸含量可能不完全符合要求，在样品储存过程中容易发生分解。

2. 色谱法

目前的色谱法主要有气相色谱法、离子色谱法、高效液相色谱法。由于测定仪器价格较贵，对操作人员的专业性要求相对较高。由于实验操作过程往往需要大量的非化学挥发性有机物和化学分析试剂，操作过程中容易出现试剂干扰现象，并对实验者的身体健康产生危害。因此，该方法在化学分析中没有广泛应用。

3.石墨炉原子吸收法

利用I⁻与Ag⁺进行反应生成AgI沉淀，测定不同样品中Ag⁺浓度减少值，间接求出I⁻浓度。该方法由于各种微量离子辐射干扰，操作复杂，不适合直接分析和测定各种微量离子。

4.ICP-MS测定血清碘

目前一般使用ICP-MS方法检测受试者血碘，以作为测定血清碘及其代谢率的指标。ICP-MS分析技术在血清碘的测定分析方面具有诸多技术优势，是目前医疗卫生科学领域用于评价碘量对营养状况的主要科学研究方法。

三、毛发及指甲碘检测

国外专家学者发现微量元素通常存在于富含角质蛋白的人体结缔组织中，如头发、指甲等。国内也有相关学者发现，随着人体血液循环，头发、指甲等营养成分必然也会含有一定量的碘，而且与甲状腺内含碘量呈正相关。

1.头发碘含量的测定

头发中的碘含量不受短时间饮食的影响，特别是对于那些起病缓慢的地方性甲状腺肿，更能反映患者在一段时间内的人体碘新陈代谢营养情况，并具有一定的科学指导意义。选用砷铈氧化还原反应和催化比色法进行比色可以去除对其他化学元素的直接干扰，但操作过程中还需要滴定比色试剂，将头发溶液由微黄色逐渐变为无色，此步骤容易出现较大的误差。头发标本采集简单，携带方便，不易直接受外界高温和化学物质侵蚀，长期高温保存不容易变质。然而，头发生长周期的个体差异较大，很难在长时间段内确定碘营养水平。

2.指甲碘含量的测定

目前已有学术文献报道，中子活化分析技术可以预测临床受试者的碘元素含量，揭示碘暴露与甲状腺癌风险之间的关系。该方法是用一定能量的中子轰击样本中元素的同位素发生核反应效果，进而测定γ射线或放射性衰变产生的射线能量，进行元素定性和定量分析。该分析方法具有灵敏度和准确度高、无试剂空白污染、可同时用于分析多种化学元素等诸多优点。但一般需要使用反应堆，具有放射性，元素分析周期长，仪器价格昂贵。因此，不应将其用作测定流行人群中碘含量的研究方法。指甲中的碘含量比存在血液和尿标本中的碘含量更稳定，可以直接反映测试前6~12个月的指甲碘元素暴露情况，且标本也易于进行运输、储存。但无法控制某一特定区域受试者指甲标本生长速度的一致性，标本采集工作难度大，所需时间长。

四、影像学方法测定甲状腺中的碘含量

影像学诊断作为目前临床常用的一种辅助诊断技术，对开展甲状腺疾病的诊断和预防工作具有重要指导意义。影像学诊断可以测定甲状腺组织碘元素含量，从而更有效地帮助临床工作的开展。

1.能谱CT基物质成像技术

利用电子能量光谱仪对CT进行物质成像分离后的图像，可以直接精确获得甲状腺结节和肿瘤患者的甲状腺碘密度和比值，评估CT值的影响，为深入研究甲状腺正常组织和病变组织中碘与水分含量的变化提供科学参考。

2.宝石能谱CT成像技术

对疑有颈部病变的患者行颈部扫描，测量甲状腺内的碘浓度值及成人甲状腺与周围组织间的碘浓度比值。

3.CT双能量扫描技术

首先对受试者的头颈部轮廓进行CT平扫，注入造影剂后再进行CT双能量动脉期扫描，得到碘图像，测量3次后取平均值。该方法可同时测量甲状腺和胸锁乳突肌间的碘含量，以减少不同年龄个体之间的浓度差异。

五、手术获取甲状腺组织标本测定碘含量

有许多学者通过手术获得甲状腺组织样本，采用过氧乙酸四甲基联苯胺氧化显色法测定实验样本的含碘量。通过组织液制备后得出浓度适宜的标本液来测得样本含碘量，从而按照标准的制备方法和计算公式得出每个标本的含碘量。其临床样本检测方法包括尿碘、血碘测定和与影像学结合测定甲状腺碘含量。尿碘采集法在临床上简单易行，可以完全满足短时间内获得准确临床结果的基本要求。但尿碘受饮食、环境、体力和活动等多种因素影响，波动幅度相对较大。目前临床上常用甲状腺激素代替血清碘来反映机体所含碘的营养状况。但也有学者认为测定ICP-MS的检测仪器灵敏度较高，可以完全满足临床检测要求，但目前尚未应用于开展血清碘含量检测。影像学双能量CT参数结合成像技术可以帮助实现临床病灶的精准定位，获得更准确、更全面的临床诊断数据信息，但还需要进行更多的临床影像病例收集和数据统计以进行验证。

由于人体甲状腺组织标本采集的技术局限性，目前对甲状腺组织碘、尿碘与甲状腺功能指标之间关系的临床试验一般通过手术方法获取标本。但手术方法也存在一定的不足之处，如：手术获得甲状腺组织标本数量很少、并发症高、穿刺检查阳性率低等。因此，手术方法一般不作为检测人体碘含量的首选方式。

正确认识碘摄入对预防甲状腺疾病的重要影响，对合理补碘和有效预防相关慢性病发生具有重要指导作用。随着现代科学技术的不断发展，碘含量测定有望逐步进入标准化和方法化、严格质量控制和发展创新的阶段。

第七节　食物中碘的含量

食物中各种碘元素含量水平受不同土壤、水、季节和气候等因素的影响，水平波动较大（图10-2）。目前我国土壤中的碘化物含量平均约为0.7～25 mg/kg，水溶性碘占5%～8%。有一项对贵州省碘缺乏病不同病区的土壤和各类食物及水中的各种碘元素含量进行检测的研究发现，不同地区土壤中的碘化物含量分别为：非病区＞轻病区＞重病区。水稻中土壤平均碘化物含量分别为：轻病区＞非病区＞重病区，即0.111 mg/kg、0.085 mg/kg、0.068 mg/kg。

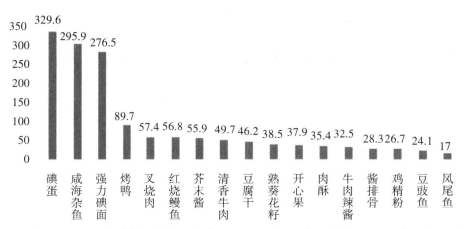

图 10-2 碘含量高的食物（碘含量 μg/100 g，中国营养学会中国居民膳食指南2016）

表10-8、表10-9为了证明使用不同的碘浓度值对计算碘摄入量的影响，估算了摄入不足的患病率以及摄入过量的患病率。

表10-8 碘摄入不足的患病率估算碘摄入量的普遍情况＜EAR，%（SE）

	n	EAR，μg/d	P_{10}	中位数	均数	P_{90}
儿童						
1～3岁	406	65	9.0(2.3)	3.5(1.4)	0.8(0.6)	0.0(NA)
4～8岁	782	65	5.1(1.8)	0.9(0.6)	0.1(0.1)	0.0(NA)
男性						
9～13岁	375	73	7.7(3.6)	1.2(1.3)	0.1(0.1)	0.0(NA)
14～18岁	356	95	23.1(4.7)	6.1(3.4)	0.3(0.5)	0.0(NA)
19～30岁	482	95	49.0(2.2)	18.6(4.2)	3.7(2.2)	0.1(0.2)
31～50岁	803	95	47.3(2.2)	18.9(2.9)	3.1(1.5)	0.1(0.1)
51～70岁	795	95	52.1(3.2)	21.1(2.6)	3.8(1.4)	0.2(0.2)
≥71岁	383	95	47.9(3.3)	24.7(4.0)	5.5(2.9)	0.1(-0.2)
女性						
9～13岁	387	73	11.3(4.7)	1.5(1.6)	0.1(0.1)	0.0(NA)
14～18岁	327	95	52.9(4.7)	18.5(6.6)	4.0(3.3)	0.1(0.2)
19～30岁	495	95	64.2(4)	25.0(4.8)	5.1(3.4)	0.0(NA)
31～50岁	940	95	57.8(2.4)	25.1(3.1)	6.1(2.2)	0.2(0.2)
51～70岁	773	95	63.4(2.5)	31.3(2.7)	8.7(2.5)	0.4(0.4)
≥71岁	442	95	60.4(2.9)	32.0(3.2)	10.1(3.0)	1.0(0.9)

引自 Carriquiry，et al. 2016.

表10-9　过量碘摄入的流行估算碘摄入量的普遍情况＞UL，%（SE）

	n	UL, μg/d	P₁₀	中位数	均数	P₉₀
儿童						
1～3岁	406	200.0	36.3(2.7)	58.0(2.6)	71.1(3.0)	96.0(2.5)
4～8岁	782	300.0	2.0(1.1)	13.2(2.8)	29.2(3.0)	85.0(3.5)
男性						
9～13岁	375	600.0	0.0(NA)	0.0(NA)	0.0(NA)	17.9(7.9)
14～18岁	356	900.0	0.0(NA)	0.0(NA)	0.0(NA)	1.3(1.9)
19～30岁	482	1100.0	0.0(NA)	0.0(NA)	0.0(NA)	1.4(1.3)
31～50岁	803	1100.0	0.0(NA)	0.0(NA)	0.0(NA)	0.9(0.7)
51～70岁	795	1100.0	0.0(NA)	0.0(NA)	0.0(NA)	1.0(0.7)
≥71岁	383	1100.0	0.0(NA)	0.0(NA)	0.0(NA)	0.0(NA)
女性						
9～13岁	387	600.0	0.0(NA)	0.0(NA)	0.0(NA)	8.0(6.5)
1～18岁	327	900.0	0.0(NA)	0.0(NA)	0.0(NA)	0.0(NA)
19～30岁	495	1100.0	0.0(NA)	0.0(NA)	0.0(NA)	0.0(NA)
31～50岁	940	1100.0	0.0(NA)	0.0(NA)	0.0(NA)	0.0(NA)
51～70岁	773	1100.0	0.0(NA)	0.0(NA)	0.0(NA)	0.0(NA)
≥71岁	442	1100.0	0.0(NA)	0.0(NA)	0.0(NA)	0.0(NA)

EAR：平均估计需求量；NA：无法使用；UL：容许摄入量上限；P₁₀：第10个百分位；P₉₀：第90个百分位。

引自 Carriquiry，et al. 2016.

当碘摄入量基于平均碘浓度而不是中位数时，通常摄入碘超过UL的≤8岁儿童的估计比例更大。在其他按性别和年龄分类的亚组中，无论碘浓度的统计数据是基于平均值还是中位数，通常摄入的碘超过UL的个体比例都可以忽略不计。

水中的碘含量通常随季节而发生变化，多表现为冬季略高于夏季。但是若水中含碘多的有机物大量进入旱季水域，则湿季水中的碘含量明显高于春季和旱季。水中碘含量的季节变化会导致不同生长季节的不同种类食物中的碘含量不同。国外相关研究学者分别在夏季和冬季从挪威东部、南部、西部和北部不同地区的牛奶农场采集了牛奶和低脂奶制品，发现不同地区农场之间的牛奶中的碘含量在不同季节之间存在显著差异，冬季平均为231 μg/L，夏季平均为93 μg/L。此外，在不同水流的流动影响下，同一种类植物在不同高度海拔的碘含量也不同，高海拔植物较低海拔地区的碘含量低。

总的来说，海产品的碘含量高于陆生食品的碘含量，动物性食品的碘含量则要高于其他植物性食品的碘含量。大多数陆地生长的植物碘含量很低。谷物中的碘含量为22～72 μg/kg，蔬菜和谷物中的碘含量约为10～100 μg/kg。海带、紫菜、海藻等多种海洋水生植物都含丰富的碘，其中干海带的碘含量平均可至240 mg/kg。海洋动物的通常远远高于海洋植物的天然碘元素含量。陆生和海洋脊椎动物体内的碘大部分积聚在甲状腺中，同时鱼的肝脏、脂肪中也含有高浓度的碘。

　　碘摄入量评价标准采用中国营养学会制定的碘膳食摄入量推荐标准（见表10-10），通过计算各年龄组的平均摄入量，与碘的平均需要量（EAR）、推荐摄入量（RNI）和可耐受最高摄入量（UL）进行比较，并计算碘摄入量处于<EAR、EAR～RNI之间、RNI～UL之间以及≥UL四个区间的个体比例，以此评价非高碘地区居民的碘摄入量状况。

表10-10　中国营养学会制定的碘膳食摄入量推荐标准

年龄(岁)	EAR	RNI	UL
0～4	—	50	—
4～6	—	90	—
7～10	—	90	800
11～13	—	120	800
14～17	—	150	800
>18	120	150	1000
孕妇和乳母	120	200	1000

引自宋筱瑜，等．2011.

　　当个体的碘摄入量低于EAR时，发生碘缺乏的风险高于50%；当个体的碘摄入量达到EAR水平时，碘缺乏的概率为50%；当个体的碘摄入量达到RNI水平时，发生碘缺乏症概率小于3%。也就是说，大多数个体发生碘缺乏症的风险非常低。当摄入量超过UL时，个体发生毒副作用的风险就会增加，而RNI和UL之间的量是一个"安全摄入范围"，在这个范围内，碘缺乏和过量的风险都非常低。

表10-11　新疆成人每日碘摄入量

食物类别	水碘含量中位数<10 μg/L 城市 摄入量/μg·d⁻¹	水碘含量中位数<10 μg/L 城市 贡献率/%	水碘含量中位数<10 μg/L 农村 摄入量/μg·d⁻¹	水碘含量中位数<10 μg/L 农村 贡献率/%	水碘含量中位数≥10 μg/L 城市 摄入量/μg·d⁻¹	水碘含量中位数≥10 μg/L 城市 贡献率/%	水碘含量中位数≥10 μg/L 农村 摄入量/μg·d⁻¹	水碘含量中位数≥10 μg/L 农村 贡献率/%	合计 摄入量/μg·d⁻¹	合计 贡献率/%
谷类及制品	6.8	2.3	3.1	0.9	6.5	2.3	4.5	1.5	4.7	1.5
薯类及制品	0	0	0	0	0.4	0.1	0	0	0	0
豆类及制品	1.7	0.6	0.4	0.1	0.4	0.1	1.4	0.5	0.9	0.3
蔬菜类	2.2	0.7	1.2	0.4	3.4	1.2	2.8	0.9	1.7	0.5
菌藻类	0.7	0.2	1.8	0.5	3.9	1.4	0.2	0.1	1.4	0.5
水果	0.7	0.2	0.3	0.1	0.4	0.1	0	0	0.5	0.1
禽畜肉类	2.9	1	2.2	0.7	7.8	2.7	3.3	1.1	2.7	0.9
奶类及制品	15.8	5.4	4.3	1.3	0	0	5.7	1.8	8.7	2.8
蛋类	15.1	5.1	4.2	1.3	6.7	2.3	16.7	5.4	8.8	2.8
鱼虾蟹贝类	2.1	0.7	0.5	0.2	0.2	0.1	0.4	0.1	1.1	0.4
坚果类	0.6	0.2	0.3	0.1	0.1	0	0	0	0.4	0.1
甜点类	0	0	0	0	0	0	0	0	0	0
食盐	242	82.3	304.3	93.2	182.4	63.8	241.3	77.8	275	88
饮水	2.3	0.8	3.5	1.1	71.7	25.1	29	9.4	5.7	1.8
其他	1.4	0.5	0.4	0.1	2.5	0.9	4.8	1.5	0.9	0.3

引自祝宇铭，等．卫生研究，2020，49（1）：6.

在祝宇铭等对新疆成年人日碘摄入量的研究（表10-11）中显示，含碘食盐贡献率达88.03%，贡献的平均碘摄入量为274.99 μg/d；其次是鸡蛋，占比约为2.80%，摄碘量为8.75 μg/d。本次调查结果表明，菌藻类等富含碘的食物的平均摄入量为1.39 μg/d，贡献率仅为0.45%。根据水碘含量的分类对比发现，在水碘含量中位数＜10 μg/d的城市和农村地区，盐碘的平均摄入量分别为242.00 μg/d和304.29 μg/d。而≥10 μg/d的城市和农村地区，盐碘平均摄入量分别为182.38 μg/d和241.2 μg/d。各类食品中加碘盐的贡献率最高。

第八节　放射碘治疗对不同病理类型甲状腺癌的敏感性

目前，甲状腺癌的主要治疗手段是手术、促甲状腺激素（TSH）抑制治疗和放射性碘治疗。得益于计算机、影像与放疗设备的发展，外放射治疗（external beam radiotherapy，EBRT）逐渐成为甲状腺癌一种重要的辅助治疗手段。对于一些手术不能完全切除的病灶或失去^{131}I治疗机会的晚期甲状腺癌，EBRT也逐渐发挥了更为重要的作用。

近年来，甲状腺癌发病率呈上升趋势，但死亡率不增反降，5年相对生存率高达95%，这主要得益于早期诊断和治疗水平的提高。但仍有部分癌灶广泛转移至颈部淋巴结，周围组织和血管被包围、粘连，手术难以完全切除。有一些癌灶对碘的摄取非常有限，甚至无法摄取碘，因此不适合放射性碘治疗。EBRT已逐渐成为甲状腺癌的重要辅助治疗手段。以往，甲状腺癌EBRT采用普通照射，主要分为三种方案：

（1）两前斜交角楔形野照射；

（2）前后对穿野加水平对穿野或两前斜交角楔形野照射；

（3）前后对穿野加电子线野照射。

由于在这些方案中，照射靶区的形状较大且不规则，导致照射靶区的剂量分布很不均匀，副作用也比较大，难以达到靶区高剂量、靶区周围低剂量或不照射的目标。随着放疗进入精准时代，调强放疗逐渐发展，现已可满足甲状腺癌放疗的需要。与常规放疗相比，精准放疗可以增加对靶区的辐射剂量，同时降低对周围组织和主要器官的辐射剂量，提高癌灶的局部控制率，减少对正常组织的辐射损伤，有助于进一步杀伤残留肿瘤细胞，从而巩固疗效，延长患者的生存时间。

一、放射治疗在DTC中的应用

多项研究发现，EBRT对不可切除的DTC残留病灶具有良好的疗效，表明EBRT可以改善晚期甲状腺癌患者的局部控制情况。但也有报道称，肿瘤腺外转移患者放疗后仍有较高的复发风险，且复发和死亡的风险也随着年龄的增加而增长。美国癌症联合委员会（AJCC）最新的甲状腺癌分期系统将甲状腺癌诊断年龄的切点值从45岁调整为55岁，提示年龄可能是影响治疗效果的重要指标。在文献中发现，甲状腺癌的放射治疗导致老年患者复发和死亡的风险相对较高。但进一步的研究发现，老年患者的死亡原因主要是甲状腺外浸润和远处转移并存。甲状腺癌切除后，约30%的DTC患者仍存在去分化、甲状腺摄碘异常的症状，导致其摄碘明显减少。在这种情况下，EBRT是DTC术后的一种补充治疗选择，对残留肿瘤灶行放射治疗可以降低复发风险。有一项针对36例DTC患者的研究结果表明，EBRT对高复发、不适合手术、^{131}I治疗无效的患者具有长久的局部控制效果。因此，此类晚期DTC患者可考虑进行EBRT治疗，以达到一定的控制效果。

二、放射治疗在MTC中的应用

MTC淋巴结转移可能性大，早期出现广泛浸润或远处转移会严重影响预后。大多数MTC患者的碘摄取非常有限，因此通常不考虑放射性碘治疗。EBRT在MTC治疗中的应用尚未得到充分研究，资料相对缺乏，适应证仍很大程度上不确定。有学者将EBRT用于晚期MTC的辅助治疗，结果表明放疗不利于淋巴结转移患者的生存。和DTC一样，放疗对MTC的作用是提高患者的局部控制率。如果患者有明显淋巴结和远处转移，则仍有较高的死亡风险。相关文献还指出，MTC患者出现淋巴结外侵犯、手术后血降钙素持续升高时，可考虑放疗。

三、放射治疗在ATC中的应用

ATC发病率低但侵袭性最高。由于ATC发展迅速，约半数患者在确诊时常有肺、脑、骨等远处转移，很多患者在短时间内死亡，平均存活时间约为56周。而且，大多数首次诊断的ATC患者已经失去手术适应症。对这些有明显转移的晚期ATC患者进行EBRT治疗，可在一定程度上控制肿瘤病灶的生长，延长生存期。

一般来说，放疗过程中应注意以下几点：

（1）如果患者肿瘤范围大，分化差，放疗范围应选择全颈部切线照射法，使病灶可以得到完全去除，降低复发率；

（2）病灶有限、分化较好的患者可以选择小视野照射进行更精准的放化疗；

（3）对于严重病变的患者，可在50～75 Gy范围内适当调整照射剂量，以达到最佳照射效果。

尽管最新的美国甲状腺协会（ATA）指南建议不要在第一次便完全切除肿瘤的手术后常规使用EBRT，但对于晚期广泛转移的患者，放疗可以一定程度上缓解症状，控制转移。

综上所述，^{131}I治疗可以杀死残留的甲状腺癌细胞，但放射碘治疗仅适用于分化型甲状腺癌。甲状腺髓样癌和未分化癌因不具有摄取^{131}I的功能，因此对^{131}I治疗反应不佳。

第九节　全身放射碘扫描

一、甲状腺癌放射性治疗

由于甲状腺癌细胞内膜具有独特的放射碘核素摄取抑制能力，放射性治疗核素中的^{131}I可直接靶向并蓄积在手术后早期残留的甲状腺癌肿瘤组织中，影响手术后出现隐匿性的癌灶和肿瘤转移。电离辐射技术产生的分子生物学催化效应使它可以彻底杀死这些手术后功能性肿瘤组织，将手术后肿瘤早期复发和癌灶转移的死亡风险大大降低约95%。

治疗后3～7天，利用PET/CT和SPECT/CT检查进行^{131}I全身病灶扫描，有助于对患者全身或局部有无可能转移的病灶体征进行准确寻找，尤其是PET/CT检查有助于明确某个病灶的具体解剖结构位置、病灶体积大小等，以及其是否有周围其他器官的活动关系，有利于该疾病的治疗分期及预后评估（图10-4）。

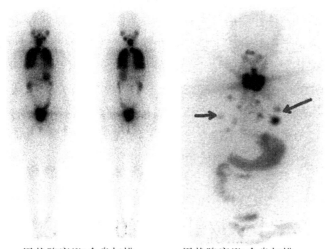

甲状腺癌 ^{131}I全身扫描　　　　甲状腺癌 ^{131}I全身扫描

肺部多发转移灶

图10-4　甲状腺癌 ^{131}I全身扫描

引自 Terry F. Davies，et al. 2020.

^{131}I治疗后，随着体内残留的甲状腺癌的组织被严重破坏，体内用于生成血清甲状腺球蛋白（Tg）的正常能量来源逐渐枯竭。通常3～6个半月定期进行一次 Tg 浓度测定和一次 ^{131}I全身影像扫描，并通过随访，及时监测体内甲状腺癌的早期复发或恶性转移，该监测手段同时可以极其灵敏和特异地及时进行甲状腺癌病情早期评估。

^{131}I治疗有利于提高非转移性病灶（常见的病灶有颈淋巴结、肺、骨等重要部位的转移）对药物 ^{131}I的有效摄取，增强电离辐射的微生物学催化效应，从而最终大幅提高应用 ^{131}I治疗慢性甲状腺癌等非转移性病灶的临床疗效。

二、放射性扫描检测甲状腺恶性肿瘤残留及转移

常规诊断性全身放射扫描对于发现有无残留恶性甲状腺组织是最有价值的检测方法。随访期间，低危患者一般无须进行常规全身扫描（推荐A级）；高危或中危治疗患者一般可在随访6～12个月后再接受低剂量 ^{131}I或 ^{123}I全身放射扫描（推荐 C 级）。

在早期检测中，颈部超声检查对颈部癌细胞转移具有高度敏感性，应在患者随访6个月和12个月时进行颈部超声检查，以同时检查观测甲状腺和颈部淋巴结转移情况。之后，可以评估患者血清 Tg 水平和复发可能，每年复查1次，持续3～5年（推荐B级）。

对于颈部局部或具有复发性的肿瘤，应联合进行同侧或多个受累部位的全身性切除（推荐B级）；若肿瘤同时侵犯气道和颈部呼吸道，应进行手术联合使用放射性碘治疗（推荐B级）。

远处转移的病灶处理速度受制于部位、大小、碘摄取能力以及对放射性碘治疗的反应、转移病灶的稳定性等因素的影响。对于肺病灶转移，多数情况下可以推荐病人采用放射性碘治疗；但当其他转移灶病变进展缓慢时，则可考虑采用TSH抑制治疗和随诊。其他部位转移病人如有需要，可考虑其他辅助疗法，如手术、支气管镜激光去除病灶、放疗姑息疗法和临床试验。大剂量放射性碘治疗可导致肺炎或肺纤维化。在骨转移性肿瘤的诊断、治疗中，应重点关注骨转移瘤可能引起的各种病理性骨折（尤其是负重骨）及风险，如疼痛状况、椎体病变对神经结构的影响，放射性碘摄取和骨髓暴露于辐射的风险。这些情况会影响治疗手段的选择。指南建议对病灶有疼痛症状的孤立肿瘤病灶，尤其是初发

年龄<45岁的孤立病灶，应考虑手术进行切除，以有效提高患者的生存率（推荐B级）；联合放射性治疗主要应用于病灶吸收碘的骨转移性肿瘤（推荐B级）；由于骨转移瘤可引起病灶局部急性肿胀、骨折或神经系统严重受累，应考虑采用联合放射性治疗和糖皮质激素治疗（推荐C级）；对疼痛又不能手术切除的孤立病灶，可考虑采用放射性碘、放疗、动脉内栓塞、放射治疗定期使用二磷酸盐、放射性药物治疗（如^{89}Sr或^{153}Sm）联合放射治疗（推荐C级）。脑转移多见于老年人或激进型病人。对于可完全切除肿瘤的患者，无论其摄碘能力如何，应考虑手术完全切除（推荐B级）；对于无法完全切除的局部病灶，应考虑局部放疗，包括靶向放射治疗、全脑照射和局部脊柱照射（推荐C级）；对于能浓聚碘的病灶，可考虑放射碘治疗，但治疗前需采用放疗并同时给予糖皮质激素（推荐C级）。

第十节　放射性碘治疗的适应症

一、甲状腺功能亢进患者

^{131}I其实是碘元素的一种放射性同位素。而^{131}I治疗始于20世纪40年代，历经无数考验，一直沿用至今。^{131}I治疗是甲状腺功能亢进，尤其是Graves病的常见治疗手段。其在美国已经成为甲状腺功能亢进首选的治疗手段。原理：当患者的甲状腺生产能力过强，产生的甲状腺激素过多时，可以利用^{131}I的放射性对甲状腺实施照射，引起放射性的炎症，由此破坏一部分甲状腺组织，使得甲状腺功能下降，从而控制甲状腺功能亢进（图10-3）。

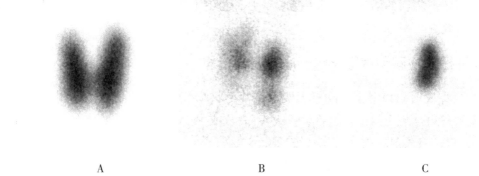

A：Graves病的典型发现包括同位素在双侧扩大的腺体中的弥散和强积累；B：结节性甲状腺肿伴甲状腺功能亢进；C：右叶毒性腺瘤，左叶功能受抑。

图10-3　各种形式的甲状腺功能亢进症的放射性碘（^{123}I）甲状腺闪烁显像图像的示例

引自 Terry F. Davies，et al. 2020.

二、分化型甲状腺癌

放射性碘治疗仅适用于分化型甲状腺癌，甲状腺髓样癌细胞和甲状腺未分化癌不具备摄取^{131}I的功能，因此不适合放射性碘治疗。手术是甲状腺癌的首选治疗方法，而放射性碘治疗只是手术后的进一步治疗，两者之间存在前后顺序关系。由于分化型甲状腺癌恶性程度低，预后良好，因此国内外对分化型甲状腺癌手术后是否需要^{131}I治疗存在一定争议。根据国外最新甲状腺癌治疗指南，绝大多数甲状腺癌患者手术切除后应接受放射性碘治疗，但对于无淋巴结转移且无复发高危因素的甲状腺微小癌患者，指南不建议手术后常规进行 ^{131}I 治疗。此外，当患者肝、肾功能较差，血象偏低，或部分重症晚期甲状腺癌患者因脑转移、骨转移而出现颅内高压、脊髓受压等症状时，虽然其癌灶可吸收并蓄积一定量的放射性碘，但可能会危及生命，所以一般需要在 ^{131}I 治疗前进行外放疗。

当患者接受 ^{131}I 治疗时，甲状腺结节或甲状腺癌独特的碘摄取功能使药物进入体内后自动聚焦于病灶。简单的手术不可能完全切除甲状腺，会残留一些甲状腺组织。残留的甲状腺组织在手术后仍有摄取 ^{131}I 的功能。因此，β射线的集中照射会损伤甲状腺组织。针对高分化滤泡癌和乳头状癌，切除原发肿瘤或用 TSH 刺激后，其80%以上的转移灶具有摄取 ^{131}I 的功能，因此，^{131}I 释放的β射线可用于破坏癌组织，达到治疗的目的。

对手术后残留甲状腺行放射碘清除的目的是减少癌症局部复发，便于全身碘扫描，并通过血清 Tg 检测监测甲状腺癌的复发和转移。回顾性研究发现，这种方法可以降低肿瘤复发率和患者死亡率，但仍需要前瞻性研究进一步支持。《甲状腺结节和分化型甲状腺癌诊治指南（2006）》推荐针对Ⅲ期、Ⅳ期分化型甲状腺癌患者；年龄 <45 岁的 Ⅱ 期患者；大多数年龄 > 45 岁的 Ⅱ 期患者；选择性 Ⅰ 期患者，尤其是多发肿瘤病灶、淋巴结转移、甲状腺外或血管侵犯、侵袭性病理类型的患者，采用放射性碘治疗去除残留甲状腺（推荐B级）。

治疗前，患者应停用甲状腺激素，使 TSH 水平明显升高至 30 mU/L 以上（推荐B级）。高碘饮食改为食用低碘食物1～2周，少数停用甲状腺素不能耐受者，或停用甲状腺素后 TSH 不升高者，可在治疗前使用重组 TSH（推荐B级）。大多数人在治疗前不需要放射性碘扫描，真正需要者应使用(3.7～11.1)× 10^{10} Bq 低剂量 ^{131}I 或低剂量 ^{123}I（推荐C级）。大多数低危肿瘤患者可行(11～37)× 10^9 Bq（推荐级）放射性碘治疗，但当患者怀疑有肿瘤残留或将其病理类型确定为高细胞、岛细胞或柱细胞类型等激进型肿瘤时，应采用大剂量 ^{131}I 处理[(37～74)× 10^9Bq]（推荐C级）。放射性碘治疗1周后，应进行全身碘扫描以发现新的或转移性病灶（推荐B级）。

（谢宛润，蒋升）

参考文献

[1] Haugen B. 2015 American Thyroid Association Management Guidelines for Adult Patients with Thyroid Nodules and Differentiated Thyroid Cancer: The American Thyroid Association Guidelines Task Force on Thyroid Nodules and Differentiated Thyroid Cancer[J]. Thyroid: Official Journal of the American Thyroid Association, 2016, 26(1):1-133.

[2] Terry F D, Rauf S A Latif A, et al. Graves' disease[J]. Nature Reviews Disease Primers, 2020, 52 (6):1-23.

[3] Eisenstein R S. Biochemical, Physiological, and Molecular Aspects of Human Nutrition, 2nd Edition[J]. Medicine in Sports & Exercise, 2006, 38(12):146-154.

[4] Trumbo P, Yates A A, Schlicker S, et al. DRI, dietary reference intakes for vitamin A, vitamin K, arsenic, boron, chromium, copper, iodine, iron, manganese, molybdenum, nickel, silicon, vanadium, and zinc [J]. Lancet, 2001, 101(3):294-301.

[5] Li M, Eastman C. The changing epidemiology of iodine deficiency[J]. Nat Rev Endocrinol, 2012. 8 (3):434-440.

［6］Michael B, Zimmermann P L J, Chandrakant S P. Iodine-deficiency disorders［J］. Lancet, 2008, 372(9645):1251-1262.

［7］陶书龄. 科学补碘益健康——《中国居民补碘指南》解读［J］. 健康指南:中老年, 2018(7):2.

［8］Salerno M C D, Cerbone M, De Luca F. Subclinical hypothyroidism in childhood - current knowledge and open issues［J］. Nat Rev Endocrinol, 2016, 12(1):734-746.

［9］Shakhtarin V. Iodine deficiency, radiation dose, and the risk of thyroid cancer among children and adolescents in the Bryansk region of Russia following the Chernobyl power station accident ［J］. International Journal of Epidemiology, 2003, 32(4):584-591.

［10］Chen A, Jemal A, Ward E. Increasing incidence of differentiated thyroid cancer in the United States, 1988-2005［J］. Cancer, 2009. 115(16):3801-3807.

［11］滕卫平. 甲状腺疾病诊治现代进展［J］. 中国实用内科杂志, 2019, 39(4):311-315.

［12］Galanti M. Diet and the risk of papillary and follicular thyroid carcinoma: a population-based case-control study in Sweden and Norway［J］. Cancer Causes & Control : CCC, 1997, 8(2):205-214.

［13］Levi F, La Vecchia C, Randriamiharisoa A. Cancer mortality in Switzerland, 1985-1989［J］. Sozialund Praventivmedizin, 1991, 36(2):112-126.

［14］Delange F, Lecomte P. Iodine supplementation: benefits outweigh risks［J］. Drug Safety, 2000, 22(2):89-95.

［15］Davies L, Welch H. Increasing incidence of thyroid cancer in the United States, 1973-2002［J］. JAMA, 2006, 295(18):2164-2167.

［16］Wang Y, Wang W. Increasing incidence of thyroid cancer in Shanghai, China, 1983-2007［J］. Asia-Pacific Journal of Public Health, 2015, 27(2):NP223-229.

［17］Wang F. Strong association of high urinary iodine with thyroid nodule and papillary thyroid cancer ［J］. Tumour Biology: the Journal of the International Society for Oncodevelopmental Biology and Medicine, 2014, 35(11):11375-11379.

［18］马岩, 张华琦, 马爱国. 人群食盐平均摄入量的研究进展［J］. 中国食物与营养, 2015, 21(10): 75-79.

［19］Lind P. Epidemiology of thyroid diseases in iodine sufficiency［J］. Thyroid: Official Journal of the American Thyroid Association, 1998, 8(12):1179-1183.

［20］李春芳, 马德东, 吴泉源. 山东省浅层地下水碘化物含量与甲状腺癌发病人数空间关系初探 ［J］. 环境卫生学杂志, 2018, 8(2):79-85.

［21］Chen J E. New epidemic characteristics of thyroid cancer［J］. Chin J Clin Med, 2009, 16(5): 812-813.

［22］Dal Maso L, Becher C, La Vecchia C, et al. Risk factors for thyroid cancer: an epidemiological review focused on nutritional factors［J］. Cancer Causes Control, 2009, 20(1):75-86.

［23］Guan H. High iodine intake is a risk factor of post-partum thyroiditis: result of a survey from Shenyang, China［J］. Journal of Endocrinological Investigation, 2005, 28(10):876-881.

［24］Wolff J, Chaikoff C. Plasma inorganic iodide as a homeostatic regulator of thyroid function［J］. The Journal of Biological chemistry, 1948, 174(2):555-564.

［25］Pramyothin P. Clinical problem-solving. A hidden solution ［J］. The New England Journal of Medicine, 2011, 365(22):2123-2127.

［26］Memon A, Varghese A, Suresh A. Benign thyroid disease and dietary factors in thyroid cancer: a case-control study in Kuwait［J］. British Journal of Cancer, 2002, 86(11): 1745-1750.

［27］Dai G, Carrasco N, Levy O. Cloning and characterization of the thyroid iodide transporter［M］. Nature, 1996, 379: 458-460.

［28］Angela M, Leung L E B. Consequences of excess iodine［J］. Nat Rev Endocrinol, 2014, 10(17): 136-142.

［29］王欣. 氯酸法用于血清碘测定的方法学研究［J］. 中国卫生检验杂志, 2006, 16(8): 916-918.

［30］郭健. 石墨炉原子吸收法间接测定血清中的碘［J］. 分析化学, 1997, 25(1): 121.

［31］Guilhem C, Charlie S O, Scrimgeour M, et al. Monitoring the Arsenic and Iodine Exposure of Seaweed-Eating North Ronaldsay Sheep from the Gestational and Suckling Periods to Adulthood by Using Horns as a Dietary Archive［J］. Environ Sci Technol, 2007, 41(8): 2673-2679.

［32］刘用璋. 毛发及唾液微量碘的测定及其意义［J］. 地方病通讯, 1985(3): 15-17.

［33］吴良. 砷铈接触法测定人发中的微量碘［J］. 海南医学院学报, 2006. 12(1): 28-30.

［34］Horn-Ross P. Iodine and thyroid cancer risk among women in a multiethnic population: the Bay Area Thyroid Cancer Study. Cancer epidemiology, biomarkers & prevention : a publication of the American Association for Cancer Research［J］, American Society of Preventive Oncology, 2001, 10(9): 979-85.

［35］Ren Y. Lack of association between fingernail selenium and thyroid cancer risk: a case-control study in French Polynesia［J］. Asian Pacific Journal of Cancer Prevention, 2014, 15(13): 5187-5194.

［36］Chang J. Tolfenamic acid induces apoptosis and growth inhibition in anaplastic thyroid cancer: Involvement of nonsteroidal anti-inflammatory drug-activated gene-1 expression and intracellular reactive oxygen species generation［J］. Free Radical Biology & Medicine, 2014, 67: 115-130.

第十一章
甲状腺癌抗体与甲状腺癌

第一节　甲状腺抗体的种类、产生、检测方法及作用

　　甲状腺自身抗体以自身甲状腺组织作为靶抗原。甲状腺自身抗体主要包括甲状腺过氧化物酶抗体（thyroid peroxidase antibody，TPOAb）、甲状腺球蛋白抗体（thyroglobulin antibody，TgAb）及促甲状腺激素受体抗体（antithyrotropin receptor antibody，TRAb），三者均是反映自身免疫性甲状腺疾病（autoimmune thyroid disease，AITD）的特异指标。

　　近几年，随着研究深入，已经发现血清中含有多种抗甲状腺抗体，例如甲状腺球蛋白抗体（TgAb）、甲状腺微粒体抗体（thyroid microsomal antibody，TMAb）、甲状腺过氧化物酶抗体（TPOAb）、胶质抗体、细胞表面抗体及促甲状腺激素受体抗体等。其中最重要的是TgAb和TMAb，目前认为TMAb的主要有效成分是TPOAb。在甲状腺疾病特别是AITD方面，这些抗体发挥了重要作用，关乎其发生发展、诊断、鉴别诊断、疗效观察甚至愈后评估等各个方面。

一、甲状腺抗体分类

（一）促甲状腺激素受体抗体（TRAb）

　　促甲状腺激素受体（thyrotropin receptor，TSH receptor，TSHR）位于细胞膜上，有7个跨膜区，相对分子质量为60000。TRAb是IgG类免疫球蛋白，位于甲状腺细胞上，TRAb与受体结合引起以下作用：

　　（1）兴奋腺苷酸环化酶活性；

　　（2）激活第二信使cAMP的分泌；

　　（3）增加甲状腺激素的产生和分泌。

　　其抗体性质属于异源性质，同时具有兴奋和阻断性质，一般情况下，整体的效果体现为对受体的刺激作用。TRAb的多样性包括促甲状腺素受体阻断作用、促甲状腺素受体激活作用、甲状腺生长激活作用等。

　　Graves病最重要的标志物是TSHR，除Graves病外，TSHR还与甲状腺肿大、甲状腺腺体萎缩等有一定的关系。TSHR的自身抗原性来源于促甲状腺激素受体分子或促甲状腺激素受体蛋白的某些区域，TSHR的膜外区是促甲状腺激素的结合部位，它是TSHR自身抗原性主要来源。

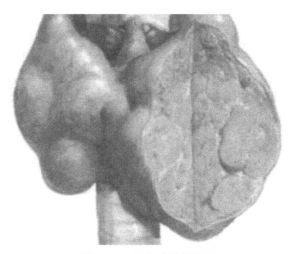

图 11-1　结节性甲状腺肿

引自 William F.Young. 2017.

TRAb 有广义和狭义之分，广义指所有与促甲状腺激素受体结合的抗体，包括 TSHR 刺激性抗体（TSH receptor stimulating antibody，TSAb）、TSHR 刺激阻断性抗体（TSH receptor blocking antibody，TBAb）、TSHR 结合抑制免疫球蛋白（TSH binding inhibitory immunoglobulin，TSII）；狭义则一般仅指 TSII。TSAb 的生物学功能与 TSH 类似，其可刺激 TSH 受体产生甲状腺激素，导致甲状腺功能亢进，是 Graves 病的直接致病因素。TBAb 与 TSHR 结合之后，竞争 TSH 结合位点，阻断 TSH 与 TSH 受体结合，从而抑制甲状腺激素合成及甲状腺增生，引起甲状腺萎缩和甲状腺功能减退症。TRAb 主要应用于 Graves 病的诊断。检测结果的敏感度和特异度受到人种、检测方法及所用自身抗原不同的影响。因此，不同地区、不同的实验室都应该因地制宜建立自己特定的抗体阳性切点范围。

临床意义主要有以下几方面：

（1）TRAb 对单侧突眼、单侧甲状腺肿、甲状腺肿伴结节、亚临床甲状腺功能亢进症的诊断和鉴别诊断有重要意义。

（2）TRAb、TPOAb 和 TgAb 阳性均提示为 AITD；TSAb 阳性则提示为 Graves 病。故 TRAb 有助于确定 AITD 的病因和类型。

（3）TSAb 对 AITD 治疗后甲状腺功能亢进症复发有重要参考价值。患者 TSAb 阴性，则提示甲状腺肿程度低，维持治疗所需要药物剂量低，提示停药后不易复发。

（4）妊娠后期的 TSAb 测定可预测新生儿 Graves 病。近年来有关于甲状腺自身抗体是否与新生儿智力发育情况有关的研究，结果提示，胎儿早期神经系统发育可能受到妊娠早期孕妇 TPOAb 阳性、亚临床甲状腺功能减退和低甲状腺激素血症的影响，导致新生儿的智力水平降低。

TRAb 检测方法较多，易出现假阴性和假阳性的结果。常规测定方法是用放射受体法来测定 TSH 的结合抑制活性（主要的 TSH 受体被包被为固相），第 2 代 TRAb 测定法用重组的人 TSH 受体代替猪 TSH 受体，其敏感性从 70% 提高到 86.7%，但仍有假阳性。所测定结果为总 TRAb，不能反映 TSAb 的多寡。

正常值为 TRAS<10% 或 <1.75 U/L。

临床意义：在 80% 未治疗的 Graves 病患者中可检测到 TRAb，有助于区分 Graves 病和其他甲状腺功能亢进症，也有助于预测 Graves 病的病程，在 Graves 病药物治疗的缓解期，TRAb 浓度常下降。TRAb 属 IgG，可通过胎盘，如果患 Graves 病的孕妇在孕期最后 3 个月的 TRAb 浓度仍较高，胎儿就有发生新生儿甲状腺功能亢进症的危险。

（二）抗甲状腺球蛋白抗体（TgAb）

甲状腺球蛋白为一种可溶解性糖蛋白，有两个亚单位，具有高度的异质性，在甲状腺激素的合成和释放过程中，TgAb（图 11-2）先呈多聚体，然后降解，因此其免疫结构特别复杂，这就导致实验室分析标准化困难。TgAb 主要属于 IgG，包括 IgG1、IgG2、IgG3、IgG4 共 4 个分型，以 IgG1 和 IgG4 占优势，但 IgG2 功能活性最高。

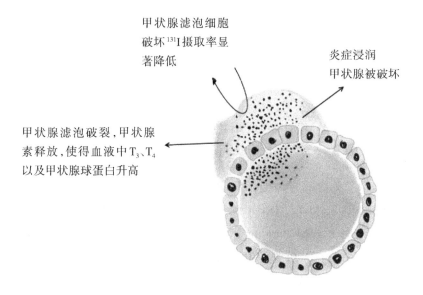

甲状腺滤泡细胞破坏 ^{131}I 摄取率显著降低

炎症浸润甲状腺被破坏

甲状腺滤泡破裂，甲状腺素释放，使得血液中 T_3、T_4 以及甲状腺球蛋白升高

图 11-2　亚急性甲状腺炎时甲状腺球蛋白升高的病理过程

TgAb 产生后，其致病机制在 AITD 患者的研究中有较明确的结果。TgAb 与 Tg 结合后，通过 Fc 受体与结合抗体的相互作用激活 NK 细胞而攻击靶细胞，导致甲状腺细胞破坏。TgAb 可以影响 Tg 抗原的摄取、加工，因而可以增强或抑制致病性 T 细胞抗原决定簇的产生及递呈，进而影响细胞免疫，导致自身免疫性甲状腺疾病。TgAb 对致病性甲状腺球蛋白 T 细胞抗原决定簇的识别可以呈现中性、抑制或增强效应，这主要取决于 TgAb 所识别的抗原决定簇的个体遗传背景。在某些 AITD 患者，其总体作用可能是加重疾病以及对非显性 T 细胞抗原决定簇自身免疫反应的扩大，从而导致 AITD 的发生及恶化。

TgAb 与 Tg 结合位点上存在着酶的催化位点，因此 TgAb 具有酶活性，可以催化 Tg 水解，导致血及甲状腺中 Tg 减少。血中 Tg 的减少可以降低机体免疫系统对 Tg 的暴露，因而对 Tg 的自身免疫反应减弱。另一方面，由于甲状腺激素合成依赖甲状腺过氧化物酶对天然 Tg 的识别，因此，Tg 减少必然导致 T_3、T_4 合成减少。值得注意的是，分泌 TgAb 的 B 淋巴细胞主要存在于甲状腺内，当甲状腺内 TgAb 积累到一定浓度时，不仅会导致 Tg 分解增加，也可导致其他与 Tg 无关的蛋白发生水解，从而可能造成全身性的蛋白水解作用增强，导致组织损伤。

正常值：正常人血清 TgAb<30%。

临床意义：对甲状腺炎，特别是桥本甲状腺炎的发展趋势和治疗方面，TgAb 具有重要的指导意义。有体外实验证实，TgAb 在依赖细胞介导的细胞毒性作用中发挥了一定作用，但 TgAb 的病理意义仍不明确，且其抗体滴度与甲状腺功能减退症、甲状腺肿等程度并不相关，提示 TgAb 只是自身免疫反应的一个继发结果。TgAb 也是 AITD 的标志性抗体，往往伴随 TPOAb 同时出现，有研究表明，高滴度 TgAb 者更易发展至甲状腺功能减退。

（三）甲状腺过氧化物酶抗体（TPOAb）

位于甲状腺微粒体上的甲状腺过氧化物酶（thyroid peroxidase，TPO）抗体（图11-3），又称为甲状腺微粒体抗体。TPOAb具有较强的器官特异性，能通过补体依赖的细胞毒性作用直接破坏靶细胞，在甲状腺疾病的发生、发展中发挥重要作用，能通过抗体依赖细胞介导的细胞毒性作用加速甲状腺球蛋白水解，从而导致甲状腺严重受损。

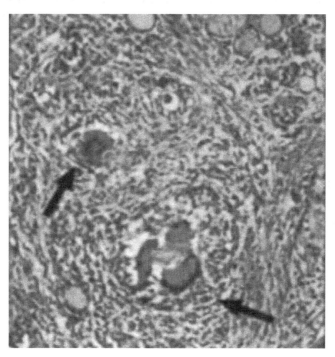

图11-3　纤维性甲状腺炎TPOAb升高

引自 William F. Young. 2017.

检测方法：放射免疫分析，酶免疫分析，化学发光分析。

正常值：正常人血清TPOAb＜15%。

临床意义：TPOAb持续存在是维持自身免疫性炎症、使疾病呈慢性特征的关键因素，是自身免疫性甲状腺炎的重要诊断指标，其血浓度在一定程度上提示甲状腺内的慢性迁延性炎症性病变，有固定补体的细胞毒作用。因此，甲状腺的自身免疫病变的性质和程度可通过测定抗TPOAb来间接了解。持续高滴度的TPOAb常提示日后发生自发性甲状腺功能减退症的可能性较大。

TPOAb主要应用于：诊断桥本甲状腺炎和自身免疫性甲状腺功能亢进；Graves病；监测免疫治疗效果；检测家族甲状腺疾病的发病可能；预测孕妇产后有无发生甲状腺功能障碍的可能。

在发生自身免疫性甲状腺炎时，血清TgAb和TPOAb对其鉴别诊断有重要价值，其水平显著高于正常人及其他非自身免疫性甲状腺疾病，两者联合应用的诊断负荷率可达98%。TPOAb是自身免疫性甲状腺疾病的标志性抗体，在几乎所有的桥本甲状腺炎患者、2/3的产后甲状腺炎（PPT）患者以及70%～80%的Graves病患者中都有出现。抗体主要来自甲状腺内浸润的淋巴细胞，故有研究显示TPOAb反映了淋巴细胞浸润的程度。在桥本甲状腺炎中，TPOAb对组织产生破坏的过程与甲状腺功能减退症的发生相关。部分桥本甲状腺炎可合并甲状腺乳头状癌或甲状腺淋巴瘤，故确诊桥本甲状腺炎仍不能完全排除甲状腺恶性肿瘤可能。

二、抗体测定

（一）TRAb测定

TRAb由甲状腺内的免疫活性淋巴细胞产生，作用于甲状腺促甲状腺激素受体，为多克隆抗体，包括甲状腺刺激抗体（TSAb）和甲状腺刺激阻断抗体（TSBAb）。TSAb可使甲状腺激素合成和分泌增加，导致Graves病；相反，TSBAb可使甲状腺激素分泌减少。

标本采集：不抗凝静脉血2 mL。

注意事项：实验方法不同，则其意义有所不同。放射受体分析法是依据患者抗体阻断放射性核素标记的TSH与TSHR结合而测得TRAb，尚不能确定TRAb的性质；生物法可以测定兴奋性及阻断性TRAb。

正常值：放射受体法：<9 U/L；免疫发光法：<1.75 U/L。

临床意义：

（1）在Graves病的诊断、疗效观察、复发和停药等方面有重要提示作用。Graves病患者的TRAb阳性率可达70%～80%，Graves病经治疗（药物、手术、放射性核素）后，如TRAb水平逐渐下降，提示治疗有效；如转阴且多次结果均呈阴性，则可考虑停用抗甲状腺药物；如TRAb持续阳性，即使其甲状腺功能正常，停药后复发的可能性仍较大，故需谨慎停药。治疗前TRAb水平很高且持续较长时间，则提示Graves病较难控制。

（2）甲状腺功能亢进症病因的鉴别。阴性结果多出现在亚急性甲状腺炎、甲状腺功能自主性结节或腺瘤中，少数可为阳性，需结合血沉、^{131}I摄取率和病理等结果明确诊断。

（3）孕妇及新生儿甲状腺功能亢进症的诊断和预测。TRAb可经胎盘进入胎儿体内，引起新生儿甲状腺功能亢进症。

（4）可诊断甲状腺功能正常的Graves眼病，预测Graves病家属发展为Graves病的可能。

（5）桥本甲状腺炎患者阳性率较低，约50%。

（二）甲状腺过氧化物酶抗体（TPOAb）测定

原理：甲状腺滤泡胶质的主要成分为Tg，甲状腺微粒体抗体（TMAb）的真正抗原成分为TPO，TPOAb与甲状腺淋巴细胞浸润关系密切，TgAb和TPOAb经常存在于甲状腺自身免疫性疾病中。

标本采集：不抗凝静脉血2 mL。

注意事项：大约10%的健康人有低水平的TgAb和TPOAb。影响TgAb和TPOAb的其他主要因素如下：

（1）用甲状腺激素替代治疗慢性淋巴细胞性甲状腺炎可使抗体滴度轻中度降低；

（2）甲状腺次全切或全切可使抗体滴度下降；

（3）^{131}I治疗可使抗体滴度升高，峰值在2～3个月时；

（4）皮质醇和抗甲状腺药物治疗可降低抗体滴度；

（5）患慢性淋巴细胞性甲状腺炎的儿童和孕妇抗体滴度降低，孕妇产后升高；

（6）干扰素α可增加抗体的产生。

正常值：放射性免疫法：TgAb结合率<30%，TPOAb结合率<15%；化学发光免疫分析法：TgAb<40 U/mL，TPOAb<35 U/mL。

临床意义：

（1）用于慢性淋巴细胞性甲状腺炎的诊断，在发生慢性淋巴细胞性甲状腺炎时，TPOAb水平的升高较TgAb更明显和常见。在诊断时应结合患者的临床表现、甲状腺功能和其他实验室检查。

（2）50%～90%的Graves病患者有低水平的TgAb和TPOAb，具有较高水平TPOAb的Graves患者以后发生甲状腺功能减退症的可能性较大。

第二节　TgAb及TPOAb与甲状腺癌的关系

甲状腺恶性结节约占甲状腺结节的5%～20%，其中分化型甲状腺癌（differentiated thyroid cancer，DTC）约占甲状腺癌的90%以上，其中乳头状癌为主要分型。近年来，随着人们健康意识的提高以及检查手段、设备和技术的改进，甲状腺癌检出率明显升高。但是分化型甲状腺癌易患因素还不清楚。已有研究证实甲状腺癌的发生及进展是多因素参与的结果，如颈部X射线照射史、性别、年龄等因素。

甲状腺自身抗体是一种以自身甲状腺组织作为靶抗原的自身抗体。甲状腺自身抗体主要有TgAb、TPOAb及TRAb，三者均是反映自身免疫性甲状腺疾病的特异指标，其与分化型甲状腺癌之间的关系目前还有争议，主要理论如下：

（一）甲状腺球蛋白抗体（TgAb）

甲状腺球蛋白（Tg）是一种糖蛋白，由甲状腺滤泡上皮细胞分泌（图11-4），是合成甲状腺素的前体物质，主要以胶体形式贮存于甲状腺滤泡腔中。正常情况下，Tg不分泌或溢漏至血液，仅在甲状腺滤泡细胞和甲状腺滤泡腔内循环，即使有少量溢出至外周循环，也不产生抗体。因此，Tg是一种特定的重要肿瘤标志物，可以判断患者体内是否存在功能性甲状腺组织。甲状腺的大小是决定Tg水平的主要因素，其合成、分泌受促甲状腺激素的调控。

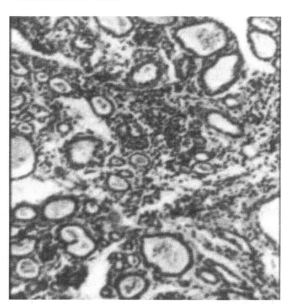

图11-4　亚急性甲状腺炎时可表现为甲状腺球蛋白升高

引自 William F.Young. 2017.

有研究显示分化型甲状腺癌和甲状腺良性结节患者Tg水平和TgAb阳性率无差别。故血清Tg值对甲状腺良、恶疾病的鉴别并不具有特异度，因为良、恶性甲状腺疾病均可能是导致Tg水平升高的原因，且部分甲状腺疾病患者的血清TgAb值也可表现为阴性。

TgAb可反映甲状腺组织质量的变化，是甲状腺自身抗体（图11-5），在自身免疫性甲状腺疾病患者的体内异常升高。一般认为TgAb对甲状腺无损伤作用。但当TgAb与Tg结合后，可通过Fc受体与结合的抗体相互作用激活NK细胞而攻击靶细胞，甲状腺细胞因此遭到破坏。自身免疫性甲状腺疾病发生恶化的原因也是TgAb影响到Tg抗原的摄取及加工，催化Tg水解，从而导致癌变。

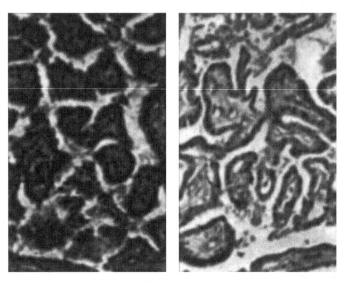

图11-5　甲状腺乳头状癌组织

引自 William F.Young. 2017.

关于TSH、Tg两种指标对分化型甲状腺癌的诊断价值已有研究做了比较分析，TSH检测分化型甲状腺癌的灵敏度、特异度和准确度均达到了87.5%，而Tg检测分化型甲状腺癌的灵敏度、特异度和准确度均仅为52.5%，表明关于分化型甲状腺癌的诊断效能，TSH较好，而Tg较差。

（二）TgAb和TPOAb

甲状腺过氧化物酶（TPO）对T_3、T_4的合成起关键作用，是甲状腺激素合成的重要酶。当甲状腺受到破坏后，TPO释放入血，机体发生免疫反应，淋巴细胞产生TPOAb。TPOAb与甲状腺组织的免疫性损伤密切相关，是主要的甲状腺组织自身抗体，主要包括甲状腺刺激性抗体（TSAb）和甲状腺刺激阻滞性抗体（TSBAb）。TPOAb是自身免疫性甲状腺疾病重要的诊断和监测指标，机制是可通过细胞毒作用（由细胞介导和抗体依赖）使甲状腺激素分泌不足，从而导致自身免疫相关的甲状腺功能减退，与自身免疫性甲状腺疾病的发生、发展密切相关。

1.两种抗体在桥本甲状腺炎中对甲状腺癌的预测作用

在桥本甲状腺炎（Hashimoto thyroiditis，HT）患者中，TgAb和TPOAb水平显著升高，因为TgAb和TPOAb是针对甲状腺自身抗原产生的抗体，是甲状腺自身免疫炎症的标志。有研究分析了TPOAb和TgAb与分化型甲状腺癌的关系发现，TPOAb和（或）TgAb阳性者分化型甲状腺癌患病率明显高于抗体阴性者；关于抗体阳性率，分化型甲状腺癌患者显著高于良性甲状腺结节患者。

还有研究提示，分化型甲状腺癌的发生与抗体滴度升高相关。研究开始前根据恶性肿瘤TNM分期（UICC分期）以及肿瘤的大小、有无淋巴结转移等方面进行分组，发现相比淋巴结转移阴性的分化型甲状腺癌患者，有淋巴结转移的分化型甲状腺癌患者抗体阳性率显著升高，且Ⅳ期分化型甲状腺癌患者的抗体阳性率较Ⅰ期患者、Ⅱ期患者、Ⅲ期患者显著升高，提示TPOAb和（或）TgAb阳性可能与分化型甲状腺癌的恶性程度增高相关，其机制可能是，在一定程度上，甲状腺自身免疫反应对分化型甲状腺癌的发生和发展有促进作用。TgAb和TPOAb水平不仅与分化型甲状腺癌患者的分期及淋巴结转移有一定相关性，还是预测分化型甲状腺癌风险的一个指标。这些发现有助于进一步研究甲状腺癌的病因以及制定进一步诊治方案。

2.TPOAb及TgAb在甲状腺结节中对甲状腺癌的预测作用

甲状腺结节（TN）和甲状腺癌（TC）是内分泌系统的常见病和多发病。一般人群中，通过触诊获得的甲状腺结节患病率（3%～7%）远小于借助高分辨率B超检查获得的甲状腺结节的患病率（20%～76%），而甲状腺结节中甲状腺癌的诊断率为5%～15%。针对甲状腺结节，首要问题是判定甲状腺结节的性质。目前，主要依据患者病史、临床症状或体征、高分辨率B超检查、医生临床经验、细针穿刺抽吸活检以及同位素扫描等诊断甲状腺结节的良、恶性，然而甲状腺相关实验室检查与甲状腺癌良、恶性之间的关系尚未完全明确。

有研究显示，分化型甲状腺癌患者的TPOAb、TRAb、TgAb和TMAb水平均高于甲状腺良性结节患者；甲状腺癌抗体的阳性率方面，TPOAb、TRAb、TgAb及TMAb亦均高于甲状腺良性结节患者，故可得出，在甲状腺结节患者中，血清TPOAb及TgAb水平在一定程度上与甲状腺癌的风险呈正相关，两者在预测甲状腺结节良、恶性方面具有一定意义。但上述指标在桥本甲状腺炎等甲状腺自身免疫性疾病患者的体内也可能升高，故不能将其单独应用于分化型甲状腺炎的诊断。

有研究发现进行统计分析后得出，甲状腺良、恶性结节在血清TPOAb及TgAb阳性率的分布上，差异具有统计学意义；血清TPOAb及TgAb水平与发生甲状腺癌的风险呈正相关，其相关性在校正了年龄、性别和血清促甲状腺激素水平等因素后依然存在，表明血清TPOAb及TgAb是TC的独立危险因素，这与Kim E S等学者的回顾性研究结论是一致的。但也有学者得出不同的结论，如Boelaert K等的研究则发现在良性甲状腺结节中，TPOAb阳性与甲状腺癌的风险无显著相关。

综上所述，TgAb和TPOAb水平不仅与分化型甲状腺癌患者的分期以及淋巴结转移有一定相关性，而且是预测分化型甲状腺癌风险的一个指标，可作为依据制定下一步诊疗方案。针对部分结论的不一致性则需要更大样本量的证实。

第三节　桥本甲状腺炎与甲状腺癌

一、桥本甲状腺炎

桥本甲状腺炎（Hashimo tothyroiditis，HT），通常也称之为桥本病，病因及机制复杂，于1912年由日本学者Hashimoto首先描述报道，属于自身免疫性甲状腺炎的一种。病理特征为弥漫性淋巴细胞浸润导致甲状腺组织的进行性损伤，进而出现明显的甲状腺功能减退（图11-6）。其确切发病率尚不清楚，目前有报道显示其发病率从0.3%到10%不等，患者多为女性，是男性患者的15～20倍，其发病年龄段以30～50岁多见。发病机制尚不明确，目前认为主要与遗传及免疫有关，有报道显示其还与环境、病毒感染、药物以及年龄、激素水平、精神紧张等多种因素有关。甲状腺炎中最常见的一种类型即为桥本甲状腺炎，在甲状腺疾病中占7.3%～20.5%，其发病率逐年上升。目前认为桥本甲状腺炎与自身免疫性萎缩性甲状腺炎、甲状腺相关性眼病、Graves病、无痛性甲状腺炎、产后甲状腺炎同属自身免疫性甲状腺炎。

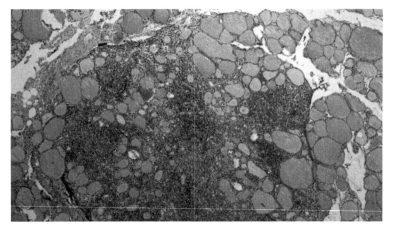

图11-6　桥本甲状腺炎大体形态及镜下表现

引自 William F.Young. 2017.

二、甲状腺癌

　　甲状腺癌是内分泌系统和头颈部肿瘤中最常见的恶性肿瘤，主要病理分型为乳头状癌、滤泡癌、髓样癌和未分化癌等（图11-7）。研究显示，近30年全球大多数地区（除非洲）甲状腺癌发病率呈持续上升趋势，部分原因是高分辨率超声的广泛应用。

　　其中甲状腺癌中最常见的组织类型是分化型甲状腺乳头状癌（DTC），约占80%。桥本甲状腺炎与甲状腺癌合并存在的病例已见诸多报道，且呈逐年升高趋势，均以女性患者多见。此外，甲状腺恶性肿瘤的发病率在过去30年中在全世界都有提高，这主要归因于乳头状组织类型的诊断增加。

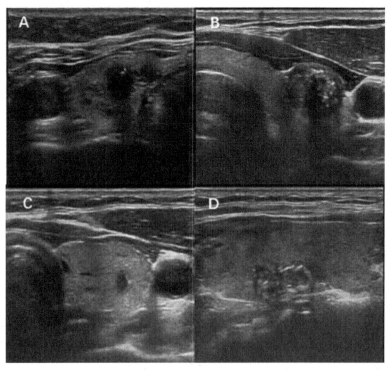

A：明显的低回声；B：微钙化；C：纵横比高；D：低回声。

图11-7　评估甲状腺癌的超声表现

引自纪小龙，等，2013.

三、桥本甲状腺炎与甲状腺癌的关系

（一）桥本甲状腺炎与甲状腺癌的关系

1.流行病学

（1）在所有病理类型的甲状腺肿瘤中，桥本甲状腺炎合并甲状腺乳头状癌发病率明显高于合并其他病理类型的肿瘤；

（2）桥本甲状腺炎伴发甲状腺乳头状癌的可能性随时间推移而增加。有研究发现，在随访确诊为桥本甲状腺炎的患者中，后续伴发乳头状癌的平均年限为6年。

2.临床病例报道

（1）桥本甲状腺炎合并甲状腺癌的发病率近些年明显呈升高趋势。有研究对1998—2000年的1228例原发性甲状腺肿瘤病例进行了分析，显示甲状腺癌发病率从8%升高到25%，合并桥本甲状腺炎的病例数从7.1%升高到22.9%。

（2）性别有统计学差异。有研究回顾分析了2008年的1205例原发甲状腺肿瘤病例，其中恶性肿瘤占25%，男女比例为1：3.2，恶性肿瘤患者中有68例（22.9%）合并桥本甲状腺炎，其中女性患者占62例（91.2%）。

3.桥本甲状腺炎与甲状腺乳头状癌关系的可能机制

最近一项研究发现，与携带良性病变和其他不同肿瘤组织类型的受试者相比，甲状腺乳头状癌患者中桥本甲状腺炎的发生率明显更高。在甲状腺乳头状癌中，桥本甲状腺炎的同时出现不仅与保护性特征有关（如没有甲状腺外扩张和淋巴结转移），而且与显著降低的复发率有关。其中关于提示桥本甲状腺炎与甲状腺乳头状癌可能存在密切联系的一点在于：桥本甲状腺炎合并甲状腺乳头状癌的发病率在合并各类型的甲状腺癌中居第一位。

目前，关于桥本甲状腺炎合并甲状腺乳头状癌的机制尚未达成统一定论。目前的主要观点如下：一部分认为两者无相关性；另一部分则认为两种疾病的发病存在密切联系。目前主要存在以下几种学说：

（1）桥本甲状腺炎是甲状腺乳头状癌的癌前病变之一。原因如下：

①RET/甲状腺乳头状癌癌基因重排现象，曾被认为仅存在于甲状腺乳头状癌中，然而有学者在桥本甲状腺炎中亦发现有此现象，故推测桥本甲状腺炎的炎症刺激可能引起了RET/甲状腺乳头状癌癌基因的重排，从而增加了甲状腺组织癌变的风险。

②有免疫组化方法研究发现，标记物p53于甲状腺乳头状癌和桥本甲状腺炎中外胚层干细胞均高度表达，且两者之间无显著性差异，因而认为桥本甲状腺炎与甲状腺乳头状癌在起源上可能有一定相似性。

③区分病理良、恶性的有效指标是：CYFRA21-1主要表达于上皮细胞，表达阴性、弱阳性或局灶阳性提示甲状腺良性疾病，表达为弥漫的强阳性时则多在甲状腺乳头状癌细胞中。桥本甲状腺炎中甲状腺滤泡细胞上皮染色呈（+），腺瘤样结构区CYFRA21-1强表达，这一点与甲状腺乳头状癌情况相近。

（2）桥本甲状腺炎与甲状腺乳头状癌两者有相同来源的病因学假说。

①内分泌方面

促甲状腺激素（TSH）：桥本甲状腺炎可导致甲状腺功能受损，进而负反馈引起TSH升高，TRAb作用于TSH，长期非正常刺激使甲状腺滤泡过度增生，癌变可能增大，因为已证实TSH水平与甲状腺

乳头状癌患病率呈正相关，抑制TSH可以延缓或阻止肿瘤进展，故TSH可能是甲状腺乳头状癌复发的预测因子。

雌激素：雌激素主要通过作用于雌激素受体刺激癌基因表达，同时激活信号转导通路MARK，促进细胞的生长，导致甲状腺癌的发生，过程涉及原癌基因C-fos和C-Myc基因。雌激素对桥本甲状腺炎的影响：雌激素受体在患有桥本甲状腺炎的甲状腺组织中高度表达，通过该受体作用于T淋巴细胞，影响Th1/Th2平衡。

②免疫紊乱：Treg细胞（主要调节T淋巴细胞）

慢性炎症细胞浸润与甲状腺癌具有相关性。甲状腺组织内弥漫性淋巴细胞浸润为桥本甲状腺炎的典型病理表现，Okayasu发现，大量淋巴细胞浸润同样可存在于甲状腺乳头状癌中，提示桥本甲状腺炎与甲状腺乳头状癌之间可能有相关性。

介导细胞免疫的主要是Th1亚群细胞，Treg淋巴细胞在免疫调节中起负向调节作用的机制表现为抑制CD4+T淋巴细胞的Th1亚群的活化增殖，而桥本甲状腺炎的发病源于Treg淋巴细胞的数量减少或功能低下，使Th1细胞抑制受限，负反馈导致其介导的细胞免疫亢进，进一步刺激B淋巴细胞产生针对甲状腺的抗体；而在甲状腺恶性肿瘤的发病中，Treg细胞数量增加。此外，有研究表明，Treg细胞数量与肿瘤细胞的远处转移呈正相关。因此，当Treg细胞功能下降或数量减少时，免疫亢进，桥本甲状腺炎发病率增高；而Treg细胞数量增多时，免疫抑制，肿瘤发生率增高，同时肿瘤细胞通过分泌趋化因子，增加Treg数量，进一步加剧上述过程。

③高碘

环境因素中，碘是桥本甲状腺炎发病的主要原因，高碘可诱发桥本甲状腺炎，有调查显示，适碘地区和高碘地区桥本甲状腺炎的发病率高于低碘区，此结果进一步证实了上述理论。流行病学调查显示，甲状腺乳头状癌在高碘地区发病率亦高于低碘地区，机理包括：碘增加甲状腺球蛋白的免疫原性及对甲状腺细胞的直接损伤作用，从而诱使MHC-II抗原表达，增加免疫细胞的攻击性和吞噬细胞的功能。

④射线暴露

切尔诺贝利核电站附近地区儿童的桥本甲状腺炎和甲状腺乳头状癌发病率于切尔诺贝利核电站发生泄露事件后显著上升。儿童甲状腺乳头状癌的致病因素之一即快速衰变的放射性碘（尤其是^{131}I）的照射；射线暴露与甲状腺乳头状癌发生显著相关，如接受过头颈部照射治疗良性病变的儿童，其甲状腺乳头状癌患病率增加；原子弹爆炸后的幸存者在随访过程中甲状腺乳头状癌的发病率明显增加，这一现象与上述理论不谋而合。

4.桥本甲状腺炎与其他类型甲状腺癌的关系

还有研究发现，桥本甲状腺炎合并甲状腺癌和微小癌的发生率，比起良性病变显著增高。肿瘤大小和肿瘤多灶性并未受桥本甲状腺炎和甲状腺癌/甲状腺微小癌共存的影响。在诊断桥本甲状腺炎时双侧甲状腺微小癌则更为明显，双侧甲状腺癌的发生也并未受桥本甲状腺炎存在的影响。由此得出结论：甲状腺癌尤其是甲状腺微小癌的发生风险显著增加与桥本甲状腺炎的存在有关。

（二）预后

有学者认为，桥本甲状腺炎合并甲状腺乳头状癌预后较好，因为在桥本甲状腺炎组织中，淋巴细胞大量浸润，肿瘤在一定程度上可受其分泌的细胞因子抑制。合并的甲状腺癌病理类型多为预后较好的乳头状癌，这也是一个原因。同时，通过分析所有疾病阶段获得的数据显示：在预后方面，桥本甲状腺炎可能对甲状腺乳头状癌有良好的影响。最近一项调查数据显示桥本甲状腺炎是甲状腺乳头状癌的一个独立的预后参数，但不能提高预后的特异性。

综上所述，桥本甲状腺炎与甲状腺癌，尤其是甲状腺乳头状癌关系密切，两种疾病的发病率增高可能与现阶段的碘摄入量改变、检出手段进步、检出率提高、精神压力、环境污染、甲状腺B超的普及及电离辐射有关。其发生是包括内分泌、癌基因突变、免疫、饮食习惯、射线暴露因素等多因素综合作用及多系统调控失常的结果，尚未完全明确其因果关系。因为涉及变化规律等诸多复杂问题，其癌变过程的分子生物学仍有待于进一步研究。桥本甲状腺炎合并甲状腺乳头状癌预后较好，但两者合并的诊断相对困难，一是桥本甲状腺炎超声表现复杂多样，可能会影响判断后者的影像学特征；二是尚缺乏可靠的临床定性诊断标准和方法；对已确诊桥本甲状腺炎的患者，尤其是女性患者伴有甲状腺孤立性结节的，应高度重视两者合并存在的可能，避免漏诊，在进行常规彩超、CT及同位素扫描检查进行综合分析的基础上，结合实验室检查、临床症状及医师临床经验，提高警惕，综合判断。若有合并存在，应以治疗甲状腺乳头状癌为主，此外，根据患者具体情况选用手术、放射性¹³¹I、内分泌及分子靶向治疗单独或联合处理。

第四节　Graves病与甲状腺癌

一、Graves病简介

甲状腺功能亢进是由于体内产生过量甲状腺激素（TH），从而导致的一组临床综合征，主要表现为：循环、消化、神经等各个系统兴奋性增高和代谢亢进，简称甲状腺功能亢进。其中最常见的类型为弥漫性毒性甲状腺肿，在所有甲状腺功能亢进症中占85%左右，又称Graves病。Graves病是一种自身免疫紊乱状态，主要由TRAb刺激甲状腺刺激激素受体，引起TH过度产生导致。毒性结节性甲状腺肿在老年人和缺碘地区中多见，可能与年龄及地方性碘缺乏有关。但部分外周血TH水平升高是由于甲状腺组织炎症损伤使已合成的TH释放至循环系统，非甲状腺本身功能亢进。

二、Graves病与甲状腺癌的关系

（一）合并Graves病与未合并Graves病甲状腺癌患病率的差异

甲状腺癌作为内分泌系统常见的恶性肿瘤，近年来全球发病率逐年上升。20世纪30年代前，有学者认为甲状腺功能亢进与甲状腺癌呈正相关，然而多数学者认为两者相互排斥。从20世纪50年代开始，越来越多的病例报道及相关研究对上述观点提出质疑，两者的关系也成为临床研究探讨的热点。随着检出率的提高，有关两者合并的报道越来越多。尽管目前国际上对此已有大量研究，但各项研究结果不尽相同。对于甲状腺功能亢进与甲状腺癌之间的关系，尤其是Graves病与甲状腺癌的关系仍存争议。

1.Graves病与甲状腺癌呈正相关

多数研究提示，甲状腺功能亢进病人发生癌变的风险明显增高。

（1）Chen等对1997—2010年间确诊的5025例Graves病病人和20100例非Graves病病人进行随访，结果显示Graves病病人发生甲状腺癌的风险较非Graves病病人高10.4倍，进一步确认了两者存在一定的正相关关系。这也与上述大多数针对Graves病手术病人的回顾性研究结果一致。

（2）另一项样本量最大的是Yeh等通过我国台湾全民健康保险数据库对在2000—2005年间确诊的17033例甲状腺功能亢进病人和34066例非甲状腺功能亢进病人进行的一项研究，4年随访过程中，非甲状腺功能亢进队列中甲状腺癌发生率仅为0.88/（10000人·年），甲状腺功能亢进病人发生甲状腺癌的频率为6.51/（10000人·年）。回归分析结果显示，甲状腺功能亢进病人发生甲状腺癌的风险为对照人群的6.8倍（HR：6.803；95% CI：3.584～12.91；$P<0.05$）。但该研究的对象包括各种不同病因的甲状腺功能亢进病人，并未对Graves病病人进行单独分析。故前者研究更有针对性，时间跨度也更大。

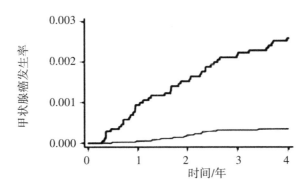

图11-8　台湾甲状腺功能亢进症患者甲状腺癌的发病率及比较组别

引自Cerbo D，et al. 1999.

2.长期随访结果反转

然而，一些对Graves病长期随访病人的队列研究还得出进一步的结论：随着患病时间的延长，Graves病病人发生甲状腺癌的风险并不增加，甚至可能减小。Chen等的研究也发现，确诊后的前3年和3～6年内Graves病队列发生甲状腺癌的风险分别为非Graves病队列的16倍（$P<0.001$）和6.26倍（$P<0.01$），而患病超过6年的Graves病病人发生甲状腺癌的风险与对照队列的差异无统计学意义。瑞典的一项跨越42年、中位随访时间为17年的研究则更具代表性。该研究对18156例Graves病病人的随访资料进行分析，结果显示Graves病患病1年和1～4年内甲状腺癌的发生率明显升高，标准化发生率比（standardised incidence ratio，SIR，即实际观察值与期望值之比，>1为较普通人群升高，反之则为降低）分别为234.07和4.04，而患病5年以上者甲状腺癌发生率反而降低，患病5～9年和≥10年的甲状腺癌SIR分别为0.70和0.92。从整个随访过程看，Graves病合并甲状腺癌的总体SIR为12.08，但去除第1年的数据后，患病>1年的甲状腺癌SIR无统计学意义。并且在现有的各大指南中，新发Graves病尚未被纳入甲状腺癌的危险因素。

故可得出：Graves病合并甲状腺癌的总体风险明显超过普通人群，尤其Graves病早期癌变风险很高，可能因为Graves病与甲状腺癌往往为伴随关系而非继发的因果关系，故Graves病病程的延长和进展并不增加癌变风险。这也提示，Graves病可能会在某种程度上促进甲状腺癌的发展，但与甲状腺癌的发生未必有明显相关。

（二）Graves病合并甲状腺癌的发生和发展机制

1.基因突变与交叉信号机制

2008年，Cross等报道了1例Graves病合并"冷结节"（病理类型为甲状腺乳头状癌）伴脑、肺等多发远处转移的病例。在其甲状腺癌组织的DNA中，存在分别位于原癌基因N-RAS和TSHR基因的两种突变，其中TSHR突变在体外实验中显示为TSHR的激活。研究认为，TSHR的激活性突变存在于非功能亢进结节的现象（可用"交叉信号"机制解释），即TSHR突变使TSHR在与TSAb和TSH结合后，并未如常增强甲状腺的功能，而是激活PKA级联通路。同时N-RAS突变激活RAS蛋白，从而引起MAPK通路的过度活跃，这种活跃是永久性的。由于PKA通路与MAPK通路有交叉，TSHR突变可进一步增强N-RAS突变产生的效应，从而促进细胞增生，增强基因的不稳定性并减少细胞的分化成熟。部分Graves病合并甲状腺乳头状癌具有高侵袭性，可能也与此相关。

2.组织学类型变异

最近希腊的一项回顾性病例对照研究发现，相比非Graves病人群，Graves病相关的甲状腺乳头状癌中柱状细胞型变异的比例明显增高。由于研究表明甲状腺乳头状癌中侵袭性较强、预后较差的类型即为柱状细胞型变异，这可解释在许多研究Graves病相关的甲状腺癌表现出更强侵袭性的现象（图11-10）。

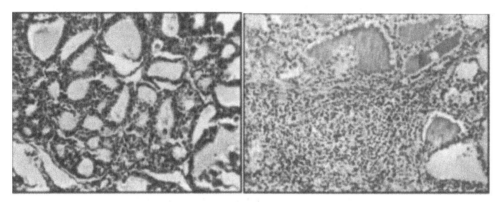

图11-9　Graves病患者甲状腺组织的显微镜组织学切片

引自 William F.Young. 2017.6

3.促甲状腺抗体和自身免疫

TSAb是甲状腺滤泡细胞TSHR的刺激性自身抗体，可代替TSH结合并激活TSHR，这也是Graves病的主要病因。目前研究人员普遍认为，TSAb可能与Graves病中甲状腺癌的侵袭性有关。Belfiore等认为，多数甲状腺肿瘤细胞仍具有表达TSHR的功能。因此，当TSAb与甲状腺肿瘤细胞、尤其是体细胞基因突变者的TSHR结合时，TSAb对正常甲状腺细胞生长的刺激作用可能也会促进肿瘤生长。有研究表明，TSAb还可通过上调血管内皮生长因子和胎盘生长因子等刺激甲状腺血管再生，可能也与Graves病中甲状腺癌的发生、发展有关。但以上机制究竟是否与Graves病合并甲状腺癌相关，目前还不明确。秦静等认为，Graves病病人早期自身免疫耐受被打破，引起炎症微环境或局部组织损伤，可能是甲状腺癌高发的原因。研究显示，甲状腺自身免疫本身即为甲状腺癌发生的独立风险因素。

三、Graves 病合并甲状腺癌的预后

对于Graves病合并甲状腺癌的预后，目前各方意见并不统一。研究显示，Graves病合并的甲状腺癌中80%～90%以上为乳头状癌，且其中多达88%为微小癌。因此，理论推演预后良好，但也有因Graves病合并甲状腺乳头状癌远处转移最终死亡的病例报道。Yano等的回顾性非随机病例对照研究显示，Graves病合并甲状腺癌病人与单纯甲状腺癌病人近期随访的无病生存率和淋巴结转移及远处转移等情况均差异无统计学意义。Pazaitou-Panayiotou等的长期随访研究（中位随访时间为4.5年）也指出，甲状腺癌的死亡率并不因合并甲状腺功能亢进而改变。

然而Pellegriti等将同一时期手术的Graves病合并甲状腺癌病人与甲状腺功能正常的甲状腺癌病人进行短期随访比较，结果显示前者手术后发生远处转移和复发的比例高，提示Graves病相关的甲状腺

癌预后差于单纯甲状腺癌。Pellegriti等随后继续对上述研究对象中非隐匿性癌（肿瘤直径>1.5 cm）的病人随访，中位时间长达13.8年，发现Graves病合并甲状腺癌病人的死亡率明显高于单纯甲状腺癌病人，进一步证实上述结论。因此，Graves病合并甲状腺癌的近期预后与单纯甲状腺癌相比并差异无统计学意义。对于甲状腺微小癌，合并Graves病的预后亦无显著影响。但对于甲状腺非微小癌，合并Graves病者长期预后则明显差于单纯甲状腺癌病人，因而可能需要更积极的治疗方式。但由于目前研究的样本数量有限，上述推测仍有待更多大型研究的进一步证实。

综上所述，Graves病与甲状腺癌的关系目前尚未完全明确。Graves病合并甲状腺癌的发生率近年来有所增加，可能与甲状腺超声的普及、精神压力、环境污染等多方面、多系统因素有关；Graves病可能在一定程度上促进甲状腺癌的发展，但与甲状腺癌的发生不一定相关。Graves病合并甲状腺癌的预后尚存在争议，大样本前瞻性队列研究也许能提供可靠的证据。早期诊断和全面评估对临床上怀疑合并甲状腺癌的Graves病病人非常关键。对Graves病合并甲状腺癌，尤其是非微小癌的病人，应采取相对积极的治疗方法，以改善预后。

（杜国利，沈地）

参考文献

[1] Dong Y, Fu D. Autoimmune thyroid disease: mechanism, genetics and current knowledge [J]. European Review for Medical and Pharmacological Sciences, 2014, 18(23):3611-3618.

[2] Li L, Kaveri S, Tyutyulkova S, et al. Catalytic activity of anti-thyroglobulin antibodies [J]. Annals of the New York Academy of Sciences, 1995, 764:570-572.

[3] Di Cerbo A, Corda D. Signaling pathways involved in thyroid hyperfunction and growth in Graves' disease [J]. Biochimie, 1999, 81(5):415-424.

[4] 许建彪, 杨晓春. 甲状腺球蛋白抗体、甲状腺微粒体抗体、甲状腺过氧化物酶抗体研究进展 [J]. 云南医药, 2014, 35(4):494-497.

[5] Chou K, Huang B, Chen C, et al. Correlation and presentation of thyroid functional status with thyroid autoantibodies in long-term follow-up of autoimmune thyroiditis: A study of 116 cases [J]. Journal of the Formosan Medical Association, 2015, 114(11):1039-1046.

[6] Spencer C, Petrovic I, Fatemi S, et al. Serum thyroglobulin (Tg) monitoring of patients with differentiated thyroid cancer using sensitive (second-generation) immunometric assays can be disrupted by false-negative and false-positive serum thyroglobulin autoantibody misclassifications [J]. The Journal of Clinical Endocrinology and Metabolism, 2014, 99(12):4589-4599.

[7] 袁媛, 赵明. 600例甲状腺结节病理分析及恶性甲状腺结节特征探讨 [J]. 医学研究生学报, 2009, 22(10):1069-1072.

[8] Hegedüs L, Bonnema S, Bennedbaek F. Management of simple nodular goiter: current status and future perspectives [J]. Endocrine Reviews, 2003, 24(1):102-132.

[9] 朱晓丽, 周晓燕, 朱雄增. 甲状腺乳头状癌中BRAF~(V599E)点突变与RET/甲状腺乳头状癌融合基因的检测 [J]. 中华病理学杂志, 2005(5):270-274.

[10] Shibata Y, Yamashita S, Masyakin V, et al. 15 years after Chernobyl: new evidence of thyroid cancer [J]. Lancet (London, England), 2001, 358(9297):1965-1966.

[11]杨汶士,张艳,龙厚隆,等.细针穿刺甲状腺球蛋白检测对甲状腺乳头状癌颈淋巴结转移诊断价值探讨[J].中国实用外科杂志,2017,37(9):1032-1034+1038.

[12]Scheffler P,Forest V,Leboeuf R,et al. Serum thyroglobulin improves the sensitivity of the McGill Thyroid Nodule Score for well-differentiated thyroid cancer[J]. Thyroid: Official Journal of the American Thyroid Association,2014,24(5):852-857.

[13]林玉晶,肖文华,洪天配.甲状腺结节中预测甲状腺乳头状癌的多因素分析:甲状腺球蛋白抗体的意义[J].中国微创外科杂志,2017,17(02):126-130+140.

[14]费扬帆,马徐颖,王亚平.血清甲状腺球蛋白、促甲状腺激素对分化型甲状腺癌的诊断价值[J].癌症进展,2019,17(15):1786-1788+1816.

[15]史良凤,于振乾,李玉姝,等.术前抗甲状腺过氧化物酶抗体和抗甲状腺球蛋白抗体阳性与甲状腺结节良恶性的关系[J].中国医科大学学报,2014,43(11):1044-1046.

[16]Boelaert K,Horacek J,Holder R,et al. Serum thyrotropin concentration as a novel predictor of malignancy in thyroid nodules investigated by fine-needle aspiration[J]. The Journal of Clinical Endocrinology and Metabolism,2006,91(11):4295-4301.

[17]韩婧,康骅.甲状腺癌的发病现状及影响因素[J].实用预防医学,2018,25(7):894-897.

[18]Pellegriti G,Frasca F,Regalbuto C,et al. Worldwide increasing incidence of thyroid cancer:update on epidemiology and risk factors[J]. Journal of Cancer Epidemiology,2013(1):1-10.

[19]冯影,斯岩,沈美萍.甲状腺癌并存淋巴细胞性甲状腺炎的临床病理特点:附129例分析[J].中国普通外科杂志,2016,25(7):1051-1056.

[20]Kasagi K. Epidemiology of thyroid tumors:effect of environmental iodine intake[J]. Nihon rinsho Japanese Journal of Clinical Medicine,2007,65(11):1953-1958.

[21]Hatch M,Furukawa K,Brenner A,et al. Prevalence of hyperthyroidism after exposure during childhood or adolescence to radioiodines from the chornobyl nuclear accident:dose-response results from the Ukrainian-American Cohort Study[J]. Radiation Research,2010,174(6):763-772.

[22]Okayasu I. The Relationship of Lymphocytic Thyroiditis to the Development of Thyroid Carcinoma[J]. Endocrine Pathology,1997,8(3):225-230.

[23]Uhliarova B,Hajtman A. Hashimoto's thyroiditis - an independent risk factor for papillary carcinoma[J]. Brazilian Journal of Otorhinolaryngology,2018,84(6):729-735.

[24]Marotta V,Sciammarella C,Chiofalo M,et al. Hashimoto's thyroiditis predicts outcome in intrathyroidal papillary thyroid cancer[J]. Endocrine-related Cancer,2017,24(9):485-493.

[25]Pellegriti G,Frasca F,Regalbuto C,et al. Worldwide increasing incidence of thyroid cancer:update on epidemiology and risk factors[J]. Journal of Cancer Epidemiology,2013,2013:965212.

[26]Chen Y,Lin C,Chang Y,et al. Cancer risk in patients with Graves' disease:a nationwide cohort study[J]. Thyroid:Official Journal of the American Thyroid Association,2013,23(7):879-884.

[27]Yeh N,Chou C,Weng S,et al. Hyperthyroidism and thyroid cancer risk:a population-based cohort study[J]. Experimental and Clinical Endocrinology & Diabetes:Official Journal,German Society of Endocrinology[and]German Diabetes Association,2013,121(7):402-406.

[28]Morris L,Shaha A,Tuttle R,et al. Tall-cell variant of papillary thyroid carcinoma:a matched-pair analysis of survival[J].Thyroid:Official Journal of the American Thyroid Association,2010,20(2):153-158.

［29］Mishra A, Selven C, Nair A, et al. Thyroidectomy remains an effective treatment option for Grave's disease[J]. American Journal of Surgery,2007,194(2):270-271.

［30］秦静,李玉姝,滕卫平. Graves病与甲状腺癌关系研究进展[J]. 中国实用内科杂志,2015,35(4):367-369.

［31］Boi F, Minerba L, Lai M, et al. Both thyroid autoimmunity and increased serum TSH are independent risk factors for malignancy in patients with thyroid nodules[J]. Journal of Endocrinological Investigation,2013,36(5):313-320.

［32］Yano Y, Shibuya H, Kitagawa W, et al. Recent outcome of Graves' disease patients with papillary thyroid cancer[J]. European Journal of Endocrinology,2007,157(3):325-329.

［33］Pazaitou-Panayiotou K, Perros P, Boudina M, et al. Mortality from thyroid cancer in patients with hyperthyroidism:the Theagenion Cancer Hospital experience[J]. European Journal of Endocrinology,2008,159(6):799-803.

［34］Pellegriti G, Belfiore A, Giuffrida D, et al. Outcome of differentiated thyroid cancer in Graves' patients[J]. The Journal of Clinical Endocrinology and Metabolism,1998,83(8):2805-2809.

［35］Pellegriti G, Mannarino C, Russo M, et al. Increased mortality in patients with differentiated thyroid cancer associated with Graves' disease[J]. The Journal of Clinical Endocrinology and Metabolism,2013,98(3):1014-1021.

第十二章
甲状腺癌发生相关的常见基因

第一节　甲状腺癌发生相关的常见基因

甲状腺癌（thyroid carcinoma，TC）的发病率在头颈部肿瘤中居首位。其组织学类型主要包括乳头状癌（paillary thyroid cancer，PTC），滤泡状癌（fllicular thyroid cancer，FTC），未分化癌（anaplastic thyroid cancer，ATC）和髓样癌（medullary thyroid cancer，MTC），其中PTC所占比例最大。近30年来，我国的甲状腺癌发病率由约10/100万上升到约30/10万～40/100万；美国则增长了300%，且PTC约占所有甲状腺癌的80%～90%。基于此，有必要进一步阐明甲状腺癌的发病机制，开发新的诊断标志物和分子靶向治疗药物。近年来，甲状腺癌的相关基因研究进展很快，涉及的基因有Ras、Ret、BRAF、p53、TERT、IncRNA等10余种。

一、BRAF与甲状腺癌的关系

（一）BRAF的介绍

BRAF：鼠类肉瘤滤过性毒菌致癌同源体B1，基因位于7号染色体，是Ret和Ras的下游信号分子，编码B型有丝分裂原激活的蛋白激酶依赖性激酶的激酶（BRAF），参与RAS-RAF-有丝分裂原活化蛋白/细胞外信号调节激酶（MEK）-细胞外调节激酶（ERK）-丝裂原活化蛋白激酶（MAPK）途径的信号传导。MAPK信号通路过程的级联非常重要，因为这些过程调节了参与癌细胞增殖、分化和生存基因的数量。MAPK系统由蛋白质信号"模块"组成，从细胞膜延伸到细胞核，从酵母延续到脊椎动物，通过级联反应激活MAPK信号通路的3级激酶中的任意激酶，这些激酶通过具有酪氨酸激酶活性的膜受体的激活信号顺序激活下游信号通路（图12-1A）。在真核生物细胞中，有几个与MAPK相关的信号通路，分别有着不同的激活机制。迄今至少确定了4种不同类型的MAPK子系列，包括：ERK-1/2、JNK-1/2/3、P38（p38α、p38β1、p38β2、p38γ、p38δ）和ERK-5。ERK-1/2 MAPK信号通路在医学中具有重要的意义，对于甲状腺癌的发病和调节机制非常重要，它可以受生长因子受体（或蛋白质酪氨酸激酶受体）介导激活（图12-1B）。ERK-1/2 MAPK信号通路的激活由相应的配体与膜受体结合激活Ras信号通路，通过G蛋白偶联受体（具有激酶活性），磷酸化"招募"Raf的MAPKK家族，又激活了一系列称为MEK-1/2的MAPKK。最后，MEK-1/2激活ERK-1/2，磷酸化的ERK-1/2进入细胞核，通过调节多个基因的转录因子，调节各种基因的表达。ERK-1/2的入核转移需要各种信号刺激，如生长因子、离子射线、过氧化氢等。

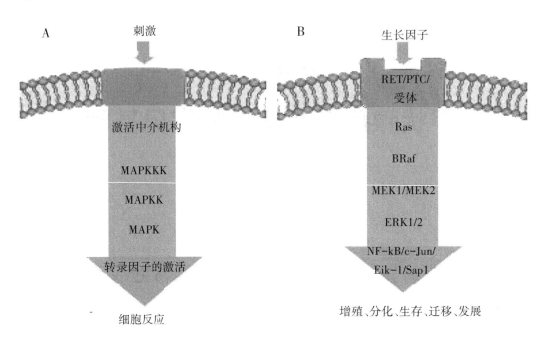

A：表显示由膜受体激活的细胞内信号级联反应，该级联激活一系列下游激酶，MAPKKK-MAPKK-MAPK 序列分别依次激活，并激转录因子，引起细胞一系列生物反应。B：甲状腺癌发病机制中，生长因子、细胞因子激活 ERK-1/2 转录因子：通过酪氨酸酶（RET/PTC）膜受体的初始激活，并通过 Ras/BRAF/MEK-1/2 激酶依次信号传导。引自 Cirugía y Cirujanos，2016，84（5）：434-443.

图 12-1

（二）BRAF 突变

BRAF 突变是甲状腺癌中最常见的突变，也是在影响人类的所有癌症中发现的第二个体细胞突变。人类超过 45% 的甲状腺乳头状癌存在 BRAF 突变，这些突变中最为常见的为 c.1799T>A 突变，在蛋白质编码中，第 600 位缬氨酸（V）变为谷氨酸（E）。此突变表示为 BRAF^{V600E}（也表示为 BRAF-V600E）。据报道，这种突变在甲状腺乳头状癌的发生比例为 29%～83% 不等，但此类突变并没有在滤泡状甲状腺癌中发现。BRAF^{V600E}突变会导致蛋白质的三级结构改变，破坏 P 环（蛋白磷酸化激活位点）和激酶活性段之间的疏水相互作用，BRAF^{V600E}激酶活性比野生型 BRAF 高 460 倍。BRAF^{V600E}突变可以持续激活下游的级联反应，使 ERK 表达进一步增加，从而导致正常甲状腺细胞转化为癌细胞，而且这一过程不需要 Ras 蛋白或其他信号通路的激活协助。

事实证明，BRAF^{V600E}突变与参与碘代谢的基因相关，特别是参与甲状腺激素合成的碘摄取的基因。BRAF^{V600E}突变可与甲状腺癌侵袭性有关。BRAF 基因突变与甲状腺癌标准化疗治疗反应不佳有关，也提示 BRAF^{V600E}突变患者预后较差。BRAF 的突变可发生在分化程度低的癌组织中，这提示 BRAF 突变可以预测早期肿瘤的发生。

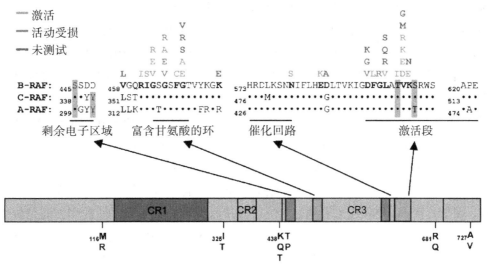

图12-2　癌症相关BRAF突变

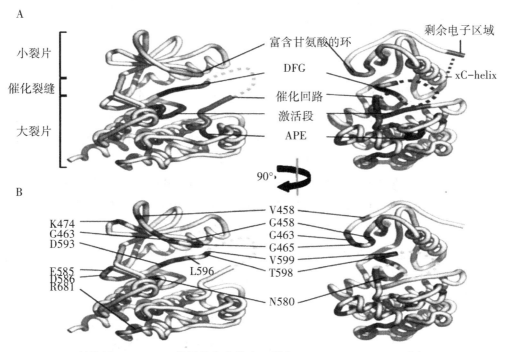

A：BRAF结构域；B：BRAF基因的突变位点；引自 Cancer cell, 2005, 6（4）: 313-319.

图12-3　BRAF激酶域结构

（三）BRAF对PTC的诊断价值

近年来，甲状腺癌患病率逐年增加，国内外针对与甲状腺癌发生、发展可能相关的基因展开了大量研究，发现甲状腺癌的发生、发展与BRAF基因的突变、重排有关。BRAF基因是甲状腺癌研究中相对热门的基因之一，在甲状腺癌特别是乳头状癌中突变检出率极高。BRAF基因突变与甲状腺癌的发生、发展密切相关，测定BRAF基因突变不仅可以指导甲状腺癌的早期诊断，同时在疾病治疗方案制订、预后评估等应用中也具有较高的价值，是目前较受公认的预防甲状腺癌风险的分子标志物。甲状腺单发结节病例中，约有5%～8%为恶性结节，大多数甲状腺结节为良性病变，没必要手术切除。虽然甲状腺细针穿刺并病理学检查（Fine Needle Aspiration Biopsy，FNAB）被认为是手术前鉴别良、恶性结节的金标准，并已广泛用于甲状腺癌的手术前筛查，但由于FNAB采集细胞数有时较少，约有15%～20%的FNAB检查结果不确定或者取材无法诊断，需手术中快速病理或手术后病理才能确诊。由于BRAF T1799A（V600E）基因突变是PTC最常见的分子标志物，在PTMC中也可检出，而正常甲状腺组织和良性疾病组织都没有这种基因突变，故检测细胞的BRAF T1799A基因突变对鉴别良、恶性甲状腺结节有帮助。

关于检测方法，Sciacchitano S等研究了下一代测序（NGS）、FDG-PET/CT、MIBI-Scan和TSHR mRNA血液测定，提出了许多不同的测试方法，以提高这些病变的诊断精度，包括Galectin-3-ICC（GAL-3-ICC）、BRAF突变分析（BRAF）、基因表达分类器（GEC）和GEC+BRAF、突变/融合（M/F）检测、M/F检测+miRNA GEC和M/F检测，通过比较其功能、可行性、诊断性能和成本，发现GEC、GEC+BRAF、M/F检测+miRNA GEC和通过NGS的M/F检测在辅助诊断恶性肿瘤方面是最优的（敏感性分别为90%、89%、89%和90%）。BRAF、M/F检测以及NGS在判定恶性肿瘤时的特异性是最高的（分别为100%、93%和93%）。通过NGS的M/F检测准确度最高（92%），BRAF诊断比值比（DOR）最高（247）。GAL-3-ICC灵敏度为83%，特异性为85%，精度高（84%），DOR较低（27），检测成本最低。总之，更精确的基于分子检测费用仍然昂贵，仅适用于少数高度专业化的集中检测。GAL-3-ICC虽然假阴性略高，但其简便性适合于大样本量的筛查检测。

预测PTC的复发比诊断新的PTC对患者的预后判断更有意义。因为PTC侵袭性等临床病理学行为与BRAF突变有着密切的关系，BRAF突变是PTC具有诊断价值的分子标志物。BRAF突变对PTC复发的阳性预测率和阴性预测率分别是28%和87%。虽然只有不足30%，但检测BRAF突变对PTC复发的阳性预测作用具有重要的临床实际应用。对于手术前FNAB检查结果不明确的患者，其肿瘤约有15%～20%的恶性可能，这部分患者多被建议接受甲状腺全切手术，而检测BRAF突变可以协助鉴别良、恶性，协助指导制定根治手术方案，减少复发和死亡。因为缺少BRAF突变对预测DTC复发风险增加的直接证据，ATA指南中不建议将检测BRAF突变作为分化型甲状腺癌的初始风险分层中的常规应用，但是，ATA建立甲状腺癌复发风险持续性评估模型时，考虑了BRAF和（或）端粒酶反转录酶（TERT）突变状态。目前，研究热点为确定甲状腺癌低风险组患者BRAF突变的作用及与其他肿瘤标志物的相关性。总之，BRAF突变不能用作单个、独立的风险预测因子，但与其他分子和临床病理危险因素进行综合考虑时，其预测价值也有一定意义，进而可作为甲状腺癌复发风险的预测指标之一，并可应用于PTC患者的个性化诊断和治疗策略。

宋传伟的研究探讨了BRAF基因突变与甲状腺癌复发之间的关系，他得出结论：甲状腺癌复发与BRAF基因突变有关，BRAF基因突变患者手术后更容易出现复发，而且原发灶基因表型与复发灶不一致。吴永芳等研究发现，甲状腺癌患者中，BRAF基因存在较高的突变率，在低龄、被膜未浸润或转移的及Ⅰ或Ⅱ期甲状腺癌中多见。

（四）BRAF突变与分子靶向治疗

对分化型甲状腺癌主要通过外科手术、放射性碘和内分泌抑制综合治疗，患者总体预后良好，10年生存率达90%以上。然而，放射性碘治疗对甲状腺髓样癌和未分化癌往往无效，传统的治疗方法难以达到满意的效果，少数分化型甲状腺癌也会对放射性碘治疗产生抵抗。对于不能摄碘的甲状腺癌及转移灶，仍缺乏有效的治疗方案，目前阿霉素是唯一证实对这类患者有效的药物，但是阿霉素治疗效果不理想，完全缓解及部分缓解率低，且药物毒性大。传统DNA毒性药物对不摄碘甲状腺癌的治疗效果有限，因此，靶向治疗药物研究具有十分重要的临床意义。研究者对甲状腺癌发病机制的不同路径进行干预，包括RET/PTC-RAS-RAF-MAPK通路、酪氨酸激酶受体、PI3K-AKT-mTOR通路等。BRAF

及其他基因突变导致的MAPK信号通路异常激活在70%的甲状腺癌中存在，因此MAPK信号通路成为理想的分子靶点，针对该靶点的研究已取得振奋人心的结果。

有研究尝试在具有致癌BRAF突变的肿瘤患者中靶向性抑制MAPK信号通路，如黑色素瘤患者接受索拉非尼（sorafenib）可以抑制多激酶，包括CRAF，野生型和突变BRAF，以及促进肿瘤血管生成和肿瘤生长的多个RTK。但索拉非尼，无论是单药治疗，还是与化疗药物联合治疗，被证实对晚期黑色素瘤患者效果均不理想，部分原因可归结于索拉非尼与突变BRAF的亲和力弱，这也限制了它的临床应用。为解决这一临床问题，目前已有选择性BRAF抑制剂（BRAFi），包括维穆拉芬尼、达巴芬尼和安拿芬尼。与索拉非尼不同，这些新型激酶通过结构设计，可以特异性地结合ATP口袋位点，特别是BRAF^{V600E}，从而增加对激酶的特异性抑制作用。在小鼠异种移植模型中，对于人类BRAF^{V600E}突变黑色素瘤，维穆拉芬尼、达巴芬尼和恩考芬尼都表现出剂量依赖性肿瘤生长抑制。进一步临床研究发现，BRAFi单药治疗与化疗药物治疗转移性黑色素瘤相比，前者的肿瘤临床响应率高，患者总生存期（OS）升高。

与化疗方案相比较，尽管BRAFi单药治疗可以明显延长生存期，但在所有接受BRAFi治疗的患者中，大约一半在开始治疗后6～7个月内表现出疾病进展。其耐药性通常是通过MAPK信号通路被重新激活而导致的，并且可以通过多种机制发生：这些机制包括上游激活突变（例如，NRAS或KRAS突变）或下游MAPK信号通路改变（MEK1+2突变、ERK突变或CDKN2A损耗）、并行信号通路（例如PI3K）激活，增加受体酪氨酸激酶（例如EGFR、PDGFR、MET、ERBB3、IGFR1）的表达以及BRAF扩增和融合。

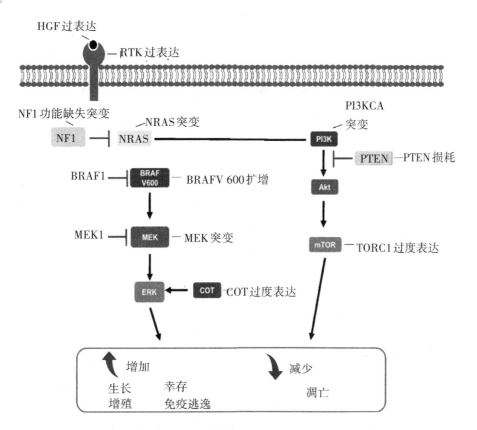

缩写：BRAFi，BRAF抑制剂；ERK，细胞外信号调节激酶；HGF，肝细胞生长因子；MEKi，MEK抑制剂；NF1，神经纤维素1；RTK，受体酪氨酸激酶；TORC1，拉帕霉素激酶复合物1的目标。

图12-4 BRAF/MEK信号通路和替代通路

BRAFi单药治疗的另一个挑战是出现鳞状上皮增生性病变（角化棘皮瘤、鳞状细胞癌）。对这些病变的发病机制进一步研究发现，在野生型BRAF细胞中，BRAFi会引起MAPK通路信号的"自相矛盾"的激活。在这些细胞中，使用BRAFi治疗会导致RAF形成二聚体（CRAF同源二聚体或CRAF-BRAF异源二聚体），反式激活非药物结合的二聚体，从而反向地激活MAPK信号通路，诱发上皮增生性病变。

应用临床前模型研究发现，BRAFi治疗的耐药性与MAPK通路信号的快速恢复有关，完全阻断信号通路可能需要诱导BRAF^{V600E}突变的黑色素瘤细胞的凋亡。同时应用BRAFi与MEK1/2的下游抑制剂，可最大限度地阻断MAPK信号通路，抑制信号通路的快速恢复。研究证实，与化疗相比较，MEK1/2抑制剂曲美替尼单药治疗更有助于提高转移性黑色素瘤患者的生存率。在细胞模型中，同时抑制BRAF和MEK可以明显增加肿瘤细胞的凋亡并延缓耐药性的出现。此外，在鳞状细胞癌小鼠实验模型中，加入MEK抑制剂（MEKi）可以阻断BRAFi诱导的皮肤病变，表明下游MEK抑制不仅可防止BRAF突变细胞的BRAFi耐药性，还可以阻止BRAF野生细胞应用BRAFi后自相矛盾的MAPK活化。分子靶向治疗药物的联合应用相关研究是肿瘤治疗研究的热点之一，未来可能在甲状腺癌的治疗中发挥重要的作用。

二、长链非编码RNA与甲状腺癌的关系

（一）lncRNA的介绍

甲状腺癌是近年来发病率快速增长的内分泌肿瘤。人类恶性肿瘤与环境因素密切相关，环境改变可诱导机体内某些致病基因发生变化，从而促使疾病发生。在对人类基因转录组的研究过程中，发现了一类长度超过200个核苷酸的非编码RNA，即长链非编码RNA（long non-coding RNA，lncRNA），其通过调节基因表达，参与细胞分化、增殖、凋亡、迁移和侵袭等有关肿瘤发生、发展的过程。越来越多的研究发现lncRNA与甲状腺癌关系密切，许多lncRNAs对甲状腺有致癌或抑癌作用，但其具体功能和作用机制尚不明确。

lncRNA缺乏明显的开放阅读框，且不参与蛋白质编码功能，以RNA形式在多种层面上调控基因表达水平的RNA在RNA总量中占绝大部分。不同于编码RNA，lncRNA的保守性不高。但在lncRNA序列内部却含有较为保守的片段，其表达具有时空特异性，这些现象均提示了lncRNA在肿瘤中具有重要的生理生化功能。已有研究表明，lncRNA参与了X染色体沉默基因组印记以及染色质修饰、转录激活、转录干扰、核内运输等多种重要的生理调控过程。

（二）lncRNA参与甲状腺癌的发病

肿瘤是机体局部组织的某一个细胞在基因路径或细胞路径上失去对其生长的正常调控，导致其克隆性异常增生而形成的异常病变。对生长调控的微小干扰即可导致细胞的变异。在生长调控中，基因可以抑制或促进细胞增殖，分为抑癌基因和癌基因两大类。抑癌基因作为肿瘤的抑制因素，可以防止细胞过度生长、增殖，进而遏制肿瘤的形成；相反，癌基因作为肿瘤的发病起源之一，通过异常启动组织细胞的转化导致组织细胞的癌变。现已发现了数个与甲状腺癌相关的lncRNA，包括BANCR、Fq'CSC3、NAMA、Ak023948。许多研究表明，lncRNA具有广泛的生物活性，特别是在细胞生长、分化和肿瘤发生方面。lncRNA可能是恶性肿瘤诊断和预后有价值的生物标志物。lncRNA存在于不同的细胞中，可以促进或抑制肿瘤发生，并通过调节细胞周期和凋亡，在控制细胞生长方面发挥重要作用。其表达的增减可导致各种类型的恶性肿瘤的发生，如甲状腺癌（TC）。这些分子可以用作诊断中的新生

物标志物，或作为各种癌症的预后因素，而无须有创检测。然而，为了阐明这些分子的调控作用，未来我们还需要进行更多的研究。TC是一种由于遗传和表观遗传异常而发生的疾病。参与TC肿瘤发生和进展的几种常见基因突变包括点突变、拷贝数变异和DNA甲基化的变化。此外，许多研究表明，lncRNA在调节TC细胞的所有类型的生化活性（包括细胞的生长和存活）中也起着一定的作用。研究报道，敲除BANCR可以显著抑制甲状腺乳头状癌（PTC）肿瘤细胞的扩散。此外，干预BANCR可导致EZH2（enhancer of zeste homolog 2/zeste，同序物的增强子）的染色体减少和TSHR（TSH受体）的表达显著减少。最近，全基因组关联研究（GWAS）提示PTC的肿瘤基因相关基因中，有两段核苷酸序列（rs965513和rs944289）与PTC有着非常紧密的相关性，分别位于9q22.33和14q13.3；而Jendrzejewski的研究也认为存在一个lncRNA基因，即PTCSC3，位于rs944289下游3.2kb处，其表达被认为有严格的甲状腺特异性，并且在甲状腺癌组织和甲状腺细胞系中大幅下调。Fan等的研究表明，3种不同病理类型的甲状腺癌细胞系，在被作为一个内源性竞争性与RNA结合的miRNA的PTCSC3干预后，均表现出了明显的肿瘤生长抑制、细胞周期阻断和凋亡增加，说明PTCSC3作为一个肿瘤抑制基因或可抑制甲状腺癌细胞的生长。与邻近正常组织相比，lncRNA-PVT1在甲状腺癌组织中的水平显著增加。TC细胞系中的PVT1沉默明显抑制细胞增殖，并抑制细胞周期的G0/G1阶段。PVT1增加促甲状腺刺激激素受体（TSHR）和细胞周期相关蛋白环素D1的mRNA和蛋白质水平。促甲状腺激素（TSH）和TSHR与细胞增殖有关。此外，lncRNA PVT1招募EZH2来攻击抑癌基因，抑制其表达。EZH2的招募和TSHR表达调节可能是lncRNA PVT1促使TC肿瘤生成的两种机制。NAMA是另外一个lncRNA，它与MAPK通路和生长停滞相关。在甲状腺乳头状癌（PTC）中，NAMA水平明显降低。NAMA在PTC细胞中过度表达可促进细胞凋亡并控制细胞周期。NAMA表达可由BRAF突变、MAPK通路抑制、生长抑制和DNA损伤诱发。NAMA诱导表达可能是一种分子事件或二次信号传导，诱导生长阻止和凋亡。

　　snoRNA宿主基因15（SNHG15）可产生一种序列少、寿命短的lncRNA，称为宿主基因的小核仁RNA（Small Nucleolar RNA/小核仁RNA），调节肿瘤细胞的生长，参与多种癌症的发生和发展。Wu等人发现SNHG15在甲状腺癌（PTC）中表达增加，研究表明，在92个人的PTC组织和4个PTC细胞系中，SNHG15的表达水平高于对照组。SNHG15的过表达与性别（女性）、肿瘤体积增大、淋巴结转移、TNM分期的晚期和整体存活率密切相关。敲除SNHG15可促进PTC细胞凋亡，抑制肿瘤细胞增殖、侵袭和远处转移。YAP1是一种原癌基因（Hippo信号通路核心调节因子），SNHG15负性调节YAP1因子，然而另一项研究表明，SNHG15可以促进PTC细胞中miR-200a-3p表达，从而促进YAP1的表达，促进PTC的发生和转移。可能源于标本量少、标本来源差异、同质性差等原因，以上两项研究结果截然相反。刘等人的另一项研究表明，SNHG15在50个甲状腺癌组织和4个细胞系中受到抑制，与年龄、病理分类、肿瘤大小、淋巴结转移、临床阶段、远转移和无病生存有关，表明SNHG15可能作为甲状腺癌的抗肿瘤基因，这项研究还表明，表达增强的SNHG15显著抑制PTC的扩散、侵袭和远处转移。SNHG15是一种ceRNA（competing endogenous RNA，竞争性内源RNA），它与miR-510-5p相互竞争，miR-510-5p通过抑制甲状腺癌中的SNHG15，促进细胞增殖、迁移和入侵。调节性lncRNA被证实为潜在的肿瘤基因或肿瘤抑制基因，因为这些RNA在肿瘤发生和进展中起着关键的调节作用。作为一种新型的lncRNA，SNHG15在多种癌症中过度表达，如乳腺癌、结直肠癌（CRC）、胃癌（GC）、胶质瘤、肝癌（HCC）、肺癌（LC）、骨肉瘤（OS）、卵巢上皮癌（EOC）、胰腺导管癌（PC）、肾细胞癌（RCC）、甲状腺癌（TC）和胰腺癌（PC）（如图12-5）。总的来说，SNHG15可被视为癌症诊断、预后或治疗的有应用前景的生物标志物。

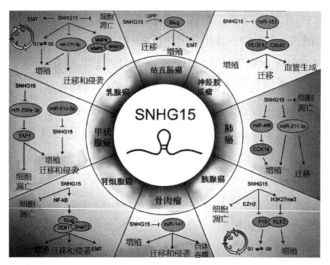

图12-5　SNHG15在不同人类癌症中的分子机制

李等人发现，PANDAR的表达在TC和细胞系中均明显增高。PANDAR表达升高可导致体外培养的甲状腺癌细胞增生和甲状腺癌侵袭性增加。此外，PANDAR的基因敲减后，S期细胞的百分比下降，G0/G1期细胞百分比明显增加。此外，细胞周期相关的蛋白质表达，包括细胞周期素D1，Chk1和Dcdc25A，在抑制PANDAR后显著减少。在基因敲减PANDAR后，检测出Bcl-2表达明显减少、Bax蛋白的表达明显增加，Bax被激活，TC细胞的凋亡得到促进。PANDAR将来在TC中有望作为一种生物标志物（图12-6）。

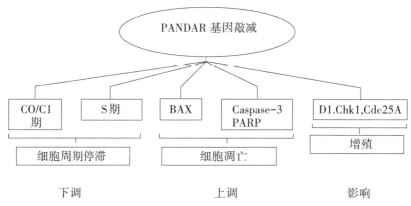

图12-6　基因敲减PANDAR诱导细胞生长停滞和细胞凋亡

（三）lncRNA有助于甲状腺癌的诊断和评价预后

鉴于无创性和简便性等优点，lncRNA在TC的诊断和疗效评估中具有很大的潜力。针对TC，还有其他lncRNA正在研究中。例如，细针穿刺抽吸细胞学检查（FNAB）是一种广泛用于甲状腺结节良、恶性判定的主要诊断措施。然而，至少20%的活检因细胞学检测无法区分恶性结节和良性结节，而导致这些患者的诊断、治疗和预后受到影响。检测与甲状腺癌症相关的lncRNA与FNAB同时作为判定恶性甲状腺癌的重要鉴别手段。研究TC中的lncRNA正在成为一个重要的潜在预判甲状腺癌的诊断研究领域。随着测序技术的进步，在癌症调查中引入了新一代测序（NGS）平台。NGS允许大规模并行测序，提供肿瘤基因组评估。NGS方法包括DNA测序和RNA测序，DNA测序包括全基因组、全外显子和靶向基因测序，这些测序侧重于特定疾病可能的致病基因的选择。RNA测序有助于检测基因重组、转录、转录后修饰、基因融合、碱基突变/单核苷酸多态性、小而长的非编码RNA以及基因表达的变化，大多应用在癌症研究领域。NGS技术革新已经彻底改变了传统的肿瘤分子诊断技术。

许春晖等选取80例甲状腺癌患者的甲状腺癌组织和癌旁组织，采用实时荧光定量聚合酶链反应（qPCR）测定甲状腺癌组织和癌旁组织中的CCHE1水平并随访患者的5年生存期。结果发现甲状腺癌组织中CCHE1水平显著高于癌旁组织。CCHE1用于诊断甲状腺癌时，其OR值为0.821（95% CI：0.818～0.824），灵敏度为71.43%，特异度为78.14%。甲状腺癌组织中CCHE1表达量与甲状腺癌患者的年龄、性别、病理分型、肿瘤最大直径、包膜浸润无关，与TNM分期和淋巴结转移有关，其中TNM分期Ⅲ～Ⅳ期、有淋巴结转移的甲状腺癌患者CCHE1表达量显著高于Ⅰ～Ⅱ期、无淋巴结转移者。CCHE1低表达患者五年生存率（67.35%）显著高于高表达患者5年生存率（31.24%），由此提示甲状腺癌组织中CCHE1表达量升高，CCHE1可能参与甲状腺癌的发生、发展过程，可作为甲状腺癌诊断和预后评价的潜在标志物。

甲状腺癌和其他恶性肿瘤一样，其发生、发展也是一个多基因改变的过程，以往的研究几乎都集中在与编码蛋白相关的癌基因或抑癌基因上，近年来发现，lncRNA在基因的表达调控中扮演了重要角色。而随着越来越多的研究表明lncRNA在甲状腺肿瘤的发生、发展中发挥着重要作用，lncRNA在甲状腺癌中的作用逐渐成为研究的热点之一，研究的内容主要集中在lncRNA在甲状腺癌的发生、发展中起着什么样的重要作用，lncRNA能否影响甲状腺癌的细胞增殖凋亡、侵袭迁移和肿瘤耐药等功能，能否作为甲状腺肿瘤早期诊断的分子标志，以及能否作为治疗的有效靶标。解决这些问题需要长期和更加深入的研究，而这些问题的解决也必定会为甲状腺肿瘤的基因诊断、靶向治疗提供新的思路及依据。

三、RET基因与甲状腺癌的关系

（一）RET基因的介绍

RET基因是在1985年由哈佛大学科学家使用DNA转染法以人T细胞淋巴瘤DNA转染小鼠的NIH-3T3细胞时被发现的。如果转染后有此前尚未发现的新"集落"形成，就提示可能激活了新的癌基因。其来源于转染过程中两个不相连DNA序列的重组，因而命名为RET（rearranged during transfection）基因。该基因定位于染色体10 q11.2，1995年，Pasini等克隆了整个RET基因片段，确认了RET基因的20个外显子的位置，并利用8个限制性内切酶获得了详尽的酶切图谱，推断基因大小为55 kb，外显子1约占24 kb，外显子2～20则包含在剩下的31 kb中。RET基因编码跨膜的酪氨酸激酶受体，该受体是一种蛋白聚合体，包括三种亚型，其中较大的亚型在C末端含有51个氨基酸残基，其余两种分别包含43个和9个氨基酸残基。整个蛋白聚合体分成三个结构区，即胞外配体结合区、胞内具有酪氨酸蛋白激酶活性的结构区和连接区（富含半胱氨酸的跨膜部分）。胞内结构区可以使受体胞质部分发生自身磷酸化。胞外结构区含有一个钙黏蛋白区，黏附素是由钙黏附素结构域（CD）的存在来定义的，CD是一种包含大约110个氨基酸的肽，与介导钙黏附素分子之间的钙依赖性、嗜同性相互作用。钙黏蛋白是一种钙离子依赖黏附蛋白，它的黏附能力依赖于含110个氨基酸的4个纵列重复序列。连接在钙黏蛋白上的钙离子维持胞外区的稳定性，阻止钙黏蛋白的降解，促进钙黏蛋白的二聚化。钙离子与钙黏蛋白区结合，对于维持体结合区与配体结合后的构象稳定有重要意义。其配体为神经胶质细胞系源性的神经营养因子，包括PSP persephin、ART urtimin、N1N neuturin和GDNF四种。该受体与胰岛素受体、表皮生长因子等结构相似并存在于滤泡旁细胞中。

（二）RET基因与甲状腺癌的发病

大量实验研究显示，超过85%的甲状腺癌患者存在RET基因重组，与PCT之间密切相关，可作为特异性基因。RET基因重组发生在甲状腺癌早期阶段，其机制为：RET基因的酪氨酸激酶域与多种异源基因的5′-末端融合，提高络氨酸激酶的活性，导致MAPK通路的异常激活，而MAPK通路的激活对癌细胞的分裂、凋亡过程至关重要。在15种RET/PTC重排中，最常见的是与H4融合的RET/PTC1和与ELEI融合形成的RET/PTC3，约占全部突变的85%以上，其中又以RET/PTC1型最常见。研究发现，RET基因重排与电离辐射史、年龄以及性别等显著相关。年龄<18岁、女性以及电离辐射史与RET/PTC3密切相关。研究表明，PTC中RET重组突变的发生率差异性较大，早期报道的高发生率仅存在于一些西方欧洲国家低于18岁并伴有辐射史的少年中。在西方许多国家，成年人PTC中RET重组突变的发生率为5%～59%，尤其在白俄罗斯等曾有辐射暴露史的地区，其突变率高达70%～85%，而日本小于10%，沙特阿拉伯小于3%。通过研究分析，27例无明确辐射暴露史的中国成人PTC患者的癌组织中，有15例检出RET突变体，阳性率大于50%，与中国台湾地区（55%）几乎一致。由此可见，RET突变在我国PTC患者中是较为常见的致病原因之一，亦有报道，RET基因发生重排在PTC患者中的频率波动在5%～84%。通过对76例PTC患者进行试验研究，最终发生RET基因重排的概率为60.5%（46/76），这个结果与其他国家的试验结果相近，试验中发现了RET基因重组的多种形式可以共存的现象，且比例可达39.5%（30/76）。此前，德国有研究报道，在PTC患者中，RET基因多种重排形式共存极为少见，而在中国人群中，RET重排多种形式共存的情况相对多见，其生物学意义及特征还需要进一步研究。

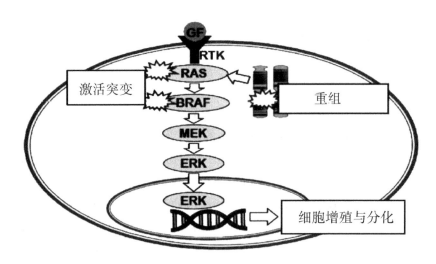

MEK：丝裂原活化蛋白激酶；ERK：细胞外信号调节激酶

图12-7 甲状腺癌中MAPK通路激活该通路由生长因子（GF）与受体酪氨酸激酶（RTK）

结合触发RAS、BRAF、MEK和ERK磷酸化级联反应

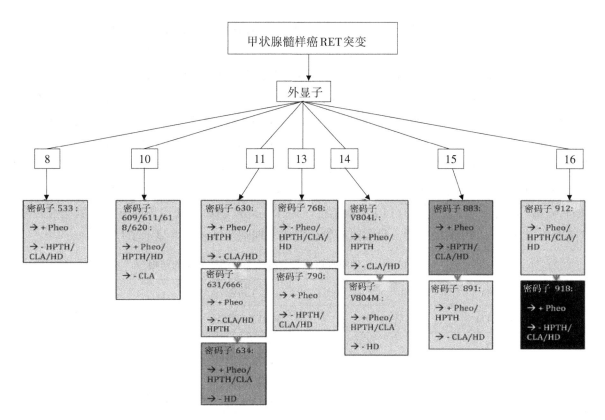

淡灰色框=中等 MTC 风险；深灰色框=高 MTC 风险；黑色框=最高的 MTC 风险；苯丙色病 HPTH =
亚曲道功能减退；CLA=皮肤地衣淀粉样病；HD=赫希斯普龙病

图 12-8　甲状腺髓样癌癌（MTC）生殖系 RET 基因突变和表型相关性

（三）RET 基因检测用于甲状腺癌的诊断

在甲状腺癌的多种病理类型中，RET 基因的突变对甲状腺髓样癌（myeloid thyroid carcinoma，MTC）的患者影响较大，而对滤泡状甲状腺癌（follicularthyroidcarcinoma，FTC）及甲状腺未分化癌（ATC）次之，且相对较少，因此对 MTC 患者，尤其是家族性甲状腺髓样癌（FMTC）患者，通过基因检测技术筛查 RET 基因突变对其诊断具有特殊意义。通过 DNA 的扩增、整合及 DNA 单链多态性的研究，已为甲状腺髓样癌患者的诊断提供了安全有效的 DNA 检测方法，若能通过基因检测技术检测到 RET 基因突变，可对检测阳性患者给予长期随访或进行甲状腺腺叶预防性切除术。有研究已证实，RET 基因重排与多发性内分泌腺肿瘤综合征（MEN）Ⅱ型（Ⅱa 和Ⅱb）也存在密切联系。还有研究发现，存在 RET 基因突变的 PTC 患者发生转移性及预后不良的可能性相对较大，然而另有研究证明，PTC 的临床预后与 RET 的表达并无联系。

（四）RET 基因与甲状腺癌治疗

甲状腺癌对常规化疗药物不敏感，且常规化疗药物副作用大，故研究开发新型抗癌药物有重要意义。因 RET 原癌基因激活与细胞恶性转化密切相关，故抑制 RET 基因编码的受体酪氨酸激酶活性，对于抑制细胞恶性转化、改善预后有重要意义。例如，针对受体酪氨酸激酶特异磷酸化位点的单克隆抗体，可通过抑制受体酪氨酸激酶活性，阻断 RET 基因信号转导，进而可抑制细胞恶性转化，显示了良好的应用前景。Hennige 等检测了酪氨酸磷酸酶 SHP1 和 SHP2 对酪氨酸激酶活性的调节，证实了 SHP1

能抑制 RET 基因酪氨酸激酶的活性，降低其磷酸化激活 ERK2 和 PKB/Akt 的能力，且使转录因子 jun-D 磷酸化减少，而 SHP2 则无此作用。Carlomagno 等通过实验证实，RET 基因产物抑制剂吡唑嘧啶（pyrazolopyrimidine，PP1）有助于治疗 RET 基因介导的人类肿瘤。PP1 不仅对 RET 基因编码产物有抑制作用，而且作为潜在抑制剂，还可结合血小板源性生长因子受体（PDGFR）、Hck、Src 等具有酪氨酸激酶活性的信号蛋白。因此，PP1 除直接作用于 RET 基因编码产物外，还可通过抑制 RET 基因下游信号蛋白的酪氨酸激酶活性而间接地抑制肿瘤发生。PP1 连接 Hck 编码产物的结构已阐明，即在毗邻 ATP 结合位点插入一个甲苯基而形成疏水袋，改变 Hck 编码产物构象而导致其激酶活性丧失。并且该结构证实在许多激酶中，该疏水袋底均有一个大分子量氨基酸（如蛋氨酸）。若该氨基酸突变为小分子氨基酸（如甘氨酸），则有助于提高其对 PP1 的敏感性。RET 编码产物在该疏水袋底有一个缬氨酸残基。该位点突变能增加其对 PP1 的敏感性。目前该药物已完成 Ⅰ 期临床试验，并显示了疗效。

表 12-1　各种制剂用作甲状腺癌各种信号通路的药物

Agent	Target	References
ZD6474	RET,EGFR	9
PP1	RET	9
PP2	RET	9
Sorafenib	Raf,RET,KIT,PGDFR,VEGFR,BRAF	10,11
Tipifarnib	Farnesyltransferase	10
Sunitinib(SU11248)	RET,PDGF,VEGFR	13
AAL-881 and LBT-613	RAF,BRAF,RET	14

引自 Cancer research vol.62，4（2002）：1077-82.

RET 基因重排是 PTC 最常见的遗传学事件，故研究 RET 基因及其编码产物的结构以及 RET 基因介导的信号转导机理对于揭示分化性甲状腺癌的发生、发展机理有重要意义，并且能为临床治疗甲状腺肿瘤提供一条新的途径。但目前仍有许多问题亟待解决，如 RET 基因重排在 PTC 的发生、发展中究竟起什么作用，其与肿瘤的侵袭、转移的关系究竟如何等。

四、其他基因

（一）RAS 基因

人类 RAS 基因家族成员包括 H-RAS 基因、K-RAS 基因和 N-RAS 基因，分别位于染色体 11p15.1～p15.3、12p1.1～pter 和 1p22～p32。它们的结构相似，都含有 4 个外显子，其中 K-RAS 基因的第四外显子有 A 和 B 两种变异体，通过选择性剪接，可以产生 K-RAS-A 和 K-RAS-B 两种蛋白异构体。除了 K-RAS-B 蛋白由 188 个氨基酸构成外，其他的 RAS 蛋白均由 189 个氨基酸构成，相对分子质量约为 21000，故又称为 p21 蛋白。RAS 蛋白是一种 GTP/GDP 结合蛋白，位于细胞膜内侧。当它与 GDP 结合时，处于失活状态，而与 GTP 结合时则被激活。活化型 RAS 蛋白本身具有微弱的 GTP 酶活性，但当它与 GTP 酶激活蛋白结合后，其 GTP 酶活性将大幅增加，可有效地将所结合的 GTP 水解成 GDP，活化型的 RAS 蛋白随之变成失活型 RAS 蛋白。活化型 RAS 蛋白能够同时激活丝裂原活化蛋白激酶（MAPK）和磷酸肌醇 3 激酶/ Akt（PI3K/Akt）两个信号通路。MAPK 的功能是调节细胞的生长、分化、应激和炎症反应等过程，而 PI3K/Akt 则能够促进细胞的生长和生存。因此，影响 RAS 蛋白的失活与激活状态的转换，就可以影响MAPK和PI3K/Akt信号通路的传递功能，进而影响细胞的生长、分化和凋亡等过程。如果RAS蛋白被持续激活，则可能诱发癌变。

在甲状腺癌中，RAS基因突变主要发生在第12密码子、第13密码子、第31密码子和第61密码子，其中以N-RAS基因61密码子突变最常见。如果突变发生在RAS基因第二外显子的GTP结合结构域（例如密码子12和13突变），将使RAS蛋白与GTP的亲和力增强。如果发生在第三外显子的GTP酶结构域（例如密码子61突变），则使RAS蛋白的GTP酶活性受到抑制，这两种情况都能使RAS蛋白因为所结合的GTP不能被清除而处于持续的激活状态，进而激活MAPK和PI3K/Akt这两个信号通路而诱发癌变。但在FTC中，突变的RAS蛋白似乎更偏向于激活PI3K/Akt通路而发挥作用。RAS基因的突变率在不同类型的甲状腺癌中变化较大。另外，由于分析方法和研究对象等有所不同，不同研究组报道的RAS基因突变率也有所不同。Acquaviva分析认为，在FTC、PTC、PTC-EFV（papillary thyroidcarcinoma encapsulated follicular variant,包膜滤泡变异型甲状腺癌）、PDTC（低分化甲状腺癌）和ATC（甲状腺未分化癌）中，RAS基因突变的发生率分别为30%～50%、0～10%、25%～45%、20%～50%和10%～50%。有关RAS基因突变与甲状腺癌临床表现之间的关系，不同研究组得出的结论也有所不同，例如，Fukahori等认为N-RAS基因61密码子突变与FTC癌细胞远处转移及不良生存率有关，而Kakarmath等则认为，RAS基因突变阳性的甲状腺癌的超声影像特征最常表现为不活跃，而在细胞学上也更多地是与低风险和"不确定"的特征相关。还有其他研究认为，有RAS基因突变的甲状腺癌的侵袭性低甚至缺如。目前多数观点认为，RAS基因突变阳性的甲状腺癌或结节的恶性程度相对较低，预后较好。

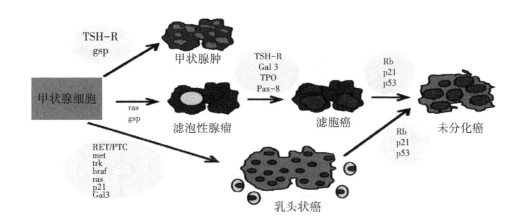

图12-9　甲状腺癌形成的多步骤致癌模型

引自作者International Journal of Surgery（London，England），2010，8（3）：186-193.

甲状腺肿瘤的形成是各种细胞因子共同作用变化的结果。如RAS基因突变可促进滤泡腺瘤的形成，进而可促使其发展为滤泡癌，如图12-9所示。

对于RAS基因突变对甲状腺癌的诊断、治疗及预后判断的应用价值，一些研究显示，甲状腺癌的侵袭行为、远处脏器转移和不良预后可能与RAS基因突变有关联。Xing等研究发现，RAS基因突变与肿瘤低分化生长、肿瘤瘤体过大、侵犯血管生长、远处器官转移、生存率下降相关，同时分析发现，RAS基因突变与远处转移器官位置存在关系，通过实验得出，发生单部位器官远处转移的RAS基因突变率比多器官远处转移的突变率高，由此证明，RAS有可能成为预测远处转移风险的标志物。刘习红在研究中表明，RAS基因和C-Myc基因在结节性甲状腺肿合并甲状腺癌的发生、发展中起到重要作用。戴亚丽的研究中，PTC患者RAS基因启动子甲基化发生率显著高于良性甲状腺肿瘤患者，而RAS基因

mRNA的表达则较良性甲状腺肿瘤降低；推测RAS基因启动子甲基化可能与PTC的发生、发展相关。RAS基因的突变不仅在PTC中发现，也可在甲状腺其他肿瘤类型及其他组织肿瘤中发现。在FTC患者中，RAS突变发生率较低，其临床价值还需要大量的实验证明。FTC患者肿瘤的低分化及进展均与RAS突变有关，RAS突变和肿瘤转移也存在密切联系，特别是在骨转移中。除了FTC和PTC外，RAS基因突变在一些良性滤泡腺瘤中也可见到，因此对FTC的诊断并无特异性，用于良恶性肿瘤的鉴别还存在很大困难。RAS突变可对滤泡腺瘤发展成腺癌具有一定的预测作用，以及对有失分化倾向的肿瘤起到监督作用，如若腺瘤检测到RAS阳性，则该腺瘤不适合继续观察，应给予手术切除以防恶变。以往的研究显示，甲状腺实性结节的手术前FNAB技术对确定肿物病理类型具有很大的意义，而RAS基因的检测也为细胞学阴性或诊断不明确的患者提供了补充诊断。

（二）p53基因

p53基因是早期被发现的抑癌基因之一，位于染色体17p13.1，由11个外显子和10个内含子构成，其中第1外显子不编码。该基因编码的p53蛋白由393个氨基酸组成，是一种DNA结合蛋白，通过诱发细胞凋亡、稳定基因组和抑制肿瘤血管生成等机制发挥抑癌作用。

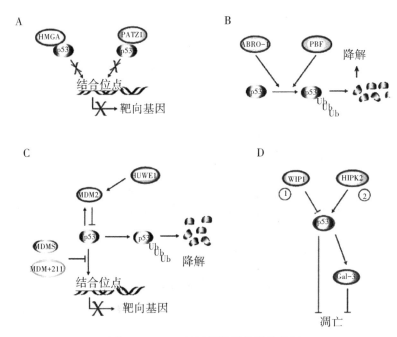

图12-10　p53对甲状腺癌的活化机制

引自International journal of molecular sciences，2017，18（6）：1325.

p53基因突变可导致：（1）野生型p53蛋白的表达量减少或缺如；（2）产生结构改变的突变型p53蛋白，该蛋白不仅丧失其正常的生物学功能，还能抑制野生型p53蛋白的功能。这两种情况都有可能使细胞逃避凋亡而发生癌变。野生型p53蛋白在正常细胞中的表达量极少，而且半衰期仅有10 min左右，因此很难被常规免疫组化方法检出。但突变型的p53蛋白半衰期较长，能够在癌细胞中累积，因此可被常规免疫组化方法检出。

p53基因突变在ATC中的检出率在60%左右，甚至高达73%，在PDTC中约为10%，最高可达43%，在FTC中的检出率约为9%。以往在PTC中未能检出p53基因突变，但近年来，Nikiforova等借助二代测序技术（NGS），在PTC和嗜酸瘤细胞甲状腺滤泡状癌（OFTC）中发现了p53基因突变，检出率分别为7%和22%。另外，有研究发现，在平头钉型甲状腺乳头状癌（HPTC）中，p53基因突变的检出率高达

55.6%。因此表明，随着NGS等DNA分析技术的普及应用，在以往没有检出p53基因突变的PTC中也检出了p53基因突变。目前多数观点认为，p53基因突变的发生，在甲状腺癌的后期阶段将使甲状腺癌细胞不分化，并具有更高的侵袭性及恶性程度。

（三）TERT基因

人端粒酶是由端粒酶反转录酶（TERT）、端粒酶RNA（TERC）和一种假尿嘧啶合成酶（Dyskerin，DKC1）组成的一种核蛋白反转录酶复合物。TERT由位于染色A体5p15.33的TERT基因编码。TERT基因的核心启动子内含有多种转录因子结合位点，所以TERT基因可受多种转录因子或调节因子的调控。一些由癌基因产生的转录因子（例如c-Myc等）能够激活TERT基因转录，而由抑癌基因产生的调节因子（例如p53蛋白等）则能够抑制TERT基因转录。人端粒酶RNA长度为451个核苷酸，其5′-端含有5′- CUAACCCUAAC-3′序列，TERT可与该RNA结合，共同构成端粒酶最重要的催化活性单位，并以端粒RNA的5′- CUAACCCUAAC-3′序列为模板，通过反转录将重复序列5′- TTAGGG -3添加到染色体端粒的末端，以保证端粒具有足够长度，防止染色体末端在复制的过程中不断缩短。端粒保持适当的长度对维持细胞的正常生命活动很重要，如果端粒过短，失去了端粒重复序列结合因子（TRF）的结合位点，将使染色体的DNA末端裸露，在DNA修复酶的作用下，缺乏TRF保护的裸露DNA末端就有可能与其他可能出现的DNA断端错误链接，造成细胞功能紊乱。另外，端粒的缩短也与细胞衰老密切相关。正常细胞经过一定次数的有丝分裂之后，端粒就会缩短，细胞逐步进入衰老状态，不能再分裂增殖。如果端粒酶的活性异常增加，就有可能使端粒的长度在经过多次有丝分裂之后仍能保持不变甚至增加，细胞将不会衰老而长期存活，目前已知多种类型的细胞癌变与此有关。

TERT基因启动子突变能够使TERT被异常激活而引发癌变。在甲状腺癌中，常见的TERT基因启动子突变有C228T和C250T两种类型，C228T比C250T更常见（4.5：1）。两者均可产生新的ETS（E-twenty -six）转录因子，结合位点（5-TTCCGG-31），从而激活TERT基因，使TERT过度表达。TERT基因启动子突变在不同类型甲状腺癌中的发生率由高到低依次为PDTC（40.5%）、ATC（39.7%）、TCPTC（28%）、FTC（17.3%）、CPTC（12.14%）和FVPTC（10%）。2013年研究报告了甲状腺癌的TERT基因启动子突变，也报告了BRAF^{V600E}和PTC中TERT启动子在突变之间的关联，如图12-11、图12-12。

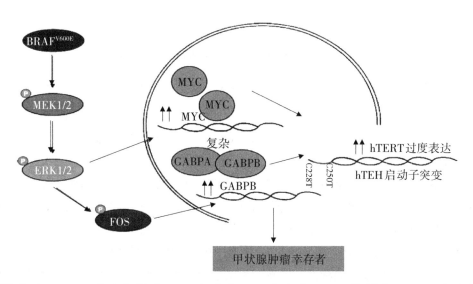

BRAF^{V600E}通过ERK1/2磷酸化促进MYC表达和FOS磷酸化。FOS是调节GABPB表达的转录因子。MYC和GABPB都是对TERT启动子突变和增强突变hTERT表达有反应的转录因子。

图12-11　人类（h）TERT启动子突变和BRAF^{V600E}在甲状腺癌细胞中引起协同通路

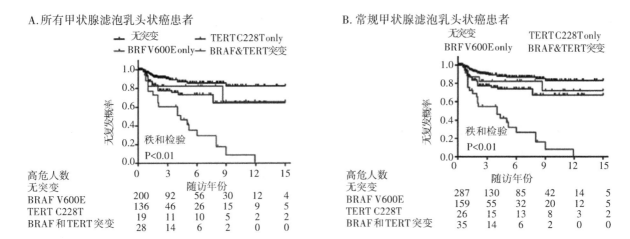

对1051名PTC患者进行了卡普兰-迈尔分析。面板A和B分别显示所有类型的PTC患者的分析结果，并且分别显示常规变异PTC患者的分析结果。在每个面板中，患者被分成四个基因型组——无突变（黑线）、仅BRAF^{V600E}（绿线）、仅TERT（蓝线）、BRAF^{V600E}与TERT共存（红线）。

图12-12 BRAF^{V600E}或TERT启动子突变本身的影响，或它们共存对患者甲状腺癌（PTC）的疾病特异性生存的影响

引自 Endocrinology and metabolism clinics of North America，2019，48（1）：109-124.

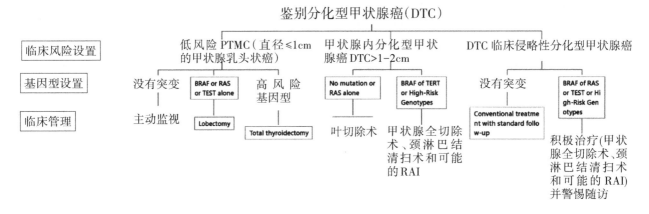

图12-13 甲状腺癌主要预后遗传标记的临床应用

引自 Endocrinology and metabolism clinics of North America，2019，48（1）：109-124.

甲状腺癌的预后遗传标记风险分层和精准管理的价值受到广泛赞赏。BRAF^{V600E}和TERT启动子突变最能说明其特征和临床适用的预后遗传标记。BRAF^{V600E}/RAS和TERT基因启动子同时突变对DTC的不良预后具有特别强的预测能力。这些预后遗传标记的阴性预测值在临床上同样重要。甲状腺癌的这些预后标志物，对于甲状腺癌管理决策（如甲状腺切除、RAI消融、主动监测与手术后随访）尚有争议。图12-13说明了在DTC中预后遗传标记的临床应用可建议用于指导甲状腺癌治疗，判断甲状腺癌的预后以及其临床风险水平，实行个性化治疗和随访。对于TERT基因启动子突变在临床上的应用价值，目前也存在一定的分歧，但大多数研究认为，TERT基因启动子突变与甲状腺癌的局部和血管侵袭、淋巴结和远处转移、复发和癌症的病死率等有关，TERT基因启动子突变提示患者的预后较差，可以作为甲状腺癌预后判断的遗传标志物之一，对甲状腺癌治疗方案的制定具有一定的指导意义。

五、展望

BRAF、lncRNA、RET、RAS、P53 和 TERT 基因突变在不同类型甲状腺癌中的发生率已基本清楚，但这些突变与甲状腺癌的临床和病理表现的关系尚未完全清楚，需要更大的样本及更长的随访观察以进一步确定。尽管如此，目前这 6 种基因的突变已经与其他遗传标志物联合应用于预测甲状腺癌或结节的恶性程度及预后，并结合细针穿刺活检和超声检查，使预测甲状腺癌或结节的恶性程度和预后的敏感度及特异度明显提高。今后，随着 GNS 等技术的日益普及和成本降低，将能同时检测更多的甲状腺癌相关基因突变和其他遗传标志物，并发现更多新的遗传标志物，这对于进一步提高预测甲状腺癌及结节恶性程度及预后的敏感度和特异度、进一步完善甲状腺癌个性化治疗方案、提高治疗效果具有重要的临床意义。另外，更多新的遗传标志物的发现，也可以为靶向药物研究提供更多的药物作用靶点，将有助于开发出针对性更强、更为有效的靶向治疗药物。

第二节　与甲状腺癌转移发生相关的基因

甲状腺癌（throid carcinoma，TC）是内分泌系统最常见的恶性肿瘤，好发于中青年女性。近年来，全球甲状腺癌发病率逐年快速增长。甲状腺癌占头颈部恶性肿瘤发病率的首位，人群中有7%～21%患有可触及甲状腺结节，其中5%为甲状腺癌。甲状腺癌组织学上可分为甲状腺滤泡细胞衍生的甲状腺乳头状癌（papillary thyroid carcinoma，PTC）、滤泡状甲状腺癌（follicular thyroid carcinoma，FTC）、低分化性甲状腺癌（poorly differentiated thyroid cancer，PDTC）、未分化型甲状腺癌（anaplastic thyroid cancer，ATC）和甲状腺滤泡旁降钙素分泌细胞衍生的甲状腺髓样癌（medullary thyroid carcinoma，MTC）。其中，甲状腺乳头状癌是最常见的病理类型，约占甲状腺癌的80%。PTC可以进一步分为常规PTC（conventional PTC，CPTC）、滤泡变异PTC（follicular variant PTC，PVPTC）和高细胞PTC（tall-cell variant PTC，TVPTC）。

甲状腺癌的主要转移方式包括颈部淋巴结转移、局部软组织侵犯、远隔脏器转移等，其中以颈部淋巴结转移最为常见。影响甲状腺癌转移的因素包括病理类型、肿瘤的浸润程度、肿瘤的大小、肿瘤的部位、性别与年龄以及诊断治疗的早晚。关于病理类型方面，乳头状癌主要为淋巴转移，血运转移较少；滤泡状癌主要为血管浸润，也可发生淋巴转移；髓样癌主要发生淋巴结及内脏器官转移；未分化癌局部浸润和远处转移均发展较快。甲状腺癌又可分为4个区域：中央区域、同侧颈侧区、对侧颈侧区和上纵隔区，中央区淋巴结转移是甲状腺乳头状癌的首要转发区域，并且较为常见。甲状腺癌患者的转移状况是用来评估其预后的重要因素，而且，准确地评估其转移情况对于后续临床医生做出更加适合的诊疗方案具有重要意义。目前，随着甲状腺癌的研究在分子生物学水平上的逐渐深入，国内外学者发现了多种与甲状腺癌转移发生相关的基因。

一、BRAF^V600E

（一）BRAF概述

1988年，Ikawa从尤文肉瘤发现了V-raf鼠类肉瘤滤过性病毒致癌基因同源体B1（v-raf murine sarcoma viral oncogene homolog B1，BRAF）。BRAF基因位于7q23染色体，编码的是一种由RAS调控的丝氨酸/苏氨酸蛋白激酶，是MAPK信号级联的激活因子。ARAF、BRAF、CRAF共同构成了RAF基因家族，其中ARAF主要存在于泌尿生殖器官，BRAF主要存在于神经及睾丸组织，而CRAF广泛分布于身体的各个部位。RAF蛋白包含了783个氨基酸，由N端调节域、活化环和C段激活酶构成，并且从N端至C端可分为CR1、CR2、CR3三个保守区，其中CR1、CR2是抑制RAF激酶活性的，而CR3是ATP的结合位点和活性区。CR3中包含多个磷酸位点，其中最重要的为T598和S601位点。在许多细胞中，b型Raf激酶（BRAF）是Raf家族中最丰富和最强的激酶。被激活的BRAF磷酸化并激活两个MEKs：MEK1和MEK2。激活的MEK1/2反过来磷酸化和激活紧邻下游的两个ERKs：ERK1和ERK2。ERK1/2随后磷酸化下游蛋白（其中许多蛋白本身就是激酶），最终导致细胞核中参与细胞增殖、生长、存活和肿瘤发生的各种基因表达的改变。BRAF基因发生突变之后，会导致MAPK通路的调控出现异常，从而导致细胞异常增殖。

（二）BRAF^{V600E}突变

最常见的BRAF突变为V600E突变（BRAF^{V600E}），该突变包括在第15外显子1799位的胸腺嘧啶被替换为腺嘌呤，第600残基的缬氨酸（V）被谷氨酸（E）取代，从而改变蛋白序列。在临床实践中，通常采用聚合酶链反应（PCR）进行DNA分析，评估BRAF突变状态，直接（Sanger）测序是BRAF突变检测的初始金标准。后来还使用了多种高灵敏度的DNA分析，包括等位基因特异性PCR、焦磷酸测序和高分辨率熔融（HRM）分析等。有研究表明，在去磷酸化的野生型BRAF蛋白中，激活环和ATP结合位点之间的疏水作用使蛋白保持非活性构象。然而V600E取代并破坏了这些相互作用，并且形成了新的相互作用，使蛋白质保持为一个具有催化活性的构象，从而导致了MEK的持续磷酸化。自2002年以来，BRAF突变已被用来广泛描述许多良性和恶性肿瘤，如黑色素瘤、结肠癌、胆道癌、胃肠道间质瘤以及甲状腺癌等。

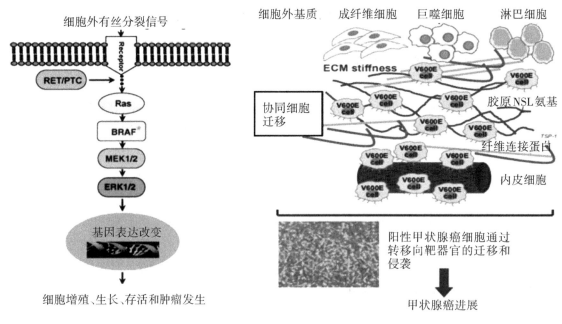

图12-14　MAPK通路示意图　　　　　图12-15　BRAF^{V600E}与甲状腺癌的进展

引自 Xing，et al. 2007.

（三）BRAF^{V600E}突变与甲状腺癌转移

BRAF^{V600E}突变是甲状腺乳头状癌（PTC）中最常见的遗传变异。在PTC的各种亚型中，BRAF突变最常见于侵袭性高的PTC；第二常见的是常规PTC，最不常见的是卵泡变异PTC，平均患病率分别为77%、60%和12%。BRAF^{V600E}癌蛋白引发激酶活性升高会导致MAPK（即MEK1/2和ERK1/2）信号通路的激活，从而促进癌细胞生长、存活和侵袭。大多数评估BRAF^{V600E}突变临床病理意义的研究表明，与正常甲状腺组织相比，含有BRAF^{V600E}的甲状腺癌细胞的ECM硬度（例如胶原或层粘连）增加，并破坏甲状腺细胞的形态形成和极性。这一机制有助于甲状腺癌的进展，导致细胞黏附、迁移、侵袭和转移增加。因此它与高危的组织病理学特征有关，如甲状腺外扩张频率增加、淋巴结转移和临床分期较高等。然而，对于BRAF^{V600E}是PTC肿瘤发生的继发性事件，还是先由BRAF^{V600E}启动PTC再通过继发性致癌改变驱动PTC肿瘤发生，仍然具有争议。在Vasco等人的研究中，BRAF突变在原发性PTC肿瘤中的发生概率为63%，并且研究观察到，在已出现淋巴结转移的PTC患者中，BRAF突变的高患病率和从头合成提示了PTC淋巴结转移具有特殊的局部环境，一旦环境中出现BRAF突变阳性的甲状腺癌细胞，就有利于其生存和生长。另一方面，BRAF突变导致甲状腺癌细胞的生物学变化，可能使得甲状腺癌细胞在淋巴结有利的局部环境中具有生存的独特能力。BRAF突变在PTC患者发生淋巴结转移过程中发挥宿主-环境相互作用，不携带BRAF突变的滤泡状甲状腺癌通常不转移到淋巴结，而携带BRAF突变高患病率的PTC经常转移到淋巴结。Xing等人认为还有一种理论可能性，BRAF^{V600E}可能是作为原发性遗传事件来启动PTC肿瘤的发生，然后通过晚期的二次遗传事件推动PTC进展，而初始的BRAF^{V600E}可以被细胞的DNA修复机制去除，所以许多PTC细胞在初始阶段并未发现BRAF^{V600E}突变。

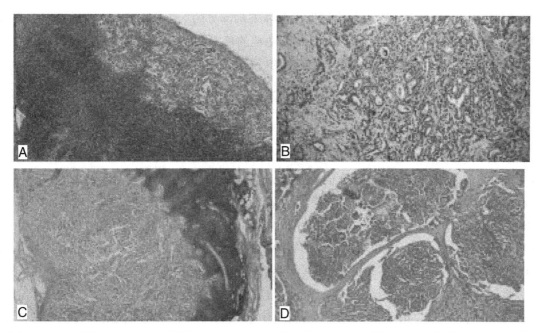

HE染色（x100）显示（A）、（B）：原发性cPTC中BRAF突变的典型病例（大小为3 cm）及相应的成对淋巴结转移（40x）。（C）：BRAF突变的原发性PTMC（大小0.7 cm）以及（D）：成对的淋巴结转移（40x）。

图12-16　PTC组织病理学检查

引自Najla，et al. 2017.

迄今为止，许多研究报道PTC颈部淋巴结转移的发生与BRAF^{V600E}具有相关性。例如Song等人在2018年的一项meta分析中，选取了4909例采用全或近全甲状腺切除术加双侧中央淋巴结清扫术的PTC病例，BRAF^{V600E}突变与LNM存在相关性（OR=1.34；95% CI：1.09～1.65；P=0.005），与中枢LNM相关性更强（OR=1.59；95%CI：1.35~1.88；*P*<0.00001）。分析结果表明，在PTC患者中，BRAF^{V600E}突变与淋巴结转移及中央区淋巴结转移密切相关。除此之外，还证实了在甲状腺乳头状微癌患者中BRAF^{V600E}突变对LNM具有预测价值（OR=3.49；95%CI：2.02~6.02；*P*<0.00001）。Qu等人收集了413例已接受预防性单侧或双侧中央淋巴结清扫术的单侧甲状腺乳头状癌患者资料，实验表明与单侧PTC中无多灶性或BRAF^{V600E}突变的患者相比，同时具有BRAF^{V600E}突变和多灶性的PTC患者的CLNM风险高4.323倍，证实了BRAF^{V600E}突变和多灶性是单侧甲状腺乳头状癌患者中央淋巴结转移发生的独立危险因素。Fakhruddin等人报道了BRAF突变在PTC原发灶及其相应淋巴结沉积物中具有一致性。然而，还有一部分学者持有不同观点，认为BRAF^{V600E}突变与甲状腺的淋巴结转移并无相关性。例如在日本的一项研究中，Ito等人调查了来自日本的631例甲状腺乳头状癌患者的BRAF^{V600E}突变，平均随访期83个月。虽然BRAF^{V600E}突变的患病率为38.4%，但在那些具有临床明显淋巴结转移、甲状腺外大面积延伸、高龄、手术时远处转移和晚期等高危生物学特征的病例中，BRAF^{V600E}突变的患病率并无明显增加。因此认为尽管BRAF^{V600E}突变在甲状腺癌中发挥一定的作用，但还没有证据表明BRAF^{V600E}突变能明显反映甲状腺癌的侵袭性特征，并不能确定BRAF^{V600E}与甲状腺癌转移具有相关性。日本BRAF^{V600E}突变与其他国家存在较大差异的原因尚不清楚，但可能的原因是日本与西方国家对乳头状癌的治疗策略不同。日本放射性碘治疗较不流行且常规施行中央淋巴结清扫。

二、TERT启动子突变

（一）TERT启动子突变概述

端粒（telomere）是存在于真核细胞线性染色体末端部分的一小段DNA-蛋白质复合体，通常包含一个TTAGGG重复序列的双链DNA区域，且每个端粒的长度在不同物种之间差异很大，在人类中通常有10个15kb长，在小鼠中有25个40kb长。端粒的特征（图12-17）是富含g链的150-200-nt长的单链突出，端粒酶识别g链末端的3-OH，导致端粒延长。与端粒结合的两个主要蛋白复合物是端粒重复结合因子1和2复合物（TRF1和TRF2）。端粒会随着年龄的增加而缩短，这是人类疾病病理生物学中的生物决定因素。端粒酶（telomerase）是基本的核蛋白反转录酶，可将端粒DNA加至真核细胞染色体末端，以延长缩短的端粒。端粒酶在许多癌症中会被重新激活，阻止关键端粒缩短的发生，从而使癌细胞获得复制永生。正常细胞和良性腺瘤很少会增加端粒酶的表达，但是自我更新细胞（例如干细胞和胎儿细胞）的端粒酶含量通常会增加。端粒酶反转录酶（tolemerase reverse transcriptase，TERT）是端粒酶的催化亚单位，也是限制端粒酶活性的主要因子。人TERT基因位于染色体5p3.33，由16个外显子、15个内显子以及一个包含330个碱基对的启动子区域组成，全长超过40kb。虽然TERT基因编码区的突变很少见，但是最近在许多癌症中描述了启动子区域的突变。TERT启动子突变是由Horn等人在2013年初通过对黑色素瘤全基因组测序发现的，随后也很快在包括甲状腺癌在内的许多其他癌症中被发现。在以往对人TERT（hTERT）启动子的研究中，已经确定了翻译起始位点是上游330 bp到下游228 bp的核心区域，一直延伸到基因的第二个外显子。hTERT基因的核心启动子包含几个已知的调控元件，包括GC-motifs和E-box。C-Myc与hTERT核心启动子上发现的两个E-box序列结合，从而导致基因表达和端粒酶活性的上调。NF-κB通过与靶基因的近端启动子结合来调节hTERT基因转录，或通过调节已知的影响hTERT表达的转录因子的表达来间接地激活端粒酶的表达和活性。除此之外，转录因子Sp1、NFX1、USF、AP-1、EGR-1等也可以影响TERT转录。有研究表明，在人类癌症中，TERT启动子区域中有两个热点突变：c.-124C>T（C228T）和c.-146C>T（C250T），除此之外，还有c.-124C>A以及新发现的c.-332C>T（如图12-18），它们为ETS（E-26）转录因子产生新的结合位点（CCGGAA/

T结合基序），从而导致TERT转录增加。

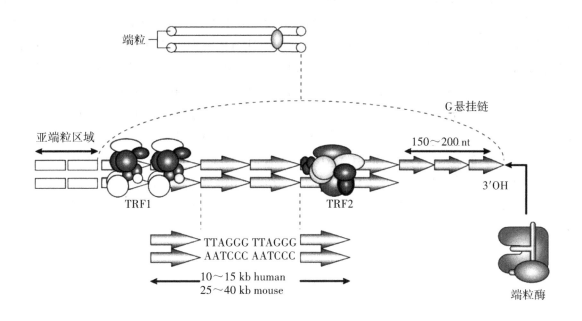

图12-17 哺乳动物端粒的结构

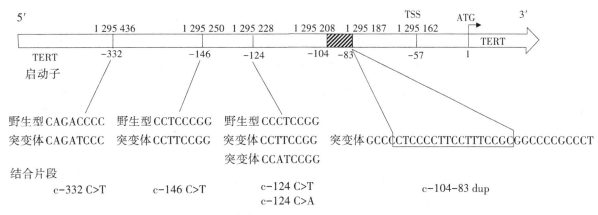

图12-18 甲状腺肿瘤中TERT启动子区域突变的图示

引自 Blasco, et al. Nature Reviews Genetics, 2005 (8): 611-622.

（二）TERT启动子突变与甲状腺癌转移

在甲状腺癌中，TERT启动子突变属于晚期事件，在侵袭性更强的甲状腺癌中发现，与分化良好的PTC和FTC（约25%）相比，其在PDTC和ATC中更常见（约70%）。目前为止，已有多项研究发现TERT启动子突变与甲状腺癌的转移具有相关性。例如，Gandolfi等人分析了121例甲状腺乳头状癌，其中43例为有远处转移且分化良好的PTC，78例为无远处转移的PTC；实验结果为：17%的病例（21/121）携带有TERT启动子突变，然而值得注意的是，在有远处转移的PTC患者中，33%发生了TERT启动子突变，而在无远处转移的患者中，TERT启动子突变仅占9%。这些研究表明，TERT启动子突变与PTC远处转移的发生有关，并可能有助于预测这类肿瘤的侵袭行为。Shi等人研究了TERT启动子突变在间变型甲状腺癌（anaplastic thyroid cancer, ATC）中的侵袭作用，观察到TERT C228T发生远处转移比例为 15/18（83.3%），并且远处转移涉及了大多数患者的肺部，还有一些患者的骨骼、肝脏和头部，以此可以得出：TERT C228T 与 ATC 远处转移密切相关；报道还称，与野生型 TERT 相比，TERT 启动子突变阳性的 ATC（83.3%）更可能发生远处转移（83.3% vs. 30.8%，$P<0.001$）。除此之外，Liu 等人在一项研究中报告了 PTC 腺外侵袭中 TERT 启动子突变阳性组比突变阴性组更常见，前者为 28.1%（32/9），后者为 8.2%（17/207）（$P=0.00076$）。且 Ⅲ/Ⅳ 期疾病 TERT 启动子突变阳性组明显多于突变阴性组（$P=0.05$）。但在该患者队列中，TERT 启动子突变阳性组和突变阴性组之间的颈部淋巴结转移率没有显著差异，提示了 TERT 启动子突变与淋巴结转移没有显著相关性，这可能反映了这里研究的患者在甲状腺切除术中大多没有或仅有有限的手术性颈清扫术。TERT 启动子突变在甲状腺癌的侵袭性中起重要作用。而在 Xing 等人的报道中，在 TERT C228T 突变阳性的 PTC 患者中，约有 52.5% 发生了淋巴结转移，而野生型 TERT 的 PTC 患者有 27.8% 有淋巴结转移（$P<0.001$）。在 CPTC 中，TERT 启动子突变阳性组的发生率更高，分别为 TERT C228T60%、野生型 TERT32.5%（$P<0.001$）；该数据表明，TERT 启动子突变与 PTC 患者的淋巴结转移具有显著相关性。

三、RAS突变

（一）RAS突变概述

RAS蛋白是在人类癌症中经常发生突变的原癌基因，包括3个广泛表达的基因编码：K-RAS、N-RAS 和 H-RAS，分别位于 12p12.1、11p5.5 和 1p13.1 上，这些蛋白都是 GTP 酶，可以将来源于受体酪氨酸激酶（recepter tyrosine kinase，RTK）的信号传导到 RAS/MAPK 通路和 PI3K/AKT 通路（图 12-19），在调控增殖和细胞存活的通路中起分子开关作用。RAS蛋白主要位于质膜的胞质侧，但也可以通过添加到羧基 termini1，2 上的特定脂质片断被导向其他膜位点，如高尔基膜（H-RAS 和 N-RAS）和核内体膜（H-RAS 和 K-RAS）。受体酪氨酸激酶激活时，RAS 会被招募到质膜上的 RAS 鸟嘌呤核苷酸交换因子（GEFs）中，使得 RAS 从无活性的 GDP 结合状态转化为活性的 GTP 结合状态，与 GTP 结合的 RAS 会采用一种新的构象，通过 RAS 结合域与许多蛋白质（称为效应器）结合，会激活 MAPK 或 PI3K-AKT 通路；其中研究最多的是 MAPK 通路的 RAF 激酶，PI3K 和 RAL GEFs 的 p110 亚基向细胞传递一系列促增殖信号。RAS 固有的 GTP 酶可以水解 GTP，并将 RAS 转变为不活跃的 GDP 结合状态，从而终止 RAS 信号。RAS 突变导致其 GTP 酶活性的丧失，从而将 RAS 锁定在一个组成活跃的 GTP 结合状态。尽管 RAS 是 MAPK 和 PI3K-AKT 通路的经典双激活因子，但 RAS 突变似乎在甲状腺肿瘤发生过程中优先激活 PI3K-AKT 通路。许多学者在多种癌症中都发现了 RAS 突变，例如甲状腺癌、结肠癌和黑色素瘤等。

（二）RAS突变与甲状腺癌转移

据报道，RAS 突变在甲状腺癌中发生的频率约为 14%。甲状腺癌与三种 RAS 基因均具有相关性，其中相关性较强的为 N-RAS 基因。有研究表明，N-RAS 的 61 密码子突变（N2）在滤泡状甲状腺癌（19%）中明显多于在甲状腺乳头状癌中（5%），在恶性肿瘤（25%）中明显多于在良性肿瘤中（14%）。近年来，许多学者研究观察到了 RAS 突变与甲状腺癌转移的相关性。Jang 等人报道，RAS 突变的存在与 FTC 显著相关，85 例患者中有 39 例（46%）发生 RAS 突变。N-RAS 密码子 61 突变（$n=21$；25%）是最常见的点突变，并且发现 N-RAS 密码子 61 突变尤其与 FTC 患者的远处转移相关，还根据转移部位分析了 RAS 的突变状态，发现一个部位（肺或骨）转移的患者比两个或两个以上部位转移的患者更有可能携带 RAS 突变（$P=0.02$，优势比=8.25，95% CI=1.33～51.26）。Fukahori 等人最近的一项研究中回顾性分析了 58 例 FTC 患者，发现其中 14 例有远处转移，33 例（57%）有 RAS 突变，且突变主要出现在N-RAS密码子61，该研究报告称，RAS突变不仅与FTC患者的远处转移有关，而且还与高死亡率有关。Basolo等人报道，在5例滤泡状癌骨转移的患者中，有2例检测到N-RAS密码子61突变，表明具有这种突变的滤泡状甲状腺癌可能具有转移性。

RAS突变不仅与FTC的发生和转移具有相关性，有研究发现，N-RAS与PTC的转移也具有相关性。Melo等人的研究报告了N-RAS突变在原发性PTC中发生的概率为1.2%、在有淋巴结转移的PTC患者中为1.3%、在有远处转移的患者中的概率为14.3%，提示了N-RAS突变与PTC患者的远处转移发生具有相关性（图12-20）。Fakhruddin等人报道了在CPTC患者中，N-RAS突变阳性且有淋巴结转移的患者与N-RAS突变阴性的存在差异（33.3% vs. 5.6%），表明N-RAS突变与CPTC患者的淋巴结转移相关。除此之外，关于RAS突变还有研究报道，H-RAS和K-RAS基因突变存在于散发性MTC中。但是在一项meta分析的结果中显示，RAS突变的存在和MTC淋巴结受累的风险之间没有显著联系。

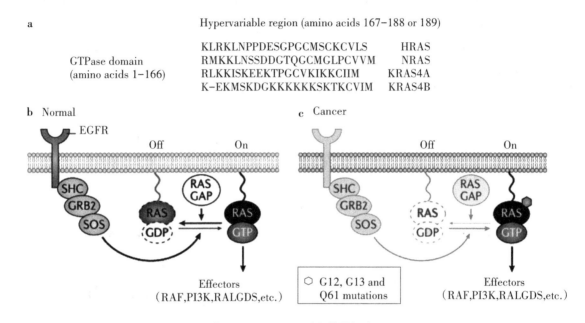

图12-19　RAS亚型和信号概述

引自Siqi L, et al. 2018.

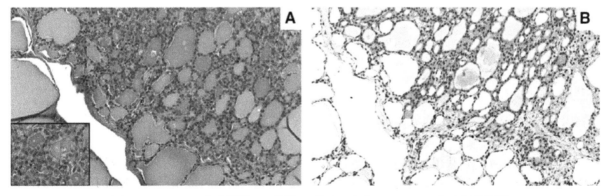

（A）N-RAS Q61R突变阳性PTC组织HE染色；（B）NRAS Q61R免疫组化检测

图12-20　N-RAS突变阳性PTC组织的组织病理学检查

引自Saliba，et al. 2021.

四、RET基因

（一）RET重排与突变

RET原癌基因于1985年首次被发现，因为它能够通过DNA重排转化NIH/3T3细胞，所以命名为RET（rearranged during transfection）基因。RET原癌基因位于10号染色体长臂（10q11.2），由21个外显子组成，其中外显子8、10、11、13、14、15、16均可以发生突变，但突变比例最高的是16号外显子。RET基因负责编码的蛋白质是一种受体酪氨酸激酶（receptor tyrosine kinase，RTK），它分为以下三个区域：含有配体结合位点的细胞外区域、具有跨膜结构域的富含半胱氨酸的区域和具有酪氨酸激酶活性的细胞内结构域。RET的酪氨酸激酶区（tyrosine kniase，TK）会因发生基因重排而与不同异源基因融合形成RET/PTC融合基因，导致RET基因的启动子突变并且激活该基因。RET基因受体通过与属于胶质细胞源性神经营养因子（GDNF）配体家族（GFLs）的配体结合而诱导激活。RET基因的激活可刺激多个下游通路，促进细胞生长、增殖、存活和分化。这些途径包括丝裂原活化蛋白激酶（MAPK）通路、磷脂酰肌醇3-激酶（PI3K）/蛋白激酶B信号通路、STAT3通路、原癌基因酪氨酸蛋白激酶Src1和黏着斑激酶（FAK）通路。

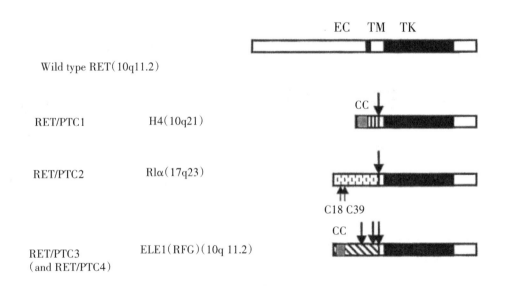

（RET/PTC1、RET/PTC2和RET/PTC3）

图12-21　RET蛋白结构及主要融合分子

引自Salvatore et al. 2021.

（二）RET基因重排和突变与甲状腺癌转移

RET基因重排或突变在甲状腺癌中十分常见，但在甲状腺癌的两种组织型中具有不同的作用机制。在PTC中的RET原癌基因主要通过染色体重排，其中最常见的两种重排为RET/PTC1和RET/PTC3。RET/PTC1与H4（D10S170）基因融合形成，RET/ PTC3与NCOA4（ELE1）基因融合形成。融合保留了RET基因受体的TK结构域，使RET/PTC癌蛋白与SHC结合并激活RAS-RAF-MAPK级联。在切尔诺贝利事故后暴露于辐射的儿童的肿瘤中已经观察到，不同类型的RET/PTC与乳头状癌的形态变异之间有明显的相关性。在该人群中，乳头状癌的实体变异与RET/ PTC3、典型乳头状癌与RET/PTC1有很强的相关性（如图 12-22、12-23）。而在 MTC 中，RET 基因激活是由种系或体细胞突变决定的，最常见的是密码子 918 突变。然而，RET 基因重组和突变所致的结果类似，可使 MAPK 和 PI3K 通路不受控制地激活，从而导致滤泡细胞增殖和恶性肿瘤的发展。

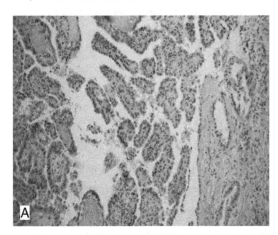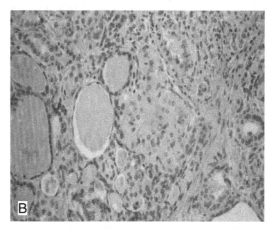

图 12-22　切尔诺贝利核泄漏事故发生后的甲状腺乳头状癌中 RET/PTC 蛋白的表达（典型病例）

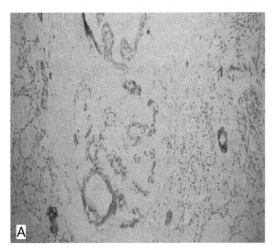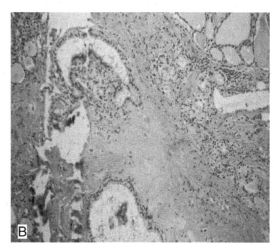

A: 典型癌栓免疫组化染色；B: 转移淋巴结免疫组化染色

图 12-23　切尔诺贝利核泄漏事故发生后的甲状腺乳头状癌转移淋巴结中 RET/PTC 蛋白的表达

引自 Nikiforov YE. 2002.

　　到目前为止，许多研究都报道了 RET 基因重排或突变与甲状腺癌的转移密切相关。Sugg 等人选择了 20 例甲状腺癌患者（其中甲状腺内 13 例，颈部淋巴结 6 例或肺转移 1 例），通过反转录（RT）-PCR 来检测其甲状腺癌基因 RET/PTC，在 3 例甲状腺内和 5 例转移性肿瘤中发现了 RET/PTC，结果报道了 RET/PTC 基因重排出现在 40% 的甲状腺乳头状癌中，并且在 PTC 的转移行为中发挥作用。Adeniran 等人的研究表明，RET/PTC 基因重排更多出现在较年轻的年龄（26.3 岁，$P<0.01$），并以典型的乳头状组织和较高的淋巴结转移率（77%）为主要表现。Elisei 等人研究了 100 名散发性 MTC 患者的病例，平均随访 10.2 年；在 100 例散发性 MTC 中发现了 43 例体细胞 RET 基因突变（43%）。M918T 是最常见的突变（43.79%）。RET 基因突变发生在较大的肿瘤中（$P=0.03$），在伴有淋巴结转移和远处转移的 MTC 中（分别为 $P<0.0001$，$P=0.02$），与诊断晚期显著相关（$P=0.004$）；分析 RET 基因外显子 10～11 和 13～16 报告，RET 基因 918 阳性患者中有 76.5% 淋巴结转移，RET 基因 634 阳性患者中有 43% 淋巴结转移。提示体细胞 RET 基因突变的存在与诊断时淋巴结转移的存在相关，这是对于 MTC 患者彻底治愈来说的一个

已知的不良预后因素。Wang 等人观察到在发生 RET 基因突变的 MTC 患者中，RET 基因突变，尤其是第 11 和 13 号外显子发生的 RET 基因突变，有较高的颈部淋巴结转移风险。此外，11、13 外显子的 RET 基因突变与手术前和术后血清 cTn 和 CEA 水平升高也具有相关性，提示 11、13 外显子突变与 MTC 患者预后不良有关，他们还指出，在第 11 号和第 13 号外显子发生 RET 基因突变的 MTC 患者可以考虑接受预防性同侧颈淋巴结清扫术。

五、PTEN

（一）PTEN 概述

Li 等人于 1997 年发现了一种新的抑癌基因 PTEN 黏，它是第 10 号染色体上缺失与张力蛋白同源的磷酸酯酶基因。PTEN 位于人染色体 10q23.3 位点，其产物 PTEN 蛋白由 403 个氨基酸组成，并且具有脂质磷酸酶活性和蛋白磷酸酶活性的双重特异性，脂质磷酸酶活性与 PTEN 作为肿瘤抑制因子的功能密切相关，而蛋白磷酸酶活性本质上是分子内调节的。PTEN 基因是维持细胞正常生存所必需的肿瘤抑制因子，有研究表明，PTEN 主要是通过调节酪氨酸激酶受体（RTK）/磷脂酰肌醇-3-激酶（PI3K）/蛋白激酶 B（PKB，又称 Akt）通路，作用于细胞生长、增殖和凋亡，并且此通路与细胞黏附、迁移以及细胞周期的调控也密切相关。并且，PTEN 的酶促功能是 PI3K 有丝分裂信号通路的负调控信号。抑癌基因 PTEN 中的 9 个外显子都可发生异常，但其变化主要分布在第 7、第 8 外显子的磷酸化酶区域以及第 5 外显子编码磷酸酶的核心序列，PTEN 基因的突变、缺失会导致其对于细胞生长的负调控作用下降，从而使得细胞增殖异常，引起肿瘤的发生。PTEN 的转录调控也是在转录水平和转录后水平上进行调控的。有几个转录因子被报道控制 PTEN 基因的转录，包括肿瘤抑制因子 p53、早期生长反应蛋白 1（EGR-1）、代谢调节基因过氧化物酶体增殖激活因子受体（PPAR）和活性转录因子 2（ATF2）。有研究发现，在肺癌、胶质母细胞瘤、淋巴瘤、子宫内膜癌、卵巢癌、乳腺癌、前列腺癌、甲状腺癌等肿瘤中，存在着 PTEN 基因的突变、缺失或低表达。然而在 PTEN 基因没有突变和缺失的情况下，还有一种机制会导致 PTEN 基因失活，那就是 DNA 启动子区域高甲基化。如图 12-24 中 PTEN 基因启动子甲基化的滤泡癌 PTEN 免疫染色阴性。PTEN 基因的异常影响了 PTEN 基因对肿瘤细胞的抑制功能，从而导致了癌细胞的增殖和转移。

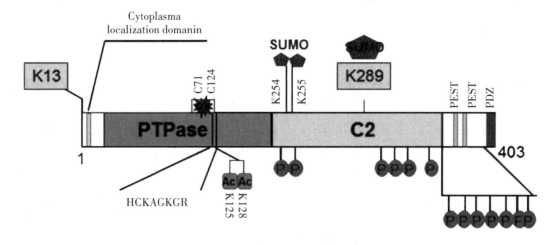

图 12-24　PTEN 的结构与调控

引自 Chien-Yu，et al. 2018.

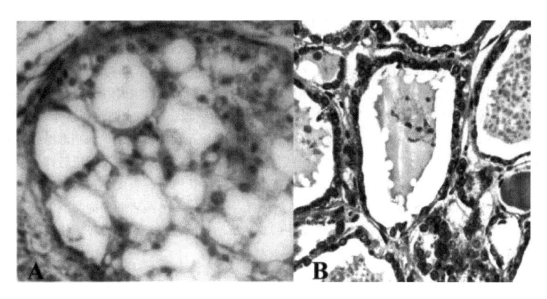

A：PTEN启动子甲基化的滤泡癌PTEN免疫染色阴性；B：内皮细胞的阳性染色作为内部阳性对照。邻近组织的正常甲状腺滤泡呈阳性染色。

图12-25　滤泡癌PTEN免疫染色及对照

引自 Francisco，et al. 2006.

（二）PTEN基因与甲状腺癌转移

有研究报道，甲状腺癌的发生发展与PTEN基因的低表达具有相关性。Francisco等人利用Western blot的技术检测到，在不同类型的甲状腺癌中，PTEN基因发生低表达的概率不同：PTC中为43%（21/46）、FTC中为86%（6/7）。除此之外他们还观察到，在临床TNM分期越高的甲状腺癌病理标本中，检测出的PTEN基因表达水平越低。张岩松等人的研究发现，PTEN基因在甲状腺癌转移组与非转移组中的表达有明显差异，并且表明PTEN基因可反映甲状腺肿瘤转移的特性。李茂竹等人的一项研究也表示PTEN基因的表达与患者年龄、性别和肿瘤大小的关系不明显（均为P＞0.05），但临床分期高、淋巴有转移者的PTEN基因阳性表达率显著低于淋巴无转移者（P＜0.05），证明了PTEN基因低表达与甲状腺癌患者淋巴转移密切相关。殷德涛等人研究了PTEN基因启动子区域甲基化所导致的PTEN基因失活与PTC患者临床病理特征的相关性，得出结论：PTC患者的TNM分期、病例分级以及淋巴结转移均与PTEN基因甲基化的状态相关（P值均＜0.05），并且，他们还发现，PTEN基因甲基化发生率在淋巴转移组（41.2%）明显高于无淋巴转移组（13%），表明了PTEN基因启动子区域甲基化与PTC的恶性程度及转移情况密切相关。国外学者Steck等人的研究也证实了PTEN基因与肿瘤的转移有关。

六、VEGF-C

（一）VEGF-C概述

VEGF家族是一类特异性作用于内皮细胞的生长因子，包括VEGF-A、VEGF-B、VEGF-C、VEGF-D以及胎盘生长因子（PLGF）。其中，VEGF-C是由Joukov等人于1996年利用PCR扩增的5′VEGF-C cDNA片段作为探针，从PC-3前列腺癌细胞中提纯出来的。VEGF-C是由肿瘤细胞分泌的，并且可以与受体（Flt4/VEGFR-3）结合，从而导致淋巴管内皮细胞增殖，诱导淋巴管的增生（如图12-26），淋巴管生成与恶性肿瘤的淋巴道转移发生、发展密切相关。人VEGF-C基因位于染色体4q³⁴，大小约为40 kb，其开放阅读框能够表达含419个氨基酸残基的蛋白。VEGF-C基因的功能区包括7个外显子，其中外显子3和4编码同源区的大部分保守序列，外显子5和7编码C6C10CRC型富含半光氨酸残基序列，外显子6编码几乎50%的C10CXCXC序列，该序列是丝氨酸的典型序列。VEGF-C与受体结合后会使受体产生自身磷酸化。神经细胞黏附分子（NCAM、CD56）是一个Ca^{2+}独立的细胞黏附分子，介导细胞同型和异型细胞黏附和细胞矩阵。NCAM的缺失通过上调淋巴管生成因子VEGF-C和-D诱导肿瘤转移。淋巴转移需要经过一系列复杂并且相互关联的发育阶段，当肿瘤细胞到达邻近的淋巴管时，它们沿着内皮的外表面移动，可以栓塞或有节律地泵入淋巴管至前哨淋巴结，前哨淋巴结囊下窦内的癌细胞经传入淋巴管侵入前哨淋巴结皮质或直接侵入传出淋巴管，从而导致了淋巴转移。根据研究发现，VEGF-C mRNA水平可被多种因子上调，如血小板源性生长因子、表皮生长因子、转化生长因子β。还有研究报道称，体外VEGF-C还可以被白介素-1α，白介素-1β或者肿瘤抑制因子上调。迄今为止，已有学者报道了VEGF-C在许多恶性肿瘤中的表达都与其淋巴道转移具有显著相关性，例如乳腺癌、大肠癌、胃癌和前列腺癌等。

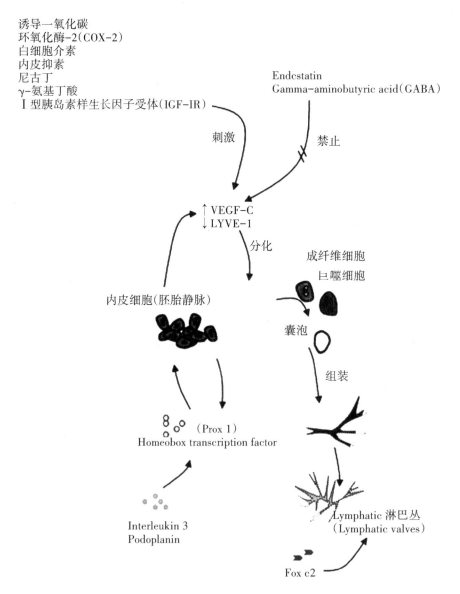

图12-26　内皮细胞和癌细胞分泌的各种因子调控VEGF-C，影响淋巴通道的生长

引自 Lin，et al. 2007.

（二）VEGF-C与甲状腺癌转移

有研究证实，高水平的VEGF-C存在于PTC并且与PTC的淋巴结转移密切相关，还发现在甲状腺乳头状癌中，VEGF-C mRNA在癌细胞质中表达，在邻近的正常甲状腺组织中也可以检测到。但滤泡性甲状腺癌细胞中未见表达（图12-27、12-28）。我们根据已有的报道推测，PTC通过某种未知的机制产生过多的VEGF-C，并且通过旁分泌的方式刺激其受体VEGFR-3（Flt-4）在内皮细胞上表达。VEGFR-3激活淋巴管内皮，促进乳头状癌细胞淋巴管侵入甲状腺，进而通过淋巴管转移。Tanaka等人的研究采用多重反转录聚合酶链反应（RTPCR）方法研究了甲状腺病变中各VEGF基因的表达，观察到与无淋巴结浸润的PTC患者相比，有淋巴结浸润的患者VEGF-C mRNA的表达显著增高，他们得出结论：VEGF-C mRNA的高表达是PTC淋巴结转移的必要条件。Yu等人收集了39例PTC标本（20例有淋巴结转移，19例无淋巴结转移），采用特异性抗VEGF-C抗体免疫印迹法检测到69%（27/39）PTC患者发生了VEGF-C蛋白的过表达，其中有淋巴结转移的PTC肿瘤组织VEGF-C过表达比例明显高于无淋巴结转移的PTC肿瘤组织（比率分别为85%和52.6%，P=0.029）。

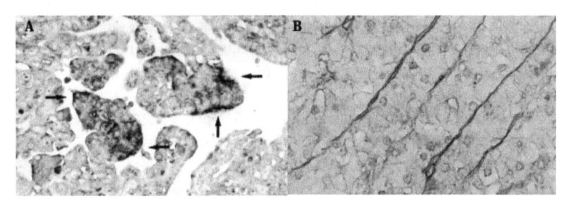

VEGF-C mRNA在乳头状癌细胞中表达（A），而在滤泡癌细胞中不表达（B）。

图12-27　甲状腺乳头状癌和滤泡状癌中VEGF-C mRNA的原位杂交研究

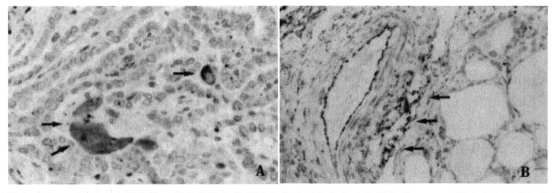

使用山羊抗VEGF-C多克隆抗体对甲状腺乳头状癌进行免疫组化染色，结果显示VEGF-C蛋白存在于癌细胞的细胞质（A）和邻近正常甲状腺组织的微血管内皮中（B）。

图12-28

引自Fellmer P T，et al. 1999.

七、展望

综上所述，大量文献已经证实了 BRAF^{V600E} 基因突变、TERT 启动子突变、RAS 基因突变、RET/PTC 基因重排、RET 基因突变、PTEN 基因低表达、高水平的 VEGF-C 与甲状腺癌的侵袭和转移密切相关。这些研究对于甲状腺癌转移的风险和预后评估具有重要意义，并且随着对此研究深入，我们可以为甲状腺癌患者提供更加精准且有效的个体化治疗。

第三节　与甲状腺癌复发相关的基因

甲状腺癌是内分泌系统最常见的恶性疾病，在过去的几十年里，包括中国在内的许多国家都有报道称甲状腺癌的发病率迅速上升，并且女性的发病率高于男性。甲状腺癌可分为分化型甲状腺癌、低分化甲状腺癌、未分化型甲状腺癌和髓样癌，其中分化型甲状腺癌是最常见的甲状腺癌，约占95%以上的病例。分化型甲状腺癌包又包含了甲状腺乳头状癌、甲状腺滤泡状癌以及 Hürthle 细胞癌，而未分化甲状腺癌是一种更具侵袭性的滤泡源性甲状腺癌。PTC 占所有甲状腺恶性肿瘤的85%～90%。尽管大多数 PTC 是惰性的，可以通过甲状腺切除手术治愈（通常随后还会进行放射性碘治疗和甲状腺抑制治疗），10年生存率超过90%，但仍有5%～20%的患者会出现肿瘤复发，此类复发在某些情况下还被证明是无法治愈甚至致命的。有研究表明，我国甲状腺癌患者的五年生存率仅为84.3%，且如果肿瘤发生复发，PTC 患者的10年生存率会降低到大约40%。与甲状腺癌复发相关基因的研究有助于风险分层识别出复发风险较高的患者，从而采取更加积极的治疗，改善高复发风险甲状腺癌患者的预后。

一、BRAF^{V600E}突变

（一）BRAF^{V600E}突变概述

鼠类肉瘤滤过性毒菌致癌同源体 B1 位于染色体7q34，含18个外显子，编码的蛋白质分子全长约为94kD，有783个氨基酸残基，属于丝氨酸/苏氨酸蛋白激酶。在哺乳动物细胞中，有三种 RAF 蛋白，即 ARAF、BRAF 和 CRAF（也称为 RAF1）。RAF 家族成员由三个保守域组成，分别是保守区1、2、3（CR1、CR2、CR3）（如图12-29）。CR1是一个可以与 Ras-GTP 结合的自我调节域；CR2是一个富含丝氨酸的铰链区；CR3是一个催化丝氨酸/苏氨酸蛋白激酶域，它可以磷酸化蛋白底物上的一致序列。尽管三种 RAF 激酶作为 RAS/RAF/MAPK 信号通路的重要组成部分，在正常生理中都发挥着重要作用，但 BRAF 体细胞突变是在许多不同癌症中发生改变的主要 RAF 激酶。例如，近60%的黑色素瘤、60%的甲状腺癌、15%的结肠直肠癌和5%的非小细胞肺癌都存在 BRAF 突变。在正常细胞中，外部生长刺激激活受体酪氨酸激酶（RTK）和 RAS 将生长信号传递给有丝分裂原活化蛋白激酶（MAPK）级联反应；而在 BRAF 驱动的癌症中，突变的 BRAF 既可以作为 RAS 独立的单体和二聚体作用于 RAS，也可依赖于 RAS 促进细胞生长（如图12-30）。BRAF 突变的激活主要发生在激酶结构域的两个区域，即富含甘氨酸的环和激活区域。BRAF 突变几乎完全是第15外显子1799核苷酸（T1799A）的胸腺嘧啶转位，转位会导致600氨基酸残基的缬氨酸-谷氨酸置换（V600E）。这种突变通过破坏激活环中的残基和 ATP 结合位点上维持失活构象的残基之间的疏水相互作用，产生一种具有活性的激酶，将激酶折叠成具有催化活性的结构。

（二）BRAF^{V600E}突变与甲状腺癌复发

近年来，许多学者研究发现BRAF^{V600E}与甲状腺癌复发具有相关性，尤其是在2015年美国甲状腺学会（ATA）指南（如表12-2）中提出将BRAF等分子特征以及淋巴结侵犯等因素细化地纳入DTC复发风险分层。复发风险分层原先是基于是否存在某些临床和组织病理学危险因素来判断的，如患者的年龄和性别、肿瘤大小和组织学亚型以及甲状腺外扩散和转移等。现已有许多研究报道了BRAF在甲状腺癌的发生、发展中起重要作用，在PTC中的突变率约为40%，最高可达80%。此外，BRAF突变与甲状腺癌远处转移及淋巴结转移也密切相关。对于BRAF突变与甲状腺癌复发的密切关系，在Xing等人的研究中可观察到：BRAF突变与甲状腺外侵犯、颈部淋巴结转移和肿瘤初始分期中的晚期有显著相关性。这是三个传统上与甲状腺癌复发风险更高相关的病理特征，另外还发现BRAF突变与患者年龄、性别或肿瘤多灶性无显著相关性。BRAF突变阳性组的肿瘤复发率也明显高于BRAF突变阴性组，分别为25%和9%。除5例有纵隔、肺或骨转移外，大多数肿瘤复发发生在颈部、甲状腺床和气管旁，并且在不同的PTC亚型中，其BRAF突变、甲状腺外瘤侵袭、颈淋巴结转移、晚期肿瘤分期和肿瘤复发的发生率也存在差异，其中甲状腺乳头状癌高细胞亚型发生率最高，而在仅有经典型PTC的亚型中并未观察到BRAF突变与这些高危病理参数具有显著相关性。除此之外，他们还检测了初始临床病理分期Ⅰ期和Ⅱ期患者亚组中甲状腺癌的复发频率，结果发现Ⅰ/Ⅱ期BRAF突变阳性患者甲状腺癌复发率比BRAF突变阴性患者高，分别为14/64（22%）和4/83（5%）。综合各影响因素显示，BRAF突变与甲状腺癌复发之间存在显著相关性（OR=11.6，95% CI=2.2～62.6）。此外，一项对2247名PTMC患者的荟萃分析也显示，BRAF^{V600E}突变的患者复发的可能性更高（OR=2.09，95% CI=1.31～3.33）。Xing等人于2015年又进行了一项大型多中心研究，表明BRAF^{V600E}突变对PTC复发具有预后价值，在经典型PTC和滤泡变异型PTC的亚型中，BRAF突变阳性PTC的复发率显著高于BRAF突变阴性PTC，并且在对列出的传统临床病理危险因素进行调整后，这些差异仍然具有统计学意义。而Yarchoan等人认为，由于Xing没有进行前瞻性研究，所以不能确定BRAF突变的预后价值。Huang等人报道BRAF^{V600E}确定了大于1 cm和小于4 cm的孤立性甲状腺内乳头状癌（SI-PTC）亚群，特别是大于2 cm和小于4 cm的肿瘤，其复发风险与侵袭性单发PTC相当，还表明，对这类患者进行更加积极的治疗较为合理。

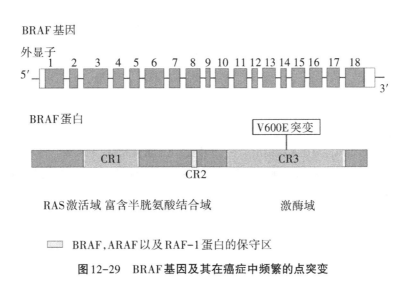

图12-29 BRAF基因及其在癌症中频繁的点突变

引自 Frisone D，et al. 2020.

表 12-2　2015 年 ATA 修改初始风险分层系统

树状风险系统	连续风险系统
高风险： 明显侵犯甲状腺周围软组织 肿瘤残留，远处转移，或转移淋巴结直径>3 cm	最高风险↓ FTC,广泛血管侵袭(30%～50%) pT_{4a},ETE(30%～40%) pN_1伴结外扩散>3个淋巴转移(40%)PTC>1 cm,TERT突变BRAF突变(>40%) PN_1,任意转移淋巴结直径>3 cm(10%～40%) PTC,甲状腺外侵袭,BRAF突变(10%～40%) PTC,血管侵袭(15%～30%)临床N_1(20%) pN_1,≤5个淋巴结转移(20%) 甲状腺内PTC,<4 cm,BRAF突变(10%)pT_3低级的ETE(3%～8%)
中风险： 甲状腺周围组织的微小侵犯 组织学具有侵袭性,血管侵犯,或>5个淋巴结转移(直径0.2～3 cm)	pN_1,≤5个转移淋巴结(5%) pN_1,所有转移淋巴结直径<0.2 cm(5%) 甲状腺内PTC病灶直径为2～4 cm(5%) 多病灶的PTMC(4%～6%) pN_1无结外扩散,≤3个转移淋巴结(2%) 微创性FTC(2%～3%) 甲状腺内,病灶直径<4 cm,BRAF(1%～2%)甲状腺内单灶性PTMC,BRAF突变(1%～2%) 甲状腺内,囊性的,FV-PTC(1%～2%) 单灶性PTMC(1%～2%)
低风险： 甲状腺内DTC <5个微小淋巴结转移(直径<0.2 cm)	最低风险↑

　　左栏中，作为改进的初始风险分层系统提出了三层风险系统。虽然 BRAF 和（或）TERT 状态的分析并不被常规推荐于初始风险分层，但 2015 年 ATA 建议包括这些发现可以帮助临床医生在有相关信息的情况下进行适当的风险分层。

　　引自 Agnieszka C，et al. 2016.

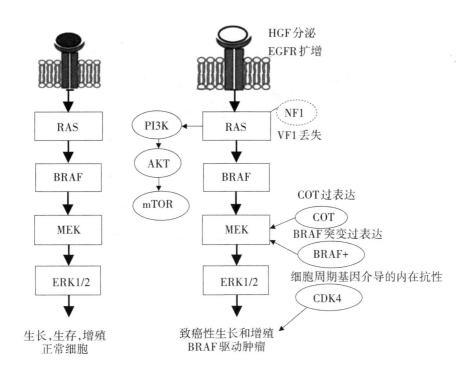

图 12-30　在正常细胞和癌症细胞中 BRAF 介导的信号传导

引自 Aubhishek Z，et al. 2019.

二、TERT启动子突变

（一）TERT启动子突变概述

端粒是定位于真核生物染色体末端的特殊的DNA蛋白结构，它们的主要功能是维持基因组的稳定。端粒DNA由重复序列组成。经典的复制机制不能为染色体末端的合成提供条件，导致每一轮细胞分裂，基因组不稳定并且衰老后端粒缩短。为了防止这些过程发生，细胞通过不同的作用机制防止端粒的缩短，主要是端粒酶激活。端粒酶可以合成由端粒重复序列组成的长序列（如图12-31），并使用一小部分端粒酶RNA作为端粒合成的基质。因此，端粒酶催化亚基（端粒酶反转录酶，TERT）和端粒酶RNA（TR）构成了一种核心酶，可以在重组系统中维持体外端粒酶的活性，而在体内，还需要更多的因素来提供酶的适当功能。因此，端粒酶是一种依赖RNA的DNA聚合酶，其自身的RNA成分可作为反转录酶。据报道，端粒酶的活化已经在许多癌症中发现，包括黑色素瘤、乳腺癌和头颈癌等，而端粒酶的激活可被TERT启动子突变所诱导。TERT是端粒酶复合体催化端粒延长过程中的限速亚基，在多种恶性肿瘤中都存在着TERT表达上调与端粒酶活化，TERT与肿瘤细胞的增殖、侵袭、转移以及抗凋亡等密切相关。TERT启动子中的体细胞突变是在黑色素瘤中首次被发现的，这些突变主要发生在两个热点处，分别是位于ATG起始位点上游124和146 bp处的chr5：1，295，228C>T（'C228T'）和chr5：1，295，250C>T（'C250T'）。有研究表明，TERT启动子突变通过创建新的E-twenty-six（ETS）转录因子结合位点（GGAA/T），显著提高TERT启动子转录活性以及增加基因表达，从而进一步调控端粒酶的活化，如图12-32。

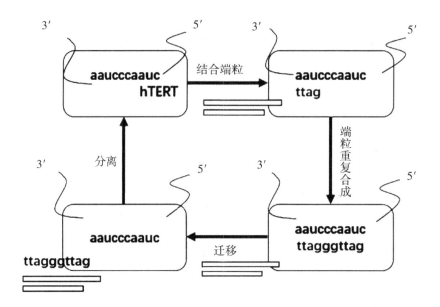

端粒酶催化循环包括两个阶段：在端粒的3端合成一个端粒重复序列，然后释放RNA/DNA双链的基质以合成下一个重复序列

图 12-31 端粒酶反应周期（核苷酸序列是针对人端粒酶）

引自 M S.E，et al. 2012.

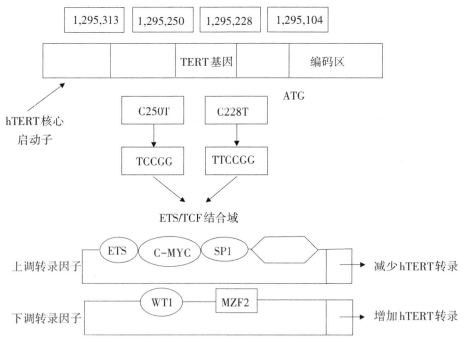

hTERT基因在几乎所有正常细胞和组织中都受到严格抑制。特定的hTERT启动子突变是癌症进展的一部分，它会导致hTERT的转录增加。然而hTERT的转录还需要受一系列转录因子（如转录因子TFs）的调控。hTERT启动子突变产生ETS/TCF结合基序。每个突变产生一个新的ETS/TCF结合位点。上调TFs，如ETS、c-MYC、SP1和NF-kB结合到各自的位点，促进hTERT转录。

图 12-32 hTERT转录和启动子突变

引自 Jafri M.A，et al. 2016.

（二）TERT 启动子突变与甲状腺癌复发

TERT 启动子突变参与甲状腺癌的发生、发展，突变率约为9%～37%。迄今为止，已有许多学者研究表明，TERT 启动子突变与甲状腺癌的临床病理特征以及不良预后密切相关，例如 Liu 等人报道 TERT 启动子突变在甲状腺癌，特别是在 FTC 和 BRAF 突变阳性的 PTC 中是常见的，并且与侵袭性临床病理特征相关。还有研究观察到，TERT 启动子突变与甲状腺癌患者年龄较大、肿瘤体积较大、分期较高和远处转移有关，与肿瘤持续/复发和疾病特异性死亡率有关。Bullock 等人报道，TERT 启动子突变是甲状腺乳头状癌复发和死亡的主要指标，TERT 启动子突变与不良预后特征显著相关，例如年龄较大，男性性别和Ⅳ期疾病。Li 等人选取了312例诊断为甲状腺癌的患者进行研究（其中复发组75例，非复发组237例），他们采用聚合酶链反应-限制性片段长度多态性检测 hTERT rs2736100 和 rs2736098 多态性，然后再通过酶切法鉴定 hTERT rs2736100 和 rs2736098 的基因分型（如图12-33、12-34），运用焦磷酸测序检测 hTERT 基因启动子区域的 DNA 甲基化情况，并对所有患者进行电话和（或）门诊随访。分析发现，与非复发组相比，复发组患者有明显不同的病理类型和肿瘤分期。hTERT rs2736100 GG 基因型可能增加甲状腺癌患者复发的风险，而 hTERT rs2736098 多态性与复发风险无相关性。与 TT+TG 基因型频率相比，rs2736100 GG 基因型频率在无多中心、甲状腺外浸润、淋巴结转移、未分化癌、Ⅲ＋Ⅳ期患者中增加；复发组 DNA 甲基化水平明显高于非复发组，并且与肿瘤分期及淋巴结转移也密切相关，提示了 hTERT 基因启动子区域的 DNA 甲基化和 rs2736100 多态性可能与 TC 患者手术后复发有关。但对于 TERT 启动子突变与甲状腺癌复发的相关性，国内外学者仍有不同意见。Myung 等人的研究分析了 TERT 启动子突变与甲状腺癌患者复发风险增加之间是否具有相关性，通过调查包括39名持续/复发组患者和35名匹配的非复发组患者，应用基于年龄、性别、肿瘤大小、多灶性、双侧性、ETE 和淋巴结转移的倾向性评分，结果发现，在18%的 PTC 样本中检测到 TERT 启动子突变（13/74），且大部分的变异（85%）呈现 C228T 突变，而其余部分为 C250T 突变，研究发现持续性/复发组的 TERT 突变频率略高于无复发组（分别为23%和12%），但没有统计学意义；结果表明，TERT 启动子突变对肿瘤的持续/复发没有影响。因此，未来需要进一步精心设计更大的分子流行病学研究来验证 TERT 启动子突变与甲状腺癌患者复发风险是否相关。

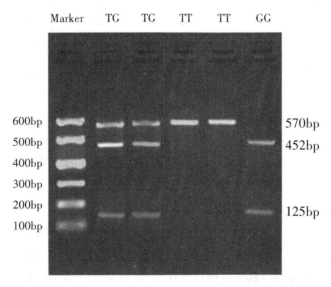

rs2736100（T＞G），TG 基因型有三个条带（125、452、570 bp），TT 基因型有一个条带（570 bp），GG 基因型有两个条带（125、452 bp）。

图12-33 酶切鉴定 hTERT rs2736100基因型（hTERT 人端粒酶逆转录酶）

引自 Li, J.-J., P.C.J.-R.et al. 2017.

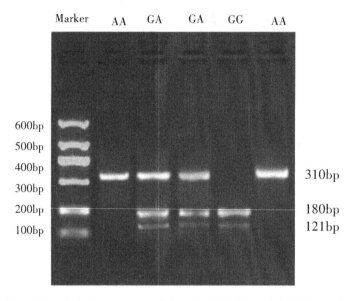

rs2736098（G＞A），GG基因型有两个条带（121，180 bp），AA基因型有一个条带（10 bp），GA基因型有三个条带（121，180，310 bp）。

图12-34　酶切鉴定hTERT rs2736098基因型（hTERT人端粒酶反转录酶）

引自 Jian-Jun Li，et al. 2017.

三、TP53基因突变

（一）TP53基因突变概述

TP53基因是迄今为止发现的与肿瘤相关性最高的基因之一。1979年，人们首次发现了p53蛋白，并认为p53的存在促进了肿瘤的发生。然而后来人们才发现，最初发现的p53是已经突变的p53，具有癌基因的功能，真正的野生型p53是抑癌基因，可以抑制肿瘤的发生（如图12-35、图12-36）。TP53定位于17号染色体短臂（17p13.1），跨越11个外显子，外显子1不编码蛋白质序列。全长蛋白由393个氨基酸组成，具有以下几个结构域：N端结构域（确保了靶基因的反激活）、中心DNA结合区域（直接与目标启动子中的一致DNA序列相互作用）以及寡聚结构域（通过该结构域，四个单体多肽链连接在一起，形成最终的四聚体分子）和C端结构域（其具有重要的DNA-特异性和非特异性，是p53结合的调节位点）。除了基本全长蛋白外，对TP53基因序列的分析还发现了12种可能的p53亚型。TP53基因编码蛋白具有调节细胞生长、增殖、凋亡、DNA修复等重要功能，并且可在细胞周期G1-S转换时调节生长抑制信号并检测细胞分裂的遗传完整性。当细胞处于应激状态以及细胞周期进程受抑制时，p53表达被触发，随后修复DNA损伤或促进细胞凋亡。研究发现，在87%的肿瘤中，TP53基因突变的形式为错义突变，从而产生错误的蛋白产物，出现p53蛋白过度表达。TP53基因突变在许多癌症中已经被证实，其中，在甲状腺癌中发生的概率约为14%，而在肺癌、乳腺癌和结直肠癌中的突变率则往往会更高些。并且，在甲状腺肿瘤中，TP53基因活性的丧失通常是在甲状腺癌失分化后期才被观察到。TP53基因突变在甲状腺癌各病理亚型中的发生率各有不同，例如：TP53基因突变在PDTC以及ATC中发生的概率分别为15%～30%和60%～80%，而在DTC中较为少见，其中在PTC和嗜酸性FTC中发现TP53基因突变的概率分别为40%与22%。有研究证实，甲状腺细胞中TP53抑癌基因失活可以促进肿瘤的生长，同时也会导致细胞分化的持续丧失。已有研究表明，ATC的分子变化是TP53基因的失活或磷脂酰肌醇3-激酶（PI3K）级联的激活、RAS或BRAF基因突变，然而促使DTC过渡到ATC的重要因素可能是TP53基因失活。

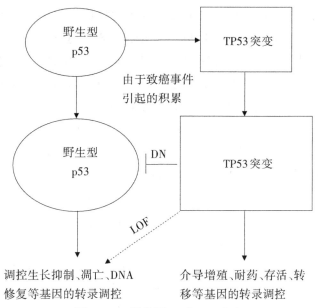

图12-35 野生型p53与p53突变

引自 Brosh，R.，et al. 2009.

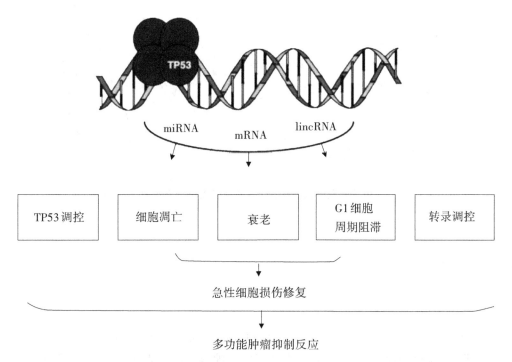

图12-36 TP53蛋白作为一种序列特异性转录因子发挥抑癌功能

引自 Jaan，A B，et al. 2016.

（二）TP53基因突变与甲状腺癌复发

近年来，国内外学者发表了许多有关TP53基因与甲状腺癌的报道，认为TP53基因突变在甲状腺癌发生、发展的过程中起重要作用。例如，Balta等人选择了87例患者（47例PTC，40例良性病变），对每个病例进行H&E染色切片评估（如图12-37），当患者确诊为PTC后，再进行免疫组化分析癌蛋白表达。与对照组比较，PTC中癌蛋白表达差异有统计学意义。在PTC中p53的表达明显升高。宋毅等人的一项研究分析了甲状腺癌中TP53基因的突变与病理学特征及预后之间的相关性，研究发现，31例甲状腺癌患者中有10例出现了TP53基因突变（32.3%），并且在五年内复发的患者中，TP53基因突变的发生率显著高于未发生复发的患者；研究还发现，在滤泡状癌中其预后与组织学亚型相关，明显浸润性癌的突变率显著高于微小浸润癌；结果证明了TP53基因突变与甲状腺腺瘤的复发呈显著相关性。Morita等人的研究报道了原发性肿瘤中p53的免疫组化可用于PTC患者的临床评估，与肿瘤体积大、肿瘤转移、阳性淋巴结的平均数目等临床病理数据之间具有相关性，并且还指出，在淋巴结转移中p53蛋白过表达可能作为淋巴结复发的治疗指南或靶点。Ali等人也指出p53在免疫组织化学的表达可以作为PTC患者中局部复发风险增加的潜在标记。然而，TP53基因突变在PTC中的预后意义仍然存在争议。Hamzany等认为p53阳性与年龄、肿瘤大小、甲状腺外扩张、血管浸润、肿瘤转移阳性淋巴结和平均阳性淋巴结数目等使复发风险增加的因素之间没有任何显著相关性。在Hayati等人的研究中，p53表达与年龄、性别、肿瘤大小等临床参数也无显著相关性。

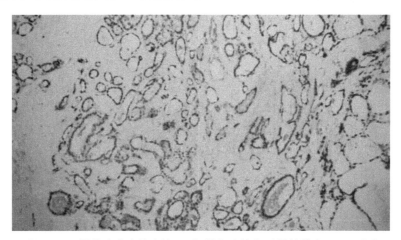

图12-37　甲状腺乳头状癌的p53阳性免疫染色（原始放大，2009年）

引自Z，B.A，et al. 2012.

四、MicroRNA

（一）MicroRNA概述

MicroRNA（miRNAs或miRs）是由19～23个核苷酸组成的一类内源性非编码小RNA，它们是多细胞生物中的一类丰富的基因调节分子，调节许多蛋白质编码基因的表达。MiRNA基因主要在RNA聚合酶Ⅱ作用下转录为一个巨大的双链初级转录本体（pri-miR）。随后，核酶Drosha和Pasha将这一前体转化为w70核苷酸的双链miR前体（pre-miR），然后通过涉及蛋白质Exportin的机制将其转运到细胞质中。然后，Dicer酶将这个前体加工成22核苷酸双链miR。最后，这个双链被解开，前导链被合并到RISC中。纳入RISC的miRs能够与目标mRNA的30个未翻译区域（UTR）结合，根据互补程度的不同导致翻译阻滞或mRNA降解（如图12-38）。

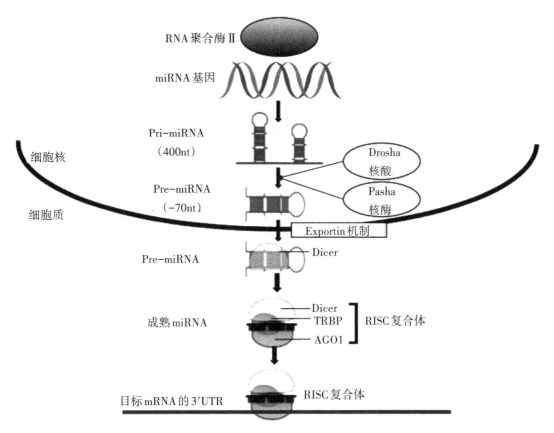

图12-38　MicroRNA 的生物转化

引自 Pisarello M，et al. 2015.

有研究发现，miRNA 可作为癌基因或者抑癌基因在肿瘤的发生发展中起关键性作用（如图 12-39）。其中抑癌性 miRNA（suppressor-miRNA）具有类似抑癌基因的功能，与肿瘤发生呈负相关。其最初发现是在 O'Donnell 等人的细胞模型中，模型显示，在过度表达 MYC 的人 B 细胞系 P493-6 中，miR-17-92 基因簇的 miRNA 成员具有肿瘤抑制活性，它们的表达降低了 E2F1 的表达，因此抑制了 MYC 介导的细胞增殖。MicroRNA 表达下调或失活将会直接导致肿瘤的发生发展，如 Let-7、miR-15/16、miR-34a/b/c 等在多种肿瘤中也被证实为抑癌性 miRNA。然而与 B 细胞淋巴瘤研究结论不同的是，相同的 miRNA 簇可通过与 MYC 结合并阻止细胞凋亡而成为潜在的癌基因，致癌性 miRNA（onco-miRNA）具有类似癌基因的功能，与肿瘤发生呈正相关，其过表达或持续活化也将会直接导致肿瘤的发生、发展。MiR-21、miR-10b、miR-221 和 miR-222 等在多种肿瘤中也被证实为致癌性 miRNA。这些抑癌性或致癌性 miRNA 通过其靶基因、上游转录因子及各种反馈调控回路相互交织，组成了复杂的生物调控网络，为 miRNA 诱发肿瘤的发生、发展的重要机制。出现这种情况的解释可能为，相同的 miRNA 可以参与不同的通路，对依赖于细胞类型和基因表达模式的细胞存活、生长和增殖产生不同的影响。miRNA 与 mRNA 相互作用的组合性质意味着相同的 miRNA 可能有不同的靶点，相同的 mRNA 可能在不同的细胞类型中被不同的 miRNA 靶向。

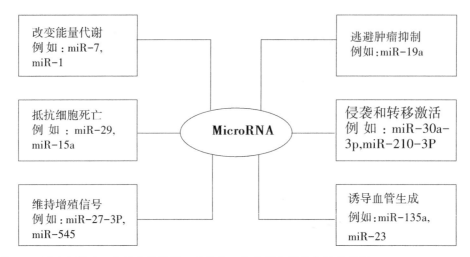

通常，一种microRNA会影响一种以上的特征，并具有一种主要的组织依赖性机制。

图12-39　microRNA的下调或上调有助于癌症的发展

引自 Chen-Kai, et al. 2017.

（二）MicroRNA与甲状腺癌复发

近年来，许多研究报道了MicroRNA在甲状腺癌的分型、分期以及有无侵袭或转移复发中具有重要价值（如图12-40）。MicroRNA谱已被用于准确识别低分化癌组织的起源组织，在甲状腺病理中，它们还被用来区分甲状腺肿瘤的类型，并区分良性肿瘤和恶性肿瘤。2012年，Yu等人将测序研究和定量RT-PCR相结合，发现了血清let-7e、miR-151-5p和miR-222水平与某些临床病理变量，如淋巴结状态、肿瘤大小、多灶病变状态和肿瘤淋巴结转移分期具有良好的相关性，表明了血清miRNA谱可以作为PTC的新型微创诊断标志物。Sondermann等人检测了66例甲状腺乳头状癌患者（其中复发组为19例，非复发组为47例），应用福尔马林固定、石蜡包埋样本中的miR-9、miR-10b、miR-21和miR-146b，并且所有患者均进行了甲状腺全切除术，手术后随访至少120个月，观察是否复发。结果发现miR-9和miR-21表达水平是甲状腺乳头状癌患者复发的重要预后因素（分别为HR=1.48，95% CI=1.24～1.77和HR=1.52，95% CI=1.18～1.94）。对miR-9和miR-21表达水平以及各种临床参数的多变量进行分析，确定了这些microRNA的表达是甲状腺乳头状癌复发的独立预后因素。此外，Lee等人回顾性研究了复发PTC（Rc-PTC）和未复发PTC（NR-PTC）患者病例，比较其肿瘤miRNA谱，并且还前瞻性研究了新诊断PTC或接受甲状腺全切除术的多结节性甲状腺肿患者进行手术前和手术后循环miRNA水平分析，以健康志愿者作为对照组。结果发现，相对于NR-PTC肿瘤，MicroRNA-222和miR-146b在Rt-PTC肿瘤中分别过表达10.8倍和8.9倍；手术前PTC患者血浆中miR-222和miR-146b的水平高于健康志愿者血浆中的水平；在全甲状腺切除术后，miR-222和miR-146b的血浆水平分别下降了2.7倍和5.1倍。研究表明肿瘤中miR-222和miR-146b的水平与PTC的复发密切相关，循环中miR-222和miR-146b的水平与PTC的存在相关。这些miRNA将来可作为肿瘤标志物，根据其提示的复发风险，改善患者分层，并且还能作为循环生物标志物用于PTC的监测。

MicroRNA 146b

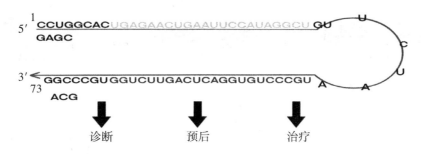

图 12-40　microRNA 可指导甲状腺癌的诊断、预后和治疗

引自 Simone D，et al. 2017.

五、长链非编码 RNA

（一）长链非编码 RNA 概述

长链非编码 RNA（Long noncoding RNA，lncRNA）是 RNA 转录产物的一种亚型，其长度大于 200 个核苷酸，缺乏编码蛋白的能力或能力有限。由于缺乏生物学功能，lncRNA 以前被认为是转录噪声，但是随后发现了它们在正常发育和许多疾病中都发挥着十分重要的作用。首先，lncRNA 与小分子的 ncRNA 相比较，前者的核苷酸链更长，通过分子内部折叠可提供更多的分子结合位点，从而更好地发挥生物学功能；其次，与 mRNA 相比较，lncRNA 的保守性差、易改变、适应快。每种 lncRNA 都有自己的复杂位置和特定位置。该位置有时会确定 lncRNA 的功能范围。如图 12-41 显示了一个稍微复杂的基因组分区，有义和反义非编码序列与编码序列嵌套在一起。还有研究发现，lncRNA 可以作为细胞结构组分，定位于特定的亚核体（subnuclear bodies）。例如：人类 lncRNA-NEAT1（nuclearparasp eckle assembly transcript1）、小鼠 lncRNA-多发性内分泌肿瘤 ε/β（multiple endocrine neoplasia epsilon/beta，Menε/β）与一些蛋白质结合，组成 RNA-蛋白质复合体后，定位于细胞核内特定的亚核体-斑点（paraspeckles），维持其结构的完整性；另一个 lncRNA-MALAT1（metastasis-associatedinlungadenocarcinoma transcript1）分布于特定的亚核体-剪接斑点（splicingspeckles）；在细胞有丝分裂期，Xist（Xin activation-specific transcription）和 Kcnq1ot1（potassium voltage-gated channel，subfamilyQ，member 1 opposites trandtranscript 1）位于核仁附近的区域。由此得出，lncRNA 不仅具有特定的二级结构和高度保守的局部序列，而且还有特定的亚细胞定位等特点。这些特点反映了 lncRNA 十分重要的生物学功能。

lncRNA 调控基因表达的主要机制是：lncRNA 通过与启动子、转录因子、某些蛋白质和 RNA 聚合酶 Ⅱ（RNAP Ⅱ）以及 DNA 片段相互作用，在转录水平上调控基因表达。此外，在转录后水平，lncRNA 还能够通过与 miRNA 相互作用，来维持 mRNA 的稳定性以及控制备选的 pre-mRNA 剪接等调控基因表达。lncRNA 还可以通过表观遗传机制（包括 DNA 甲基化，组蛋白修饰和染色质重塑）调节基因表达，如图 12-42、12-43。

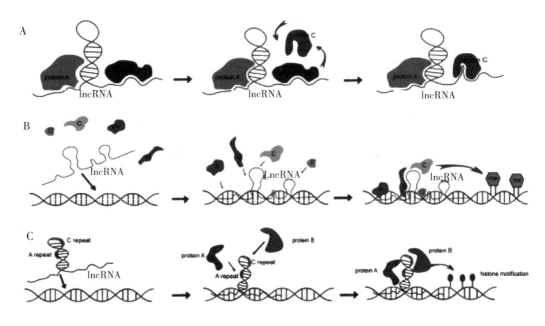

图 12-41　复杂转录区的 lincRNA 结构

引自 Chenguang W，et al. 2017.

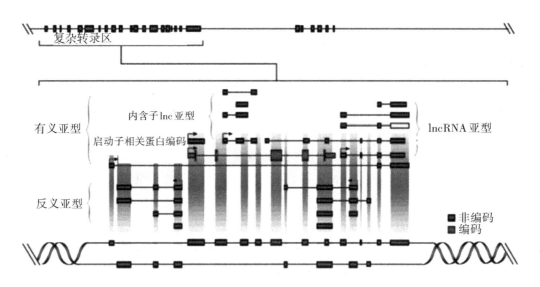

（A）lincRNA 与不同配体蛋白相互作用的 alloster 效应。（B）lincRNA 作为分子支架与多种调控蛋白重组结合。（C）lincRNA 介导功能区域重复元件的组蛋白修饰 lincRNA 作为分子支架，是通过多种结构基序引入的。这些能力招募多种蛋白质与 lincRNA 结合形成。

图 12-42　lincRNA 结构模型介导表观遗传调控

引自 Chenguang W，et al. 2017.

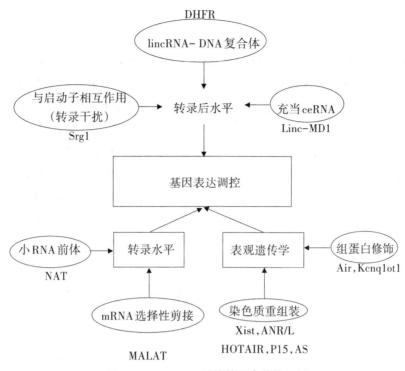

图12-43　lncRNA调控基因表达的机制

引自：史华俊，等．2012.

（二）长链非编码RNA与甲状腺复发

迄今为止，人们已经研究发现lncRNA与许多肿瘤的发生、发展密切相关，并且值得注意的是，lncRNA已经被认为是多种癌症潜在的预后或诊断标志物。最近研究也揭示了几种lncRNA与TC或PTC的发生、进展以及预后具有相关性。例如有研究报道，SLC6A9-5可作为早期诊断PTC的标志物，BISPR能够促进PTC的进展，PTCSC3和SNHG12被认为与PTC的迁移有关以及CCND2-AS1与PTC细胞的增殖、迁移和侵袭有关。此外，Li等人还报道了lncRNA HOX转录反义RNA（HOTAIR）过表达与甲状腺癌预后不良相关，他们观察到TC组织中HOTAIR的表达水平显著升高，并且在TC患者中，HOTAIR过表达与较差的生存率显著相关，HOTAIR相关基因的功能分析结果还表明，HOTAIR可能通过Wnt信号通路参与了肿瘤的发生。然而，虽然lncRNA在PTC肿瘤复发中的作用尚未被完全了解，但仍有许多国内外学者研究报道了多种lncRNA与甲状腺癌复发之间的相关性。Chen等通过建立lncRNA-miRNA-mRNA-ceRNA网络，研究了与PTC肿瘤复发相关的lncRNA，他们确定了5个lncRNA（H19、RBMS3 AS1、AC012213.1、TTTY10、RP5-1184F4.5.1）作为候选标志物，最终验证TTTY10是预测PTC肿瘤复发的新的预后标志物。Liu等人分析了来自癌症基因组图谱（cancer Genome Atlas，TCGA）中的甲状腺癌RNA测序数据集，评估了长链非编码RNA FOXD2-AS1的表达，并且还通过体外和体内的实验评估了FOXD2-AS1在甲状腺癌细胞中的生物学作用，使用Western blot、荧光素酶、免疫沉淀（IP）和RNA免疫沉淀（RIP）检测鉴定了介导FOXD2-AS1在甲状腺癌细胞中生物学作用的潜在miRNA和mRNA靶标，最终发现FOXD2-AS1在甲状腺癌组织和细胞中表达上调。FOXD2-AS1高表达与甲状腺癌的临床分期、复发显著相关。进一步机制研究发现，FOXD2-AS1通过募集miR-7-5p作为ceRNA，进一步上调甲状腺癌细胞端粒酶逆转录酶（TERT）的表达，最终导致甲状腺癌的早期复发。

六、展望

随着诊断技术的发展和人们健康意识的提高，甲状腺癌的发病率逐年提高，其中以分化型甲状腺癌最为常见，虽然甲状腺癌整体预后较好，但其复发风险仍然值得注意。由于结合临床病理参数预测甲状腺癌复发并不理想，所以研究其分子标记物对于甲状腺癌的分期、危险分层以及预后评估和个体化治疗具有十分重要的意义。

我们回顾了近年来国内外在甲状腺癌复发相关基因方面的文献，发现其中最常见的驱动基因为 $BRAF^{V600E}$ 突变，但是由于存在其他已知的侵袭性临床病理因素干扰，所以它的预后意义目前仍然存在争议。有研究表明在 PTC 中，$BRAF^{V600E}$ 突变主要通过对 MAPK 途径、NFκB 途径以及 RASSF1A 途径等信号传导通路的异常调节来发挥作用。此外，$BRAF^{V600E}$ 突变还可通过对各种促癌分子的上调或对甲状腺碘代谢基因（碘化钠共转运蛋白，NIS）的下调促进甲状腺癌的发生、发展。有研究表明，BRAF 突变阳性患者会接受更高剂量的放射性碘，出现这种情况的原因大概是这些患者所发生的甲状腺癌更具侵略性，从而导致了其治疗也更加积极。然而，因为放射性碘治疗可降低 PTC 的复发，尤其是对于那些处于甲状腺癌晚期阶段的患者，因此我们认为 $BRAF^{V600E}$ 突变对 PTC 复发的影响被低估了，理论上 $BRAF^{V600E}$ 突变对 PTC 在各种临床病理学类别中的复发的预后价值其实是更大的。Xing 等发表的一项大型的多中心研究也明确表明，BRAF 突变为 PTC 复发的独立危险因素。但有学者认为此结论还需要前瞻性的研究数据来支持，在提供此类数据的研究之前，由于不能明确 BRAF 突变的检测是否可以改善 PTC 患者的结局，所以 BRAF 突变检测还不能够在 PTC 患者中得到广泛使用。而 Xing 等认为，虽然前瞻性研究在证明假设方面通常优于回顾性研究，但对于回顾性研究已经证明和确定的 BRAF 突变的预后价值而言，这可能是不必要的，回顾性研究在指导临床实践方面通常与前瞻性研究一样有价值。

TERT 基因的启动子区域突变也被证明与 PTC 和 FTC 的预后有关，C228T 或 C250T 点突变会增加端粒酶反转录酶的表达，从而使得端粒延长以及细胞寿命延长。研究发现，在良性甲状腺病变中很少发现 TERT 启动子突变，因此它被认为是恶性肿瘤的标志物。并且 TERT 启动子突变已被公认为是甲状腺癌中另一个重要的致癌基因和遗传预后标志物。特别是有研究发现，在 PTC 中 TERT 启动子突变与 $BRAF^{V600E}$ 突变同时存在，这两个突变的协同促癌作用使用了一种新的分子机制，该机制要求 $BRAF^{V600E}$ 突变和 TERT 启动子突变通过激活一种新的 BRAF/MAPK/FOS/GABP/TERT 通道来协同促进 TERT 表达。因此，目前 $BRAF^{V600E}$ 突变和 TERT 启动子突变是 PTC 中最显著的致癌基因驱动事件。虽然迄今为止已有许多报道称，TERT 启动子突变与 PTC 的肿瘤持续/复发和疾病特异性死亡率有关，但是，其相关性是否独立于临床病理参数仍不确定。有研究在调整年龄、性别、多灶性、肿瘤大小、ETE、血管浸润和淋巴结转移后发现 TERT 启动子突变与肿瘤复发之间无显著相关性。虽然 TERT 启动子突变与疾病特异性死亡率之间的关系在调整年龄和性别后是显著的，但从未有学者进行过调整肿瘤大小或淋巴结转移的多变量分析。因此，要明确评估 TERT 启动子突变对 PTC 预后的可能影响应在 BRAF 突变等更大规模的研究中予以证实。

众所周知，TP53 突变是一个肿瘤抑制基因，控制着细胞周期，如 DNA 修复、细胞周期阻滞、分化和凋亡。TP53 基因突变在大约 50% 的人类癌症中普遍存在，在未分化甲状腺癌中突变率为 40%～60%，但在分化良好的甲状腺癌中突变率仅为 0～25%。由于野生型 p53 半衰期短，因此无法检测到野生型蛋白，而其突变形式具有更高的稳定性和更长的半衰期，所以易被检测。有学者认为 p53 蛋白的过表达归因于 TP53 基因突变的存在，但是，最近又有研究证明 p53 蛋白的过度表达并不总是由 TP53 基因突变引起的，还可能存在其他影响因素。据报道，p53 蛋白过表达的概率为 11%～59%。有研究认为，通过分子技术在 PTC 中未发现 p53 突变与 IHC 评估的过表达之间具有密切相关性，但也有些研究者报告发现，在分化的甲状腺癌中，可以检测到 p53 蛋白，并且其还被认为是重要且独立的预后指标。尽管 p53 蛋白的过表达与乳头状癌转移到区域淋巴结的可能性有关，但这种关系一直存在争议。例如，Ali 报道：p53 阳性与区域淋巴结复发（RNR）风险增加相关，还发现，放射性碘治疗（RAI）可以降低复发风险。此外，根据一项研究对原发甲状腺癌以及转移淋巴结进行的 p53 蛋白过度表达进行的分析，数据显示 p53 蛋白过表达与肿瘤大小以及淋巴结转移的存在之间存在显著相关性。无论原发肿瘤是否存在 p53 过表达，p53 蛋白在淋巴结转移中的过表达频率都相似。虽然到目前为止还不清楚 p53 蛋白过表达导致肿瘤细胞扩散到淋巴结，还是转移至淋巴结后细胞才获得 p53 蛋白过表达，但在淋巴结转移中的 p53 蛋白过表达率均更高些，因此 p53 靶向治疗对这些淋巴结转移的复发患者可能是有帮助的。

MicroRNA（miRNA）是一种短小的单链非编码 RNA，能够通过与目标信使 RNA 的 3-非翻译区结合，在转录后调节基因表达，在各种生物学过程中发挥关键作用。已有多项研究在甲状腺癌中发现了 MicroRNA 反常表达，主要特征为不同 miRNA 失调以及独特的 miRNA 表达谱与特定的体细胞突变状态显著聚集，表现为与甲状腺癌不同程度的临床侵袭性相关。例如，有研究报道 PTC 患者手术后循环中 miR-146a-5p 和 miR-221-3p 水平的变化与甲状腺癌复发之间存在相关性，为使与甲状腺非依赖性因素（例如性别，年龄，个体遗传背景，饮食，生活方式和合并症）相关的内在个体间差异最小化，在初始筛查分析时需将甲状腺切除术后的 miRNA 水平与手术前样本中的水平进行比较。但该研究的局限性在于队列规模小，因此需要更大规模样本的研究来验证。还有一项研究通过 qRT-PCR 检查了复发组和非复发组 PTC 患者组织中的 miR-9、miR-10b、miR-21 和 miR-146b 表达水平，发现复发组有降低 miR-10b 表达的趋势；miR-146b 在复发组和非复发组 PTC 之间的表达水平无显著差异，但其他研究报道 miR-146b 的过表达可显著增加 PTC 中的细胞迁移和侵袭，其过表达与高风险和复发性 PTC 密切相关；与无复发的 PTC 患者相比，PTC 患者的 miR-21 和 miR-9 表达水平显著降低。因此，miR-21 和 miR-9 低表达与 PTC 复发之间具有显著相关性，可作为独立的 PTC 复发预测因子，为患者随访提供潜在的分子生物标记；但是此项研究中较重要的影响因素在于 miRNA 的表达在不同种族、癌症类型、研究方法以及其他变量都可能会导致在研究中获得相对较大的异质性。

近年来，许多研究表明，lincRNA 在各种细胞生物学过程中起着十分重要的调控作用，参与了多种癌症的发生发展。lincRNA 促进癌症的肿瘤发生和转移的潜在机制涉及转录或转录后过程，表观遗传修饰和 mRNA 处理。然而，LincRNA 在甲状腺癌中的表达模式、临床意义和生物学功能尚不清楚。据报道，一些 lincRNA 的表达水平与甲状腺癌患者总体或无复发生存时间显著相关，如 RUNDC3A-AS1、FOXD2-AS1、PAX8-AS1、CRYM-AS1。其中 FOXD2-AS1 在甲状腺癌组织中被上调，研究还发现 FOXD2-AS1 的高表达预测了甲状腺癌患者的复发，其机制为 FOXD2-AS1 通过竞争 miR-7-5p 在甲状腺癌中作为竞争性内源 RNA 来上调 TERT 表达，从而导致甲状腺癌患者的复发。而沉默 FOXD2-AS1 可以消除体外甲状腺癌细胞的 CSCs 样表型和体内甲状腺肿瘤的发生。此外，还有研究发现 LINC00271 可能是 PTC 的一个抑制基因，是 PTC 淋巴结转移和复发的独立危险因素。而 LINC00271 的低表达与 CAMs、细胞周期、p53 信号通路和 JAK/STAT 信号通路正相关，这可能提示 LINC00271 通过这些肿瘤相关通路参与了 PTC 的发生、发展。但是未来仍然需要进行基础的体内外实验和大样本患者长期随访，以确定 LINC00271 在 PTC 中的作用。

这些与甲状腺癌复发相关的分子标志物的研究对于改善甲状腺癌患者的预后及治疗具有十分重要的意义，但是将来还需要大量的研究来证实其有效性及准确性，从而才能够将其运用于临床实践工作，为患者进行充分和准确的评估，确定是否需要进行较小范围的手术或预防性淋巴结切除。对于高风险的患者可进行更积极的辅助治疗和（或）更严格的监测，同时，对于那些复发风险低的患者，可以避免不必要的强化治疗与监管。

（杜国利，汤冉，马丽）

参考文献

[1]Cantwell-Dorris E，O'Leary J，Sheils O. BRAFV600E：implications for carcinogenesis and molecular therapy[J]. Mol Cancer Ther，2011(10):385-394.

[2]Giusti M，Sibilla F，Cappi C，et al. A case-controlled study on thequality of life in a cohort of patients with a history of differentiatedthyroid carcinoma[J]. J Endocrinol Invest,2005,28:599-608.

[3] Koelblinger P. Development of encorafenib for BRAF-mutated advanced melanoma Curr[J]. Opin. Oncol，2018(30):125-133.

[4]Paraiso K H. Recovery of phospho-ERK activity allows melanoma cells to escape from BRAF inhibitor therapy[J]. Br J Cancer,2010(102):1724-1730.

[5]Gutschner T，Hammerle M，Eissmaim M，et al. The noncodingRNA MALAT1 is a critical regulator of the meta stasis phenotype oflxmg cancer cells[J]. Cancer Res,2013,73(3):1180-1189.

[6]Manxhuk A-Kerliu S，Devolli-Disha E，Gerx-Haliu A，et al. Prognostic values of thyroid tumours[J]. Bosn J Basic Med Sci,2009,9(2):111-119.

[7]Salvatore G，Nagata S，Billaud M，et al. Generation and char-acterization of novel monoclonal antibodies to the Ret receptortyrosine kinase[J]. Biochem Biophys Res Commun,2002,294(4):813.

[8]Carlomagno F，Vitagliano D，Guida T，et al. ZD6474，an orally available inhibitor of KDR tyrosine kinase activity,efficiently blocks oncogenic RET kinases[J]. Cancer Res,2002,62(24):7284-7290.

[9]Hong D S，Sebti S M，Newman R A，et al. Phase I trial of a combination of the multikinase inhibitor sorafenib and the farnesyltransferase inhibitor tipifarnib in advanced malignancies[J].Clin Cancer Res,2009,15(22):7061-7068.

[10]Preto A，Goncalves J，Rebocho A P，et al. Proliferation and survival molecules implicated in the inhibition of BRAF pathway in thyroidcancer cells harbouring different genetic mutations[J]. BMC Cancer,2009(9):387.

[11]Kim D W，Jo Y S，Jung H S，et al. An orally administered multitarget tyrosine kinase inhibitor, SU11248，is a novel potent inhibitor of thyroid oncogenic RET/papillary thyroid cancer kinases[J]. J Clin Endocrinol Metab,2006,91(10):4070-4076.

[12]B Ouyang，J A Knauf，E P Smith，et al. Inhibitors of Raf kinase activity block growth of thyroid cancer cells with RET/PTC or BRAF mutations in vitro and in vivo[J]. Clin Cancer Res,2006,12(6):1785-1793.

[13]Morandi L，Righi A，Malella F. Aletla Somalie mutation profilingof hobnail variant of papillary thvroid carcinoma[J]. Endoer RelatCancer,2017,24(2):1071117.

[14]Liu F，Du G-L，Song N，et al. Hyperuricemia and its association with adiposity and dyslipidemia in Northwest China：results from cardiovascular risk survey in Xinjiang(CRS 2008-2012)[J]. Lipids in Health and Disease,2020,19(1):58.

[15]Hundahl S，Fleming I，Fremgen A，et al. A National Cancer Data Base report on 53,856 cases of thyroid carcinoma treated in the U.S.,1985-1995[see commetns][J]. Cancer,1998,83(12):2638-2648.

[16]Little J W. Thyroid disorders. Part Ⅲ:neoplastic thyroid disease[J]. Oral Surg Oral Med Oral Pathol Oral Radiol Endod,2006,102(3):275-280.

[17] Wan P T. Mechanism of activation of the RAF-ERK signaling pathway by oncogenic mutations of B-RAF[J]. Cell,2004,116(6):p. 855-867.

[18] Angelika I M. Comparison of high resolution melting analysis, pyrosequencing, next generation sequencing and immunohistochemistry to conventional Sanger sequencing for the detection of p.V600E and non-p.V600E BRAF mutations[J]. BMC Cancer,2014,14(1):13-13.

[19] Nucera C. The BRAFV600E mutation: what is it really orchestrating in thyroid cancer?(Review)[J]. Oncotarget, 2010(8):751-756.

[20] Mark T. Cloning of human telomerase catalytic subunit (hTERT)gene promoter and identification of proximal core promoter sequences essential for transcriptional activation in immortalized and cancer cells[J]. Cancer research,1999,59(3):551-557.

[21] Zhi L. Highly prevalent genetic alterations in receptor tyrosine kinases and phosphatidylinositol 3-kinase/akt and mitogen-activated protein kinase pathways in anaplastic and follicular thyroid cancers[J]. The Journal of Clinical Endocrinology and Metabolism,2008,93(8):3106-3116.

[22] Engle N Y. Thyroid carcinoma: molecular pathways and therapeutic targets[J]. Modern pathology : an official journal of the United States and Canadian Academy of Pathology, Inc,2008,21(Suppl 2):S37.

[23] Montin G. PTC is a novel rearranged form of the ret proto-oncogene and is frequently detected in vivo in human thyroid papillary carcinomas[J]. Cell,1990,60(4):557-563.

[24] Catherine Z X, et al. Functional analysis of the protein phosphatase activity of PTEN [J]. The Biochemical Journal,2012,444(3):457-464.

[25] Francisco A -N. PTEN promoter methylation in sporadic thyroid carcinomas [J]. Thyroid: official Journal of the American Thyroid Association,2006,16(1):17-23.

[26] Toshio K. Lymphangiogenesis-mediated shedding of LAM cell clusters as a mechanism for dissemination in lymphangioleiomyomatosis [J]. The American Journal of Surgical Pathology, 2005, 29(10): 1356-1366.

[27] Skobe M. Induction of tumor lymphangiogenesis by VEGF-C promotes breast cancer metastasis [J]. Nature Medicine,2001,7(2):192-198.

[28] Tanaka K. Expression of Vascular Endothelial Growth Factor Family MessengerRNA in Diseased Thyroid Tissues[J]. Surgery Today,2002,32(9):761-768.

[29] Mercer K E. Pritchard, Raf proteins and cancer: B-Raf is identified as a mutational target[J]. BBA - Reviews on Cancer. 2003. 1653(1):25-40.

[30] Read H B. 2015 American Thyroid Association Management Guidelines for Adult Patients with Thyroid Nodules and Differentiated Thyroid Cancer: The American Thyroid Association Guidelines Task Force on Thyroid Nodules and Differentiated Thyroid Cancer [J]. Thyroid: Official Journal of the American Thyroid Association. 2016,26(1):1-133.

[31] Mingzhao X. BRAF mutation predicts a poorer clinical prognosis for papillary thyroid cancer[J]. The Journal of Clinical Endocrinology and Metabolism,2005,90(12):6373-6379.

[32] Horn S. TERT Promoter Mutations in Familial and Sporadic Melanoma[J]. Science, 2013(6122): 959-961.

[33] Xiaoli L. TERT promoter mutations and their association with BRAF V600E mutation and aggressive clinicopathological characteristics of thyroid cancer[J]. The Journal of Clinical Endocrinology and Metabolism,

2014, 99(6):E1130-E1136.

[34] Pierlorenzo P. Deregulation of microRNA expression in follicular cell-derived human thyroid carcinomas[J]. Endocrine-Related Cancer,2010(1):F91-F104.

[35]Calin G A, Croce C M. MicroRNA signatures in human cancers[J]. Nature Reviews Cancer, 2006,6 (11):857-866.

[36] Shuang Y. Circulating microRNA profiles as potential biomarkers for diagnosis of papillary thyroid carcinoma[J]. The Journal of Clinical Endocrinology and Metabolism,2012,97(6):2084-2092.

[37]Cromce L J. MicroRNA-222 and microRNA-146b are tissue and circulating biomarkers of recurrent papillary thyroid cancer[J]. Cancer,2013,119(24):4358-4365.

[38]Sarah D,et al. Landscape of transcription in human cells[J]. Nature,2012,489(7414):101-108.

[39]Zhen-Dong X. Energy stress-induced lncRNA FILNC1 represses c-Myc-mediated energy Metabolism and inhibits renal tumor development[J]. Nature Communications,2017,8(1):783.

[40]Juan L. Regulation of lncRNA and Its Role in Cancer Metastasis[J]. Oncology Research, 2016, 23 (5):205.

[41]Fangyao C. Integrated analysis identifying new lncRNA markers revealed in ceRNA network for tumor recurrence in papillary thyroid carcinoma and build of nomogram[J]. Journal of Cellular Biochemistry,2019,120 (12):19673-19683.

[42]Tong J, Ma X, Yu H, et al. SNHG15: a promising cancer-related long noncoding RNA [J]. Cancer management and research, 2019,11:5961-5969.

[43]Subbiah V, Baik C, Kirkwood J M. Clinical Development of BRAF plus MEK Inhibitor Combinations [J].Trends in cancer, 2020,6(9):797-810.

[44]Zou Y, Zhong Y, Wu J, et al. Long non-coding PANDAR as a novel biomarker in human cancer: A systematic review[J].Cell proliferation, 2018,51(1):e12422

[45]Abdullah M I, Junit S M, Ng K L, et al. Papillary Thyroid Cancer: Genetic Alterations and Molecular Biomarker Investigations[J].International Journal of Medical Sciences, 2019,16(3):450-460.

[46]Larouche V, Akirov A, Thomas C M, et al. A primer on the genetics of medullary thyroid cancer[J]. Curr Oncol, 2019,26(6):389-394.

第十三章
妊娠合并甲状腺结节

　　甲状腺疾病是育龄妇女第二常见的内分泌疾病。如果不治疗，疾病可能会影响母体和胎儿。尽管在过去的几十年里，对与妊娠相关的甲状腺功能不全的认识取得了很大的进步，但同样的问题仍然存在于亚临床形式的疾病中，这些疾病发生得非常频繁，不经特定的筛查计划很难识别。甲状腺功能异常对受孕、妊娠及其结局的影响是近年来研究的热点。据估计，8%～12%的妊娠失败是由内分泌因素引起的。至少有2%～3%的妇女在怀孕期间有某种形式的甲状腺功能不全，约有10%的妇女患有自身免疫性甲状腺疾病。

　　甲状腺结节是指甲状腺内的孤立性病变，在放射学上可与周围的甲状腺组织不同。甲状腺结节和甲状腺癌的发生在世界范围内越来越普遍，大多数发生在育龄妇女身上。甲状腺癌的评估通常从发现甲状腺结节开始。超过50%的女性会出现甲状腺结节，其中许多是在对其他部位的影像学检查或常规健康检查中偶然发现的。在有结节的妇女中，甲状腺癌的发病率在7%～15%之间，这取决于人群的危险因素。怀孕不会增加患甲状腺癌的风险，但在怀孕期间行常规检查时，可能会发现甲状腺结节。在一项对怀孕早期妇女的前瞻性研究中，发现15%的健康女性有甲状腺结节。甲状腺结节的评估包括病史和身体状况、血清促甲状腺激素（TSH）水平以及多普勒超声检查。在未怀孕的病人中，当TSH抑制提示有毒性结节时，需要进行放射性核素甲状腺扫描。然而，使胎儿暴露于放射性碘的风险是绝对的禁忌。胎儿的甲状腺在胎龄约10～12周时开始浓缩碘，此时或之后的放射性碘暴露可能会导致胎儿甲状腺功能减退，致使胎儿有患甲状腺癌的风险，虽然甲状腺结节的发生率随着年龄的增长而增加，但年轻女性的疾病负担仍然是严重的，而且第一次发现甲状腺结节很可能是在怀孕期间。怀孕期间，甲状腺会发生一些生理变化，包括人绒毛膜促性腺激素（hCG）水平的增加（hCG与TSH有一定的同源性），以及循环雌激素水平的增加，这些变化可间接导致血清甲状腺素结合球蛋白（TBg）水平升高。这可导致甲状腺大小在碘充足的情况下增加10%，在碘缺乏的情况下增加高达40%，并且由于怀孕女性每日碘需求量增加，其甲状腺激素产量也会随之增加约50%。甲状腺结节评估的目的是发现可能的甲状腺癌，这些生理变化在甲状腺结节和癌症发展中的作用尚不明确，妊娠期、产后和孕前计划期间，如何处理甲状腺结节和癌症存在不确定性，且必须确保母婴的健康，这给临床医生带来了独特的挑战。这些挑战来自于对诊断测试和治疗的选择，以及对干预时机的把握，临床医生往往需要谨慎地进行决策，以便指导患者的疾病管理，尽量减少甲状腺癌带来的风险，最大限度地提高孕妇健康水平。当孕妇发现甲状腺结节或癌症时，这些管理原则可能最为突出，必须考虑到在怀孕期间进行任何干预处理的风险和潜在禁忌症。妊娠对甲状腺生理有着深远的影响，因此必须考虑妊娠对结节形成、恶性转化和癌症行为的影响。

第一节　甲状腺激素在妊娠期的作用

甲状腺疾病是妊娠期仅次于糖尿病的第二大常见内分泌疾病。甲状腺疾病可对孕妇的生理机能构成重大挑战，对母、婴有重大影响。甲状腺激素参与月经周期的控制和生育，影响卵泡刺激素和黄体生成素在卵母细胞上特定的三碘甲状腺原氨酸位点合成类固醇的作用，因此，在影响生殖的各个方面，妊娠期甲状腺激素变化较多，对甲状腺功能的影响较大。正常卵泡发育和排卵的先决条件是促性腺激素释放。妊娠期甲状腺功能不全分为甲状腺功能减退（甲状腺自身抗体阳性、甲状腺功能低下、亚临床或显性甲状腺功能减退）、甲状腺功能亢进和自身免疫性疾病，还包括甲状腺结节和甲状腺癌、碘缺乏和产后甲状腺炎。这些情况会对母亲和胎儿造成不利影响，包括妊娠损失、妊娠高血压、子痫前期、足月分娩、低出生体重、胎盘早剥和产后出血。有证据表明，甲状腺功能不全的甲状腺自身免疫对受孕和妊娠结局有不利影响，但目前尚不清楚是什么影响甲状腺自身免疫，尤其是在接受体外受精的妇女中更不能明确。甲状腺过氧化物酶抗体阳性孕妇的治疗仍存在争议，但不少研究表明，甲状腺素替代疗法能够降低流产和早产的概率。孕妇是否应该接受甲状腺功能不全的筛查仍然存在争议。一些科学团体建议在怀孕前三个月评估甲状腺功能，最好在孕期的第8周之前评估。孕妇患甲状腺疾病的高危因素有：既往甲状腺功能不全，甲状腺肿大，甲状腺抗体阳性，宫颈照射或甲状腺手术史，年龄超过30岁，甲状腺疾病家族史，出现甲状腺功能减退的临床症状，另外还有：诊断为1型糖尿病或任何其他自身免疫性疾病，反复流产，早产或不孕，病态肥胖，使用锂、胺碘酮治疗，或者最近服用了碘化钾，以及居住在一个中等至严重缺碘的地区。

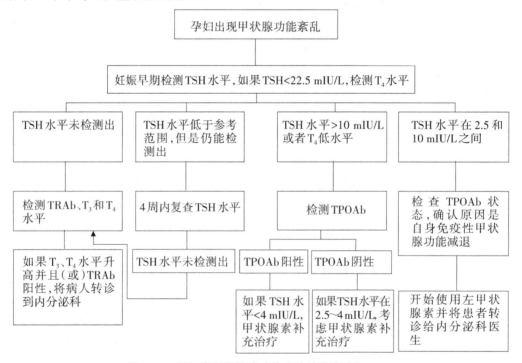

图13-1　孕妇出现甲状腺功能紊乱的治疗流程

引自 Smith A，et al. 2017.

第二节　妊娠期甲状腺结节的评估与处理

一、妊娠与甲状腺结节

据估计，成年女性甲状腺结节的患病率约为5%~6%，而高达68%的成人可通过计算机断层扫描（CT）、磁共振成像（MRI）等影像学方法检测到甲状腺结节，虽然随着年龄的增长，甲状腺结节（单发和多发）的发生率更高，但甲状腺结节可能首先在年轻妇女怀孕期间被发现，最常见的情况是在颈部触诊中发现，可能是因为孕妇在怀孕期间会接触更多的医疗、护理的原因。考虑到甲状腺结节生长缓慢，大多数在怀孕期间发现的甲状腺结节可能是在怀孕前出现的。一些研究利用颈部超声检查了妊娠期甲状腺结节的患病率。结果显示患病率在3%~30%之间，并与年龄和生育率的增加相关。据推测，妊娠与甲状腺结节的大小增加以及新的甲状腺结节的形成相关。关于甲状腺结节的生长，一项研究显示妊娠期甲状腺结节的大小增加了一倍，而另一项研究报告称，妊娠期甲状腺结节体积增加是短暂的。此外，在妊娠早期发现甲状腺结节的妇女中，有高达20%在分娩前又出现了另一个甲状腺结节。在过去的40年里，中国的平均怀孕年龄逐渐增加，现在许多妇女在30岁以后才寻求怀孕。这一点，再加上甲状腺结节的流行病学和自然病史，表明妇女怀孕期间甲状腺结节的频率可能会继续增加。甲状腺结节评估的最终目标是发现甲状腺癌，尽管只有8%~16%的甲状腺结节被证明是恶性的。

二、妊娠期甲状腺结节恶性可能性研究

妊娠期发现的甲状腺结节是否与较高的恶性肿瘤发病率有关尚不确定。有四项研究尝试用明显不同的方法来探讨这个问题。一项前瞻性研究评估了221名健康的中国南方妇女怀孕前三个月的情况。他们发现，其甲状腺结节性疾病的发病率从妊娠早期的15.3%上升到产后三个月的24.4%。在34名有一个或多个甲状腺结节的妇女中没有发现恶性肿瘤。三个横断面研究检查了怀孕期间发现的甲状腺结节的恶性肿瘤率。这些研究中恶性肿瘤的患病率在12%~43%之间。

孕期发生的生理和激素变化似乎会影响甲状腺结节的形成和生长。研究表明妊娠与新甲状腺结节的出现和妊娠期甲状腺结节的增大有关。一项研究报告了221例新怀孕患者的一系列超声检查结果，显示妊娠晚期甲状腺结节患者的比例较第一次发现时增加了近10%。然而，大多数新发现的结节非常小，直径小于5 mm。另外，一项病例对照分析表明，与未产妇对照组相比，怀孕的妇女甲状腺结节性病变的患病率增加。在另一项对来自缺碘地区的26名孕妇的研究中，其最大结节直径增加（平均变化50.7 mm），在妊娠期间甲状腺结节体积无显著增加，而甲状腺结节的形成没有增加。这种甲状腺结节形成对临床影响可能很小，而且到目前为止的发现并不表明有必要对甲状腺结节进行常规评估或在怀孕期间对非恶性甲状腺结节进行连续监测。

三、妊娠期妇女甲状腺结节评估

对怀孕患者甲状腺结节的评估与非妊娠患者相似。孕妇甲状腺结节的初步评估应包括仔细地询问病史和体检，以确定甲状腺癌风险增加的历史细节，如儿童时期是否暴露于电离辐射、家庭成员中是否存在甲状腺癌，以及有无高危症状，如持续性声音嘶哑、颈部疼痛或颈部淋巴结肿大。体格检查应明确甲状腺结节的大小、位置和特征，以及可能引起甲状腺癌的疑似发现，包括非常坚硬的甲状腺结

节、声音嘶哑、周围结构固定或淋巴结病变，尤其是在同一侧不对称存在甲状腺结节时。临床风险评估后，怀疑有甲状腺结节的孕妇应接受超声检查，并测定血清促甲状腺激素（TSH），以检查甲状腺结节患者最常见的表现。非孕妇的TSH水平降低可能提示有功能亢进的甲状腺结节，应使用放射性核素甲状腺扫描进行评估。然而，这可能在怀孕期间面临独特的挑战，因为在妊娠早期，由于β-hCG（它模拟TSH活性并与TSH受体结合）水平的升高，血清TSH水平降低。此外，尽管没有研究特别显示检查扫描剂量的高氯酸锝或 ^{123}I 的闪烁扫描对胎儿有不良影响，但目前的指南表明，这两种药物都是禁忌。因为所有母体放射性核素都有可能导致胎盘转移引起的胎儿照射和母体器官（如膀胱）的外部照射，故不建议常规测量基线血清甲状腺球蛋白或降钙素。

四、甲状腺结节超声检测

颈部超声仍然是用于检测甲状腺结节最准确和安全的成像方式，可评估其形态和特征，并可在怀孕期间测量颈部淋巴结。甲状腺超声不使用电离辐射，在怀孕期间是安全的。除了描述甲状腺结节的大小和位置外，还应包括超声风险评估。需要注意的重要特征是实性与囊性内容物、实质回声（例如，低回声、等回声和高回声）、钙化的存在和性质（例如，微钙化、边缘钙化）、结节边缘以及异常或增大的区域淋巴结的出现。与恶性肿瘤最密切相关的声像图特征是明显的低回声、微钙化、不规则或侵袭性边缘、病理性腺病，而其他特征显示对癌症的预测能力较低。"超声模式"评估可能有助于对恶性肿瘤的风险进行分层，但是超声特征报告中的次优再现性仍然限制了超声特征及其所依据的模式的准确性。

所有患有甲状腺结节的孕妇都必须对甲状腺功能进行评估，包括血清TSH浓度的检测和是否需要补充甲状腺激素。尽管左甲状腺素是甲状腺激素补充的标准推荐形式，但应确保不使用其他形式的甲状腺激素，如合成 T_3 或天然干燥制剂。TSH的评估有两个目的。首先，TSH被抑制可能意味着一个自主功能的甲状腺结节，可能改变恶性肿瘤的风险，但在怀孕期间可能很难确认，因为人绒毛膜促性腺激素（hCG）刺激对TSH具有生理性抑制作用，且怀孕期间无法使用放射性碘评估。其次，尽管怀孕被认为是甲状腺结节性疾病进展的一个危险因素，而且一些研究表明，使用抑制剂量的可使甲状腺结节缩小20%，但由于存在医源性甲状腺中毒的潜在风险，不建议采用这种做法。甲状腺异常发现或使用甲状腺激素补充剂会增加甲状腺功能减退可能性，这是妊娠期的一个重要问题，需要识别和处理。

在行超声引导下细针穿刺活检（UG-FNA）时，应考虑TSH值不受抑制的患者。这个决定应该根据当前的临床指南、其他文献以及与患者的讨论来进行。一般来说，超声诊断为恶性肿瘤，中至高度可疑的实性结节应在大于1 cm时抽吸。而没有这些特征的甲状腺结节通常具有低至极低的恶性肿瘤风险，应在大于1.5～2 cm及以上大小时抽吸。纯囊性甲状腺结节不应该抽吸，因为它们是良性的。除了轻微的瘀伤外，UG-FNA的副作用是罕见的，而从细胞学分析中获得的信息显著地提高了甲状腺癌的风险评估准确性。Bethesda thyroid细胞病理学报告系统越来越多地被用于UG-FNA的细胞学诊断。理论上，如果有足够的样本，且均没有发现恶性肿瘤的特征，则将标本归类为良性。如果肿瘤是明显的或不确定的，即当肿瘤的某些特征没有达到足够的诊断标准时，标本被归类为恶性肿瘤。甲状腺结节中约70%为细胞学良性，5%～10%为细胞学恶性，0～5%为非诊断性。然而，15%～30%的甲状腺结节抽吸物被归类为细胞学不确定，并且这些抽吸物经组织病理学证实后的癌症发生率很高。进行UG-FNA，包括使用皮下利多卡因的常见做法，在怀孕期间是安全的。怀孕似乎对血液学和甲状腺FNA的结果没有影响，尽管在这方面没有高质量的前瞻性数据。由于大多数结节在怀孕前形成（但在怀孕期间检测到），FNA细胞学结果的分布与一般非妊娠人群的分布相似。

五、妊娠期甲状腺结节处理

妊娠期甲状腺结节的处理应以超声和细胞学检查结果为指导。一般来说，怀孕期间发现的大多数甲状腺癌病例表现为惰性，并且进一步调查未能显示妊娠期间甲状腺癌的额外危害。因此，通常考虑对细胞学不确定或恶性甲状腺结节采取保守的治疗方法。一项病例对照研究调查了589名新诊断的甲状腺癌患者病例，比较了61名怀孕期间确诊的患者和528名未怀孕时确诊的患者病情，其中孕妇治疗时间平均延迟15个月。尽管延误了治疗，但没有发现任何可归因的伤害。在美国加利福尼亚州，一项癌症登记研究对595名在怀孕期间或怀孕12个月内被诊断为甲状腺癌的妇女与2270名年龄和性别匹配的非妊娠甲状腺癌对照组进行了比较，没有观察到死亡率差异。

如果细胞病理学为恶性，甲状腺癌的类型将决定其治疗方案。甲状腺癌有四种类型：乳头状癌、滤泡癌、髓质癌和间变性癌。乳头状癌和滤泡癌占甲状腺癌的90%以上，而且众所周知，此类肿瘤是无痛的。由于其具有惰性，治疗往往可以推迟到产后。即使推迟治疗，孕妇分化型甲状腺癌的10年生存率也在99%以上。

妊娠期分化型甲状腺癌的治疗具有灵活性。手术可选择从半甲状腺切除术到全甲状腺切除术加中央或侧颈淋巴结清扫术。如果择期手术，应在妊娠晚期之前进行，最好在妊娠中期进行，以尽量减少母体甲状腺功能减退对胎儿的影响。由于手术后胎儿有甲状腺机能减退和甲状腺功能减退的风险，如果肿瘤分化良好或发生在妊娠晚期，甲状腺切除术通常会延迟。怀孕期间进行手术的风险通常大于其益处。如果必须在怀孕期间进行干预，手术是唯一的选择，且为避免胎儿接触到碘，手术后放射性碘消融术在怀孕期间是禁忌的。如果患者希望在怀孕期间进行手术，与患者讨论治疗方案的风险和益处是很重要的，并且在需延期手术时应向患者提供保证，并使患者了解甲状腺癌的惰性，避免因这种情况导致患者严重的焦虑。

第三节　妊娠期甲状腺髓样癌和间变性癌

由于甲状腺髓样癌和间变性癌的罕见性，关于这些癌症在孕妇中发生情况的资料较少，孕妇的存活率也不得而知，但一般考虑手术治疗。甲状腺髓样癌（MTC）占甲状腺癌的1%～5%，起源于分泌降钙素和癌胚抗原（CEA）的滤泡旁C细胞。通常行甲状腺全切除术，并且对颈部进行局部或完全的淋巴结清扫。淋巴结受累很常见，通常发生在70%以上的甲状腺炎患者中。对于持续性或复发性疾病，患者可能需要重复颈部手术，对颈部进行外照射治疗，行甲状腺切除术后远处转移瘤的手术切除和酪氨酸激酶抑制剂治疗。甲状腺切除术后的生物化学反应和疾病的严重程度决定了手术后随访治疗的时机。我们对甲状腺间变性癌知之甚少，但通常其预后较差，即使经过治疗，中位生存期也不到5个月。甲状腺髓样癌和间变性甲状腺癌的治疗因分期而异，可包括手术、化疗和放疗。对于MTC和间变性甲状腺癌，患者和治疗团队必须对母亲与胎儿之间的伦理困境进行讨论和权衡。

表13-1　贝塞斯达分类、恶性肿瘤的风险，和对孕妇的管理建议

诊断类别	恶性肿瘤风险/%	管理建议
良性	0～3	每年甲状腺超声检测
非诊断性	1～4	怀孕后重复FNA
不确定显著性的异型性/不确定意义的滤泡病变	5～15	怀孕后重复FNA
滤泡性肿瘤/可疑滤泡性肿瘤	15～30	手术推迟到妊娠结束或甲状腺叶切除术
疑似恶性肿瘤	60～75	手术推迟到妊娠结束后甲状腺全切
恶性	97～99	手术推迟到妊娠结束后甲状腺全切

引自 Cibas Aliet al. 2009.

第四节　孕期监测促甲状腺激素、钙和维生素 D

如果患者在怀孕期间接受甲状腺切除术，对甲状腺切除术后可能导致的甲状腺功能减退进行治疗是最重要的。达到并维持孕期特定的促甲状腺激素水平对胎儿的发育至关重要（表13-2）。尤其是在妊娠的前三个月，胎儿甲状腺激素的供应完全依赖母体的储备，必须增加甲状腺素以满足胎儿和母体的需求。12周后，胎儿开始合成自己的甲状腺激素。对于手术后甲状旁腺功能减退并导致低钙血症的患者，由于维持母体骨骼和胎儿骨骼形成所需的钙增加，因此在整个妊娠期间必须谨慎地补充钙和维生素D。

表13-2　孕期特定促甲状腺激素目标

阶段	TSH/mIU·L^{-1}
第一阶段	0.1～2.5
第二阶段	0.2～3.0
第三阶段	0.2～3.0

引自 Stagnaro-Green A，et al. 2011.

第五节　甲状腺恶性肿瘤的产后处理

无论何时手术治疗，病人均可能需要放射性^{131}I治疗。使用ATA推荐的美国癌症联合委员会（AJCC）TNM系统或其他如MACIS评分对甲状腺癌进行分期，可预测死亡风险，复发风险比死亡风险更能指导治疗。最新的ATA指南将患者复发风险分为低、中等、高三类（表13-3）。复发风险分层是决定患者是否能从放射性碘后续消融中获益的最有帮助的指南。

妊娠期和哺乳期与放射性^{131}I治疗冲突，在^{131}I治疗中，它们都是绝对禁忌症，因^{131}I可进入胎盘和乳汁，哺乳期的乳房增加了钠-碘转运体的表达，并使碘大量浓缩。即使在使用治疗剂量的^{131}I 5周后，

仍可以在母乳中发现放射性碘。由于使用[131]I治疗可降低复发风险，因此通常可以将该治疗推迟到母亲停止母乳喂养后。然而，在非常严重的疾病或侵袭性的组织学检查中，[131]I可以提高生存率，在这种情况下，必须停止母乳喂养，而多巴胺受体激动剂，如溴隐亭或卡麦角林有助于抑制乳汁分泌。如果必须行放射性碘治疗，[123]I扫描可以帮助确定乳腺放射性浓度是否高于正常水平。放射性碘治疗后，患者的手术和生化指标有助于指导甲状腺素治疗和确定促甲状腺素目标。如在无结构性疾病的情况下无法检测到甲状腺球蛋白，患者的复发风险可重新分类为低风险，TSH目标可以调整。

表 13-3　分化型甲状腺癌的结构性疾病复发风险

外科病理学和分子标记物	复发风险/%
低复发风险	
甲状腺外肿瘤大小不超过4 cm； 病理性淋巴结(2 mm)微转移小于5例； 无血管侵犯微创FTC(<4个血管侵犯灶)； 多灶性乳头状甲状腺微癌。	1～5
中复发风险	
无甲状腺外扩张； 分化型甲状腺癌的高危变异体(钉子型细胞、高细胞等)显微镜下侵犯周围软组织； 血管侵犯； 病理性淋巴结>5； 转移瘤(2mm～3 cm)多灶乳头状微癌伴甲状腺外浸润。	5～30
高复发风险	
甲状腺外扩大不完全性肿瘤切除术； 血管侵犯； 任何转移淋巴结尺寸>3 cm； 远处转移。	>30

改编自 Haugen B R，et al. 2016.

然而，最近的研究却引发了关于妊娠期甲状腺癌侵袭性增加的争议。一项研究指出，当甲状腺癌在怀孕期间或怀孕后不久被诊断出来时，持续性或复发性疾病的发生率很高。然而，在[131]I消融时，血清甲状腺球蛋白水平通常大于10 ng/mL，这就引起了关于最初切除范围的疑问，以及这是否会影响生化不完全反应。另一项研究对3515名在怀孕期间或产后早期诊断为甲状腺乳头状癌（PTC）的妇女与怀孕后1年以上诊断为PTC的妇女（$n=547$）或未产PTC的妇女（$n=561$）进行了比较。有持续性疾病（定义为初次手术和放射性碘治疗后转移到区域性颈部淋巴结或远处，甲状腺球蛋白显著升高，或甲状腺球蛋白抗体持续4年以上并呈上升趋势）的妇女的百分比（60%）远远高于其他组（9.3%）。对妊娠/产后组肿瘤的免疫组化评估显示，雌激素受体α的表达比例较高，表明了这一现象的可能机制。一项小型前瞻性临床研究将怀孕期间或12个月内诊断为PTC的妇女与类似的非妊娠患者进行比较，孕妇组肿瘤明显增大，淋巴结转移率更高（平均标准差分别为32% vs.29%，15% vs. 18%）。孕妇的总淋巴结切除率也明显增加。考虑到研究结果与其局限性不一致，这些结果仍然很难解释，也不能确切地表明与怀孕相关的甲状腺癌风险更大。此外，与未怀孕的患者相比，妊娠期甲状腺手术确实具有更高的手术和住院风险。一项研究调查了1999—2004年期间接受甲状腺或甲状旁腺手术的31356名妇女，发现在手术时怀孕的妇女，其手术并发症（23.9%：10.4%）、住院时间（2天：1天）和总费用（6873美元：5963美元）都比未怀孕的妇女增加。总的来说，推迟到产后手术似乎与最小的风险和更好的安全性相关，但对妊娠期甲状腺癌妇女的预后进行进一步的研究是有必要的。

细胞学检查不确定的甲状腺结节是诊断的一个难题。虽然诊断性手术可明确诊断癌症，但在怀孕期间应尽可能避免手术。在未怀孕的妇女中，对细胞学不确定的甲状腺结节进行分子诊断检测可以提高手术前癌症风险评估结果。鉴于缺乏可用的数据，目前不建议对孕妇进行此类检查。检测与癌症相关的基因突变或改变可以提高甲状腺癌的识别率。大量研究表明，BRAF突变导致BRAF^{V600E}突变蛋白的存在可能引发甲状腺癌，而这不太可能受到怀孕的影响。因此，BRAF^{V600E}检测可以提供信息，尽管在不确定的细胞学结节中其发生频率较低。BRAF^{V600E}检测的阳性率也不一定能证实癌症会表现出侵略性，这就要求在怀孕期间进行紧急手术干预。同样，RET/PTC融合对甲状腺恶性肿瘤有很高的特异性，但在细胞学不确定的标本中很少发生。其他常见的基因突变，尤其是RAS癌基因（即K-RAS、N-RAS和H-RAS）的突变对恶性肿瘤的特异性较低，并且常存在于良性结节中。癌基因检测可通过临床分子诊断测试获得。基因表达谱是一种单独的检测方法，用于不定结节的手术前危险分层。异常的基因表达可反映癌细胞功能的改变以及肿瘤微环境的改变。基因表达谱检测在临床上是可以做到的，并且已经在非怀孕人群中得到了有力的验证，但是基因表达的各个方面可能受到妊娠激素变化的影响。这两种检测方法都没有对孕妇进行前瞻性调查。由于缺乏证据，目前不建议在FNA细胞学检查不确定的孕妇中使用分子检测。不确定的甲状腺结节并不一定是恶性的，除非当癌性甲状腺结节表现为侵袭性较低的甲状腺癌的变体时。由于延迟治疗低风险、分化良好的甲状腺恶性肿瘤而造成伤害的情况是罕见的，必须与怀孕期间的手术风险和并发症相平衡。目前的数据支持了对患有甲状腺结节的孕妇采取更为保守的治疗方法。

第六节　妊娠期甲状腺癌的评估与处理

传统上，外科手术是DTC的最初治疗方法。然而，在怀孕期间进行手术还是推迟到产后手术取决于多种因素，包括对预后的影响以及母体和胎儿/新生儿并发症的风险。一些研究（尽管样本量很小）评估了甲状腺切除术对孕妇和胎儿的影响，这些手术大多发生在妊娠中期。在这些研究中没有发现母婴并发症。最近，一项回顾性研究对24名在妊娠中期接受手术的DTC患者的临床病理特征和预后与21名在分娩后一年内接受手术的妇女进行了比较。两组均无手术并发症，无胎停或出生缺陷，因此作者得出结论，手术可以在妊娠中期安全进行。一般来说，如果要在孕间进行手术，目前公认应在妊娠中期进行，因为在此期间流产和早产的风险最低。目前，指导方针指出，在怀孕中期，如存在以下三种情况：

（1）如果癌，手术对其可能是一个有利选择。症有实质性增长，定义为体积增加50%，直径增加20%；

（2）如果细胞学证实颈淋巴结转移；

（3）如果DTC在妊娠24～26周前被诊断出来

对于大多数在妊娠早期通过细胞学检查发现的可能或确诊的高分化甲状腺癌（WDTC）的患者，应首先对其进行评估，然后定期监测其是否有高度侵袭性行为的证据，因此必须在妊娠期间进行干预。如果超声检查显示肿瘤生长，气管或血管侵犯，或淋巴结受累，应考虑手术治疗。如果进行手术，一般应在怀孕24～26周前的中期进行。然而，大多数WDTC患者被评估为低风险，其病情在怀孕期间不会有明显的进展。在这种情况下，手术可以安全地推迟到分娩后。但有一个例外，即罕见的更具侵袭性的甲状腺恶性肿瘤（如髓性、低分化或间变性）或临床侵袭性WDTC。在这种情况下，在怀孕期间进行治疗是必要的，而且护理必须是个体化的。来自日本的前瞻性研究表明，在超声上没有明显的可疑颈淋巴结或甲状腺外扩张的情况下，主动监测是乳头状微小癌（肿瘤大小<1 cm）手术的一种可接受的替代治疗方法。在一项小型研究的后续研究中，一组日本研究人员对50名患有低风险乳头状微癌的孕妇进行了一系列的检查。他们发现，只有8%（4/50）的患者出现肿瘤生长3 mm，2%（1/50）肿瘤缩小3 mm，其余90%（44/50）患者病情稳定。没有一个妇女在怀孕期间发生淋巴结转移疾病。因此，尽管一些乳头状微小癌在妊娠期生长，但这些患者仍有良好的预后，并可在未来的怀孕期间接受积极的监测，进行密切的观察。在积极监测下，患有乳头状微小癌的妇女在怀孕期间每个月都应进行颈部超声检查。

甲状腺组织的生长受到促甲状腺激素的刺激，而降低血清TSH水平会减少对癌细胞生长的刺激。如果在怀孕期间对低风险癌结节进行非手术治疗，可考虑将血清TSH水平定为低于2 μL/L。如果促甲状腺素浓度接近正常，但高于该目标，则通常建议以50～75 μg/d的起始剂量开始补充甲状腺素。一旦开始，则应在2～4周后重复进行促甲状腺素测试，并持续进行甲状腺素的补充，以达到TSH目标。对于许多WDTC的非妊娠患者，可在手术切除后使用辅助性131I。由于直接辐射具有相关致畸风险以及母体给药的131I很容易穿过胎盘，可能在妊娠中期损害或破坏胎儿甲状腺组织，因此在妊娠期间禁用。如果需要放射性碘治疗，必须推迟到产后，最好等到哺乳停止后，因为131I可在母乳中被浓缩并排出。怀孕期间接受WDTC手术的妇女应保守随访，定期监测和进行促甲状腺激素治疗（表13-4）。

表13-4　关于甲状腺癌妇女孕前计划和咨询的建议

治疗	建议
放射性碘治疗DTC	对于低至中度DTC患者,根据妇女的年龄和怀孕意愿,考虑推迟放射性碘治疗,以实现怀孕计划
	放射性碘治疗前应排除怀孕
	当使用131I治疗时,妊娠至少应推迟6个月
甲状腺激素替代治疗	一旦怀孕,增加甲状腺激素剂量约30%
	对于有DTC病史的妇女,孕期维持与孕前相同的TSH抑制目标
伴或不伴甲状腺髓样癌的RET癌基因种系突变	咨询遗传咨询师,讨论孕前和(或)产前基因诊断测试的选择
	如果不愿意接受产前RET基因突变检测,应提供遗传咨询和对婴儿进行基因检测
	患有MEN2A或MEN2B的女性应排除嗜铬细胞瘤

引自Apaleontiou M，et al. 2020.

第七节　妊娠期甲状腺癌的治疗

一、妊娠期甲状腺癌的监测

既往患有甲状腺癌的妇女在所有妊娠期都需要继续监测和管理。血清甲状腺球蛋白（Tg）通常是检测复发或残留疾病的最敏感指标。在没有接受过[131]I 消融术的患者中，精确地判断是否存在甲状腺癌的临界值不太确定，但母体血清 Tg 浓度低于 2 ng/dL 支持甲状腺恶性肿瘤复发和转移的可能性小。相反，Tg≥2 U/L 或浓度随时间增加表明疾病复发或进展。大约20%的甲状腺癌患者携带 Tg 抗体（TgAb），这些抗体不是致病性的，但可能会干扰 Tg 检测。对于常用的 Tg 检测方法，TgAb 的存在可能导致 Tg 值过低或无法被检测到。在血清甘油三酯测定前应进行 TgAb 的初步筛选，如果要求进行 Tg 评估，则大多数实验室应进行 TgAb 筛查。如果检测到 TgAb，可以取消 Tg 的测试或用不同的方法评估，以避免干扰，在 TgAb 存在下获得的所有 Tg 结果都需要谨慎地解释。TgAb 的持续存在，尤其是随着时间推移地水平增加，本身就是潜在的持续性甲状腺癌的信号。

对于 Tg 或 TgAb 提示持续性存在的甲状腺癌患者，应进行全面的物理检查和颈部超声检查以确定解剖来源，使用额外的成像方式，如 CT、PET 或 MRI 来寻找转移性疾病。由于怀孕期间存在的禁忌症更加复杂，这种检查的必要性应根据在怀孕期间发现疾病的可能性和检测的风险相平衡而定。

二、妊娠期甲状腺癌的治疗

甲状腺切除术后，妇女的甲状腺激素管理对于实现充分的 TSH 抑制（作为分化甲状腺癌治疗的基石）和预测孕期甲状腺激素生理学的变化是至关重要的。怀孕是一个甲状腺激素需求增加的时期，其原因包括碘排泄增加，甲状腺激素与周围甲状腺结合球蛋白的血清结合增强，以及通过增加 hCG 浓度刺激促甲状腺激素受体。研究发现，女性怀孕期间甲状腺激素分泌平均增加40%。在甲状腺功能受损（无论是否需要产前左甲状腺素治疗）或甲状腺切除的患者中，这种刺激性甲状腺素分泌的增加不可能是内源性的，妊娠期对甲状腺素的需求增加将导致母体甲状腺功能减退。在这种情况下，为确保适当的血清 TSH 浓度，启动或提高左甲状腺素的补充是必要的。妊娠期甲状腺素需求增长的模式已经过仔细研究并显示其在妊娠早期就开始了。此后，需求量在大约孕16～20周内呈线性增长，在这段时间里，需求量往往是最大的。孕中期后，对甲状腺素的需求不再增加，但会持续。分娩时，甲状腺素需要量恢复到孕前水平。

对于甲状腺结节或新发甲状腺癌的孕妇，应进行甲状腺功能评估，如果发现甲状腺功能不全（或甲状腺即将切除），则应给予左甲状腺素，以维持甲状腺功能正常。如果这种情况发生在妊娠的前半期，孕妇的血清 TSH 应该在此后每3～4周进行一次评估，直到妊娠的第20周。如果在第20周后开始使用左甲状腺素，甲状腺激素水平会更稳定，应在每一次使用服用新剂量后大约4周进行 TSH 再评估，直到达到 TSH 目标。

怀孕期间补充甲状腺素的目标 TSH 水平应取决于患者的诊断。对于在怀孕前或怀孕期间诊断为甲状腺癌的妇女，目标 TSH 应反映 TSH 的抑制。尽管 TSH 抑制目标因持续性疾病风险的不同而不同，但即使是对低风险甲状腺癌建议的轻度抑制（0.5～2 mIU/L），也能提供足够的甲状腺激素，可将不良妊娠结局的风险降至最低。对于没有甲状腺癌，但在评估期间曾做过甲状腺手术或甲状腺功能异常的孕妇，建议更为复杂。对于服用甲状腺素的妇女，应调整剂量，目标是在妊娠早期将血清TSH浓度保持在2.5 mIU/L以下。对于刚怀孕的妇女，可以通过每周增加2片药片和每4周进行一次TSH重复评估来实现。目前已有一些替代性给药方案被制定出来，但没有明确的证据支持一种方案与另一种方案的对比。对于以前没有服用甲状腺素的甲状腺功能正常的妇女，在其甲状腺功能减退或促甲状腺素浓度＞10 mIU/L时，应给予甲状腺素治疗。孕期TSH和甲状腺素的理想浓度仍然是一个值得讨论和研究的问题，而甲状腺素氧化酶抗体（TPOAb）的存在似乎可以改变不良妊娠结局的风险，对于TPOAb阳性的妇女，当妊娠早期TSH＞2.5 mIU/L时，推荐使用左甲状腺素。

　　总之，在怀孕期间发现甲状腺结节是很常见的。超声和UG-FNA可以安全地在怀孕期间进行，并提供有关整体癌症风险评估的重要信息。妊娠期甲状腺手术一般是保守的。大多数在怀孕期间发现的甲状腺癌在怀孕期间不会对患者或胎儿构成危险。因此，进行甲状腺切除术的决定必须是个体化的，必须权衡任何干预措施的风险和益处与保守监测的风险和益处。在极少数高风险的情况下，才必须在怀孕期间进行甲状腺切除术。孕期前半个月应定期评估母体血清TSH浓度，以确保其水平足够。通过对这一独特人群采取平衡和知情的临床护理方法，孕妇和正在发育中的胎儿的结局可以得到优化。

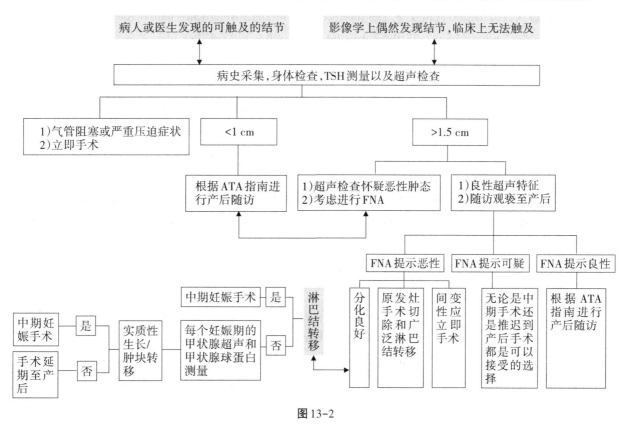

图 13-2

引自 Alex S G，et al. 2011.

（杜国利，陈复刚）

参考文献

［1］Ramprasad M, Bhattacharyya S S, Bhattacharyya A. Thyroid disorders in pregnancy［J］. Indian J Endocrinol Metab,2012,16(Suppl 2):S167-170.

［2］Mosso L, Martínez A, Rojas M P, et al. Frequency of subclinical thyroid problems among women during the first trimester of pregnancy［J］. Rev Med Chil,2012,140:1401-1408.

［3］Cignini P, Cafà E V, Giorlandino C, et al. Thyroid physiology and common diseases in pregnancy: review of literature［J］. J Prenat Med,2012,6:64-71.

［4］Sarkar D. Recurrent pregnancy loss in patients with thyroid dysfunction［J］. Indian J Endocrinol Metab, 2012,16(Suppl 2):S350-S351.

［5］Milanesi A, Brent G A. Management of hypothyroidism in pregnancy［J］. Current Opinion in Endocrinology, Diabetes,and Obesity,2011,18(5):304-309.

［6］Li X Y, Zhang B, Lin Y S. The interpretation of 2015 American Thyroid Association management guidelines for adult patients with thyroid nodules and differentiated thyroid cancer［J］. China Oncology, 2017,52(4):309-315.

［7］The American Thyroid Association guidelines task force on thyroid nodules and differentiated thyroid cancer. Guidelines for adult patients with thyroid nodules and differentiated thyroid cancer［J］. Thyroid,2016,26:1-133.

［8］Burman K D, Wartofsky L. Clinical practice of thyroid nodules ［J］. N Engl J Med, 2015, 373: 2347-2356.

［9］Frates M C, Benson C B, Doubilet P M, et al. Prevalence and distribution of carci- noma in patients with solitary and multiple thyroid nodules on sonography［J］. J Clin Endocrinol Metab,2006,91: 3411-3417.

［10］Yassa L, Cibas E S, Benson C B, et al. Long-term assessment of a multidisciplinary approach to thyroid nodule diagnostic evaluation［J］. Cancer Cytopathol,2007,111:508-516.

［11］Guth S, Theune U, Aberle J, et al. Very high prevalence of thyroid nodules de-tected by high frequency (13 MHz)ultrasound examination［J］. Eur J Clin Invest,2009,39:699-706.

［12］Kwong N, Medici M, Angell TE, et al. The influence of patient age on thyroid nodule formation, multinodularity,and thyroid cancer risk［J］. J Clin Endocrinol Metab,2015,100:4434-4440.

［13］Durante C, Costante G, Lucisano G, et al. The natural history of benign thyroid nodules［J］. JAMA, 2015,313:926-935.

［14］Angell TE, Vyas C M, Medici M, et al. Differential growth rates of benign vs. ma- lignant thyroid nodules［J］. J Clin Endocrinol Metab,2017,102:4642-4627.

［16］Siegel R L, Miller K D, Jemal A. Cancer statistics,2018［J］. CA Cancer J Clin,2018,68:7-30.

［17］Tan G H, Gharib H, Reading C C. Solitary thyroid nodule. Comparison between palpation and ultrasonography［J］. Arch Intern Med,1995,155:2418-2423.

［18］Rosen I B, Walfish P G. Pregnancy as a predisposing factor in thyroid neoplasia［J］. Arch Surg, 1986,121:1287-1290.

［19］Doherty C M, Shindo M L, Rice D H, et al. Management of thyroid nodules during pregnancy［J］.

The Laryngoscope,1995,105:251-255.

[20]Boucek J,Haan J D,Halaska M J,et al. Maternal and obstetrical outcome in 35 cases of well-differentiated thyroid car- cinoma during pregnancy[J]. The Laryngoscope,2018,128:1493-1500.

[21] Vini L,Hyer S,Pratt B,et al. Management of differentiated thyroid cancer diagnosed during pregnancy[J]. Eur J Endocrinol,1999,140:404-406.

[22]Uruno T,Shibuya H,Kitagawa W,et al. Optimal timing of surgery for differentiated thyroid cancer in pregnant women[J]. World J Surg,2014,38:704-708.

[23]ACOG Clinical Guidelines. Nonobstetric surgery during pregnancy[J].Obstet Gynecol,2018,132（2）:395-403.

第十四章
儿童甲状腺癌

甲状腺癌（thyroid carcinoma，TC）是内分泌相关恶性肿瘤中较为常见的一种，其发生率呈逐年增加的趋势。以往儿童及青少年甲状腺癌发病率并不高。而在近年来，少儿及青年甲状腺癌发病率逐年增加，已成为少儿及青年中较为常见的恶性癌症之一。在15～19岁的儿童中，甲状腺癌已成为第八位常发的恶性肿瘤，在此年龄阶段女孩出现的恶性肿瘤的病例中，甲状腺癌甚至可排第2位。在儿童甲状腺癌中，约90%为乳头状甲状腺癌及滤泡状甲状腺癌、儿童髓样甲状腺癌、低分化甲状腺癌（PDTC）及甲状腺未分化癌则较为罕见。研究发现，甲状腺癌的发病受放射线因素、遗传因素、甲状腺相关疾病史、碘摄入量、性别差异、年龄等因素的影响。

第一节 甲状腺癌的组织学分类

一、甲状腺肿瘤的分类

世界卫生组织（World Health Organization，WHO）将甲状腺肿瘤按组织学分类分为：原发性上皮肿瘤、原发性非上皮肿瘤及继发性肿瘤。

（一）原发性上皮肿瘤

1.滤泡上皮肿瘤
良性：滤泡性腺癌。
恶性：甲状腺癌可分为以下类型：
（1）分化型甲状腺癌：乳头状癌（PTC）、滤泡状癌（FTC）、低分化癌；
（2）未分化型甲状腺癌（ATC）。
2.C细胞肿瘤（MTC）
3.滤泡上皮与C细胞混合性肿瘤

（二）原发性非上皮肿瘤

1.恶性淋巴瘤
2.肉瘤

（三）继发性肿瘤

大约95%的甲状腺肿瘤来源于甲状腺滤泡细胞，其余多来源于C细胞（甲状腺滤泡旁细胞）。而来源于滤泡上皮细胞与C细胞的混合性肿瘤极为稀有，且其在组织学分类中能否成为一个单独的甲状腺恶性肿瘤类型仍然存在争议。甲状腺恶性淋巴瘤是最常见的甲状腺非上皮来源肿瘤，可单独发生于甲状腺，也是全身淋巴系统肿瘤的重要组成部分。甲状腺肉瘤、继发性甲状腺恶性肿瘤等在临床中较稀有。

二、PTC及其亚型

PTC占DTC病例的90%。虽然儿童甲状腺癌相对少见，但它占15～19岁患者所有癌症的7.5%。此外，儿童DTC的发病率呈上升趋势。与成人PTC比较，儿童PTC淋巴结和（或）肺部受累的发生率更高。DTC生长比较迟缓，表现隐蔽，病史也较长，因此不易受到家属充分的关注，且常常拖延治疗时间，故在检查时肿瘤通常体积很大，且在诊断中时常已出现颈淋巴结附近及较远处转移。在一项回顾性研究中，44.5%的PTC儿童表现为局部或远处转移。诊断时伴有转移的广泛性多灶性PTC的患者复发风险最高。肺转移发生在大约20%的儿科病例中。尽管发病时多有局部和肺部受累，但PTC儿童手术后预后良好。

（一）弥漫硬化型

常发生于年轻女性，表现为双侧或单侧甲状腺腺叶弥散性侵袭，具有自身免疫性甲状腺炎的血清学特征的肿瘤细胞巢常呈实性，常伴有鳞状化生，易侵犯甲状腺内淋巴管及甲状腺外组织。其基因突变主要为RET重排，BRAF突变少见。此型患者中约10%～15%出现了远处转移，最常见的远处为肺。

（二）高细胞亚型

主要组成细胞的高度是宽度的2～3倍，细胞内含大量嗜酸性胞质，高细胞区域至少占30%。常见于高龄患者，侵袭性较经典型强，更易发生甲状腺外侵袭和远处转移。多数病例有BRAF突变（60%～95%）。

（三）柱状细胞亚型

这种罕见亚型由假复层柱状细胞构成，缺乏经典型乳头状癌的核型。肿瘤细胞偶可呈现核下空泡及透明胞质，与子宫内膜癌或肠型腺癌相似。免疫染色通常表现为CDX2阳性，TTF1不同程度阳性。

（四）筛状-桑葚样亚型

此亚型是甲状腺癌的一种独特亚型，主要为散发性病例，也可发生于家族性腺瘤性息肉病的患者中，其中女性较为多见。散发性病例通常为单灶，而家族性常为多灶。肿瘤一般是包膜内病变，存在筛状、滤泡、乳头、梁状、实性及桑葚样结构等混合性生长，以包膜及血管侵犯常见。乳头常常被覆柱状形态的细胞，且没有腔内胶质，核也不是特别透明。免疫染色：TTF1阳性，B-catenin可出现特征性核阳性。

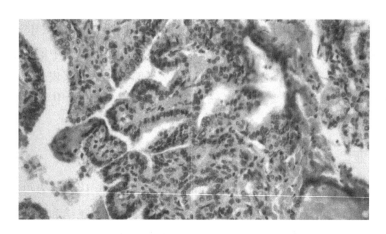

14岁女性，既往有哮喘史，间断出现呼吸窘迫和颈部肿胀的症状。1个月前，明确诊断为粟粒性肺结核并接受治疗。于患者颈前部可触及一个体积较大的固定肿块，双侧淋巴结肿大。胸部CT：双侧多发肺结节，超声显示存在多个不均匀的实性肿块，微钙化占满了整个甲状腺。颈部CT：可见形状不规则的、不均匀的、边缘强化的病变，位于右侧甲状腺的下极，压迫着气管前缘，并伴有巨大的双侧颈部淋巴结病变。甲状腺结节细针穿刺活检后诊断为PTC，TNM分期为$T_{4a}N_{1b}M_1$。

图14-1 典型的甲状腺乳头状癌

三、FTC及其亚型

FTC为甲状腺滤泡细胞来源的恶性肿瘤，发病率为6%～10%，居于第二，恶性程度比乳头状癌高，无乳头状癌核型特征，主要为浸润性生长，治疗时需扩大切除范围。包含亚型：

1.滤泡癌，微小浸润型（仅包膜侵犯）；

2.滤泡癌，包膜内血管浸润型；

3.滤泡癌，广泛浸润型。

FTC淋巴结转移较PTC易发生远处转移。

四、MTC及其亚型

MTC是甲状腺C细胞（滤泡旁细胞）来源的恶性肿瘤。其镜下特征表现多样，肿瘤细胞体积变化较大，可以是圆形、多角形、浆细胞样或梭形。细胞核低～中度异型，核分裂活性相对较低。亚型：乳头型/假乳头型、滤泡型（管状/腺样）、梭形细胞型、巨细胞型、透明细胞型、嗜酸细胞型、黑色素型、鳞状亚型、副节瘤样型、血管肉瘤样型、小细胞型、包膜内甲状腺髓样癌等。

五、甲状腺低分化癌和ATC

病理分期：

目前常用的甲状腺癌的分类分期见表14-1。

表 14-1　美国癌症联合会（AJCC）甲状腺癌 TNM 分类和分期（2010年第7版）

乳头状或滤泡状癌（分化型）				髓样癌（所有年龄组）		
年龄＜45 岁				T	N	M
	T	N	M	Ⅰ期	1	0	0
Ⅰ期	任何	任何	0	Ⅱ期	2	0	0
Ⅱ期	任何	任何	1		3	0	0
年龄≥45 岁				Ⅲ期	1	1a	0
Ⅰ期	1	0	0		2	1a	0
Ⅱ期	2	0	0		3	1a	0
Ⅲ期	3	0	0	ⅣA期	4a	0	0
	1	1a	0		4a	1a	0
	2	1a	0		1	1b	0
	3	1a	0		2	1b	0
ⅣA期	4a	0	0		3	1b	0
	4a	1a	0		4a	1b	0
	1	1b	0	ⅣB期	4b	任何	0
	2	1b	0	ⅣC期	任何	任何	1
	3	1b	0	所有未分化癌归为Ⅳ期			
	4a	1b	0	ⅣA期	4a	任何	0
ⅣB期	4b	任何	0	ⅣB期	4b	任何	0
ⅣC期	任何	任何	1	ⅣC期	任何	任何	1

引自中华人民共和国国家卫生健康委员会. 2019.

第二节　儿童甲状腺癌致病原因

一、放射线因素

放射线因素是目前发现的最重要的危险因素。甲状腺是放射线敏感器官，因而低剂量放射线即可诱发甲状腺癌。平均 2.1～4.7 Gy 的放射线剂量就可导致甲状腺产生恶性病变。有报道称如果用 8～10 Gy 的放射线，则有约 50% 概率发生甲状腺癌，而放射量超过 20 Gy 时，由于相当于靶组织甲状腺遭到大量破坏，发生癌的可能性反而较小。甲状腺癌的风险随着接受辐射年龄的增加而降低。辐射暴露和诱发甲状腺癌的中间潜伏期为 8～11 年，但也有研究证实最短 3 年即可发生。

二、遗传因素

遗传性因素同样是甲状腺癌的危险因素。在甲状腺肿瘤的发生过程中，原癌基因重排（rearranged during transfection，RET）备受瞩目，发现其参与甲状腺乳头状癌（papillary thyroid carcinoma，PTC）和甲状腺髓样癌（medullary thyroid carcinoma，MTC）的发生、发展。实际上，RET 在两种癌症中具有不同的作用机制，在儿童中，RET/PTC 重排的发生率较高。尤其是 RET/PTC3，在放射性相关的甲状腺乳头状癌中尤其普遍，伴有较高的侵袭性及复发率。在成人甲状腺癌中，90% 的 BRAF 突变是 15 号外显子 1799 位核苷酸 T→A 转位（T1799A），致使 600 位缬氨酸被谷氨酸所替代，称 V600E，主要见于经典的甲状腺乳头状癌，发生率约为 60%。BRAF 的突变与肿瘤预后不良有关，但在儿童分化型甲状腺癌中并不常见。有多发内分泌腺瘤综合征家族史的儿童及青少年有罹患甲状腺髓样癌的倾向。

三、甲状腺疾病

甲状腺疾病也与甲状腺癌的发病有一定的关联性。对于既往罹患甲状腺疾病的病人，尤其是对儿童这个群体，应特别提高警惕，除非经组织病理学确认为良性病变，任何可疑病例均不得轻易放过，并且应保持长期随访动态观察，避免恶性病变。

四、碘摄入量

国际公认的研究成果表明，碘的摄取和甲状腺疾病发生率之间呈"U"字形关系，即碘的摄入量过高或过低都会引起甲状腺疾病及 TC 发病率的增加。长期碘缺乏地区人群对核辐射或放射性碘的耐受能力明显下降，患甲状腺癌的危险性增加。

五、性别差异

不论是高碘地区还是适碘地区，女性 TC 发病率都较男性高。崔俊生等研究发现，由于女性患者的性激素水平随着月经周期而出现周期性改变，同时机体内分泌调节水平也出现了周期性改变，和男性相比，其发生内分泌调控障碍的可能性也相对增大，而且随着女性经历孕期和哺乳期，机体对甲状腺活性激素需求量明显提高并处于高度代谢状态，对碘的摄取也明显增多，所以生活在相同环境下的女性比男性更容易罹患甲状腺疾病和 TC，高碘地区的这种症状尤为突出。

六、年龄

儿童甲状腺癌的发生率随着年纪增长而逐步上升，到 19 岁时到达顶峰。虽然小儿 TC 的病理组织学特征与成年人没有显著差别，但生物行为上却表现出比成年人 TC 更强的侵袭性，极易从甲状腺结节包膜外扩散，可直接从喉返神经、食道和血管等处侵入，远处肺转移也很常见。不过总的来说预后不错，很少有患者因 TC 而死亡。儿童 TC 经治疗后的长期平均生存率很高，但很易复发，复发率达到了 34%，特别是对病变表现有明显侵袭性的病例。所谓肿瘤复发包括局部复发、淋巴结转移和远处转移。

第三节　儿童甲状腺癌患者常见临床表现

一、症状

大多数甲状腺结节病人没有明显临床症状。晚期局部肿块有疼痛症状，偶发压迫症状。小肿块在局部侵犯较重时可发生声音嘶哑、吞咽障碍或交感神经受压所致的霍纳综合征（Horner syndrome，即同侧瞳孔变小、眼睛内陷、上睑下垂和受累侧无汗），在侵犯颈丛时可发生耳、枕、肩等处酸痛等表现。髓样癌由于肿瘤自身也可产生降钙素和5-羟色胺，因此可引起泄泻、心悸、面色潮红等表现。

二、体征

甲状腺癌的体征主要是甲状腺的肿大以及结节，结节形态不规则、与周边组织粘连牢固，且逐步扩大，质地硬，但界限不清。如伴颈淋巴结移转，可触诊颈淋巴结增大。

三、侵犯和转移

甲状腺癌转移可分为局部侵犯、区域淋巴结转移、远处转移，其中远处转移常发生于肺和骨骼。

四、常见并发症

绝大多数是分化型甲状腺癌，极少引起并发症，未分化癌迅速生长可引起重度通气障碍。

第四节　儿童甲状腺癌患者诊断及鉴别诊断

甲状腺癌的诊断主要根据病史、体格检查、实验室指标、颈部超声、超声引导下细针穿刺细胞学（fine needle aspiration cytology，FNAC）检查、分子标志物检查及特殊甲状腺检查等，其中以超声检查用途最广，其不仅能够判断原发病变范围，同时还能够确定淋巴结转移情况，并为制定手术方案提供极大的帮助。一般来讲，临床见到的儿童甲状腺癌病人，颈部大多可以检查到肿块，无论是甲状腺本身或者是肿大的淋巴结，一般都是硬韧肿块，然而囊性肿块也可能包含有恶性成分。甲状腺肿块常为双侧性的，病变区域广泛，而且年纪越小越突出。对于年纪稍大的早期病变患儿，肿块可局限在一侧叶内，如果直径很小、深在且缺乏典型的影像特征，很难判断是否恶性，此时可以应用细针穿刺细胞学活检（fine-needle aspiration，FNA）来确定诊断。FNA对于儿童也是适宜的，其敏感性和特异性均很高，甚至可以重复检查。CT及MRI能够协助临床医生得出关于有无转移和确定病变范围等的临床诊断，是很有效的手段，也是常用的检查方法，而有关PET/CT在儿童甲状腺癌诊断中的作用尚在研究和观察中。

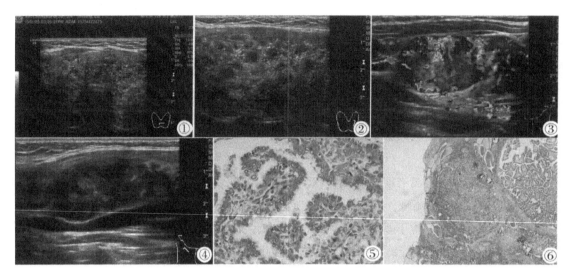

病例女，12岁，图①：甲状腺超声峡部横切图像：气管居中，甲状腺体积增大，峡部明显增厚，被膜显示不清，甲状腺双叶内见弥漫细点状钙化回声布满整个甲状腺腺体。图②：甲状腺左叶超声纵切图像：正常甲状腺等回声腺体组织消失，其内见实质性低回声癌组织及弥漫性细点状钙化回声。图③、④：左侧颈部Ⅳ区、右颈部Ⅱ区转移淋巴结的血流和形态。转移的淋巴结完全失去正常形态，体积明显增大，回声较正常淋巴结回声明显增强，淋巴结门结构完全消失。因淋巴结内为癌组织，故转移淋巴结的血流信号特别丰富。图⑤、⑥：乳头状癌病理切片（HE）。

图 14-2

引自殷悦，等. 2018.

一、诊 断

（一）病史特点

甲状腺癌的高危因素主要有：出现甲状腺结节的年龄<10岁，男性，曾有头颈部放射线照射史或放射性粉尘接触史，全身放射治疗史，严重良性甲状腺疾病史（先天性甲状腺功能减退、桥本甲状腺炎、甲状腺功能亢进、滤泡状腺瘤），甲状腺癌家族史，多发内分泌腺瘤综合征（MEN）家族史。

（二）实验室检查

1.甲状腺功能检查

血清游离三碘甲状腺原氨酸（FT3）、游离甲状腺素（FT4）和促甲状腺激素（TSH）水平可反映甲状腺功能。TSH水平升高可提示癌变程度。但由于多数患儿甲状腺功能正常，所以该检查结果难以区分甲状腺结节良性或恶性。

2.甲状腺癌肿瘤标志物检测

甲状腺癌肿瘤标志物包括甲状腺球蛋白（thyroglobulin，Tg），降钙素（calcitonin，CT）和癌胚抗原（carcinoembryonic antigen，CEA）。

甲状腺球蛋白（Tg）及其抗体是病人随访时有价值的指标。对于未完全切除甲状腺的DTC病人，仍然建议手术后定期（每6个月）测定血清Tg。手术后血清Tg水平呈持续升高趋势者应考虑甲状腺组织或肿瘤生长，需结合颈部超声等其他检查进一步评估。

降钙素由甲状腺癌滤泡旁细胞合成及分泌，是甲状腺髓样癌（medullary thyroid carcinoma，MTC）具有特异性和敏感性的肿瘤标志物，是由32个氨基酸组成的短肽，由C细胞中位于11号染色体短臂上的相关基因编码产生。血清降钙素是手术前诊断和手术后随访MTC病人最灵敏和特异的肿瘤标志物。

对甲状腺结节，需测定血清降钙素以区分是否为MTC。目前临床多采用检测血清基础水平降钙素的检测方法，血清基础水平降钙素的测定是对MTC具有高度特异性的诊断方法。在未经刺激的情况下，血清降钙素＞100 pg /mL，即提示可能存在MTC。MTC虽然大量分泌降钙素，但降钙素对血钙水平的调节作用远不如甲状旁腺激素强大，故血清钙水平大多正常，患者亦无骨质吸收的X射线表现。术后检测血清降钙素有助于判断有无MTC残留或复发，若血清降钙素持续增高，则可表明可能手术后已有转移。手术后检测血清降钙素，有助于及早发现肿瘤复发，提高治疗效果，增加患者的存活率。降钙素水平与甲状腺髓样癌的大小和分期呈正相关。降钙素水平翻倍时间（double time，DT）反映了病变进展程度。

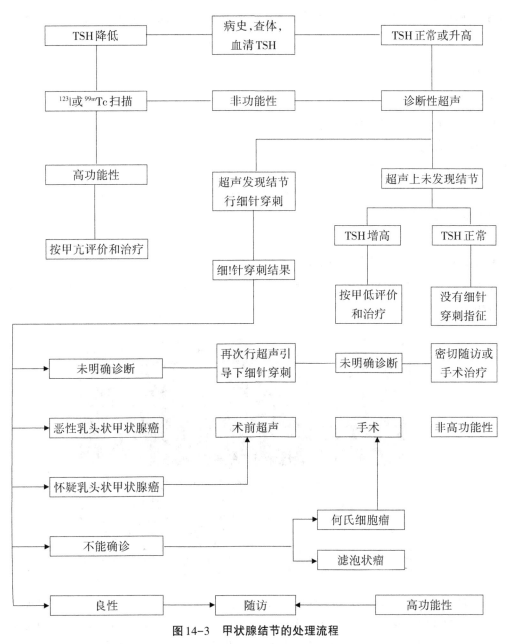

图14-3　甲状腺结节的处理流程

引自郇婕，等.2013.

3.甲状腺自身抗体检测

自身免疫性甲状腺疾病相关的自身抗体主要有抗甲状腺球蛋白抗体（anti-thyroglobulin antibodies，TgAb）、甲状腺过氧化物酶抗体（thyroid peroxidase antibodies，TPOAb）和TSH受体抗体（thyrotropin receptor antibody，TRAb）。在DTC患者中，TgAb是血清甲状腺球蛋白（thyroglobulin，Tg）的一个必不可少的辅助工具和实验结果。血清Tg水平还受到TgAb水平的影响，当TgAb存在时，会大大降低血清Tg的化学发光细胞免疫分析测试值，直接影响利用Tg监控疾病的准确度；因此，每次测定血清Tg时均应同时检测TgAb。甲状腺过氧化物酶（thyroid peroxidase，TPO）是甲状腺激素合成过程中的关键酶，TPOAb的出现往往早于甲状腺功能障碍，并参与桥本甲状腺炎和萎缩性甲状腺炎发病中的组织破坏步骤，从而导致临床上甲状腺功能减退症状。TRAb检测结果阳性提示患者具有针对TSH受体的自身抗体。

（三）影像学检查

1.甲状腺超声检查

儿童甲状腺癌的超声二维声像图特点：

（1）结节的分布与大小

多数结节呈散在分布，但以一侧叶为主，结节普遍增大，很少有<10 mm的微小结节，结节周边无声晕比例较高，可能与儿童甲状腺癌的发病持续时间较短以及儿童甲状腺腺体组织柔韧性较好，不易受挤压而形成水肿有关。

（2）结节的回声

甲状腺乳头状癌恶性程度较低，癌细胞大而重叠，间质成分少，也没有形成明显的反射界面，因而多数在超声图像上表现为低回声，少数呈等回声。儿童甲状腺癌很少有囊性变，这与儿童甲状腺癌的病程较短相关。

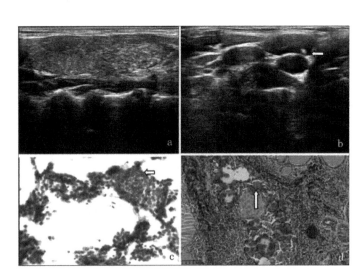

a：发现颈部肿大不适就诊，超声发现双侧甲状腺弥漫性肿大，回声增粗呈不均质改变，双侧甲状腺内未见明确结节灶，见弥漫性点状强回声；b：颈部见肿大淋巴结，局部见点状强回声（见箭头）；c：细胞学穿刺提示乳头状癌，淋巴细胞局灶浸润；d：手术后病理提示甲状腺乳头状癌（弥漫硬化型）伴鳞化及大量砂砾体形成。

图14-4 颈部超声图及相关病理学检测

引自楼江燕，等.2019.

（3）微小钙化

微小钙化是儿童甲状腺癌的特点，并且多见于甲状腺乳头状癌。儿童甲状腺癌的钙化多为弥漫性细小钙化，约占50%，有报道指出微小钙化产生的原因与癌细胞生长过快而组织供血不足，进而发生退变坏死并形成钙盐沉积有关。微小钙化后方无声影，在少数情况下，可由于多个微小钙化聚集产生后方声影。

（4）淋巴结肿大

有相关的研究论文指出，儿童甲状腺癌较早发生淋巴结转移，转移率高达83.3%。在儿童甲状腺癌的病例中，淋巴结肿大可作为首发症状而就诊，但如果肿大的淋巴结内有和甲状腺内部相似的微小钙化，提示淋巴结可能发生转移。

表14-2　TI-RADS分类

分类	评价	超声表现	恶性风险
0	无结节	弥漫性病变	0
1	阴性	正常甲状腺(或手术后)	0
2	良性	囊性或实性为主,形态规则、边界清楚的良性结节	0
3	可能良性	不典型的良性结节	<5%
4	可疑恶性	恶性征象:实质性、低回声或极低回声、微小钙化、边界模糊/微分叶、纵横比>1	5%~85%
4a		具有1种恶性征象	5%~10%
4b		具有2种恶性征象	10%~50%
4c		具有3~4种恶性征象	50%~85%
5	恶性	超过4种恶性征象,尤其是有微钙化和微分叶者	85%~100%
6	恶性	经病理证实的恶性病变	无

引自中华人民共和国国家卫生健康委员会.2019.

表14-3　儿童甲状腺癌病灶结节的声像图特征（*n*=41）

项目	超声征象	结节个数	百分比/%
形态	不规则	25	54.3
	规则	21	45.7
边界	不清晰	29	63.0
	清晰	17	37.0
声晕	无	45	97.8
	有	1	2.2
强度	低回声	42	91.3
	等回声	2	4.4
	高回声	2	4.4

续表14-3

项目	超声征象	结节个数	百分比/%
均匀度	不均匀	38	82.6
	均匀	8	17.4
囊变	无	46	100
	有	0	0
微小钙化	有	38	82.6
	无	8	17.4
血流	Ⅲ型	38	82.6
	Ⅰ型或Ⅱ型	8	17.4

引自王勇，等. 2015.

2. 电子计算机断层成像（CT）和磁共振成像（MRI）

儿童甲状腺癌CT表现特点：

（1）原发肿瘤多表现为弥漫性甲状腺增大，多累及全部腺体，部分仅累及右侧甲状腺及峡部，导致确诊困难；

（2）病变界限不清，肿块密度不均匀，对周围结构侵袭性高，部分对周边区域侵袭性不高，且未见癌细胞，也可造成一定的误诊；

（3）颈部淋巴结肿大；

（4）小儿甲状腺癌转移以淋巴结和肺的转移概率高，而骨转移较少，可能是由于骨骼正处于生长发育最旺盛的阶段；

（5）增强扫描多不均匀强化，可见局部钙化，囊变伴囊壁明显强化的乳头状结节。

甲状腺癌MRI一般呈现为等低T1等高T2信号，病变部分包膜不完整，呈延迟上升型强化模式，DWI图像上呈斑片状极高信号。区别甲状腺良、恶性结节的重点在于结节的数目、形态、边界、是否伴有甲状腺弥漫性肿大以及是否存在完整的假包膜样低信号环。

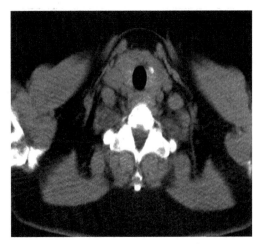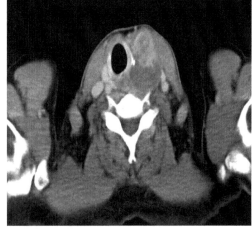

图14-5 甲状腺右叶结节性甲状腺肿（左）；甲状腺左叶乳头状癌（右）

表14-4 儿童甲状腺良恶性病变 MRI 表现（n=49）病变

良性病变	甲状腺肿大	边缘	直径/cm	T1W1	T2W1	DW1	出血	囊变、坏死	淋巴结肿大
单纯甲状腺囊肿(n=2)	无/局部略肿大	清晰	0.2～2.2	低/略高信号	高信号	低信号	可合并少许出血	无	无
结节性甲状腺肿(n=2)	对称或不对称肿大	清晰	0.2～2.6	等/略高信号	等/略高信号	等/低信号	可合并少许出血	有	无
甲状腺腺瘤(n=9)	无/显著肿大	模糊	0.4～3.1	等/略高信号	较高信号	略高/低信号	可合并少许出血	有	无
桥本甲状腺炎(n=2)	不对称弥漫肿大	模糊	0.2～2.4	等/略高信号	略高信号	等/略低信号	可合并少许出血	有	无
继发甲状腺脓肿(n=13)	不对称显著肿大	清晰/可形成窦道	1.4～2.8	壁：等/略高信号 腔：等/略低信号	壁：等/略高信号 腔：略高信号	壁：略高/高信号 腔：低信号	未见明显出血	有	无（数量略增多）
恶性病变									
甲状腺癌(n=18)	不对称显著肿大	模糊不清、侵及周围组织		等/略高信号 轻-中度强化	等/略高信号	高/略高/低信号（可见高信号淋巴结）	可合并少许出血	有	有
淋巴瘤(n=3)	不对称略肿大	模糊不清、侵及周围组织		等/稍高信号 中度强化	略高信号	略高信号（可见高信号淋巴结）	无	无	有

引自胡迪，等．2015．

需要强调的是，儿童应慎行颈部 CT 和 MRI 检查，目前尚不建议将 CT 和 MRI 作为评估儿童甲状腺结节的常规检查手段。但对拟手术治疗的甲状腺结节患儿，在手术前可行 MRI 作为评估患儿甲状腺结节的方法，有助于显示结节与周围解剖结构的关系，帮助寻找可疑淋巴结，从而协助制定手术方案。

3. 正电子发射计算机断层成像（PET-CT）

PET-CT 并不建议作为甲状腺癌诊断的常规检查方法，但针对以下几种情形，若有条件者可考虑采用：

（1）DTC 患者随访中出现 Tg 升高（＞10 ng/mL），且 131I 诊断性全身显像（Dx-WBS）阴性者查找转移灶；

（2）MTC 疗前分期以及术后出现降钙素升高时查找转移灶；

（3）甲状腺未分化癌疗前分期和术后随访；

（4）侵袭性或转移性 DTC 患者进行 131I 治疗前评估（表现为 PET-CT 代谢增高的病灶摄取碘能力差，难以从 131I 治疗中获益）。

4. micro CT 全块成像（Whole Block Imaging，WBI）

WBI 是一种新的无创高分辨率成像技术，它可以在不需要组织切片的情况下，以显微水平分辨率重建整个组织块，可以检测包裹性甲状腺癌的包膜侵犯（CI）。它可以检测到最初苏木素和伊红（H&E）染色漏掉的额外的 CI 病灶，而不会出现类似于虚拟复发的组织衰竭。虽然目前 WBI 的分辨率还不足以检测甲状腺癌中的血管侵犯（Ⅵ）和精细结构细节，但它可以为Ⅵ的显微解剖提供依据。重要的是，它的评价非常准确。

检测方法：采用microCT对石蜡切片进行扫描，生成三维显微CT整块图像（WBI）。随后对选定的病例进行连续切片，并用H&E染色，以生成完整的幻灯片图像（WSI）。

它还可以估测甲状腺癌中淋巴结转移（NM）的体积，这有可能引入一种新的、更好的淋巴结测量方法。在大型研究中，NM被证明优于传统的转移灶组织学测量结果，它可以帮助甲状腺癌患者进行更好的分层。

5.超声引导下细针穿刺活检（US-FNAB）

FNAB利用细针对甲状腺结节实施穿刺，并从中获取细胞成分，运用细胞学诊断对目标病灶性质进行判断。US-FNAB可大大提高取材成功率和诊断准确率，并且有助于穿刺过程中对重要组织结构的保护及确认穿刺后有无血肿，因此建议用作进一步确定甲状腺结节良恶性的诊断方法。

FNAB可分为细针抽吸活检和无负压细针活检，临床工作中可酌情选择或联合使用。为了增加FNAB的准确度，可采取下列方法：在同一结节的多个部位反复穿刺取材；在超声提示可疑征象的部分取材；在囊实性结节的实性部位取材，同时可进行囊液细胞学检查。

FNAB诊断儿童甲状腺癌的灵敏度为86%～100%，特异度为65%～90%，近年来应用日益广泛。但在儿童开展FNAB仍有一定困难，如需要取得儿童的配合和麻醉，<10岁儿童需要在全麻下进行该项检查。与在触诊下行FNAB相比，在超声引导下行FNAB的取材成功率和诊断准确率更高。

凡直径>1 cm的甲状腺结节，均可考虑行FNAB；直径<1 cm的甲状腺结节，如出现下述情形，也需考虑行超声引导下FNAB：

（1）超声检查提示结节有恶性征象；

（2）颈部淋巴结超声影像异常；

（3）有颈部放射线照射史或辐射污染接触史；

（4）有甲状腺癌家族史；

（5）^{18}F-FDG PET显像阳性；

（6）伴血清CT水平异常升高。

FNAB获得标本的细胞学检查结果一般分为：

（1）良性（70%）：主要包括胶质结节、桥本甲状腺炎、亚急性甲状腺炎和多结节甲状腺肿；

（2）可疑恶性或不确定（10%）：可疑乳头状癌、髓样癌、细胞增生较活跃或滤泡性病变；

（3）恶性（4%）：包括原发和转移甲状腺恶性肿瘤；

（4）取材无法诊断或不满意（16%）：细胞成分太少或仅为炎性成分。

国内有一报告分析了11例儿童甲状腺结节的FNAB诊断结果，其中结节性甲状腺肿有4例，滤泡性肿瘤、乳头状癌各2例，髓样癌、桥本甲状腺炎、甲状腺囊肿各1例，与手术后病理检查结果相比，细胞学诊断正确率为91%。

目前FNAB是评估甲状腺结节良、恶性的最好方法，但区分甲状腺癌与良性病变仍有困难，特别是甲状腺滤泡状癌和滤泡细胞腺瘤的鉴别。对结节的抽吸物进行免疫细胞化学和分子标记物检测，如BRAF突变、Ras突变、RET/PTC重排等，能够提高确诊率。

表 14-5　甲状腺 TBSRTC（The Bethesda System for Reporting Thyroid Cytopathology）
各诊断分级的恶性风险及临床管理

诊断分级	恶性风险	临床管理
不能诊断/不满意	5%～10%	重复 FNA（超声引导下）
良性	0～3%	随诊
意义不明的非典型细胞/意义不明的滤泡性病变	10%～30%	重复 FNA/分子检测/手术
滤泡性肿瘤/可疑滤泡性肿瘤	25%～40%	分子检测/手术

分级	诊断		
I	不能诊断/不满意		
	囊液标本		
	上皮细胞量少		
	其他（如血多遮挡细胞、细胞过度干燥等）		
II	良性		
	符合良性滤泡结节（包括腺瘤样结节和胶质结节等）		
	符合桥本甲状腺炎		
	符合亚急性甲状腺炎		
III	意义不明的非典型细胞/意义不明的滤泡性病变 IV		
IV	滤泡性肿瘤/可疑滤泡性肿瘤		
	如果是嗜酸细胞肿瘤,则请注明		
V	可疑恶性	50%～75%	手术
	可疑甲状腺乳头状癌		
	可疑甲状腺髓样癌		
	可疑转移性癌		
VI	恶性		
	甲状腺乳头状癌		
	甲状腺低分化癌		
	甲状腺髓样癌		
	甲状腺未分化癌		
	鳞状细胞癌		
	混合成分的癌（注明具体成分）		
	转移性恶性肿瘤		
	非霍奇金淋巴瘤		
	其他		
可疑恶性			
恶性		97%～99%	手术

引自中华人民共和国国家卫生健康委员会.中华普通外科学文献（电子版）,2019,13（01）:1-15.

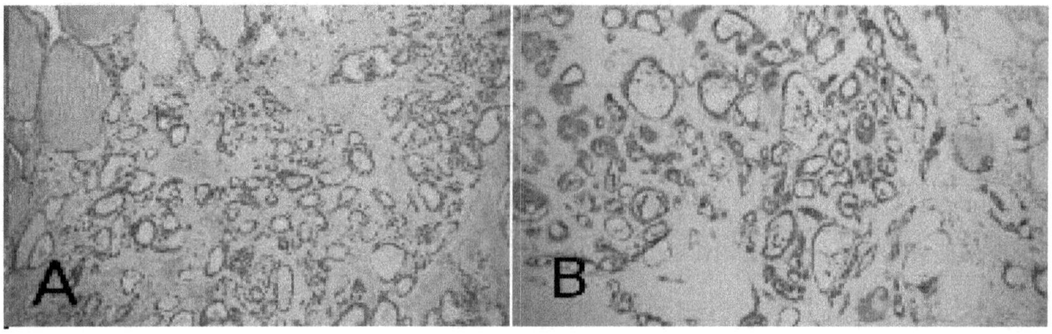

A：甲状腺乳头状癌（H、E染色，×50），癌巢在甲状腺滤泡内浸润生长，癌细胞排列呈乳头状，增生活跃，核异型明显，呈泡状，可见核沟，内见散在砂砾体；B：甲状腺乳头状癌（免疫组化染色，×50），乳头状癌巢和边缘残留的甲状腺滤泡均胞质阳性

图 14-6　甲状腺乳头状癌病理学诊断

甲状腺结节 US-FNAB 的禁忌证：有大量出血倾向，出、凝血时间显著延长，凝血酶原活动度明显减少；通过穿刺针途径可能损伤邻近其他重要器官；长期服用抗凝药；频繁咳嗽、吞咽等难以配合者；拒绝有创检查者；穿刺部位感染，须处理后方可穿刺；女性行经期为相对禁忌证。

（四）核医学检查

1.甲状腺核素检查

正常甲状腺细胞有摄取碘离子和锝离子的能力，所以利用碘（通常为 ^{131}I）或锝-99m（^{99m}Tc）做示踪剂行甲状腺核素显像，可获得有关甲状腺结节功能的信息。由于受到显像仪分辨率所限，直径 <1 cm 的结节行核素扫描价值不大。在甲状腺核素显像中，80%～90% 的甲状腺结节为冷结节，其中多数是良性结节，包括囊肿、腺瘤、结节性甲状腺肿或甲状腺炎等，仅 10%～20% 是恶性结节；而在所有甲状腺热结节中，99% 是良性结节，还包含高功能腺瘤或毒性多结节性甲状腺肿等。儿童甲状腺热结节也存在恶性风险，需要进一步评估。近年来，甲状腺核素显像诊断甲状腺结节已逐渐被高分辨率超声诊断技术以及细针穿刺抽吸活检（fine needle aspiration biopsy，FNAB）所取代，但仍推荐对伴有 TSH 降低的甲状腺结节儿童进行甲状腺核素显像。

表 14-6　核医学与病理诊断结果对比

级别	病理诊断(n)	^{99m}Tc-MIBI 显像诊断/n(%)	
		阳性	阴性
甲状腺癌组	20	17(85.00)	3(15.00)
甲状腺肿瘤组	25	10(40.00)	15(60.00)
节性甲状腺肿组	10	2(20.00)	8(80.00)
亚急性甲状腺炎组	6	1(16.67)	5(83.33)
甲状腺囊肿组	6	0	6(100.00)
淋巴细胞性甲状腺炎组	5	4(80.00)	1(20.00)
合计	72	34(47.22)	38(52.7)

引自胡含英.现代医药卫生，2020，36（15）：2430-2433.

2.氟-18脱氧葡萄糖 （^{18}F-FDG）PET显像

^{18}F-FDG PET显像在评估甲状腺结节方面也不常用。由于并非全部的甲状腺恶性结节都能在^{18}F-FDG PET中表现为阳性，且部分良性结节也会摄取^{18}F-FDG，所以仅仅通过^{18}F-FDG PET显像不能准确鉴别甲状腺结节的良性或恶性。

单光子发射型计算机断层摄影术（SPECT）诊断甲状腺肿瘤的效果有所提高。甲状腺结节的功能成像可以对甲状腺结节的良、恶性程度做出区别，甲状腺癌14～15 s结节显影，而良性肿瘤（结节）30 s内都不显影。

3.放射免疫甲腺球蛋白（HTg）

HTg可以在TC患者血清中检测出来，但HTg检测不能作为特异性肿瘤标记物的定性诊断，因为其他甲状腺疾病，如结节性甲状腺肿、急性甲状腺炎、甲状腺腺瘤等都可测得血清HTg增高。在甲状腺全切后或手术后虽残留腺组织，但以^{131}I放射治疗的病例，THg可作为监测其肿瘤复发或转移的标记物。对儿童甲状腺癌诊断使用的同位素应选择半衰期较短的^{123}I或^{99m}Tc，不宜使用^{131}I。

（五）分子标志物检查

当细胞学检测结果无法判断结节性质时，这类患儿需要进行诊断性切除，尽管最终只有8%～17%的病变为恶性，但在确诊为恶性后，患儿必须接受进一步的手术并承担手术后并发症风险。在成年病人中，分子学检测可提高诊断的敏感性和阳性预测值。近期儿科调查研究表明，在细胞学不确定的病例中，RAS、BRAF、RET/PTC、PAX8/PPARg基因的突变都与恶性病变相关，可将FNA检查的阳性预测值提高近100%，将其总体敏感性和特异性提高80%和100%。所以，分子学检测联合细胞学检测可以提高FNA检查的阳性预测值，减少二次手术所致的并发症风险。不过，并非所有的甲状腺癌都有可检测的基因突变，阴性结果并不足以排除恶性可能。在儿童及青少年患者中，还没有足够的数据验证这一诊断方式，目前不作为常规检查。

二、鉴别诊断

（一）微小结节性甲状腺肿

甲状腺微小乳头状癌是一类特殊的具有较高发病率的甲状腺乳头状癌，多见于中年妇女及儿童。甲状腺微小乳头状癌的致病机制与遗传因素、环境因素、激素等因素具有一定的关联性。甲状腺微小乳头状癌及微小结节性甲状腺肿疾病的影像学表现存在显著的差异性。在超声影像中，甲状腺微小乳头状癌病人的病灶边界较为模糊，回声程度均为低回声，病灶形态无规则，而且大部分病灶的钙化程度均为微钙化，而微小结节性甲状腺肿疾病病人的病灶边界较为清晰，回声程度均为高回声，病灶形态具备规则性，病灶边缘区域可见明显钙化迹象。除此之外，甲状腺微小乳头状癌病人的阻力指数及动脉收缩期峰值速率等超声检测指标水平显著高于微小结节性甲状腺肿病人。

（二）结节性甲状腺肿

结节性甲状腺肿多见于中年以上妇女，病变可长达数年至数十年，常累及双侧甲状腺，为多结节，大小不等，病程较长者可有囊状变，若肿物很大，可能压迫气管，使气管移位，并有不同程度的呼吸困难的症状；当肿瘤压迫食管时，会出现吞咽困难的表现。可发生癌变，肿物增大明显加快。结节性甲状腺肿的发病与碘的摄取、各种炎症及甲状腺素代谢异常等因素有关。结节性甲状腺肿腺体内滤泡呈萎缩改变，胶质潴留，由于腺体内滤泡增生与萎缩交替发生，滤泡周围纤维化不断进展，进而影响了滤泡的血液供应。

（三）甲状腺滤泡性腺瘤

甲状腺滤泡性腺瘤是甲状腺最常见的良性肿瘤，镜下显示为甲状腺滤泡癌样增生，部分可见假乳头状结构，有较完整的包膜。

（四）慢性淋巴细胞性甲状腺炎（又称桥本甲状腺炎）

桥本甲状腺炎镜下表现：甲状腺滤泡上皮嗜酸性变，间质淋巴细胞和浆细胞浸润。其主要的病理变化为甲状腺滤泡的萎缩与纤维增生交替发生。本病需要与甲状腺肿相区分，甲状腺肿的信号相对不均匀，囊变坏死更多见。

（五）亚急性甲状腺炎

亚急性甲状腺炎常考虑是由病毒感染引起，病期数周或数月，发病前常有呼吸道感染的病史，可伴有轻度发热，局部有疼痛，以吞咽时显著，可放射到耳部，甲状腺弥漫性增大，也可以发现不对称的结节样肿物，肿物有压痛。本病为自限性疾病，约经数周的病程可自愈。个别病人需手术以排除甲状腺癌。

（六）甲状腺腺瘤

甲状腺腺瘤多见于20～30岁年轻人，多为单结节，界限清楚，表面光滑，生长速度缓慢，骤然增大常为内囊出血，无颈淋巴结转移和远处转移。

第五节　儿童甲状腺癌治疗

一、甲状腺癌治疗原则

DTC的治疗方式主要为外科治疗，手术后辅助内分泌治疗、放射性核素治疗，某些情况下需要辅以放射治疗、靶向治疗。MTC同样以外科治疗为主，某些情况下需要辅以放射治疗、靶向治疗。针对未分化癌的治疗，手术机会较小，少数患者可行放疗、化疗，但总体来说预后很差，肿瘤治疗的个体化很关键。

二、全切甲状腺

由于大部分甲状腺乳头状癌均为病变早期，如果实施全甲状腺切除术，则极容易造成医疗过度。所以，临床上需明确全甲状腺切除术及近全甲状腺切除术的相关适应证，主要包括：（1）患者青少年时期或童年时期有过头颈部放射暴露史；（2）患者合并甲状腺癌家族史；（3）患者合并多灶癌，特别是双侧癌；（4）患者合并双颈淋巴结转移，或合并远处转移；（5）患者的癌灶存有腺外侵犯，而且未能保证手术可彻底切除，则手术后需开展碘治疗。

三、术前评估

儿童甲状腺癌患者需评估以下内容：
（1）评估是否有全身性或颈部的辐射暴露历史。

（2）评估患者是否甲状腺癌家族史。

甲状腺结节虽然在儿童中很少见，但是其发展为恶性肿瘤的风险明显高于成人（22%～26% vs. 5%～10%）。根据美国国家癌症研究所（National Cancer Institute）的数据分析，在美国确诊的所有甲状腺恶性肿瘤中，有1.8%的患者年龄在20岁以下。儿童甲状腺癌通常表现为无症状的甲状腺肿块，由为患儿体检的医生、父母或患者自己发现，不可触及的甲状腺结节通常在影像学上被发现。少数甲状腺癌表现为颈部淋巴结病。较为少见的是表现为肺转移的儿童甲状腺癌，通常通过胸部影像学对其他项目进行检测时偶然发现。一些临床特征和危险因素与甲状腺结节和儿童人群的癌症相关。

（3）嗓音评估和喉部检查是手术前及手术后体格检查的基本组成部分。

所有儿童都需要进行全面的体格检查，在检查中应评估其是否出现声带功能障碍或气道压迫的症状。该检查可能包括听力、内窥镜检查和（或）颈部超声检查。颈中部应触诊喉部标志、颈部轮廓、腺体大小和结节。侧颈应仔细检查，注意肿大的淋巴结。由于儿童经常有可触及的颈部淋巴结，如疑似甲状腺恶性肿瘤的儿童，应进一步通过超声和细胞学检测进行评估。患有甲状腺癌的儿童经常有较大体积的甲状腺疾病，这在手术解剖过程中是非常重要的。所有儿童患者在甲状腺结节或多灶性/双侧恶性甲状腺疾病手术前都应进行手术前喉部检查，以确定喉部基本功能。如果喉部超声检查不能充分显示声门功能，则可考虑内镜检查声带运动作为替代方法。

（4）在关注甲状腺癌的情况下，对甲状腺和中/侧颈部进行超声检查是必要的；超声检查是体格检查的延伸，可表征甲状腺病理和局部腺病的范围。

（5）超声检查为评估被认为有甲状腺癌风险的儿童患者提供了重要信息。目前尚不清楚是否应该对甲状腺癌风险增加的儿童进行前瞻性超声筛查，有甲状腺疾病史（非髓样甲状腺癌家族史，既往有辐射暴露等）的儿童应考虑每年进行颈部体检。在这些儿童中，超声是评估可触及颈部异常的首选诊断方式，并且也可避免更多的辐射，甲状腺和颈部超声检查可根据当地设施进行。由于甲状腺体积随年龄变化，应根据结节的特征而并非大小决定是否进行穿刺。可疑的结节，如低回声、实性成分、微钙化、形态高于宽、边缘不规则及相关异常淋巴结，应行活检。值得注意的是，弥漫性硬化型甲状腺乳头状癌（DSV-PTC）典型表现为弥漫性钙化和血管充血，遍及一叶或整个腺体，也不是孤立的结节。高功能结节不需要活检，因为其恶性肿瘤的风险较低。即使是年幼的儿童，在局部麻醉下也能成功进行细针穿刺，例如在局部应用利多卡因和丙洛卡因软膏后，偶尔需要有意识的镇静。FNA应始终在超声的指导下进行，以减少抽样误差的风险。在床边或实时确认样本是否充足也有助于确保做出成功诊断。手术前计划应采用超声心动图。对于侧颈，超声和计算机断层扫描（CT）显示出对相似的转移性淋巴结疾病检测的敏感性；然而，CT在中颈部的表现优于超声检查，在大体积疾病的情况下应予以考虑。在手术中，横断面成像，特别是在广泛/大体积或下延伸淋巴结疾病的超声检查中的成像，有助于了解手术部位情况。节点分类系统对多学科沟通和手术计划有一定的作用。淋巴结测绘对于淋巴结疾病是有价值的，可以对受影响的颈部区域进行全面的解剖。

（6）根据病史和（或）初步评估结果，所有被认为存在甲状腺癌风险的儿童患者均应进行超声引导下细针穿刺活检。

儿童甲状腺结节的评估基于临床危险因素结合超声引导下的细针穿刺（FNA），类似于ATA成人指南。甲状腺结节的风险增加及DTC的发生与性别（女性）、年龄（青少年）、既往颈部有接触电离辐射史及有家族史有关。FNA标本是根据Bethesda甲状腺细胞学报告系统报告的，主要包括6类，每一类都与恶性肿瘤的风险范围相关。分类如下：Ⅰ、非诊断性；Ⅱ、良性的；Ⅲ、意义未确定的异型性/意义未确定的滤泡病变；Ⅳ、滤泡性肿瘤；Ⅴ、可疑为恶性；Ⅵ、恶性的。第三类和第四类被认为是不确定的。在儿童患者中，高达35%的甲状腺结节被归类为不确定。与成人相比，儿童患者在这些不确定的类别中具有更高的恶性肿瘤风险。不确定结节的选择包括切除或分子检测重复 FNA。如果有需要，应小心保留一个额外的样本，以备分子检测，避免额外的穿刺活检。通过分子分析，成人和儿童 DTC 均显示磷脂酰肌醇-3 激酶/蛋白激酶 B 和丝裂原活化蛋白激酶信号通路激活。与成人相比，在儿童中基因融合发生的频率更高，约 60%～70% 的儿童甲状腺癌发现有融合癌基因，而成人只有 15%。点突变在大约 30% 的儿童患者中发现，而在成人患者中发现的比例为 70%。BRAF（BRAF^{V600E}）突变是最常见的，在 20%～30% 的儿童 PTC 中发现。RAS 基因突变在这一患者群体中罕见。其他在儿童肿瘤中罕见的分子改变包括 PAX8-PPARg 融合蛋白、NTRK 基因融合和 BRAF 基因融合。在儿科患者中，基于有限的数据，RET/PTC 重排或 NTRK 或 BRAF 基因融合可能是潜在攻击行为的标志。

（7）可疑甲状腺结节和（或）淋巴结应在超声指导下进行活检，以确保取样的准确性和标本的充分性。

（8）当细胞学不确定时（Bethesda Ⅲ 或 Ⅳ），可以考虑分子检测。

（9）与成人类似，不建议在普通儿科人群中常规应用超声筛查甲状腺结节性疾病。

（10）手术前（或活检前）甲状腺功能（游离甲状腺素和促甲状腺激素）可指导手术前管理。

（11）手术前治疗维生素 D 缺乏可以缓解手术后低钙血症的症状。

（12）围手术期钙相关检测（钙、离子钙、镁、磷、甲状旁腺激素和 25-羟基维生素 D）有助于患者病情管理。

接受甲状腺手术的儿童的实验室评估应包括促甲状腺激素（TSH）、游离甲状腺素、甲状腺自身抗体，以及钙、白蛋白、磷、镁、25 羟基维生素 D 和甲状旁腺激素（在甲状腺全切或全切的情况下）。游离三碘甲状腺原氨酸或总三碘甲状腺原氨酸可随 TSH 的抑制而被调控。理想情况下，在穿刺前进行甲状腺功能检查，以确定结节是否功能亢进。在 Graves 病例中，应在手术前 7～10 天开始使用碘滴剂（1～3 滴，每日 3 次），以减少手术中甲状腺出血。由于接受甲状腺全切除术的儿童存在手术后甲状旁腺功能减退的风险，可以考虑手术前 3 天用骨化三醇（例如，0.5 mg，每日 2 次）加或不加碳酸钙治疗。这种方法对成人很有效，但针对儿童没有相关研究。如果事先发现维生素 D 缺乏，那么有必要在手术前补充维生素 D$_3$。使用骨化三醇时应注意避免高钙血症。如果患者的饮食是低钙饮食，可以在手术前补充钙（500～1000 mg，每日三次）。手术后应定期随访钙水平。如果是低钙血症且尚未服用骨化三醇，则应开始服用（0.5 mg，每日两次）。手术后，每周监测血清钙和磷，直到骨化三醇停止使用。手术前和手术后补充钙和骨化三醇已被证明可以降低成人手术后症状性低钙血症的发生率。甲状腺全切除手术后，应在手术后第一天开始使用体重合适的左甲状腺素（每天 1.5～2 mg/kg）。甲状腺水平应在 4～6 周内检查，据此调整甲状腺激素剂量。手术后 6 周内，甲状腺髓样癌患者应测定降钙素，DTC 患者应测定甲状腺球蛋白（Tg）和抗 Tg 抗体。手术后 6 个月左右，应进行甲状腺床超声检查，并进行淋巴结标测。

（13）手术前喉部检查，最好是通过直接可视的方式，即柔性纤维喉镜，这是手术计划所必需的。

柔性纤维光学喉镜（FFL）检查长期以来被认为是一种安全、有效的喉部动力学评估程序，很容易在清醒的病人中进行，无论是婴儿还是成人。这项技术可以在术前和手术后建立声带的功能状态。建议通过 FFL 或其他已确立的技术（刚性经口喉镜）对所有接受甲状腺手术的儿童患者的声带活动状况进行前后一致的确认。手术前声带功能障碍提示局部区域侵犯和疾病进展，并影响与患者家属讨论手术风险和可能的气管切开术。手术前声带评估对手手术中 IONM 的应用和解释以及实施何种手术策略有影响。手术后声带评估有助于明确手术是否导致任何程度的声带活动障碍。在考虑吞咽的安全性、对声音/喉部干预的潜在需求以及未来任何涉及甲状腺床手术的风险时，准确了解声带手术后功能状态是很重要的。在美国，经皮喉部超声，使声带可视化已被证明是一种安全、有效的替代 FFL 对声带功能进行评估的检测手段。对于不能耐受经鼻FFL的患者，超声评估是有用的，尤其适用于儿童患者，因为他们的喉部甲状软骨典型的非钙化和超声更清晰。除了耳鼻喉科医生以外的医生（如内分泌科医生和普通外科医生）可能更喜欢这种评估方式。

（14）手术后风险评估分层，确定手术后放射性碘的需用量和用量。

放射性碘（RAI）治疗传统上可用于DTC患儿，其目的是降低复发率，消除残留的甲状腺组织，以便使用Tg更好地监测复发性疾病。由于对RAI的长期并发症［包括肺纤维化、对生育力和（或）月经周期的短暂影响以及唾液恶性肿瘤的风险］的认识越来越高，因此，应慎重考虑哪些患者从这种治疗中受益最大，哪些患者应避免这种治疗。当病理结果显示有侵袭性组织学和（或）大量淋巴结转移（>5）时，可以考虑进行RAI。如果在甲状腺叶切除手术后发现前一特征，可能需要患者进行RAI治疗，为随后可能再次进行的全甲状腺切除术和淋巴结手术做准备。ATA儿科和成人指南都将PTC患者分为复发性疾病的低危组、中危组、高危组。对低风险DTC成人患者的研究（已发表的儿童数据有限）表明，接受RAI治疗患者的生存率没有改善，第二原发恶性肿瘤的发生率增加。当手术后可获得完整的组织学数据时，一些儿童甲状腺癌可能是中危或高危的。在这类患者中，由于较高的复发率，需要进行RAI治疗。甲状腺癌再转移最早可在手手术后6~8周时发生。建议对ATA低危患者进行TSH抑制、Tg评估。ATA中高危患者应进行诊断性全身扫描和TSH刺激的Tg测定，以评估是否存在持续性疾病。根据现有资料，RAI似乎最适用于N_{1a}/N_{1b}或更严重疾病的患者，以及无法接受治疗手术的淋巴结或局部疾病患者。肺转移患者也可以进行RAI治疗，但缓解率取决于转移疾病的体积和分布。手术后儿童应进行全面的体格检查以评估复发性疾病，包括Tg检测和甲状腺中央和侧淋巴结常规超声检查。后续应根据每个孩子的风险状况进行调整。医生应了解年轻患者进行RAI治疗的风险。

四、手术治疗

目前，针对儿童及青少年甲状腺癌尚无标准的手术处理方法，但较多学者及美国甲状腺协会（American Thyroid Association，ATA）指南认为，全甲状腺切除术或次全甲状腺切除与腺叶切除术相较，可减低迁移及复发风险，因此推荐行甲状腺全切或次全切除。在Hay等对215例儿童及青少年甲状腺癌患者进行长达40年的随访中发现，全甲状腺切除或次全甲状腺切除局部复发率显著低于行单侧腺叶切除。全甲状腺切除或次全甲状腺切除手术后，甲状腺球蛋白成为监测甲状腺癌复发转移的重要指标，更有利于手术后碘扫描检查及同位素治疗。

髓样癌或有多发性内分泌腺瘤病Ⅱ型家族史者，推荐接受RET基因突变检测，无基因突变的单侧癌患者可行单侧腺叶切除；基因突变的髓样癌由于发病率明显升高，则提议进行全甲状腺切除或次全切除术；预防性甲状腺全切的年龄视甲状腺髓样癌发病风险的高低（根据RET基因突变位点评估）而定。累及双侧腺体的分化型甲状腺癌及其他类型的非分化型甲状腺癌建议行全甲状腺切除。

手术前细胞学检查明确中央区淋巴结转移、临床上肉眼可见甲状腺外侵袭和（或）手术中发现中央区淋巴结转移者，建议行中央组淋巴结清扫术，此种方法可降低再手术率，提高疾病无进展生存率。对于无临床上肉眼可见的甲状腺腺外侵袭和（或）局部区域转移患者来说，根据肿瘤位置、体积以及外科医师经验，可选择性进行预防性中央组淋巴结清扫术。

N_0患者是否行预防性颈淋巴结清扫目前尚存在争议，一部分学者认为儿童及青少年甲状腺癌淋巴结转移率较高，提议行预防性全颈淋巴结清扫。另一部分则认为儿童及青少年分化型甲状腺癌预后良好，颈淋巴结转移不是影响预后的独立因素，且颈淋巴结清扫并发症较多，遂针对N_0患者仅建议行中央区淋巴结清扫，手术后定期复查，出现侧颈部淋巴结转移再行全颈淋巴结清扫。学者们对临床上体格检查触及有淋巴结大或手术前检查发现淋巴结转移者行颈淋巴结清扫术的意见一致。遗传性髓样癌颈部淋巴结转移率高，建议行颈部淋巴结清扫术，对于其他非分化型甲状腺癌N_0患者的建议结合患者病情行选择性淋巴结清扫术。

五、手术后评估

当手术中发现肿瘤损害喉返神经，或手术中喉返神经检测结果提示喉返神经功能受严重影响时，手术后可行纤维电子喉镜评估声带运动恢复状况。由于双侧喉返神经受侵犯而进行的手术中气管造瘘或手术后气管切开的病例，可通过喉镜评估声带活动状况，决定拔除气管套管或进行气管造瘘修补的机会。

六、围手术期治疗

甲状腺癌手术后除常规补液以外，为缓解神经水肿，可给予地塞米松、神经营养类药物辅助处理。全甲状腺切除的患者手术后注意复查甲状旁腺素、血钙，有低钙症状者注意补充钙剂，能饮食后及时给予口服维生素 D 及钙制剂。一侧喉返神经受损的患儿急性期常有进食、进水呛咳的症状，对于一些高龄患者，有必要时可予鼻饲，以减少吸入性肺炎的发生。必要时在床旁置气管切开器械包备用。双侧喉返神经受损的患儿一般手术中即行气管切开，带气管套管，手术后注意气管切开口的护理。颈部淋巴结清扫的患者，手术后注意颈肩部的功能锻炼。手术后应根据病理分期及危险分层制订辅助处理方法。

七、常见的手术并发症

手术并发症是外科处理疾病过程中出现的和手术相关的其他疾病，这些病症有一定的发生概率，不能够完全避免。

1.出血

甲状腺癌手术后出血的发生率为 1%～2%，多见于手术后 24 h 之内。主要症状为引流量增加，呈血性，颈部肿胀，患者自觉呼吸困难。如果引流量＞100 mL/h，则考虑存在活动性出血，应及时行清创止血术。患者出现呼吸窘迫时应首先控制气道，紧急情况下可床旁打开切口，首先缓解血肿对气管的压迫。甲状腺癌手术后出血的危险因素包括合并高血压、患者服用抗凝药物或阿司匹林等。

2.喉返神经损伤、喉上神经损伤

甲状腺手术喉返神经损伤的发生概率据文献报道为 0.3%～15.4%。喉返神经损伤的常见原因有肿瘤粘连或侵犯神经、手术操作等。如果肿瘤侵犯喉返神经，可根据情况行肿瘤切除或一并切除神经。如果切除神经，则建议有条件及时行一期神经移植或修复。一侧喉返神经损伤，可导致手术后同侧声带麻痹，出现声音嘶哑、饮水呛咳。手术操作本身也可以损伤喉返神经，这种情况并不能完全避免。双侧喉返神经损伤，手术后可出现呼吸困难，危及生命，手术同期还应行气管切开术，以保证气道通畅。

喉上神经明显损伤，可导致患者手术后声音变低沉。在手术中处理甲状腺上动静脉时应注意紧贴甲状腺腺体精细解剖，可减少喉上神经损伤的概率。手术中神经监测（Intraoperative nerve monitoring, IONM）技术可帮助手术中定位喉返神经，可在下标本后检测喉返神经的功能，如有神经损伤还可帮助定位损伤的节段。对二次手术、巨大甲状腺肿物等情况，手术前已有一侧神经麻痹等情况，建议有条件时使用 IONM。沿被膜精细解剖、手术中显露喉返神经、合理应用能量器械、规范使用 IONM 可以减少神经损伤的概率。

3.甲状旁腺功能减退

手术后永久性甲状旁腺功能减退的发生率约为 2%～15%，多见于整个甲状腺切除后，主要表现为手术后低钙血症，患者出现手足发麻感、口周发麻感或手足搐搦，给予静脉滴注钙剂可缓解。对于暂时性甲状旁腺功能减退，可给予钙剂缓解症状，必要时加用骨化三醇。为减轻患者手术后症状，可选择预防性给药。永久性甲状旁腺功能减退者，需要终身补充钙剂及维生素 D 类药物。手术中注意沿被膜的精细解剖，原位保留甲状旁腺时注意保护其血供，无法原位保留的甲状旁腺建议自体移植。一些染色技术可辅助手术中辨认甲状旁腺，如纳米碳负显影等。

4.感染

甲状腺手术多为 I 类切口，极少数涉及喉、气管、食管的为 II 类切口。甲状腺手术后切口感染的发生率约为 1%～2%。切口感染的危险因素包括癌症、糖尿病、免疫功能低下等。切口感染的表现包括发热、引流液浑浊、切口红肿渗液、皮温升高、局部疼痛伴压痛等。怀疑切口感染，应及时给予抗菌药物治疗，有脓肿积液的，应开放切口换药。浅表切口感染较易发现，深部切口感染常不易早期发现，可结合超声判断切口深部的积液。但极少数患者可因感染引起颈部大血管破裂出血，甚至危及生命。

5.淋巴漏

淋巴漏常见于颈部淋巴结清扫后，表现为引流量维持较多，每日可达 500～1000 mL，甚至更多，多呈乳白色不透明液，也称为乳糜漏。长时间淋巴漏可致容量下降、电解质紊乱、低蛋白血症等。出现淋巴漏后，应保持引流通畅。首先可采取保守治疗，一般需禁食，给予肠外营养，数日后引流液可由乳白色逐渐变为淡黄色清亮液体，引流量也会逐渐减少。如果保守治疗 1～2 周无明显效果或每日乳糜液＞500 mL，则应考虑手术探查和结扎。手术可选用颈部胸导管结扎、颈部转移组织瓣封堵漏口，亦可选择胸腔镜下结扎胸导管。

6.局部积液（血清肿）

甲状腺手术后局部积液的发生率约为 1%～6%。但手术范围越大，其发生概率越高，主要与手术后残留死腔相关。术区留置引流管有利于减少局部积液形成。治疗包括严密监视、多次针吸积液以及负压引流。

7.其他少见并发症

甲状腺手术还可导致一些其他的并发症，但是发生率低，如气胸（颈根部手术致胸膜破裂引起）、霍纳综合征（颈部交感神经链损伤）、舌下神经损伤引起伸舌偏斜、面神经下颌缘支损伤引起口角歪斜等。

8.DTC 手术后死亡危险分层及复发危险分层

2009 年 ATA 指南第一次提出复发风险分层的定义，并于《2015ATA 指南》中做出了更新。该复发风险分层以手术中病理特征，如病灶残留程度、肿瘤大小、病理亚型、包膜侵犯、血管侵犯程度、淋巴结转移特征、分子病理特征及手术后刺激性 Tg（sTg）水平和 ^{131}I 治疗后全身显像（Rx-WBS）等权重因素将患者的复发风险分为低危、中危、高危 3 层。利用这一分层系统指导是否对 DTC 患者进行 ^{131}I 治疗。

（1）低风险分层

PTC：符合以下全部。

①无远处转移。

②所有肉眼所见肿瘤均被彻底切除。

③肿瘤未侵犯周围组织。

④肿瘤不是侵袭性的组织学亚型及未侵犯血管。

⑤若行 ^{131}I 治疗后全身显像，未见甲状腺床外摄碘转移灶显影。

⑥合并少量淋巴结转移（如 cN$_0$，但是病理检查发现<5 枚微小转移淋巴结，即转移灶最大直径均≤

0.2 cm）。

⑦甲状腺内的滤泡亚型甲状腺乳头状癌；甲状腺内的分化型甲状腺滤泡癌合并被膜侵犯及伴或不伴轻微血管侵犯（<4处）；甲状腺内微小乳头状癌不论是否多灶、是否伴有 $BRAF^{V600E}$ 突变阳性，都属于低风险分层。

（2）中风险分层

符合以下任1项。

①镜下见肿瘤侵犯甲状腺外软组织。

②侵袭性组织学表现（如高细胞、靴钉样、柱状细胞癌等）。

③伴血管侵犯的甲状腺乳头状癌。

④若行 ^{131}I 治疗后全身显像，可见颈部摄碘转移灶显影。

⑤淋巴结转移（cN_1，病理检查发现>5枚转移淋巴结，转移灶最大直径均<3 cm）。

⑥$BRAF^{V600E}$ 突变阳性的甲状腺腺内乳头状癌（直径1～4 cm）。

⑦$BRAF^{V600E}$ 突变阳性的多灶的甲状腺微小癌合并腺外浸润。

（3）高风险分层

符合以下任1项。

①明显的腺外浸润。

②癌肿未完整切除。

③证实存在远处转移。

④手术后高 Tg 水平提示远处转移者。

⑤合并较大淋巴结转移（任何淋巴结转移灶直径≥3 cm）。

⑥甲状腺滤泡癌广泛侵犯血管（>4处血管侵犯）。

9.手术后随访

手术后随访主要依赖放射性碘全身扫描和 Tg 水平的测定。相对于成人，儿童甲状腺癌更容易伴有淋巴结侵犯和远端转移。DTC 的癌细胞不同于髓样癌，其可摄取碘，故可通过放射性碘全身扫描发现 DTC 的转移灶和残留灶。但这一检查仅应用于甲状腺全切术或次全切手术后，因为正常甲状腺细胞比肿瘤细胞浓缩碘的能力更强，如存在较多正常甲状腺组织，不容易发现肿瘤。Tg 是一种内生性的甲状腺激素相关蛋白，由甲状腺和甲状腺癌组织分泌，故亦作为 WBS 的辅助手段监测 DTC 复发。目前认为，当患儿患有甲状腺功能减退症时，Tg 水平>8 μg/L，或者注射重组人 TSH 时 Tg 水平仍>2 μg/L，均提示疾病复发或有甲状腺残留组织。TSH 水平不高时 Tg 难以测得，Tg 抗体可以干扰对 Tg 的检测，因此，检测患儿抗体水平也非常重要。此外，也有研究指出，由于血清 TSH 可以反映甲状腺癌的存在，TSH 已被作为一项新的预测甲状腺癌的指标。

八、儿童甲状腺癌选择放射碘治疗的情况

针对不能手术切除的嗜碘性局部迁移性或结节性疾病、已知或推测的嗜碘性远处转移疾病，推荐开展 ^{131}I 治疗，但在儿童及青少年甲状腺癌患者中，甲状腺全切手术后是否常规行放射性 ^{131}I 治疗有着较大争议。Handkiewicz-Junak 等分析了1973—2002年共235例甲状腺全切手术后行 ^{131}I 治疗的儿童及青少年甲状腺癌患者的资料显示，^{131}I 治疗可以明显提升临床治愈率、降低复发率。也有学者提出对局部 T_3 及较多淋巴结转移者建议手术后常规行 ^{131}I 治疗。但考虑 ^{131}I 治疗可能引起第二原发肿瘤发生率增加、骨髓抑制、染色体异常及肾功能异常等短期和长期风险，所以儿童及青少年甲状腺癌 ^{131}I 的指征应从严掌握。

（一）¹³¹I治疗指征

1.《2015ATA指南》对高危复发危险分层患者强烈建议¹³¹I治疗。

2.对中危分层患者可考虑¹³¹I治疗，但其中有镜下甲状腺外侵犯但癌灶较小或淋巴结转移个数少、受累直径小且不伴高侵袭性组织亚型或血管侵犯等危险因素的中危患者，经¹³¹I治疗后可能不能改善总体预后的，可不行¹³¹I治疗。

3.对低危分层患者，不建议进行¹³¹I治疗。

4.《2015ATA指南》对低危人群中淋巴结受累≤5个（无节外侵犯、累及<0.2 cm）者，则已不再推荐行¹³¹I治疗。但如果从便于通过监测血清Tg水平及¹³¹I全身显像，进行后续随访的角度考虑，可行¹³¹I清甲治疗。

（二）¹³¹I治疗禁忌证

1.妊娠期或哺乳期妇女；

2.计划6个月内妊娠者。

（三）¹³¹I清甲治疗剂量

1.推荐采用30 mCi进行中、低危患者的清甲治疗。

2.对于伴有可疑或已证实的镜下残存病灶或高侵袭性组织学亚型（高细胞型、柱状细胞型等）但无远处转移的中、高危患者，推荐¹³¹I辅治疗剂量为150 mCi。

3.对于甲状腺次全切除手术后，需要清灶治疗的患者，考虑使用较高剂量的¹³¹I。

4.颈部残留手术未切除的DTC组织、伴发颈部淋巴结或远处转移，但无法手术或病人拒绝手术的、全甲状腺切除手术后不明原因血清Tg尤其是刺激性Tg水平升高者，清甲治疗同时应兼顾清灶治疗，¹³¹I剂量为100～200 mCi。对于青少年、育龄妇女、高龄患者和肾脏功能轻中度受损的患者，可酌情减少¹³¹I剂量。

（四）甲状腺癌的放射治疗

甲状腺癌对放射治疗敏感性差，因此单纯放射治疗对甲状腺癌的治疗并无明显优势，外照射放疗也仅在极小部分病人中应用。放射治疗原则上应配合手术使用，主要为手手术后放射治疗。而具体应用应根据手术切除情况、病理类型、病变范围、年龄等因素而确定。

1.对恶性程度相对较低的癌症，如已经分化好的乳头状癌或滤泡癌，仅在无法再次手术切除时才选择介入。

2.当恶性肿瘤累及到较重要的部位如气管壁、气管食管沟、喉、动脉壁或静脉内有瘤栓等，而手术又无法摘除干净，且¹³¹I治疗又因残存较大无显著效果时，才可考虑手术后放射治疗。

3.对于年轻患儿，病理类型一般分化情况较好，即便出现复发转移也可带瘤长期生存，且¹³¹I治疗和再次手术均为可行的治疗手法，应慎用外射。

4.对细胞分化差的癌或未分化癌，如手手术后有残留或广泛淋巴结转移，应及时给予大规模的手术后放射治疗，以尽可能地减少局部复发率，并改善预后。

（五）放射治疗指征

1.高分化的乳头状腺癌和滤泡状腺癌

目前国际上广泛采取的外照射的指征见图14-7。

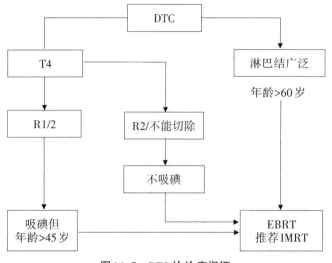

图14-7　DTC的放疗指征

引自中华人民共和国国家卫生健康委员会.中华普通外科学文献（电子版），2019，13（01）：1-15.

中国医学科学院肿瘤医院对放疗科外照射的指征包括：

（1）肿瘤肉眼残存明显且无法通过手术摘除，或仅仅依靠放射性核素疗法不能控制者；

（2）对手术后残留及复发病灶不吸碘者。

2.髓样癌

外照射疗法：对于手术不能完全切除，或是再次发病的患者，是否需要实施外照射仍缺少有力的依据，不过一般认为外照射有助于这些病人的局部控制。

3.未分化癌（ATC）

综合疗法是主要的治疗方式，同时还要依据病人的具体情况，实施个体化的治疗。

外照射治疗：放疗可成为手术前、手术后综合治疗的一种而发挥作用。可能采用单一放疗，也可能高剂量放疗（推荐剂量高达60 Gy）。

4.甲状腺癌远处转移病灶姑息放疗

甲状腺癌若出现远处转移病灶如肺、肝脏、骨、脑并伴随临床体征时，就可以考虑手术/RAI联合EBRT/SBRT，以缓解反应，并降低癌症进展。

（六）外照射技术

1.放疗前应仔细检查以确定癌细胞的具体情况，为新靶区的计划制定而做研究准备。

（1）对出现声嘶、吞咽障碍、喘鸣者，表明肿瘤已侵出甲状腺体范围而达到喉返神经、食管、气管等。

（2）颈部仔细检查有无肿大淋巴结以判断有无区域性淋巴结的转移。

（3）间接喉镜检查可以确定有无声带麻痹，从而确定是否有喉返神经受侵。

（4）颈部超声波检查、CT可用于确定肿瘤具体侵犯区域和头颈部淋巴结肿大状况；X线胸片，腹部超声波、骨扫描应常规检测以排除远地转移的可能。

（5）对手术后放疗者，需要仔细了解手术情况、手术后有无残留及手术后病理结果。

2.照射剂量

甲状腺结节外照射剂量的确定一般包含大分割方法和常规分割放疗方法。常规剂量分割方式：分次剂量200 Gy，每天1次，一周5次，先大野照射5000 Gy，后缩野针对残留区加量至6000～7000 cGy，注意脊髓量不能超过耐受量。美国头颈学会（American Headand Neck Society，AHNS）的治疗剂量指南提示：针对有肉眼残留的病灶，一般给予70Gy，对于镜下残留或者肿瘤经手术剔除的区域：66 Gy；高危微小病灶残留区域（包括甲状腺床、气管食管沟、Ⅵ区淋巴结引流区）：60 Gy；低危为小病灶区域（包括未受侵的Ⅲ～Ⅴ区、上纵隔淋巴结）：54～56 Gy。部分研究表明对于分化型甲状腺癌，可采用大分割方式，单次剂量2.5～3 Gy，可以获得更好的局部抑制。但这个结论尚需更进一步的研究证明。

（七）外照射的并发症

急性并发症：1～2度的反应比较普遍，约在80%以上，主要包括咽炎、黏膜炎、口干、味觉改变、吞咽困难、吞咽疼痛、放射性皮炎等。3度以上的反应很少见，咽炎的发生率最高（<10%），其他反应<5%。晚期并发症：包含皮肤肌肉纤维化，食管气管狭窄，咽部狭窄从而导致吞咽困难，颈内动脉硬化，第二原发癌等。

第六节　儿童甲状腺癌随访控制目标

对甲状腺癌患者实施长期跟踪研究的主要目的在于：
1.对临床应用治疗的患儿实施监测，以便早期发现复发肿瘤和转移灶；
2.对DTC的复发及带瘤生存者，动态检测疾病的发展情况和治疗的效果，并且调整治疗方案；
3.密切监控TSH抑制疗法的有效性；
4.对DTC病人的一些伴发疾病（如心脏疾病、其他恶性肿瘤等）病情进行动态检测。

一、促甲状腺激素（TSH）

分化型甲状腺癌（DTC）手术后必须给予外源性甲状腺素抑制疗法。根据手术后复发危险度决定TSH抑制疗法的有效范围。将TSH应用于甲状腺癌细胞则会直接影响其滤泡细胞和上皮细胞的生长、发育，从而促使细胞分化、增殖。给予DTC患者足量的左甲状腺素替代疗法，不但可提高儿童及青少年的正常生长、发育，同时也可控制TSH水平增高，从而有效降低DTC的复发率。为了实现对TSH的完全控制，成人长时间口服超过生理需要量的左甲状腺素会影响骨密度，进而提高心血管疾病发生的危险度。与成人相对比，若按照体重计算，由于儿童所需的左甲状腺素剂量更高，故儿童长期口服超剂量的左甲状腺素可能影响生长、发育，从而进一步对行为发展及学习能力产生负面影响。目前关于DTC患儿治疗中由于服用左甲状腺素导致亚临床甲状腺功能亢进症（简称甲状腺功能亢进）的问题仍在研究中。Baudin等推荐，DTC患儿的初始治疗时应将TSH抑制至0.1 mU/L以下，达临床缓解后可调整为0.5 mU/L以下。

ATA在最新的儿童甲状腺结节和分化型甲状腺癌的诊断指南中提及：TSH≥30 mIU/L时，肿瘤对^{131}I的摄取会增加，建议在^{131}I治疗前，使TSH水平达到≥30 mIU/L，大部分儿童及青少年在缺乏甲状腺激素≥14天后，TSH水平可以达到这个水平。

患儿停服左旋甲状腺激素14天后，部分患儿因自身发育原因以及残余甲状腺等因素，其TSH还没有≥30 mIU/L，此时患儿通常已达到低限甲低状态，继续停服左旋甲状腺激素对TSH刺激并不一定明显，还会加重其甲低的症状，刺激肿瘤的生长。足够剂量的左甲状腺素治疗可抑制内源性TSH的合成，继而能够控制恶性肿瘤生长，但控制的有效程度目前还有争议。目前，还没有比较小儿DTC手术后行各种程度的TSH控制治疗方案之间结果、风险和收益关系的研究。故根据全美甲状腺学会的小儿甲状腺癌指南建议，小儿TSH控制的目标应该根据小儿PTC的危险性分为低风险、中风险和高风险，患儿TSH目标分别为0.5～1 mIU/L、0.1～0.5 mIU/L和<0.1 mIU/L。如果出现或疑似疾病持续存在，则可继续维持该目标，否则可在治疗一段时间后使TSH水平回到正常人范畴内或正常低值。儿童甲状腺癌手术后应用TSH控制的同时也需要充分考虑其潜在风险，如持续过量应用左旋-T₄后所可能产生的并发症，包括可能会导致儿童生长发育速度加快、骨龄提前、性早熟、学习受到负性影响、心律失常和骨量减少、骨质疏松等。

二、甲状腺球蛋白（Tg）

对于已消除全部甲状腺结节（手术和¹³¹I清甲后）的DTC病人，应当定期监测血清中Tg水平，并建议使用同种测定试剂。血清Tg是一种甲状腺特异分泌的糖蛋白，是检测DTC残余或复发比较可靠的指标，比DxWBS敏感性更高。作为分化型甲状腺癌的肿瘤标志物，Tg在儿童及青少年分化型甲状腺的诊断、随访过程中有着重要作用。

DTC的全甲状腺切除手术后，大部分病人手术后30天内Tg含量达到最低点。作为手术后早期评价的指标和重要的预后因子，血清Tg水平和TgAb值都可用来引导临床诊疗的方法选择。主要指导方案见表14-8：

表14-8　《2015版ATA指南》中甲状腺全切并RAI清甲后的DTC患者动态风险分层的界定及其临床含义

良好反应	生化不完全反应	结构不完全反应	不确定反应
TSH抑制治疗下的Tg<0.2 ng/mL；TSH刺激后的Tg<2 ng/mL；TgAb测不到；影像学阴性	TSH抑制治疗下的Tg>5 ng/mL；TSH刺激后的Tg>10 ng/mL，或TSH水平相似的情况下逐渐升高；TgAb水平升高趋势；影像学阴性	影像学检查提示有结构性或功能性病灶	TSH抑制治疗下的Tg 0.2～5 ng/mL；TSH刺激后的Tg2～10 ng/mL；TgAb水平稳定或逐渐下降；影像学上有非特异性发现，或RAI显像提示甲状腺床有微量核素摄取
初始治疗后，临床/生化和组织结构上均无疾病 持续存在或复发的证据	甲状腺球蛋白异常升高，但影像学未发现确切病灶证据	局部病灶持续存在或新发病灶，或发生转移	生化或组织结构上的发现均不能明确其良恶性
1%～4%复发；<1%疾病 相关死亡	至少30%自发展为无疾病征象；再治疗后20%达到无疾病征象；20%发展为结构性疾病；<1%疾病相关死亡	再治疗后仍有50%～85%疾病持续；局部转移和远处转移者的疾病相关病死率分别高达11%和50%	继续随访将有15%～20%被发现出结构性疾病；其他患者指标保持稳定或自发缓解；<1%疾病相关死亡
初始ATA复发风险为低 危患者、中危患者和高危的患者 中，分别有86%～91%、57%～63%和14%～16%发生良好反应。其中，变化最为显著应属ATA中危患者，其复发风险从36%～43%降至1%～2%	此类患者分别占初始ATA复发风险为低危患者、中危患者和高危患者的11%～19%、21%～22%和16%～18%	此类患者分别占初始ATA复发风险为低危患者、中危患者和高危患者的2%～6%、19%～28%和67%～75%	此类患者分别占初始ATA复发风险为低危患者、中危患者和高危患者的12%～29%、8%～23%和0%～4%

注：TgAb阴性情况下。

（一）良好反应

应减少随访患者强度和频率，并放宽对TSH抑制的治疗目标（正常下限～2 mU/L）。全甲状腺切除手术后：

低危病例：手术后影响或控制Tg＜1 ng/mL，预后可靠。

中危病例：手术后Tg＜1 ng/mL，预后可靠，但仍不能排除微转移灶的存在。低危病例和中危病例全甲状腺切除手术后未进行碘治疗，非刺激作用下手术后Tg＜1ng/mL，提示治疗良性反应，复发的危险性＜1%。

（二）生化不完全反应

如果Tg值保持相对稳定或者逐渐降低，则大多可在维持TSH抑制治疗（0.1 mU/L～正常下限）的前提条件下继续监测，不建议立刻行探查/预防性处理，如手术或碘治疗，若Tg水平或TgAb水平持续上升，则与手术后恢复危险性有关，应选择提高随访频次，开展一些检测或予以一些潜在的处理。全甲状腺切除手术后，当抑制或刺激下Tg达到5～10 ng/mL，表明医治后碘扫描出现并确定局部或远处转移灶的概率提高。手术后Tg＞10 ng/mL很可能需要另外评价和处理。但应该引发重视的是，如果肿瘤已经发生去分化或失分化（dedifferentiated），Tg水平也可以很低甚至检测不出来。

（三）结构不完全反应

全甲状腺切除手术后Tg＞30 ng/mL，但影像学检查表明病变继续存在或再次发生，多发生于初始清甲治疗的失败、局部或远处转移的病人。结构不完全反应可引起死亡率提高，所以建议多科医生共同诊治。

（四）不确定反应

将TSH抑制治疗目标略放宽（正常下限1 mU/L），可以利用影像学检查及血清Tg/TgAb检查的检查结果，重新进行对治疗反应分类评估。医学影像学及血清Tg/TgAb的初始检查周期均为1～2次/年，若疾病情况稳定，则可相应延长检查间期。

（五）超声

DTC患者在随访复查期间应该定时开展颈部超声检测，以评估甲状腺床和颈中央区、侧颈部的淋巴结状况。手术后首次超声波检测时间推荐为：高危病人手术后三个月，中、低危病人手术后六个月。若发现了可疑病灶，检测间隔时间也可酌情缩短。对可疑淋巴结，还可以开展超声波引导下的穿刺活体组织检查和（或）穿刺针冲洗液的Tg测定。

三、抗甲状腺球蛋白（TgAb）

TgAb是人类甲状腺自身抗体的一种，能反应甲状腺组织内质量的改变，常在自身免疫性甲状腺病变中异常增高，其特异性较高，在健康人血清中的浓度较低，当病人由于各种疾病因素而损伤时，甲状腺蛋白也可游离入到血液，从而导致TgAb水平增高。TgAb作为Tg的抗体，当血清Tg水平升高时，TgAb水平亦相应升高。而针对DTC的手术后病人，有研究者提出选用TgAb检测下限为TgAb干扰的阳性截断值比较合适。手术前TgAb阳性的DTC病人在随访过程中需要开展TgAb水平监测。以TgAb水平为主要替代指标时，其趋势比数值更为重要。血清TgAb水平不断降低表明该患儿病情减轻。与此相反，血清TgAb水平不断升高则怀疑病情复发可能。血清TgAb水平一直不变被认定为无法判断。

四、CT和MRI

CT和MRI都不是DTC随访中的常规检查项目，但在出现下述情形时应行颈胸部CT或MRI检查：

1.淋巴结复发范围广泛，但彩超检查无法精确描述范围；

2.转移的病灶可能侵入上呼吸道及消化道，因此必须进一步评估被侵范围；

3.在高危病例中，新鲜的血清Tg水平升高（>10ng/ml）或者TgAb水平增高。

在Dx-WBS阴性时，如可能进行后续的^{131}I治疗，在检查时应避免用含碘的对照试剂。如行含有碘对照剂的增强数字扫描，则推荐在扫描后4~8周再进行^{131}I的治疗。

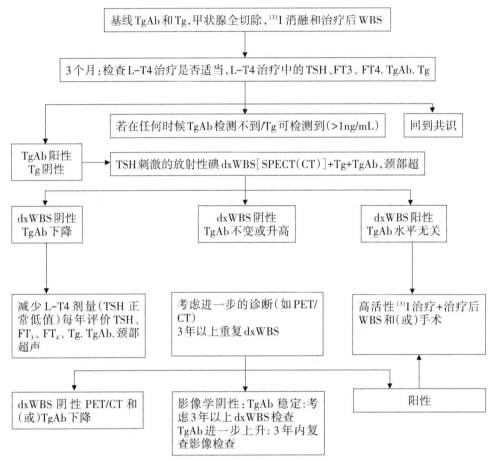

WBS：全身闪烁扫描显像；L-T$_4$：左甲状腺素；TSH：促甲状腺激素；FT$_3$：游离三碘甲状腺原氨酸；FT$_4$：游离甲状腺素；TgAb：抗甲状腺球蛋白抗体；Tg：甲状腺球蛋白；dx-WBS：诊断放射性碘全身显像；PET/CT：正电子发射断层扫描结合计算机X射线断层扫描。

图14-8　抗甲状腺抗体阳性的分化型甲状腺癌病人的治疗和随访流程图

引自中国抗癌协会甲状腺癌专业委员会. 2018.

五、^{18}F-FDG PET显像

目前并不建议在DTC随访时常规使用^{18}F-FDG PET显像，但在下述情形时仍可以考虑应用：

1.血清Tg水平升高（>10 ng/mL）而Dx-WBS为阴性时，帮助查找和确定病灶。

2.对病灶不摄碘的患者，评估和监测病情。

3.对侵袭性及转移性DTC者，评估和监测病情。

六、DTC的长期随访还应纳入下列内容

1.^{131}I治疗的长期安全性：主要是对继发性肿瘤、生殖系统的负面影响。但应防止过量筛查和检测。

2.TSH抑制治疗的疗效：包括TSH抑制治疗是否达标、对患者的不良反应等。

3.DTC患者的伴发疾病：由于某些伴发疾病（如心脏疾病、其他恶性肿瘤等）对机体的影响程度可以超过DTC本身，所以在长时间随访中也需要对这些伴发疾病的病情进行动态检测。

七、甲状腺髓样癌手术后随访

手术后对甲状腺功能的随访要求与DTC相同，且不要求TSH抑制治疗。由于和CEA与甲状腺髓样癌有较好的特异性，血清降钙素是随访检查时的必查项目。针对手手术后血清降钙素和CEA值回到正常水平的病人，其随访间期可参照低危分化型甲状腺癌病人；针对血清降钙素和CEA水平虽然尚未完全回归正常水平，但仍处于较低水平者，可参照高危分化型甲状腺癌病人；对仍保持较高标准的患者，宜密切随访，推荐3～6个月后再次行超声检查，并依据血清降钙素和CEA水平增高的幅值区域，联用CT或MRI检查确定癌症病变区域，如果有必要，行PET-CT检查。

第七节　儿童甲状腺癌的预防

对有甲状腺新生物高危的患儿，建议每年开展一次专科查体。对查体中出现还有可触及的结节、甲状腺外形不对称和（或）异常颈部淋巴结肿大的患儿，则建议进行影像学检查。

患儿进行规范的体检、超声检查和实验室检查，有助于鉴定儿童自身免疫性甲状腺疾病。通过针吸活检和超声波检查，能很好地区别诊断恶性疾病和良性疾病。而儿童自身免疫性甲状腺病变与甲状腺癌的关联也非常紧密。甲状腺的自身免疫性可促使儿童甲状腺恶性疾病进一步恶化，因此密切注意儿童甲状腺功能改变也有利于儿童甲状腺癌的鉴定。但不管是否具有直接因果关系，自身免疫性甲状腺疾病都可成为儿童甲状腺癌的一种最主要的原因。有自身免疫性甲状腺疾病病变共存时，可以在早期检出和鉴定出分化型甲状腺癌。所以，早期和低侵入性的癌症检测都可以使儿童癌症病人获得较好的预后。

张雷等的研究结果证实，血清TgAb阳性、TSH水平增高是分化型甲状腺癌的主要风险因素，且血清TgAb和TSH测定对鉴定分化型甲状腺癌病人也有重要意义。惠金子等人的研究结果指出，血清Tg异常增高并非预测甲状腺癌的独立因素，可结合TgAb和TSH用作预测甲状腺癌的危险因素。

（茹凉，汤冉，杜国利）

参考文献

［1］赵洁,黄美玲,凌瑞,等.儿童及青少年甲状腺癌的临床病理特点及BRAF~(V600E)突变［J］.现代肿瘤医学,2020,28(07):1120-1124.

［2］Reiners C,Demidchik Y E,Drozd V M,et al. Thyroid cancer in infants and adolescents after Chyrnobyl［J］. Minerva Endocrinol,2008,33:381-395.

［3］骆杰伟,陈慧,朱庆国,等.MEN Ⅱ A综合征家系的RET原癌基因突变及其临床意义［J］.中国分子心脏病学杂志,2009,5(1):296-299.

［4］Fiore E,Vitti P. Serum TSH and risk of papillary thyroid cancer in nodular thyroid disease［J］. J Clin Endocrinol Metab,2012,97(4):1134-1145.

［5］Wiersinga W M. Management of thyroid nodules in children and adolescents［J］. Hormones (Athens),2007,6(3):194-199.

［6］杨柳芳,翁丽明,黄晓明.超声诊断甲状腺微小乳头状癌与微小结节性甲状腺肿的价值［J］.医疗装备,2018,31(04):45-46.

［7］龚建平,张仁希,陈环球,等.青少年分化型甲状腺癌的临床特点及治疗选择［J］.中华外科杂志,2006,(21):1483-1485.

［8］Handkiewicz-Junak D,Wloch J,Roskosz J,et al. Total thyroidectomy and adjuvant radioiodine treatment independently decrease locoregional recurrence risk in childhood and adolescent differentiated thyroid cancer［J］. J Nucl Med,2007,48(6):879-888.

［9］Jarzab B,Handkiewicz-Junak D,Wloch J. Juvenile differentiated thyroid carcinoma and the role of radioiodine in its treatment:a qualitative review［J］. Endocr Relat Cancer,2005,12(4):773-803.

［10］Leboulleux S,Hartl D,Baudin E,et al. Differentiated thyroid cancer in childhood［J］. Bull Cancer,2012,99(11):1093-1099.

［11］Francis G L,Waguespack S G,Bauer A J,et al. Management Guidelines for Children with Thyroid Nodules and Differentiated Thyroid Cancer［J］. Thyroid,2015,25(7):716-759.

［12］赵丹,梁军,林岩松.难治性分化型甲状腺癌^{131}I诊治进展［J］.中华核医学与分子影像杂志,2013,33(6):505-509.

［13］管磊洪,刘辉,陈慎,等.抗甲状腺球蛋白抗体检测对分化型甲状腺癌的诊断价值［J］.中国医药,2015,10(5):642-644.

［14］惠金子,赵德善.Tg、TgAb及TSH在分化型甲状腺癌手术前的预测分析［J］.国际放射医学核医学杂志,2015,39(2):110-115.

第十五章
甲状腺激素与甲状腺癌

　　甲状腺激素（thyroid hormone，TH）是由甲状腺产生和释放的，包含三碘甲状腺原氨酸（triiodothyronine，T_3）和甲状腺素（thyroxine，T_4）。T_3和T_4是基于酪氨酸的一类激素，作用于人体几乎全部的细胞而发挥其对全身的调节作用，尤其是调节人体的新陈代谢和促进人体的生长、发育。1915年，Edward Calvin Kendall 首次从猪的甲状腺提取物中分离纯化得到甲状腺素。1926年，Charles Robert Harington 和 George Barger 首次人工合成甲状腺素。

　　甲状腺癌为临床常见的内分泌肿瘤之一，常分为乳头状癌和滤泡状癌两种实性腺瘤，前者多见。甲状腺癌常伴随着甲状腺激素水平的升高，且甲状腺激素水平的升高又是甲状腺癌发病的危险因素之一。但是，当给予手术切除治疗甲状腺癌后，由于甲状腺滤泡细胞的大量缺失，又会导致甲状腺激素水平的急剧降低，使肿瘤复发。因此，甲状腺激素水平与甲状腺癌发生、发展及预后存在密切的关系。

第一节　甲状腺激素的摄取、合成、释放与调节

　　甲状腺素的实质为四碘甲状腺原氨酸，在甲状腺内合成并释放，碘是甲状腺激素合成的必需微量元素。水、食物及食盐中的碘在消化道中很容易被人体吸收并转运至血液中。正常人甲状腺中碘浓度为外周血中浓度的 20～50 倍；而在甲状腺功能亢进患者的甲状腺中，碘浓度可高于外周血浓度的 250 倍以上。

一、碘的摄取与存储

　　甲状腺激素合成的第一步是甲状腺从外周血中摄取碘，外周血中约一半以上的碘及含碘化合物由甲状腺摄取并储存。与通常的膜转运方式不同，甲状腺激素不能像其他亲脂性物质那样以被动方式通过细胞膜。位于甲状腺滤泡细胞基底膜上的 Na^+/I^- 同向转运体（sodium/iodide symporter，NIS），又被称为"碘泵"，可以主动摄取血液中的含碘化合物：首先，Na^+/I^- 转运体使外周血中的 Na^+ 和 I^- 穿过甲状腺滤泡细胞的基底膜进入甲状腺滤泡细胞内；然后，利用逆 Na^+ 的浓度梯度，pendrin 蛋白将 I^- 转运穿过顶端膜进入滤泡腔。根据活性、能量依赖和基因调控的不同，至少 10 种碘甲状腺原氨酸转运体在人类中被发现，这些转运体保证了细胞内甲状腺激素水平高于血浆或间质液甲状腺激素水平。

　　关于甲状腺激素的细胞内动力学的研究较少，然而，最近发现晶体蛋白 CRYM 在体内与 3,5,3′-三碘甲状腺原氨酸结合，参与甲状腺激素在细胞内的转运。

二、活性碘的合成与活化

I_2和碘化物在体内一般没有生物活性，只有进一步形成活性碘后才可以参与机体的生理、生化反应。活性碘的形成主要依靠于过氧化物酶（thyroperoxidase，TPO）和甲状腺球蛋白（Thyroglobulin，Tg）。

Tg由甲状腺滤泡细胞产生，是一种由2768个氨基酸组成的二聚体糖蛋白，Tg完全在甲状腺内部使用，是甲状腺激素的主要前体，该类蛋白约占甲状腺蛋白质含量的一半以上。

碘活化的第一步是在TPO的作用下，位于Tg酪氨酸残基的酚环发生碘化，即在酚羟基的一个或两个位置上分别或同时被碘化，以共价结合的方式为每个酪氨酸残基引入1～2个碘原子，从而生成单碘酪氨酸（monoiodotyrosine，MIT）和二碘酪氨酸（diiodotyrosine，DIT）；第二步反应中，也由TPO催化，两分子的DIT偶联生成T_4的肽前体，一个分子的MIT和一个分子的DIT偶联产生T_3的类似前体。DIT与MIT还可以以相反顺序耦合产生rT_3，rT_3无生物学活性。

每个甲状腺球蛋白分子包含大约100～120个酪氨酸残基，仅有少数（<20）的酪氨酸残基可以在TPO的作用下发生碘化；且碘化后，TPO又催化酪氨酸与酪氨酸"偶联"。因此，每个Tg最终产生T_4或T_3分子的数量很少，仅有5～6个。

三、释放和运输

在滤泡腔内形成的T_4前体或T_3前体需要通过滤泡细胞加工成熟后再次分泌进入外周循环中发挥作用。碘化甲状腺球蛋白进入细胞的方式有两种：第一种是由垂体前叶（也称为腺垂体）释放的促甲状腺激素（thyroid stimulating hormone，TSH）与TSH受体（Gs蛋白偶联受体）结合在细胞的基底外侧膜上，刺激胶体的内吞作用；第二是与甲状腺微环境中的巨噬细胞结合，经内吞回到滤泡细胞中。胞吞的小泡与滤泡细胞的溶酶体融合，经碘修饰后的Tg在蛋白水解酶的作用下分解出T_3和T_4，并从细胞基底分泌进入外周血，其中T_4占分泌总量的90%以上。同时，非偶联的MIT和DIT也从甲状腺球蛋白中一起释放，大部分将再次被滤泡的基顶膜分泌进入滤泡腔，进一步偶联活化，仅小部分进入血流再经细胞内脱碘酶脱去碘，被甲状腺重新利用。

T_3和T_4主要以扩散的运输方式穿过滤泡细胞膜到达血管，其外排机制尚不明确，单羧酸转运蛋白-8（MCT-8）和单羧酸转运蛋白-10（MCT-10）在T_3和T_4从甲状腺细胞外排过程中起主要作用。在进入外周血后，几乎全部的T_4和T_3在血中与结合蛋白结合进行运输。

四、甲状腺激素的调节与代谢

在外周血中，T_3和T_4一直处于动态平衡。T_3和T_4主要受甲状腺功能的调节：垂体释放的TSH可以调节甲状腺释放T_3和T_4，TSH又受到下丘脑分泌的促甲状腺激素释放激素（thyrotropin releasing hormone，TRH）的调节，形成的下丘脑-垂体-甲状腺轴调节甲状腺的功能；T_3和T_4的增高又对下丘脑和垂体产生负反馈调节作用，使TRH和TSH分泌减少，从而减少T_3和T_4释放。

其次，T_3和T_4之间存在着相互影响的作用。T_4和T_3的比例大约是14：1，T_4常被认为是T_3的储存库。游离的T_3（FT_3）和T_4（FT_4）是甲状腺激素真正发挥生物活性的有效形式。FT_3效力是FT_4的3～4倍，T_3的半衰期较T_4短，在脱碘酶（5′-碘酶）作用下，每天有一半以上的T_4被转化为T_3，脱碘酶缺乏或者T_4转化为T_3受阻，可呈现碘缺乏引起的甲状腺功能减退症。

另外，甲状腺根据摄入的碘化物直接调节甲状腺对T_3和T_4的分泌。当吸收进入外周血的碘过量时，甲状腺对碘的转运能力减小，可以抑制T_3和T_4的释放；相反，外源性的碘供应不足时，甲状腺对碘的转运能力加强，甲状腺对T_3和T_4的合成和释放也增加，使分泌至外周血中的T_3和T_4的量不致过低。这种调节方式不受TSH的影响，称为甲状腺的自主调节功能。

在胎儿时期，甲状腺激素的水平变化较为显著。在孕早期6～8周时，TRH由下丘脑释放，在妊娠12周时，胎儿垂体分泌TSH明显，妊娠18～20周时胎儿T_4产量达到临床显著水平，T_3在妊娠前30周内保持低水平（<15 ng/dL），在妊娠期增加到50 ng/dL，胎儿甲状腺激素的自给自足可以保护胎儿免受母体甲状腺功能减退引起的大脑发育异常。

微量元素也可直接或者间接影响甲状腺激素：碘是组成T_3和T_4的重要成分之一，外源性的碘摄入不足导致甲状腺激素的合成和分泌明显减少，导致下丘脑-垂体-甲状腺的负反馈减少，使TSH的产生增加，同时甲状腺吸收更多碘的能力增强，来弥补碘的缺乏，并使其产生足够数量的甲状腺激素。机体长期缺碘，则会导致甲状腺滤泡腔内胶体增加，甲状腺呈代偿性肿大，因常发生地方性聚集，又被称为地方性胶体甲状腺肿。脱碘酶的三种异构体都是含硒酶，因此硒也是生产T_3时必要的成分。

甲状腺滤泡细胞还受交感神经的影响，如给予交感神经电刺激可明显观察到甲状腺激素合成量增加。

T_3和T_4经脱羧和脱碘作用产生碘甲状腺素胺（T_1a）和甲状腺素胺（T_0a）。其代谢经由以下两种途径：（1）T_3和T_4在肝内失活后，与葡萄苷酸和硫酸结合，由胆汁排入小肠，在小肠中分解后排出体外，占日消耗总量的15%～20%；（2）经脱碘酶降解为其他类型的碘氨酸，如T_4降解为T_3、T_3、rT_3（3，3′，5′-T_3）降解为无活性的T_2，再随尿液排出体外。

第二节　甲状腺激素的作用机制

细胞核中存在甲状腺激素反应元件（thyroid hormone response elements，TREs），包括甲状腺激素核受体（TRs）、连同辅抑制分子和DNA结合的附近区域。当甲状腺激素在细胞核内与TRs结合后，与转录因子相互作用，诱导相关靶基因的转录而发挥生物学效应。受体-辅抑制子-DNA复合物可以阻碍基因转录。

T_3是甲状腺素T_4的活性形式，可以继续与TRs结合。脱碘酶催化的反应从甲状腺素（T_4）结构的外芳香环的5′位置上去除一个碘原子。当三碘甲状腺原氨酸（T_3）与TRs结合时，它会诱导受体发生构象变化，取代复合物中的辅抑制因子。这导致了共激活蛋白和RNA聚合酶的招募，激活了基因的转录。

甲状腺激素作用的第二种机制涉及核受体TRβ，与细胞核中的TRs的作用相似：在没有激素的情况下，TRβ与PI_3K结合并抑制其活性，但当激素存在时，TRβ与PI_3K复合物解离，PI_3K活性增加，且TRβ扩散到细胞核中，与TREs结合，诱导基因发挥作用。这种机制可以调节大脑的发育和成人的新陈代谢。

T_3影响的新陈代谢活动形式主要包括：增加心脏输出量、增加心率、增加呼吸速率、增加基础代谢率、强化儿茶酚胺的作用（即增加交感神经活动）、强化大脑发展、使女性子宫内膜增厚、增加蛋白质和碳水化合物的分解代谢等。

第三节　甲状腺激素的生理作用

甲状腺激素与生长激素协同调节神经元的成熟和长骨的生长，对人体细胞的正常发育和分化至关重要，同时还调节人体的新陈代谢等。

一、对生长与发育的影响

1. 对中枢神经系统的影响

甲状腺激素通过促进某些生长因子的合成，协同作用促进神经元分裂，如轴突、树突的形成，以及髓鞘及胶质细胞的生长。其对中枢神经的影响不仅表现在促进神经元的发育和成熟方面，也表现在对中枢神经正常功能的维护方面。甲状腺功能亢进时，中枢神经系统兴奋性提高，表现为注意力不集中、烦躁等；相反甲状腺功能减退时，中枢神经兴奋性降低，表现为目光无神、行动迟缓。

2. 对生长、发育的影响

甲状腺激素可以促进细胞生长和分化，如细胞数量增加和细胞的体积增大，使机体呈现生长状态；甲状腺激素对长骨的生长、发育作用明显，还可以促进骨化中心发育、软骨的骨化和牙齿的发育，生殖器官的生长发育以及生殖细胞的发育和成熟也离不开甲状腺激素。当甲状腺激素缺乏时，垂体生成和分泌的生长激素（growth hormone，GH）也随之减少，且GH也不能发挥作用。

在婴儿时期，甲状腺激素促进机体生长、发育的作用最明显，且在出生后五个月内的影响最大。因此，先天性缺乏甲状腺激素或幼年时甲状腺分泌不足可以导致大脑的发育和骨骼的成熟受损，引起智力低下、反应迟钝、身材矮小的呆小病（又称为克汀病）。患者的性器官也不能发育成熟，没有正常的生殖功能。因此，当发现新生儿甲状腺功能低下或甲状腺激素分泌不足时，应尽早补充适量的甲状腺激素，恢复中枢神经系统的发育和脑功能；若晚于1岁，即使补充大量T_3或T_4，也不能恢复机体的正常生长和发育，治疗往往无效。

二、对代谢的影响

甲状腺激素能维持能量、糖、脂肪和蛋白质正常代谢过程。甲状腺激素能使组织的耗氧量增加、促进细胞内物质氧化，基础代谢率提高，热量产生增多。甲状腺是人体最主要和最直接参与体温调节的激素。人体通过神经调节和甲状腺分泌甲状腺激素的量来维持体温的相对平衡。在非活动的状态下，人体维持生命的基础代谢一半受甲状腺激素的调节，1 mg的甲状腺素可增加产热4000 kJ。甲状腺功能亢进时甲状腺激素分泌过度，人体能量产生多，基础代谢率（BMR）可增高35%左右，组织对能量和氧气的消耗增加，对热环境不能耐受，表现为怕热、多汗、急躁、手指震颤、心率加快、心排血量增加等现象；而甲状腺功能减退正好相反，BMR可降低15%左右，组织对能量和氧气的消耗降低，对寒冷环境的耐受性变差，表现为怕冷、情绪消极等。

在糖代谢方面，甲状腺激素可以促进小肠对葡萄糖和半乳糖的吸收，促进糖原的分解和抑制糖原的合成、增加胰高血糖素、肾上腺素和皮质醇等的作用，使胰岛素降解引起血糖升高；同时还可以促进小肠的蠕动和加快胃肠道排空，促进进食和增加饥饿感，因此甲状腺功能亢进的人可在甲状腺激素的作用下间接升高血糖，出现糖尿的现象。

在脂肪代谢方面，甲状腺激素可以加速脂肪酸的氧化分解供能，加速胆固醇降解，同时增强儿茶酚胺与胰高血糖素对脂肪的分解作用，产生大量热量；当甲状腺功能减退时，血浆中胆固醇的量显著增加，导致动脉粥样硬化的发生。

在蛋白质代谢方面，甲状腺激素可以加速肌肉、骨骼、肝、肾等组织中 DNA 的转录，促进 mRNA 的形成，使蛋白质的合成增加，分解减少，从而尿氮减少，表现为正氮平衡。在幼年时期，甲状腺激素引起的正氮平衡促进机体的生长、发育，但是过多的甲状腺激素又会加速蛋白质的分解，使甲状腺功能亢进患者体内的骨骼肌蛋白过度分解，表现为肌肉收缩乏力、面容消瘦，生长、发育停滞；还可以观察到血钙升高和骨质疏松等。T_3、T_4 亦与水盐代谢有关，甲状腺激素分泌不足时，细胞内蛋白质合成减少，胞外黏蛋白增多，细胞间液增加，Na^+、Cl^-潴留，沉积于皮下组织，导致黏液性水肿。

三、对心血管功能的影响

甲状腺激素是维持心血管正常功能必需的激素之一，能提高机体对儿茶酚胺类的反应性，以及增加 Na^+-K^+-ATP 酶及 Ca^{2+}-ATP 酶的活性、增加心肌蛋白的合成，促进肌质网释放 Ca^{2+}，增加心肌收缩率和收缩力。当甲状腺功能亢进时，患者心动过速，心肌代偿性肥大，脉压变大；当甲状腺功能减退时，可出现心动过缓，外周血管阻力增大，心排出量降低，脉压变小。此外，甲状腺激素还能促进维生素代谢。

第四节　甲状腺激素检测的临床意义

甲状腺素过量和不足都能引起疾病。对甲状腺激素水平进行检测具有重要的意义：可以判断疾病的类型，查找某些疾病发生的原因，预防甲状腺相关疾病和调整疾病治疗中的用药方案等。另一个重要的诊断工具是检测促甲状腺激素（TSH）的含量。

一、T_3 和 T_4 的临床意义

90% 的甲状腺激素在体内常与 TBG 结合，活性较低，当解离为游离 T_3 和 T_4 后才能进入靶细胞与受体结合，产生显著的生物活性。因此，检测甲状腺激素总水平可能具有误导性，检测游离甲状腺激素（FT_3 和 FT_4）的含量对疾病的诊断更具有实际意义。

T_4 由甲状腺分泌直接进入外周血中，而 T_3 只有 10%～20% 是从甲状腺直接分泌的，大部分是由 T_4 在外周血中经转化而来。因此，甲状腺功能常由外周血中 T_4 的水平来体现。甲状腺激素在血液中的分布情况通常如下（表15-1）：

表 15-1　甲状腺素在体内的分布情况

类型	比例/%
与甲状腺素结合球蛋白结合（TBG）	70
与转甲状腺素或"甲状腺素结合前白蛋白"（TTR 或 TBPA）结合	10～15
白蛋白	15～20
游离 T_4（FT_4）	0.03
游离 T_3（FT_3）	0.3

FT_3和FT_4的正常值不受与甲状腺素结合球蛋白（TBG）含量多少的影响，用TSH、FT_3和FT_4水平来评价甲状腺功能，较为灵敏、可靠。现已被临床界广泛采纳和应用。

1. T_3增高的情况

（1）甲状腺功能亢进；

（2）T_3型甲状腺功能亢进；

（3）T_3毒血症；

（4）使用甲状腺制剂治疗过量；

（5）TBG结合力增高症；

（6）亚急性甲状腺炎等。

2. T_3降低的情况：

（1）非甲状腺病的低T_3综合征；

（2）慢性甲状腺炎等。

3. T_4在甲状腺功能亢进、T_3毒血症都有与T_3相平行的变化。

4. TSH反应性低下可见

（1）甲状腺功能亢进；

（2）无甲状腺功能亢进的自主功能性甲状腺疾病；

（3）垂体或下丘脑损害引起的甲低症；

（4）PRL瘤；

（5）库欣综合征；

（6）肢端肥大症等。

5. 以下方案中指标的变化规律可以为临床确诊甲状腺功能亢进或甲状腺功能低下供参考：

（1）诊断甲状腺功能亢进灵敏度的顺序：$S\sim TSH>fT_3>T_3>fT_4>T_4$

（2）甲状腺功能的诊断灵敏度顺序：$S\sim TSH>fT_4>T_4>fT_3>T_3$

（3）TSH正常参考范围：0.34～5.06 μIU/mL

（4）T_3、T_4正常参考范围：1.34～2.73 nmol/78.4～157.4 nmol/L

（5）FT_3、FT_4正常参考范围：3.67～10.43 pmol/11.2～20.1 pmol/L

二、在不同疾病中甲状腺激素水平的变化

（一）甲状腺功能亢进症

甲状腺功能亢进症，又称Graves病或毒性弥漫性甲状腺肿，是一种由循环中FT_4、FT_3或两者过量引起的临床综合征。患者的T_3、T_4合成、释放过多，反馈抑制TSH的分泌，血清TSH水平显著下降甚至接近0，造成机体代谢亢进和交感神经兴奋，引起心搏加速、出汗增加、进食及便次增多和体重减少的病症，疾病进展严重时，多数患者还可观察到突眼、眼睑水肿、视力减退等症状。大约2%的女性和0.2%的男性受其影响。

甲状腺功能亢进的诊断，除了检测血中T_3、T_4水平外，还应检测TSH、TRH以及TRHR：TSH是由腺垂体分泌的激素，一方面受下丘脑分泌的促甲状腺激素释放激素（TRH）来提高其分泌水平，另一方面又受到甲状腺激素反馈性的抑制分泌，二者可互相拮抗；促甲状腺激素释放激素受体（thyrotropin-releasing hormone receptor，TRHR）是一种与TSH结合的G蛋白偶联受体，TRH-R表达于脑细胞中。通过检测多个与甲状腺激素相关的激素水平来了解甲状腺病变的位置。

指标：T_3 和 T_4 高、TSH 和 TRH 低、TRH-R 阳性。

甲状腺毒症与甲状腺功能亢进有相似处，但存在细微的区别。如：甲状腺毒症循环中的甲状腺激素增加是由服用甲状腺素片或甲状腺过度活跃引起，而甲状腺功能亢进仅指甲状腺自主调节功能活跃。

（二）鉴别甲状腺功能减退症

甲状腺功能减退症是由于游离 T_4、游离 T_3 或两者合成减少及分泌不足，或其生理效应降低所致机体代谢改变的一种疾病。根据病变部位又可以分为三类：甲状腺病变或缺碘导致甲状腺激素合成与分泌减少，称为原发性甲状腺功能减退；由下丘脑或垂体功能受损导致 TSH 分泌不足，使 T_3、T_4 降低，称为继发性下丘脑性甲状腺功能减退；对 T_3、T_4 反应性下降，称为周围性甲状腺功能减退。在原发性甲状腺功能减退患者血清中，T_3、T_4 水平过低而甲状腺分泌反应明显增加。甲状腺功能减退病因较复杂，以原发性者多见，其次为垂体性者，其他均属少见。

（三）单纯性甲状腺肿

单纯性甲状腺肿仅表现为局部的甲状腺肿，甲状腺功能正常，因此又称非毒性甲状腺肿，主要是以缺碘、致甲状腺肿物质或相关酶缺陷等原因造成的 T_3、T_4 分泌减少，TBG 结合力下降，使甲状腺代偿性肿大，患者会出现呼吸困难等症状，无明显的甲状腺功能亢进或减退，且多见于青年女性，女性患病率约是男性患病率的 2～4 倍。

在一些高山地区，由于碘缺乏，人体内甲状腺激素合成不足，导致甲状腺代偿性增生，常表现为甲状腺弥漫性增大、质软、对称的单纯性甲状腺肿，俗称"大脖子病"。因具有地区聚集性，又被称为地方性甲状腺肿。地方性甲状腺肿应着重预防，食盐中加碘和食用海中生长的植物可以有效预防地方性甲状腺肿的发生。

散发性甲状腺肿无明显的区域性，为散发，不伴有肿瘤和炎症。病程初期甲状腺呈现弥漫性肿大，进而发展为多结节性肿大。当切除肿大结节或补碘后，TSH 水平可恢复至正常水平。肿大早期伴有黏液性水肿。

指标：T_3、T_4 低，TSH 增高。

（四）呆小症的预防

在正常妊娠中，母体内适量的甲状腺激素可以确保胎儿及新生儿肢体和大脑的正常生长、发育。体内甲状腺激素缺乏可导致胎儿早产，同时，伴随着新生儿体内 T_3 和 T_4 水平降低，可引起新生儿神经发育障碍，导致呆小症。每 1600～3400 名新生儿中就有 1 人患有先天性甲状腺功能减退症，大多数新生儿出生时无症状，并在出生数周后出现相关症状。1 岁后，即使大量补充甲状腺激素，幼儿的智力和体格发育仍旧停滞，无显著的改善。

通过先进的成像技术检测胎儿 T_3 和 T_4 水平，可以在妊娠期和婴幼儿期发现和预防因甲状腺激素水平缺乏引起的呆小症。

（五）其他

抑郁症也可由甲状腺功能减退引起，原因是 T_3 存在于突触连接中，并可调节大脑中血清素、去甲肾上腺素和 γ-氨基丁酸（GABA）的数量和活性。

头发的正常生长周期可能会受到 T_3 和 T_4 影响，部分脱发患者血清中 T_3 和 T_4 的异常会扰乱头发的生长。

第五节　甲状腺激素与甲状腺癌

甲状腺癌为内分泌肿瘤中常见的恶性肿瘤，其中分化型甲状腺癌（differentiated thyroid carcinoma，DTC）占94%～95%。DTC是一种恶性程度较低、生长和远处转移均较缓慢的肿瘤，手术治疗是其最主要的治疗方法，且预后较好，10年的病死率为7%。

TSH水平增高是甲状腺癌患病风险增加的重要原因之一。通过对甲状腺疾病患者血清TSH进行分段研究发现：随着血清TSH水平升高，患甲状腺癌的比率也逐渐增高；还有研究显示，DTC组血清TSH水平较良性甲状腺结节组明显升高，且人数较良性甲状腺结节组也明显增加，多因素分析也显示血清TSH水平升高是DTC的独立危险因素。TSH水平的高低与DTC患者病灶大小、临床分期、淋巴结转移等密切相关。已有许多证据支持本研究的结果，提出升高的血清TSH水平可为更早地发现甲状腺恶性肿瘤提供依据。尽管其机制尚不能被完全解释，但是在临床上，二者的关系得到了一致的认可。

当患者实行甲状腺全切或次全切手术后，血清中甲状腺激素T_3和T_4水平显著降低，TSH水平显著升高，甲状腺激素的水平升高，常出现明显的手术后不良反应：

（1）甲状腺功能减退现象：患者发生畏寒、乏力、嗜睡、心动过缓、便秘、食欲不振、浮肿以及性欲减退等反应，影响患者的生存质量。

（2）血清中TSH水平的增高可能是分化型DTC复发的主要危险因素之一，且血清TSH水平升高与DTC伴颈淋巴结转移密切相关。TSH主要作用于甲状腺上的促甲状腺激素受体（TSHR），二者结合后形成配体-受体复合物，从而激活TSHR与膜上的G蛋白偶联，进一步激活细胞内cAMP信号通路，刺激癌细胞的生长。

因此，在临床上甲状腺全切或次全切手术后，常给予足够的甲状腺激素制剂或促甲状腺激素抑制剂。一方面，可以提高T_3和T_4水平，以维持正常的生理功能及新陈代谢；另一方面，降低TSH的分泌，可减少残余甲状腺组织的增生，从而减少肿瘤复发和转移。有研究提出，在对病人采取抑制疗法时，控制TSH水平在极低状态下（≤0.1 mU/L）能够显著提高此类病人的手术后生存率；即使是患者已存在远处转移，其生存期也可以得到明显改善。同时，Ahmadieh等的研究指出，TSH与乳腺、卵巢和肾的癌变也存在一定的相关性。

但是，TSH过度、长期抑制而引发的外源性亚临床甲状腺功能亢进以及随之而来的副作用，使其临床应用受到一定的限制。如：在心脑血管方面，TSH平均值每降低10倍，可使患者心血管疾病的死亡率提高3.1倍。在DTC患者中围绝经期女性的比例较大，若甲状腺激素长期过量使用，可引起骨细胞的活性增加，进而发生骨量丢失、骨结构改变和骨密度减少，导致骨质疏松和骨折，严重影响患者的生活质量。

TSH抑制治疗有助于阻止甲状腺癌细胞的生长，减少手术后复发和转移等风险。但是过量使用甲状腺激素和TSH抑制剂虽然可以提高TSH抑制程度，却无法使肿瘤的生长得到进一步抑制，反而会因过量使用甲状腺激素而引起多种不良反应。TSH的抑制治疗中获益与安全性的平衡点是通过使用最小剂量的TSH让血清甲状腺球蛋白得到最大化的抑制，但是就目前而言，对TSH抑制的最佳程度尚未形成统一的标准：有人认为应将TSH抑制到<0.1 mU/L，也有人认为TSH降到0.4 mU/L即可。

TSH患者实行甲状腺全切或次全切手术后，为了维持T_3、T_4血清浓度在正常水平的上限，常需终身用药。手术后无论是甲状腺素还是TSH抑制剂的治疗都应强调规范、系统。在临床随访中，应根据患者的身体状况、疾病的发生发展、参考血清中T_3、T_4及TSH水平以及颈部影像学检查等辅助手段去决定TSH抑制的程度，调整甲状腺素及TSH抑制剂的用量，同时应密切观察用药后的不良反应，特别是对于合并心血管系统疾病的患者，应密切关注甲状腺激素水平的变化，在保证低复发和低转移率的同时，尽可能减少毒副作用，做到个体化用药，达到精准医疗的要求。

第六节 甲状腺激素在临床中的应用

一、甲状腺激素的分类

T_3和T_4均可用于治疗甲状腺激素缺乏（甲状腺功能减退）。大多数人用左甲状腺素或类似的合成甲状腺激素治疗。不同形态的化合物具有不同的溶解度和作用。左甲状腺素为人工合成的T_4，T_4代谢速度比T_3慢，通常只需要每天口服一次。因左甲状腺素仅含T_4，因此对于不能将T_4转化为T_3的患者基本上无效，该类患者可以使用人工合成的T_3，如碘赛罗宁，也可以使用T_3/T_4混合的复方甲状腺激素，如：liotrix为T_3/T_4为$1:4$的组合配方。

此外，也可以选择服用从动物甲状腺中提取的天然甲状腺激素补充剂，如猪的甲状腺经脱水后，含有20%的T_3，微量的T_2、T_1和降钙素。

由于天然甲状腺产品之间存在潜在的差异，一般将合成的碘塞罗宁作为T_3药物的首选药物。一些研究表明，混合疗法对所有患者都有效，但是添加碘塞罗宁后其副作用增加。药物治疗应根据个人情况进行评估，尤其是当使用一些天然来源甲状腺激素时。

甲状腺胺为甲状腺激素的代谢物，作用于微量胺相关受体TAAR1（trace amine-associated receptor, TAR1），用于控制诱导低温环境，使大脑进入一个保护周期，在缺血性休克期间可有效地预防缺血和缺氧性损伤，但是一直未正式进入临床使用。

抗甲状腺药物常用的有硫脲类药物、碘和碘化物、放射性碘和β受体阻断药等，可以干扰碘的摄取，高氯酸盐和硫氰酸盐可以与碘竞争与钠-碘转运体和钠-钾-ATP酶结合，甲巯咪唑、丙基硫氧嘧啶等化合物可通过干扰碘氧化抑制甲状腺激素的生成。常用于甲状腺功能亢进、甲状腺危象、甲状腺激素分泌异常等的治疗。

二、功能、主治

甲状腺激素主要用于甲状腺功能低下的替代治疗。

1. 呆小病

呆小病是胎儿或新生儿甲状腺功能减退或甲状腺激素分泌不足导致的，若尽早给予甲状腺激素治疗，则发育仍可正常；治疗时间过晚，智力和生长、发育将停滞且无明显改善。呆小病应以预防为主，可在妊娠期检测孕妇甲状腺激素水平，并建议摄取足量的碘化物，对指标异常的孕妇，应同时检测新生儿激素水平并评价甲状腺功能。对患呆小病的新生儿给予甲状腺激素治疗，应从小剂量开始逐渐增加剂量，并根据临床症状及甲状腺激素水平进行剂量调整。

2. 黏液性水肿

由于甲状腺功能减退，患者皮肤呈明显的非凹陷性水肿，同时还可以观察到患者具有中枢神经兴奋性降低、记忆力减退等症状。服用甲状腺片可以显著改善水肿。一般用药剂量从小开始，逐渐增大，待基础代谢恢复正常水平后可逐渐减少至维持人体正常基础代谢的量。对于垂体功能低下的患者，给予大剂量的甲状腺激素易发生急性肾上腺皮质功能不全，出现肾上腺危象，应先使用皮质激素，补充体液再从小剂量开始给予甲状腺激素。

3. 单纯性甲状腺肿

该类型患者常为缺碘引起，对于缺碘所致者应补碘，临床上无其他症状时，可给予小剂量的甲状腺激素以补充内源性激素的不足，同时还可以抑制TSH过多分泌，用来缓解甲状腺代偿性增生肥大。

4. T_3 抑制试验

临床上用于诊断不典型的甲状腺功能亢进或者 T_3 型的甲状腺功能亢进，或判断长期使用抗甲状腺药物治愈后的患者停药后是否易于复发的指标。其原理是下丘脑垂体以及甲状腺轴存在对甲状腺激素的负反馈调节机制，一般 T_3 抑制试验通过抑制垂体释放TSH，使甲状腺对 ^{131}I 的摄取率降低。甲状腺功能亢进的患者口服 T_3 后，^{131}I 的摄取率不受影响，但是单纯性甲状腺肿的患者口服 T_3 后，由于垂体的负反馈机制，^{131}I 的摄取率受到显著的抑制。以50%为阈值，若抑制值大于50%者为单纯性甲状腺肿，小于50%者为甲状腺功能亢进。

三、不良反应

甲状腺激素在人体内代谢较慢，对于长期大量使用者，可导致药源性的甲状腺功能亢进，引起与甲状腺功能亢进相似的临床症状，如心悸、怕热、多汗、失眠、焦虑、手震颤、脉搏增快、腹泻、呕吐和体重减轻等，如短期大剂量使用，还有可能导致心动过速，诱发心绞痛和心肌梗死。一旦发生应立即停药，并使用β受体阻断药进行对抗。

禁忌症：甲状腺激素可能会加重心脏疾病，特别是在老年患者中，因此糖尿病、冠心病、快速型心律失常患者禁用。

四、药动学

T_3 和 T_4 口服易被吸收，生物利用度分别为90%～95%和50%～70%，血浆蛋白结合率均高达99%以上，分布容积约为10～12 L。T_4 与蛋白的亲和力较 T_3 高，T_3 的游离量为 T_4 的10倍以上，T_3 半衰期为2天，作用快而强但维持时间短；T_4 半衰期为5天，作用慢而弱维持时间长。

左甲状腺素钠片是最常用的甲状腺激素类药物之一，该药为人工合成的四碘甲状腺原氨酸钠，口服易吸收，在体内转变成活性强的 T_3。其药代动力学特点：药物进入体内后50%在小肠的上端被吸收，达峰时间（t_{max}）为5～6u，3～5天后发挥全身作用。由于其蛋白结合率高，血液透析和血灌注时不可使用。甲状腺素主要是在肝和肾的线粒体内脱碘进行代谢，每天的总代谢消除率大约为1.2升血浆，代谢物主要而经肾通过尿液和粪便排出体外。

甲状腺激素还可以通过胎盘，且乳汁中也有少量的甲状腺激素。因此，妊娠期和哺乳期应慎用。

五、作用机制

甲状腺激素主要通过甲状腺激素受体介导，调节特定基因的转录或蛋白的表达，从而实现对机体代谢的调节作用和维持人体的生命活动。

（1）甲状腺激素可以直接作用于酶，提高酶的活性，如甲状腺激素可以直接增加 Na^+-K^+ATP 酶活性，促进脂肪酸的氧化机体，使其产生大量的热量；还可以直接影响肾上腺素、胰高血糖素、皮质醇和生长激素等酶的活性。

（2）甲状腺激素与细胞膜表面受体结合，如甲状腺激素作用于小肠上皮细胞膜，促进小肠细胞对单糖的吸收；甲状腺激素还可以作用于细胞内，如促进细胞内的糖原分解，抑制糖原合成。

（3）甲状腺激素还可以直接作用于核受体，如T_3和T_4作用于细胞核受体，激活 DNA 转录，促进 mRNA 的翻译，加速蛋白质及酶的合成。且甲状腺激素对蛋白质的调节还受其量的影响，当T_3和T_4不足时，肌细胞中蛋白质合成减少，肌肉无力；当T_3和T_4分泌过多时，可促进蛋白质分解，特别是骨骼肌中蛋白质的分解，导致机体消瘦。

（4）甲状腺激素还可以影响细胞的运动功能，如甲状腺激素可以调节小脑中颗粒细胞的迁移；可以改变神经元分化和迁移的速率；对树突结构和突触的形成也具有调节作用。

六、药理作用及影响因素

T_3作用快而强，T_4作用弱而慢。甲状腺激素主要是补充体内内源性甲状腺激素的不足，改善甲状腺功能不足带来的影响。甲状腺激素在发育早期可促进骨骼、肌肉和神经系统的正常生长、发育；在成年人中，有维持、促进基础代谢和调节体温、提高机体交感-肾上腺系统的反应性等作用，可减少因内源性甲状腺激素分泌不足导致的心血管系统的异常，同时还可以维持骨髓和肝脏正常的造血功能。

甲状腺激素的影响因素较多，根据年龄、个体差异、体重、对药物和饮食的依从性不同而不同，还包括性别、体重指数、脱碘酶活性（SPINA-GD）和甲状腺功能减退的病因等因素。服药依从性差是接受适当剂量左甲状腺素患者 TSH 水平升高的最常见原因。

七、注意事项

1.长期过量服药或药物合用可引起药源性甲状腺功能亢进的临床表现，如心搏加速、手震颤、体温升高、多汗、体重减轻、神经兴奋和失眠等。

2.老年人和心脏病患者过量使用，可发生心绞痛和心肌梗死等。出现此类症状应立即停用，可用β受体阻断剂对抗。

3.药物相互作用：洛伐他汀可以使甲状腺激素从甲状腺激素结合蛋白上游离，导致血清甲状腺激素水平升高；利福平可降低甲状腺素水平；甲状腺激素可以增加苯妥英钠、乙酰水杨酸、双香豆素类药物及口服降血糖药的不良反应，严重时可导致生命危险。

4.一般情况下，甲状腺激素的耐受性良好，对孕妇或哺乳母亲的安全性也较高。事实上，甲状腺功能低下的怀孕妇女需要增加甲状腺激素的摄入剂量。因为甲状腺功能减退与孕期较高的并发症发生率有关，如自然流产、子痫前期和早产，并且如果甲状腺功能减退的妇女不及时治疗，新生儿出生缺陷的风险也相应增加。

第七节　左甲状腺素钠的临床应用

左甲状腺素适用于甲状腺激素缺乏的替代治疗，可提高外周血和组织中的甲状腺激素水平，有助于调节细胞生长和分化，并增加脂质、蛋白质和碳水化合物的代谢；也可用于严重的黏液水肿性昏迷、甲状腺滤泡细胞癌和甲状腺乳头状癌的辅助治疗以及用于碘抑制试验。

左甲状腺素钠，Levothyroxine Sodium，化学名：O-（4-羟基-3，5-二碘苯基）-3，5-二碘-L-酪氨酸单钠盐，是甲状腺素（T_4）的一种合成形式，常被制成不同规格的片剂和注射用粉针剂。

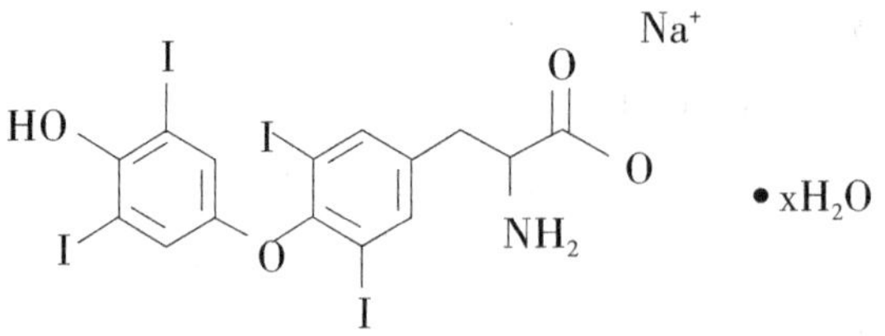

图 15-1　左甲状腺素钠

一、适应症

左甲状腺素通常用于治疗甲状腺功能减退症，是甲状腺功能减退患者需要终身甲状腺激素治疗时的首选药物。左甲状腺素在体内转变成三碘甲状腺氨酸（T_3），从而产生治疗作用。TSH 被认为是诱发甲状腺肿的因素，左甲状腺素可以通过反馈作用机制，抑制脑垂体 TSH 的过度分泌，从而有效地预防甲状腺肿复发。

1.甲状腺功能减退、甲状腺正常肿大的治疗或预防的用药方案中，成人：50 岁以下的健康成人和50 岁以上最近接受过治疗或接受过短期治疗的人，每日完全替代剂量为 1.7 μg/kg P.O.，60 kg 的成年人用量为每日 100 μg。对于年龄大于 50 岁或小于 50 岁的心脏病患者，每日 25～50 μg P.O.，4～6 周后增加使用量的 1/4。重度甲状腺功能减退患者，初始剂量为每日 12.5～25 μg P.O.，第 2～4 周调整为每日25 μg。对于不能耐受口服剂量的患者，将 i.m.e 或 i.v. 剂量调整到口服剂量的一半左右。

2.左甲状腺素可用于先天性甲状腺功能低下。对儿童甲状腺功能减退是安全、有效的，治疗儿童甲状腺功能减退的目标是达到并保持正常的智力和身体发育。

（1）12 岁以上已完成青春期和发育的儿童，每天 1.7 μg/kg；

（2）12 岁以上尚未完成青春期和发育的儿童，每日摄入量 150 μg 或 2～3 μg/kg；

（3）6～12 岁儿童，每天 4～5 μg/kg P.O.

（4）1～5 岁儿童，每天 5～6 μg/kg P.O.

（5）6～12 个月的婴儿，每天 6～8 μg/kg P.O.

（6）3～6 个月的婴儿，每天 8～10 μg/kg P.O.

（7）3 个月以下的婴儿，每天 10～15 μg/kg P.O.

3.左甲状腺素可治疗因甲状腺功能减退导致的黏液水肿、昏迷或麻木。黏液水肿昏迷是甲状腺功能减退的一种高死亡率的急重症形式，以精神状态改变和体温过低为特征，应在重症监护病房给予甲状腺激素替代治疗，并积极处理各个器官系统相关的并发症。补充甲状腺激素，首选 T_3 静脉注射，每 4 h 10 μg，直至患者症状改善。清醒后改为口服；或 L-T_4 首次静脉注射 300 μg，以后每日 50 μg，至患者清醒后改为口服。如无注射剂可予片剂鼻饲，T_3 20～30 μg，每 4～6 h 一次，以后每 6 h 5～15 μg；或L-T_4 首次 100～200 μg，以后每日 50 μg，至患者清醒后改为口服。

4.左甲状腺素也可用于甲状腺结节病或甲状腺癌患者的介入治疗，抑制 TSH 分泌。可抑制分化良好的甲状腺癌和甲状腺结节中的促甲状腺激素的分泌。

5.左甲状腺素也可用于治疗亚临床甲状腺功能减退症，对于 TSH 初始水平 >10 mIU/L，T_4 水平正常的患者，或有甲状腺功能减退症状且 TSH 水平为 5～10 mIU/L 的患者，以及怀孕或计划怀孕的妇女，应考虑的口服剂量为 1 μg/（kg·d）。

二、给药方式

片剂：甲状腺激素通常在早上饭前 30 min 或 1 h 服用，对于早晨服用左甲状腺素有困难的患者，睡前服用也是有效的。如果患者不能吞咽药片，可将其碾碎，撒在少量食物上服用。对于婴儿和儿童，将药片溶解在少量的水或母乳中，并立即使用，不可用大豆配方制品服用。

静脉注射给药：用 5 mL 0.9% 氯化钠注射液溶解注射用粉针剂，摇匀后立即使用，每分钟至少 100 μg。

三、不良反应

左甲状腺素不良事件的发生通常是由于由不正确的给药剂量引起的，过量的影响出现在摄入后 6 h～11 d。

1.急性过量用药可引起发热、低血糖、心力衰竭、昏迷和肾上腺功能不全，甚至危及生命，应给予对症和支持性治疗。

2.连续大剂量使用，可以长期抑制 TSH 值低于正常值，导致多种系统的不良反应。如：

（1）中枢神经系统：失眠、烦躁、紧张、头痛；

（2）心血管系统：心动过速、心绞痛、高血压、心排血量增加、心律失常以及心力衰竭等；

（3）胃肠道系统：呕吐、腹泻、腹部绞痛；

（4）对经期的影响：月经不规律；

（5）代谢：甲状腺功能亢进；

（6）肌肉骨骼：加速儿童骨骼成熟，骨密度降低，尤其是长期治疗的女性；

（7）皮肤：脱发（小儿）、发汗；

（8）其他：耐热、体重减轻。

对于长期大剂量使用导致的交感神经活动增加，可选用 β-受体阻滞剂治疗，同时降低剂量或停药，症状数日即会逐渐减轻并消失。

（3）对该药的过敏反应的特征是呼吸困难、呼吸短促、或脸和舌肿胀。

四、药物动力学

口服吸收率为 40%～80%，大部分药物由空肠和上回肠吸收，膳食纤维会降低药物的生物利用度，可通过禁食增加消化道对药物的吸收，在发生某些吸收不良综合征、食用某些食物时，生物利用减少，也可随年龄增长而减少。药物在血浆中的半衰期为 7～8 d，在组织中为 9～10 h。吸收后，99% 的甲状腺激素与血浆蛋白结合，缓慢从蛋白中游离出，进入组织细胞中发挥生物学作用。因此，对药物调整剂量后作用反应慢，一般需经 6 周后才可发挥最大治疗效果，且停药后数周内药物作用依然存在。左甲状腺素主要在肝、肾线粒体内脱碘，并与葡萄糖醛酸或硫酸结合，经肾脏由尿液中排出，也可以排泄到胆汁和肠道，进行肠肝再循环。

五、禁忌症

甲状腺功能亢进、甲状腺毒症者、心肌梗死及对药物中任何一种成分过敏者禁用。

六、注意事项

1.对于甲状腺激素水平低或缺乏的孕妇，甲状腺激素需要量在孕期应增加，并持续整个孕期，可将 9 天的用量平分至 7 天使用，每 5 周进行甲状腺功能的检查。哺乳期给予适当的甲状腺激素可以维持正常的泌乳，虽然母乳中存在少量的甲状腺激素，但是不会影响婴儿血浆中的甲状腺水平。此外，没有发现左甲状腺素在母乳喂养期间对婴儿或母亲造成任何不良事件。

2.老年人慎用。对于老年人（50岁以上）和已知或怀疑有缺血性心脏病的人，由于甲状腺激素通过增加心率和收缩力来增加心脏的氧需求，高剂量的甲状腺激素可能导致急性冠状动脉综合征或心律异常，不应开始就给予全剂量的左甲状腺素治疗。

3.心血管疾病患者慎用。

4.当给药与促甲状腺激素（TSH）抑制试验同时进行时，TSH抑制水平不明确，疗程前后均应进行放射性碘（^{131}I）的评估。

5.各种左甲状腺素制剂不是生物等效的。患者应持续使用相同品牌或该品牌的仿制药，除了药物对剂量的影响，药效还取决于体重、年龄、身体状况和症状持续时间等。

6.给药期间应密切监测药物疗效，适宜每年或每半年进行一次临床评估和TSH监测，包括检查生命体征和心电图，监测甲状腺和肝功能；评估过量用药的体征和症状，包括甲状腺功能亢进（体重减轻、心脏症状、腹部绞痛等）。对同时有多种疾病的患者应给予关注，如检查艾迪森氏病或糖尿病患者病情是否有恶化；特别是同时接受抗凝剂的患者，要注意观察其出血倾向的迹象和症状。

七、药物相互作用

1.利福平、卡马西平、苯妥英钠、氯喹和巴比妥有酶诱导作用，可降低左甲状腺素的疗效，同时用药时应增加药物的剂量。

2.甲状腺素与蛋白高度结合，可增加卡马西平、苯妥英钠、阿司匹林、双香豆素类药物及口服降血糖药等药物在血浆的游离水平，使药物不良反应的发生率增加。

3.含铝和镁的抗酸剂碳酸钙、聚苯乙烯磺酸盐、铁盐、消胆胺和考来烯胺可以减少左甲状腺素的吸收，合用时应间隔4～5 h。

4.雌激素或避孕药可使血浆中甲状腺素结合球蛋白水平增加，减少左甲状腺素的游离量，合用时甲状腺激素剂量应适当增加。

5.β受体拮抗剂可减少外周组织T_4向T_3的转化，合用时应调整用药。

6.许多食物能干扰甲状腺素的吸收，葡萄、柚汁可能会延缓左甲状腺素的吸收，麦麸和咖啡可能会干扰肠道对左甲状腺素的吸收。大豆、核桃、纤维、钙补充剂和铁补充剂也会影响吸收。一项研究发现，牛奶能减少左甲状腺素的吸收。

7.某些其他物质可能会导致严重的副作用。如左甲状腺素与氯胺酮联合使用可引起高血压和心动过速。

8.锂会影响甲状腺本身的碘代谢，从而抑制左甲状腺素的合成。

为了减少相互作用，建议早上空腹服用左甲状腺素，服药30 min～1 h后再吃或喝除水以外的其他食物及药品。

八、甲状腺功能检测

甲状腺激素抑制实验，用于判断下丘脑-垂体-甲状腺轴的功能是否正常。当甲状腺功能正常时，口服甲状腺激素T_3或T_4会使血液中甲状腺激素水平升高，通过负反馈作用抑制垂体分泌TSH，从而降低甲状腺对^{131}I的摄取率。如在甲状腺功能亢进患者体内，甲状腺对^{131}I的摄取能力无抑制作用或者抑制不明显，则据此可判断甲状腺功能受损。为了提高检测的灵敏度，常选用具有放射性的^{131}I作为碘摄取的观察指标，因此孕妇和哺乳期的患者不宜使用该方法，且对合并有心脏病，尤其是心绞痛、房颤及心力衰竭的患者禁用。

九、病人教育和沟通

由于甲状腺激素的治疗周期长，大部分患者为终身服药。因此，对患者开展相关的用药注意事项的教育，有利于疾病的治疗，同时可以减少因用药过程中发生不良反应导致的依从性差。

首先，向患者说明可能需要终身治疗，必须定期对血清中甲状腺素的水平进行检测；告诉患者或家长需报告不良反应，包括甲状腺功能亢进或甲状腺功能减退的体征或症状。其次，提醒病人避免驾驶车轴和其他危险活动，减少因药物引起的注意力和警觉性降低带来的危险，如在炎热的环境中或剧烈运动时，建议患者通过饮水、服用避暑药物和减少进入炎热环境等方式避免身体过热。对于正在接受治疗的孩子，告诉父母和孩子药物可在特殊人群中导致的不良反应，如可能会在治疗的前几个月脱发，这种影响效果通常是暂时的。最后，通过与患者得到沟通，可以酌情收集和审查其他重大和危及生命的不良反应和相互作用，特别是与上述药物、试验和食品有关的不良反应和相互作用。

十、贮藏

遮光，密封，阴凉处保存。

十一、执行标准

鉴别、无机磷检查和碘塞罗宁钠的检查、含量测定等均符合《中国药典》2020年版第二部。

(许芳，杜国利)

参考文献

[1]张丽文,钱嬿.高水平促甲状腺激素对婴幼儿生长发育和早期智能的影响[J].中国妇幼保健,2021,36(20):4752-4755.

[2]王欣,赵玉珠.促甲状腺激素与甲状腺癌发病及病理特征的关系研究[J].中国实用内科杂志,2021,41(5):424-427.

[3]倪文婧,徐书杭,刘超.分化型甲状腺癌的甲状腺激素治疗:当前实践的反思[J].中华内分泌代谢杂志,2021,37(08):760-763.

[4]徐校成,王可敬.分化型甲状腺癌手术后应用促甲状腺激素抑制疗法的价值探讨[J].中华全科医学,2015,13(5):740-742.

[5]关海霞.甲状腺微小癌手术后促甲状腺激素抑制治疗认识和挑战.中国实用外科杂志,2016,36(5):524-527.

[6]McLeod D S, K F, Carpenter, A D, et al. Thyrotropin and thyroid cancer diagnosis:a systematic review and dose-response meta-analysis[J]. J Clin Endocrinol Metab,2012,97(8):2682-2692.

[7]Biondi B, Cooper D S. Benefits of thyrotropin suppression versus the risks of adverse effects in differentiated thyroid cancer[J]. Thyroid,2010,20(2):135-146.

[8]Ahmadieh H, Azar S T. Controversies in the management and followup of differentiated thyroid cancer:beyond the guidelines[J]. J Thyroid Res,2012,512401.

[9]孙志勇,王庆旭,黄之杰,等.促甲状腺激素抑制情况下测定甲状腺球蛋白在分化型甲状腺癌

患者随访中的价值[J].肿瘤,2010,30(7):622-624.

[10]韩淼,周长明,赵康.甲状腺癌手术后促甲状腺激素抑制治疗与甲状腺激素替代治疗的疗效对比[J].实用癌症杂志,2018,33(9),:1550-1552.

[11]Zhang S, Wang B Q, Huangfu H. The clinical characteristics and treatment strategies of differentiated thyroid carcinoma in adolescents and children[J]. Revista Colombiana De Cirugía,2017,31(7):515-519.